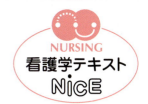

看護学テキスト
NiCE

基礎看護技術

看護過程のなかで技術を理解する

改訂第3版

編集 香春知永
　　 齋藤やよい

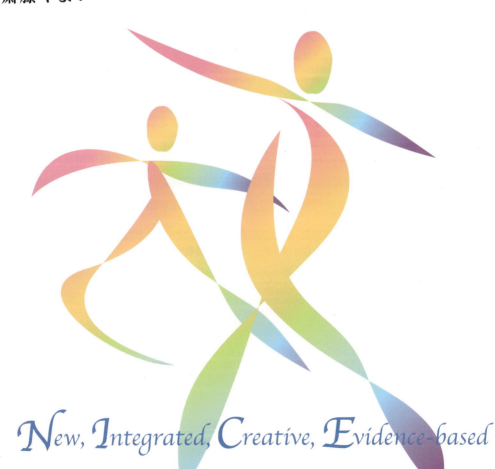

New, Integrated, Creative, Evidence-based

南江堂

執筆者一覧

●編　集‥‥‥‥‥‥‥‥‥‥‥‥‥‥‥‥‥‥‥‥‥‥‥‥‥‥‥‥‥‥‥‥‥‥‥‥‥‥‥

| 香春　知永 | かはる　ちえ | 武蔵野大学看護学部 |
| 齋藤やよい | さいとう　やよい | 秀明大学看護学部 |

●執　筆（項目順）‥‥‥‥‥‥‥‥‥‥‥‥‥‥‥‥‥‥‥‥‥‥‥‥‥‥‥‥‥‥‥‥‥

香春　知永	かはる　ちえ	武蔵野大学看護学部
林　　智子	はやし　ともこ	三重大学大学院医学系研究科看護学専攻
松谷美和子	まつたに　みわこ	聖路加国際大学名誉教授
南川　雅子	みなみかわ　まさこ	帝京大学医療技術学部看護学科
佐藤　淑子	さとう　よしこ	大阪府立大学地域保健学域看護学類
大久保暢子	おおくぼ　のぶこ	聖路加国際大学大学院看護学研究科
菊池　和子	きくち　かずこ	岩手県立大学名誉教授
野崎真奈美	のざき　まなみ	順天堂大学大学院医療看護学研究科
真砂　涼子	まさご　りょうこ	前群馬パース大学保健科学部看護学科
水戸　優子	みと　ゆうこ	神奈川県立保健福祉大学保健福祉学部看護学科
塚越みどり	つかごし　みどり	東海大学医学部看護学科
角濱　春美	かどはま　はるみ	青森県立保健大学健康科学部看護学科・健康科学研究科
縄　　秀志	なわ　ひでし	聖路加国際大学大学院看護学研究科
大河原知嘉子	おおかわら　ちかこ	東京医療保健大学千葉看護学部
齋藤やよい	さいとう　やよい	秀明大学看護学部
石田　陽子	いしだ　ようこ	山形大学大学院医学系研究科看護学専攻
安ヶ平伸枝	やすがひら　のぶえ	前聖路加看護大学
安島　幹子	あじま　よしこ	日本赤十字看護大学
只浦　寛子	ただうら　ひろこ	国際医療福祉大学大学院保健医療学専攻
徳永　惠子	とくなが　けいこ	前宮城大学看護学部
野村　美香	のむら　みか	神奈川県立保健福祉大学保健福祉学部看護学科
射場　典子	いば　のりこ	聖路加国際大学大学院看護学研究科

はじめに

　近年，社会の健康課題の多様化・複雑化にともない様々な改革が進んでいます．地域医療構想に基づく医療提供体制や地域包括ケアシステムの構築により，看護のあり方も変革がすすみ，看護職者の役割や活動の場も多様化し，拡大しています．このような社会で看護職者がその役割を遂行していくために，様々な場面で複雑な状況を判断し，課題へ対応していく看護実践能力が一層求められています．そして，専門職者としてチーム医療や多職種連携に参加することも求められています．このような看護職者の看護実践能力や専門性を発揮するため，基盤となる「看護学」の知識も研究を通して日々発展しつづけています．「看護学」という学問を基盤にすることで，看護職者は自らの実践について，根拠のあるものとして周囲に説明することができ，また，責任をもつことができます．

　本書は，「看護実践の場で"生きた看護技術"を提供する基礎となる知識や技術を学習するための資源であり，技術を単なる手順ではなく，専門職者としての根拠に基づいた看護技術を理解すること」という初版からの基本的な考え方を引き続き大切にしています．しかし，この専門職の基盤となる「看護学」の知識は発展し，看護技術の十台である基礎看護技術にも反映されるため，定期的な内容の見直しが不可欠です．今後の社会の変化を見据え，看護学の最新の知識を反映し，さらにこれまで本書を活用してきた読者からの意見を参考に，学習者と教育者にとってさらに価値のある，活用しやすい資源となるようこのたびの改訂に取り組みました．

　改訂第3版では，基礎看護技術を再度見直し，技術項目の追加や現在の看護学の知識から内容を精査して説明の充実を図りました．また本書の特徴でもある第III章〜第V章の看護過程にそった看護実践の展開では，初めて看護技術をまなぶ学生が理解しやすいように，アセスメント内容の表示をさらに工夫し，看護診断の表現をNANDA-Iにこだわらず問題現象がわかりやすく伝わるような表現とし，その問題現象の根拠も説明する工夫をしました．そして，アセスメントに基づいて導かれた看護診断を中核におき，目標・成果，計画立案・実施の関連づけをより明確に理解できるようにしました．

　初めて看護技術をまなぶ学生が自立して学習できるよう，本書全体のレイアウトを工夫して技術項目を探しやすくし，動画もDVDから二次元バーコードによるWeb再生へと変更して学生がまなびたい技術項目へのアクセスを容易にしました．また，Skill表では，看護技術の動作のイメージがしやすいよう写真を増やし，それぞれの看護技術についての根拠，注意，ポイントを区別しながら理解できるように修正しました．

　本書を手にして意見を寄せてくださった皆さま，そして今回の改訂に引き続きまたは新たに取り組んでいただいた執筆者の皆さまに深く感謝いたします．看護学生の皆さまが，本書を通して「看護学」を意識し，基礎看護技術を「根拠をもった看護実践をするための基盤としての技術」として理解して身につけることの楽しさを実感できること願っています．

2018年1月

香春　知永
齋藤やよい

本書の特長

　本書では，具体的な看護技術を学習するにあたって，より理解を深めてもらうために，以下のような特長で解説をすすめています．

- 「看護を具現化する方法としての看護技術」という視点を大切にし，各看護技術に関連する基礎的知識を前提として，看護技術を「アセスメント−診断−計画立案−実施−評価」という看護過程の一連の展開のなかに位置づけて学べるように構成しています．「看護診断」の表現は NANDA-I にこだわらず，問題現象がわかりやすく伝わる表現とし，各診断の根拠を記載しています．

- 重要な看護技術については，写真とイラストを多く活用した表形式を用いて「手順」とそれに対応した「根拠・ポイント・注意」を示し，「なぜ行うのか」という視点をもって理解し実践できるように工夫しています．単に手順の暗記にとどまらない "個別的な生きた看護" を身につけられるようにしました（☞ Skill 表）．「根拠」に関しては，可能なかぎり最新の研究的知見を示しています．また，一部の看護技術では，一連の動作としてどのような流れで手技が表現されているかを動画でも確認できるようになっています（☞動画タイトル一覧）．

- 実際の臨床現場でどのように看護技術が提供されるのかを具体的にイメージできるように，各項目の末尾に演習問題を設けました．事例を示し，"アセスメント" "問題のとらえ方" "介入の考え方" "援助" について，「実施中の観察」「実施後の評価」を通して考えるための設問を付しています．あえて模範解答は示さず，各自が学習した内容を事例に適用するさいの "視点" や "ヒント" を紹介するにとどめています．これらの "視点" や "ヒント" を参照し，看護技術を受け手の対象者の状態に適したものに変容させるために必要となる思考力（クリティカル・シンキング）を深めましょう（☞実践におけるクリティカル・シンキング）．

- 各節では，当該テーマに関する最近の研究的知見を簡単なコラムで紹介し，学生が研究基盤に基づく知識の重要性や看護技術における研究の意味や楽しさに気づけるように工夫しています．さらに，基礎看護技術を基盤としつつも変化し発展する臨床現場での看護技術について，その方法や物品をコラムで紹介しています．

初版の序

　看護をとりまく環境は，社会構造の変化や医療技術の発展などによって，常にダイナミックな変化を遂げています．そのような変化のなかにあって，看護職者は幅広い知識に基づいた質の高い看護を提供していくことが期待されています．看護は，先人たちの経験から生み出された「看護学」という知識を基盤に，看護実践者としての倫理観や看護実践場面で瞬間的に感じとる意味や認識（感性）を反映させて，実践場面での看護の受け手となる人々とのかかわりを通して実践されていくものです．そして，そのかかわりのなかで，看護の受け手と看護職者とを結びつけるものとして看護技術が存在します．つまり看護技術は，「看護学」の知識だけで成立するものではなく，看護実践場面において看護技術を提供する看護職者と看護技術を提供される相手との相互作用によって，はじめて個別的な"生きた看護技術"に変容させうるものだと思います．

　本書『基礎看護技術──看護過程のなかで技術を理解する』は，看護基礎教育課程の学生が，看護実践場面で"生きた看護技術"を提供していくための基礎となる知識や技術を学習するためのリソース（資源）となるものです．それぞれの看護技術を，単に手順として理解するのでなく，「看護技術とは何か」「専門職者として看護技術を実践するとはどういうことか」という視点をもって，"看護"を実践する技術として理解できるように構成を工夫しています．

　おおまかな構成として，第Ⅰ章「看護技術とは」・第Ⅱ章「看護ケアのプロセスにかかわる看護技術」では，基礎看護技術領域を包括する基本的概念とともに，"看護の対象となる人々""看護を必要とする状況"へアプローチするための技術や，援助方法を考えていくための技術を，第Ⅲ章「看護実践に統合される基本的看護技術」では，多くの看護実践の場面に共通する基本的な看護技術を，また，第Ⅳ章「基本的ニーズ充足に向けた看護技術」・第Ⅴ章「特殊なニーズ充足に向けた看護技術」では，人間の基本的ニーズや特殊な状況下でのニーズを充足するためのさまざまな看護技術を学べるようにしました．

　本書を通して，学生の皆様が，看護実践者にとって基礎となるさまざまな看護技術に興味，関心をもち，自分という存在全体によって表現される看護技術を磨き，自分らしい看護実践のための基盤育成に役立てていただければ幸いです．また，本書に対するご意見やご感想などもぜひお寄せください．

　最後になりましたが，本書の企画に賛同してご参加いただいた執筆者ならびにDVD撮影協力者の皆様，また本書の企画から刊行までの全過程でご尽力くださいました南江堂の皆様に深く感謝いたします．

2009年1月

香春　知永
齋藤やよい

目 次

第 I 章　看護技術とは　香春知永 —————————————— 1

A．看護技術の構造　2
1 ● 看護実践における看護技術　2
2 ● 看護技術の個への適用　4
B．看護専門職者の看護技術——インフォームド・コンセントとEBN　6

第 II 章　看護ケアのプロセスにかかわる看護技術 —————— 9

1. クリティカル・シンキング　香春知永 ···························· 10

A．クリティカル・シンキングとは何か　10
B．問題解決過程　12

2. 看護過程　香春知永 ······································ 15

A．アセスメント　15
1 ● 意図的な情報収集　16
2 ● 情報の解釈・分析・統合と問題やニーズの判別　19
B．診断過程と看護診断　19
1 ● 診断過程　20
2 ● 看護診断　20
C．計画立案——目標設定と活動計画作成　22
D．実施　24
E．評価　25

3. 記録　香春知永 ··· 27

1 ● 医療における情報管理としての記録のあり方　27
2 ● 診療情報としての看護記録　28
3 ● 看護記録の意義　28
4 ● 看護記録の構成要素と記録の様式　30
5 ● 看護記録記載時の留意事項　32
6 ● 問題志向型システム（POS）　32

4. コミュニケーション　林　智子 ··························· 37

A．コミュニケーションと看護実践　37
1 ● コミュニケーションと対人関係　37
2 ● 看護実践におけるコミュニケーションの意義　38
B．コミュニケーションの過程　38
1 ● コミュニケーション過程のモデル　38
2 ● コミュニケーション過程の基本的要素　39
3 ● 集団におけるコミュニケーション　40

C．コミュニケーションの分類　41
　　1●メッセージ記号の違いによる分類　41
　　2●受け手と送り手の関係の違いによる分類　43
D．専門的援助関係成立に向けたコミュニケーション　44
　　1●対人行動に関するコミュニケーション　44
　　2●対人関係に関するコミュニケーション　45
　　3●専門的援助関係を支える援助者の態度条件　46
　　4●専門的援助関係を支える援助者のコミュニケーション　48
E．コミュニケーションに障害のある人々への対応　52
　　1●聴力障害のある人々への対応　52
　　2●構音障害のある人々への対応　53
　　3●失語症のある人々への対応　53
　　4●高次脳機能障害のある人々への対応　54

5. 教育・相談　松谷美和子 ……………………………………… 57

A．看護職による教育　57
　　1●看護職と健康教育・患者教育　57
　　2●患者教育・健康教育の目的　58
　　3●患者教育のための諸概念　59
　　4●患者教育のプロセス　63
　　5●患者教育の方法　65
　　6●患者教育と倫理的配慮　67
B．看護職による相談　69
　　1●教育・相談の実際　71

第Ⅲ章　看護実践に統合される基本的看護技術————75

1. 安全　南川雅子 ……………………………………………… 76

A．基礎知識　76
　　1●医療・看護における安全の意義　76
　　2●医療・看護における危険要因　77
B．看護実践の展開　79
　　1●アセスメント　80
　　2●看護診断（看護上の問題・ニーズ）　83
　　3●計画立案・実施　83
　　4●評価　87

2. 感染予防　佐藤淑子 ……………………………………………… 89

A．基礎知識　89
　　1●今日の医療現場における感染予防技術の原則　89
　　2●感染管理の具体策　89
　　3●感染管理における看護師の役割　91

viii 目 次

B．看護実践の展開　92
　1●アセスメント　92
　2●看護診断（看護上の問題・ニーズ）　92
　3●計画立案・実施　93
　4●評価　95
　　　Skill　❶スタンダード・プリコーション　96／❷**手指衛生**　98／
　　　❸**無菌操作**　100／❹**隔離ケアおよびガウンテクニック**　102

3. バイタルサインズ　大久保暢子 ･･････････････････････････････････ 104

A．体温　104
　1●体温とは　104
　2●体温調節のメカニズム　105
　3●体温への影響因子　105
　4●発熱のしくみ　105
　5●体温の測定方法　107

B．脈拍　109
　1●脈拍とは　109
　2●脈拍の性状と分類　109
　3●脈拍への影響因子　110
　4●脈拍の測定方法　111

C．呼吸　113
　1●呼吸とは　113
　2●呼吸のメカニズム　114
　3●呼吸の性状と分類　114
　4●呼吸への影響因子　114
　5●呼吸の観察・測定方法　116

D．血圧　117
　1●血圧とは　117
　2●血圧，血圧測定の原理　118
　3●血圧値と分類　118
　4●血圧値への影響因子　118
　5●血圧の測定方法　120

4. ヘルスアセスメント　大久保暢子 ･･････････････････････････････････ 124

A．基礎となる知識と技術　124
　1●看護におけるヘルスアセスメントの目的　124
　2●ヘルスアセスメントと看護実践の統合　124
　3●フィジカルアセスメントの基本原則　125
　4●アセスメントの技術——問診，視診，聴診，打診，触診　126

B．入院時のアセスメント　133
　1●問診　133
　2●一般状態の観察（測定）　133
　3●全身の概観　136

目　次　ix

C．生活行動別アセスメント　137

> **Skill** ❺「(血管/リンパ管が) 栄養を届ける機構」からみるフィジカル
> アセスメント　138／❻「(ホルモン/神経が) 恒常性を保つ機構」からみ
> るフィジカルアセスメント　141／❼「息をする」という生活行動からみ
> るフィジカルアセスメント　148／❽「食べる」という生活行動からみ
> るフィジカルアセスメント　151／❾「トイレに行く」という生活行動
> からみるフィジカルアセスメント　154／❿「動く」という生活行動か
> らみるフィジカルアセスメント　156／⓫「コミュニケーションをとる」
> という生活行動からみるフィジカルアセスメント　160

5. 与薬にかかわる技術　菊池和子　…………………………… 165

A．基礎知識　165

1 ●薬物の吸収速度と薬物動態　165
2 ●薬物相互作用　166
3 ●与薬管理の実際　166
4 ●看護職の役割　166

B．看護実践の展開　167

1 ●アセスメント　167
2 ●看護診断 (看護上の問題・ニーズ)　167
3 ●計画立案・実施　168
4 ●評価　175

> **Skill** ⓬経口的与薬　176／⓭口腔内与薬　177／⓮点鼻　178／
> ⓯点耳　179／⓰点眼　179／⓱貼付　180／⓲軟膏塗布　180／
> ⓳直腸内与薬　181／⓴皮下注射　183／㉑皮内注射　185／
> ㉒筋肉内注射　186／㉓静脈内注射　188／㉔点滴静脈内注射　190

6. 治療・検査にかかわる技術　野崎真奈美…………………………… 194

A．基礎知識　194

1 ●診療の位置づけ　194
2 ●検査・治療の実際　194
3 ●検査の分類と種類　194
4 ●基本となる看護師の役割　195

B．看護実践の展開　197

1 ●アセスメント　197
2 ●看護診断 (看護上の問題・ニーズ)　197
3 ●計画立案・実施　197
4 ●評価　198

C．各検査の実際　198

1 ●検体検査　198
2 ●生体検査　204

> **Skill** ㉕採血：注射器使用の場合　208／
> ㉖採血：滅菌真空採血管使用の場合　211／㉗髄液検査(腰椎穿刺)　213

x　目　次

第IV章　基本的ニーズ充足に向けた看護技術 —————— 217

1. 環境・衛生　真砂涼子 ·· 218

A．**基礎知識**　218
1●病床環境　218
2●環境・衛生行動に影響を与えるもの　222
B．**看護実践の展開**　222
1●アセスメント　222
2●看護診断（看護上の問題・ニーズ）　222
3●計画立案・実施　224
4●評価　225
C．**実践におけるクリティカル・シンキング（演習①）**　226
Skill ㉘環境整備　226 ／㉙寝衣交換　227 ／
㉚ベッドメーキング　230

2. 活動・運動　水戸優子 ·· 236

A．**基礎知識**　236
1●活動・運動にかかわる機能　236
2●活動・運動に影響する要因　239
3●活動・運動機能における異常　239
4●ボディメカニクス　240
B．**看護実践の展開**　242
1●アセスメント　242
2●看護診断（看護上の問題・ニーズ）　243
3●計画立案・実施　244
4●評価　247
C．**実践におけるクリティカル・シンキング（演習②）**　248
Skill ㉛関節可動域訓練　249 ／㉜体位の保持と体位変換法　250 ／
㉝歩行の介助　256 ／㉞移動法：車椅子への移乗と移送　257 ／
㉟移動法：輸送車への移乗と移送　261

3. 清潔　真砂涼子 ·· 264

A．**基礎知識**　264
1●皮膚・粘膜の構造と機能　264
2●清潔行動に影響を与えるもの　264
3●皮膚の変化・異常の原因　266
B．**看護実践の展開**　266
1●アセスメント　266
2●看護診断（看護上の問題・ニーズ）　266
3●計画立案・実施　267
C．**実践におけるクリティカル・シンキング（演習③）**　271
Skill ㊱清拭（温湯清拭）　272 ／㊲陰部ケア　274 ／㊳足浴　276 ／
㊴洗髪　279 ／㊵口腔ケア　282 ／㊶目，耳，身だしなみの整容援助　285

4. 呼吸　塚越みどり ……………………………………………………………… 288

A. 基礎知識　288
1 ● 呼吸とは　288
2 ● 呼吸に影響する因子　289
3 ● 正常呼吸と異常呼吸　291

B. 看護実践の展開　294
1 ● アセスメント　294
2 ● 看護診断（看護上の問題・ニーズ）　296
3 ● 計画立案・実施　297
4 ● 評価　304

C. 実践におけるクリティカル・シンキング（演習④）　305
Skill ㊷酸素療法　306／㊸ネブライザーによる吸入　309／
㊹吸引　311

5. 体温調節　塚越みどり ……………………………………………………… 314

A. 基礎知識　314
1 ● 体温調節機構　314
2 ● 体温に影響する因子　317
3 ● 体温調節機能における異常　318

B. 看護実践の展開　319
1 ● アセスメント　319
2 ● 看護診断（看護上の問題・ニーズ）　320
3 ● 計画立案・実施　320
4 ● 評価　322

C. 実践におけるクリティカル・シンキング（演習⑤）　323
Skill ㊺湯たんぽによる温罨法　324／
㊻氷枕（氷囊・氷頸）による冷罨法　326

6. 睡眠　角濱春美 ………………………………………………………………… 329

A. 基礎知識　329
1 ● 睡眠はなぜ起こるのか　329
2 ● 睡眠の段階と役割　329
3 ● 睡眠と発達，睡眠障害　330
4 ● よい睡眠にいたる条件　331

B. 看護実践の展開　332
1 ● アセスメント　332
2 ● 看護診断（看護上の問題・ニーズ）　332
3 ● 計画立案・実施　332
4 ● 評価　335

C. 実践におけるクリティカル・シンキング（演習⑥）　335
Skill ㊼睡眠を促す環境調整　336／
㊽睡眠を促進するための光と日中の活動の調整　336／
㊾リラクセーション　337／㊿睡眠を阻害する症状のコントロール　337

7. 安楽 縄 秀志 …… 339

A．**基礎知識** 339
1●安楽の概念 339
2●“そばにいること”で身体的，精神的，社会的，霊的苦痛を理解する 340
3●患者を擁護するケア 342
4●ホリスティックケア 342
5●痛みのメカニズム 343
6●皮膚感覚 344
B．**看護実践の展開** 345
1●アセスメント 345
2●看護診断（看護上の問題・ニーズ） 348
3●計画立案・実施 348
4●評価 358
C．**実践におけるクリティカル・シンキング（演習⑦）** 359

8. 食事・栄養 大河原知嘉子，齋藤やよい …… 361

A．**基礎知識** 361
1●食べることの意義 361
2●摂食と嚥下 361
3●消化と吸収 362
4●日本人の食事摂取基準 364
5●栄養摂取の方法 367
B．**看護実践の展開** 372
1●アセスメント 372
2●看護診断（看護上の問題・ニーズ） 372
3●計画立案・実施 374
4●評価 377
C．**実践におけるクリティカル・シンキング（演習⑧）** 378
Skill (51)**食事介助** 379／(52)**経鼻経管栄養法** 381

9. 体液バランス 石田陽子 …… 384

A．**基礎知識** 384
1●生体の恒常性を決定する要素 384
2●血液の機能に影響する要因 386
3●輸液時に用いられるルート（血管） 387
B．**看護実践の展開** 387
1●アセスメント 387
2●看護診断（看護上の問題・ニーズ） 387
3●計画立案・実施 388
4●評価 395
C．**実践におけるクリティカル・シンキング（演習⑨⑩）** 395
Skill (53)**輸液管理** 397／(54)**輸血管理** 399

10. 排尿 安ヶ平伸枝 401

   A. 基礎知識 401
     1●泌尿器系の形態と機能　401
     2●蓄尿・排尿のメカニズム　402
     3●排尿に影響する要因　405
     4●排尿機能における異常　405
   B. 看護実践の展開 406
     1●アセスメント　406
     2●看護診断（看護上の問題・ニーズ）　408
     3●計画立案・実施　408
     4●評価　412
   C. 実践におけるクリティカル・シンキング（演習⑪） 413
     Skill 55ベッド上での排尿介助　414／56オムツ交換　415／
     57一時的導尿　417／58持続的導尿　420／59膀胱洗浄　422

11. 排便 安島幹子 424

   A. 基礎知識 424
     1●排便の生理学的メカニズム　424
     2●排便状況・排便行動に影響をもたらす要因　424
     3●排便行動の困難が日常生活に与える影響　426
   B. 看護実践の展開 426
     1●アセスメント　426
     2●看護診断（看護上の問題・ニーズ）　427
     3●計画立案・実施　428
     4●評価　436
   C. 実践におけるクリティカル・シンキング（演習⑫） 436
     Skill 60グリセリン浣腸　437／61摘便　440

第Ⅴ章　特殊なニーズ充足に向けた看護技術 ———— 443

1. 皮膚・粘膜の障害 只浦寛子, 徳永惠子 444

   A. 基礎知識 444
     1●皮膚の構造と機能　444
     2●創傷に関する基礎知識　445
     3●創傷治癒過程　446
   B. 看護実践の展開 451
     1●アセスメント　452
     2●看護診断（看護上の問題・ニーズ）　452
     3●計画立案・実施　453
     4●評価　463
   C. 実践におけるクリティカル・シンキング（演習⑬） 464

2. 生命の危機状態　野村美香 ···································· 466

A. 基礎知識　466
1 ● 呼吸器・循環器・脳神経の生理機能　466
2 ● 生命の危機状態に影響する要因　468
B. 看護実践の展開　469
1 ● アセスメント　469
2 ● 看護診断（看護上の問題・ニーズ）　470
3 ● 計画立案・実施　470
4 ● 評価　474
C. 実践におけるクリティカル・シンキング（演習⑭）　475
Skill　㉒心肺蘇生法　476／㉓止血法　482／㉔胃洗浄　483

3. 悲嘆（グリーフ）　射場典子 ···································· 485

A. 基礎知識　485
1 ● 悲嘆とは　485
2 ● 悲嘆に影響する要因　485
3 ● 複雑化した悲嘆　486
B. 看護実践の展開　486
1 ● アセスメント　486
2 ● 看護診断（看護上の問題・ニーズ）　486
3 ● 計画立案・実施　487
4 ● 評価　488
C. 実践におけるクリティカル・シンキング（演習⑮）　489
Skill　㉕死亡時のケア　490

付　録 ———————————————————————— 493
付録1　主な体位一覧　494
付録2　身体の関節運動と可動域　496

演習問題　解答への視点 ————————————————— 501

索　引 ——————————————————————————— 507

目次　**xv**

コラム

- ペダゴジー，アンドラゴジー，ジェラゴジー　68
- 入院時の転倒・転落防止対策　86
- ゴーグルも必要です！　97
- バイオハザードマーク　103
- 自動血圧計の測定値は正確か　111
- 脈拍数は10秒×6回で正確に測定できるか　112
- 腸蠕動音とは，回数として数えられるのか　155
- 内服薬に関するインシデント・アクシデントレポート　176
- 筋肉内注射と皮下組織厚　192
- 基礎看護技術から発展した臨床現場の実際①——ベッドメーキング　225
- 新たな腰痛予防対策指針——医療保健業でもノーリフティング原則　255
- 清拭における洗浄剤の使い方　270
- 手浴　278
- 基礎看護技術から発展した臨床現場の実際②——罨法　325
- 深部体温の変化と睡眠の関係　332
- 良好な睡眠のための指針　334
- 多職種で患者を支えるNST　368
- 経管栄養剤　370
- 薬剤の血管外漏出と看護ケア　391
- 薬剤の配合変化　392
- 尿検体の採取方法　409
- 基礎看護技術から発展した臨床現場の実際③——カテーテル，蓄尿バッグの種類・材質　412
- 腹圧をかけやすい姿勢とは？　432
- グリセリン浣腸と溶血の関連性　439
- 基礎看護技術から発展した臨床現場の実際④——排便困難時以外のグリセリン浣腸の用途　441
- 基礎看護技術から発展した臨床現場の実際⑤——包帯法　463
- グリーフケアとしてのエンゼルメイクの取り組み　489

動画タイトル一覧

- 本動画は，テキストによる理解のうえに，動画があればさらに理解が深まるであろうと考えられる技術を中心に収録しています．テキストを手もとに置き解説を読みながら，併せて動画を視聴することをおすすめします．
- 一連の流れの理解をはかるために，各手技は実際に近い速さで行い，始めから終わりまでをワンカットで収録しています．そのため，手技のポイント解説はテロップ表示とナレーションにてコンパクトに行うにとどめました．

●動画に関して
- すべてカラー動画（動画数 23 個，合計約 30 分）です．一部の動画には音声が入ります．
- この一覧では，動画の再生時間を【分：秒】で表記しています．
- 各動画の関連頁を（☞ p.○）で掲載しています．本文中に挿入された二次元バーコードにアクセスすると，文章と関連した動画を閲覧することができます．
- 左の二次元バーコードから「動画タイトル一覧」にアクセスし，再生動画を選ぶこともできます．

●動画閲覧上の注意
- 本動画の配信期間は，本書第 1 刷発行日より 5 年間を目途とします．ただし，予期しない事情により，その期間内でも配信を停止する可能性があります．
- パソコンや端末の OS のバージョン，再生環境，通信回線の状況によっては，動画が再生されないことがあります．
- パソコンや端末の OS，アプリの操作に関しては，南江堂では一切サポートいたしません．
- 本動画の閲覧に伴う通信費などはご自身でご負担ください．
- 本動画に関する著作権はすべて南江堂にあります．動画の一部または全部を，無断で複製，改変，頒布（無料での配布および有料での販売）することを禁止します．

動画一覧

動画 01　手洗い　【1:16】（☞ p.99）
動画 02　リネン交換（臥床患者へのベッドメーキング）【4:42】（☞ p.233）
動画 03　体位変換（仰臥位から側臥位へ）【0:35】（☞ p.251, 253）
動画 04　注　射
　　　A．薬剤の準備　【1:39】（☞ p.171）
　　　B．皮下注射　【1:42】（☞ p.183）
　　　C．筋肉内注射　【0:53】（☞ p.186）
動画 05　点滴静脈内注射
　　　A．薬剤の準備　【3:52】（☞ p.171, 190）
　　　B．刺入・滴下調整　【2:00】（☞ p.190）
動画 06　採　血
　　　A．注射器使用の場合　【1:42】（☞ p.208）
　　　B．滅菌真空採血管使用の場合
　　　　【1:11】（☞ p.211）
動画 07　排泄介助（便器の当て方）（☞ p.432）
　　　A．患者が自力で腰を上げられる場合
　　　　【0:18】
　　　B．患者が自力で腰を上げられない場合
　　　　【0:24】

動画 08　持続的導尿（完全閉鎖式尿道カテーテル使用の場合）【5:11】（☞ p.100, 413, 417, 420）
　　　男性の場合　【0:42】（☞ p.418）
動画 09　グリセリン浣腸　【2:35】（☞ p.437）
動画 10　口腔内吸引　【1:40】（☞ p.311）
動画 11　車椅子移乗
　　　A．全介助法　【1:06】（☞ p.257）
　　　B．部分介助法（片麻痺患者の場合）
　　　　【0:40】（☞ p.259）
動画 12　口腔ケア（意識障害のある患者）
　　　【1:20】（☞ p.283）
動画 13　包帯法（☞ p.460）
　　　A．らせん帯　【0:43】
　　　B．蛇行帯　【0:33】
　　　C．麦穂帯　【0:59】
　　　D．折転帯　【1:17】

第 I 章

看護技術とは

A. 看護技術の構造

1 ● 看護実践における看護技術

「看護技術とは何か」この問いは，看護技術を学ぶ者，また看護技術を用いる者にとって非常に大きな問いである．「看護技術がどのように説明されるのか」で，それを学ぶ者には，何を学ぶのかその範囲や内容が示され，またそれを用いる者にとっては，どのように用いるのかが示される．

a.「技術」とは

技術を表現する英語は，art，techniqueやtechnologyが用いられている．artはラテン語のarsを，techniqueやtechnologyはギリシア語のτεχνηを語源としているといわれている．τεχνηは，「建てる」「つくる」の語幹tekに由来する言葉であり，この「建てる」ことから語義が発展して「物事を巧みにこなす能力」まで意味するようになったという[1]．そして，ディドロ，ダランベールが編集した『百科全書』(1751-1772)で「技術art」は次のように説明されている[2]．

技術（art）

対象が実際に作製される場合，それを作製するにあたって手引きとなる諸法則の，集合や技巧上の手はずは技術とよばれる．・・・（中略）すべての技術には理論と実践とがある．その理論とは技術の諸法則の非操作的認識にほかならず，その実践とはその法則そのものを習慣的かつ無反省的に使用することにすぎない．理論を知らずして実践を遠く推し進めたり，逆に実践のことをわきまえずに理論によく精通することは，不可能とはいわないが困難である．すべての技術には，その内容とか，手だてとか，あるいは実地にやってみてはじめて知られる操作とかについての事情がたくさんある．実践において困難が現れ，思いもかけない現象に出会い，理論においてその現象が説明され，困難が取り除かれるのである．

[望月太郎：技術の知と哲学の知—哲学的科学技術批判の試み，p.18，世界思想社，1996より引用．下線部は筆者が追記]

技術は「理論」と「実践」から構成され，両者によって説明されるものといえる．上記の説明からすると，何かを作製するための手引きとなる諸法則の集合が「理論」であり，技巧上の手はずが「実践」といえ，作製される対象がその技術の「目的」であるといえる．つまり技術とは，それを用いるための「目的」が必ず存在し，その「理論」は経験から観察されたことがらから法則を発見し体系化したものである．そして，その理論を実際に行うための手はずである実践は人が行うものであり，技術はそれを実践する人の一部として存在しているといえる．実践では，その技術の諸法則を実際に行うわけだが，そのためには物事の「順序」を「組み立てる」ことが必要であり，さらには道具や自分のからだの使い方，つまりその技術を行う動作の獲得が必要である．それらがすべて統合されて，技術はそれを用いる人の「行為」として表現される．

また，このような技術には「効率性」を備えていることが重要とされている[3]．ある目的Aの達成のための手段（技術）が多様にある場合，それら多くの技術は目的Aに対しては有効であり適合している．しかし，技術は単に目的に対する「有効性」だけでなく，「最適性」をもった「効率性」が重要である．この「最適性」とは，その技術が用いられるさ

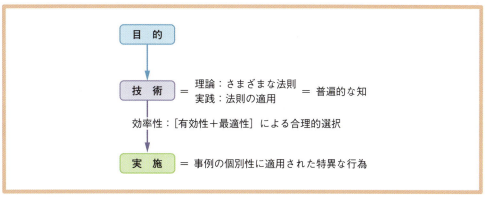

図Ⅰ-1 技術とは

いのさまざまな条件，内的制約（得られる効果やそのメカニズム，手続き，必要とされる手技や道具など）と，その技術が用いられる環境条件，その技術が提供されている対象が受けている他の技術との整合性などを考慮して「よりよい選択」をすることである．いくら目的達成の理想的な技術だとしても，その技術を実施することで相手に不都合や問題が起きたり，あるいは技術提供者にその力がなければ意味をなさない．

つまり技術は，技術の具体的「目的」，その技術を説明する諸法則からなる「理論」と理論を実際に適用するための順序，組み立て，動作を含めた「実践」から構成され，その技術を用いる「人」が，技術のもつ制約や環境条件を考慮して選択し，その人の行為として示される（図Ⅰ-1）．そして技術は，「理論」や「実践」という諸法則に基づく普遍的な知ともいえる特徴をもちつつも，必ずそれが実施されるときには，個別の「事例」に適用されるためすべてが同じ行為としてではなく，事例の個別性を含めた特異な行為として表現される．

b．「看護技術」とは

では，看護で用いられる技術では，何を目的としたどのような行為と説明できるだろうか．看護は，あらゆる年代の個人，家族，集団，地域社会を対象とし，対象が本来もつ自然治癒力を発揮しやすい環境を整え，健康の保持増進，疾病の予防，健康の回復，苦痛の緩和を行い，生涯を通して，その人らしく生をまっとうすることができるよう身体的・精神的・社会的に支援することを目的として行われる実践である（日本看護協会，看護に関わる主要な用語の解説－概念的定義・歴史的変遷・社会的文脈，2007より）．このような看護実践で用いられる**看護技術**の定義として，日本看護科学学会（1995）の提示した定義がある．

> **看護技術（nursing art）**
> 看護技術とは，看護の専門的知識に基づいて，対象の安全・安楽・自立を目指した目的意識的な直接行為であり，実施者の看護観と技術の修得レベルを反映する．
>
> ［日本看護科学学会：看護学学術用語，1995より引用］

図Ⅰ-2に示すように，看護技術は「ケアの受け手（対象）の安全・安楽・自立」という目的に対して，その目的に到達するために提供される手段（直接的行為）として表現さ

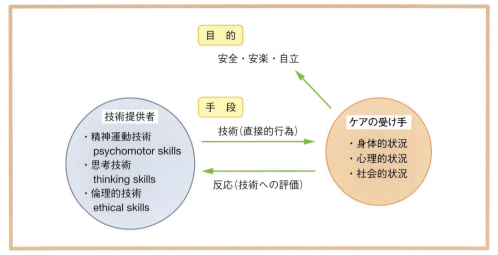

図 I-2　看護技術における技術の提供者と受け手

れるものである．ケアの受け手である人々は，ひとりの人間であり，「個人」を形成する．その個人は，さまざまな側面（身体的，心理的，社会的といった状況）からみることが可能である．そして技術は，それを用いる提供者の一部である．実際にその技術のやり方・操作といった手技・動作の部分（精神運動技術），それをなぜ用いるのか，どのようにやり方を組み立てるのかなどを考える部分（思考技術），そしてその技術を何のために，どのように用いるのかを考えるにあたり，看護師として何がよい目的であり，よい手段なのかということを判断していく部分（倫理的技術）が一つとなって構成され，看護技術として提供される．そして，提供された看護技術の有効性は受け手の反応を通して評価される．

2 ● 看護技術の個への適用

　看護技術を技術の受け手に提供するためには，言語として表現可能な「技術の知識（理論や法則）」を理解し，そして「個への適用の判断」を行う必要がある（図 I-3）．
　技術の知識は，個々の技術の「目的や成果」「目的達成や成果に対する技術のメカニズム」「目的達成や成果への技術の有用性の程度」「技術の組み立てである手技や手順」「技術の実施における安全性の保証」から構成される．たとえば，「足浴」という技術がある．足浴の目的は，足の清潔維持，気持ちよさの提供，睡眠を促すなど多様に考えられる．その目的に合わせて，その技術を適用した場合の成果が期待され，また個々の目的・成果にいたる技術のメカニズムがあり，その目的・成果によって技術の手技が考えられる．清潔維持のための足浴であるならば，お湯に足を浸すのは汚れを落としやすくするためであり，石けんなどを用いてウォッシュクロスで皮膚を摩擦し汚れを落とすための手技を考えるだろう．しかし，リラックスや気持ちよさを目的に足浴を行おうとするならば，微温湯による温熱刺激で副交感神経を優位にするように，足が効果的に温められるような工夫をするだろう．そして，いずれの技術でも，技術を受ける側ならびに提供する側の安全の保証を第一に実施される．これら，技術の知識は，その技術の理論や実施の法則を示した技術のスタンダード（標準化）といえる．このスタンダードといえる要素の内容は言語化が可能

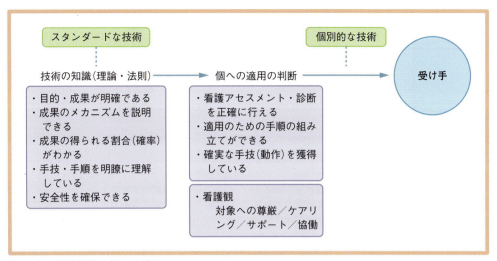

図 I-3　看護技術の個への適用

であると同時に，看護師にとっての専門的知識ともいえる．

　これら標準化された看護技術を個人に適用するためには，図 I-3 にあるように個への適用の判断を行うことが重要である．その人（技術の受け手）にとっての課題を解決するためにどの技術を用いる必要があるのか判断して，そしてその技術を提供するさい，どの順序性で何に留意をして確実に実施するのか，対象者の状況（身体的・心理的・社会的状況）に適したものにスタンダードな技術を変容させていく判断の過程である．また，この過程には，看護師自身がどのように対象とかかわっていくのか，つまり対象に対する尊厳の考え方，相手との関係のあり方，技術実施時の対象者へのサポートの考え方や対象者との協働の考え方など，それまでの看護実践の経験を前提とした看護職者個々がもつ看護観が反映される．この「個への適用の判断」によって，看護技術は「この看護職者が提供するその人への技術」という個別的な技術として表現される．

　ヘンダーソン（Henderson）は看護の基本と変容という性質について次のように表現している[4]．

> 　あらゆる人間が共通の欲求をもっているがゆえに基本的看護は同一である．が，人間は2人として同じ者はいず，各人はそれぞれ独自の様式をつくりだすようなやり方で自分の欲求を読みとるので，基本的看護は無限の変容形のあるサービスである．言い換えるならば，基本的看護は同じとみなすことができる要素から成り立っているのであるが，その要素は各人の必要条件に応じて当然変容し，さまざまな方法で満たされるのである．
>
> ［ヘンダーソン V：看護の基本となるもの，p.20，日本看護協会出版会，1995 より引用］

　これは，まさに看護の性質を説明すると同時に，看護技術の特徴を的確に表現したものといえる．

　看護技術とは別に，看護職者がケアの受け手に行う行為を示す言葉に「看護業務」という言葉がある．看護業務とは，看護職が免許に基づいて日常的に行うべき仕事（「何を」「どのように」すべきか）について説明するものであり，その範囲と責任は保健師助産師

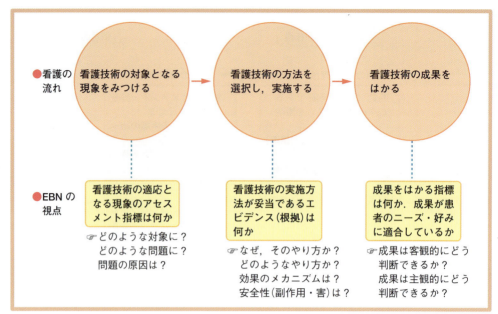

図 I-4 看護技術のEBNの視点

看護師法等の法律によって定められている．看護技術は，目的達成のための手段として表現されるもので，その技術を用いるさいは，理論や実践の法則に基づいてケアの受け手の個別性を考慮して，個々の看護職が用いるものである．看護技術は，看護職者が看護業務を遂行するうえで用いる学問的知識を基盤とした専門的な手段として位置づけられる．

B. 看護専門職者の看護技術――インフォームド・コンセントとEBN

現在，医療の受け手とされてきた患者が医療チームのメンバーとして位置づけられ，患者自身が医療に参加することが期待されている．それは**インフォームド・コンセント**，すなわち説明されたうえでの自己決定が尊重されてきていることからもうかがえる．医療のにない手である看護師の実践においても，患者との対話を通して，何が問題なのか，何が目標なのか，何が最善の方法なのか，とさまざまな選択肢のなかから彼らの価値や思いを大切にして，ともにケアを計画し実施していくことが求められるようになっている．専門職者が，専門家として患者の問題解決において患者の有益性を前提にすべての決定を行うのではなく，患者自身のことがらに関する自己決定権を尊重するのは，患者の自律性を尊重する姿勢のあらわれである．そして，この場合，患者が合理的な選択決定ができるように，必要な情報を適切に相手に理解できるように説明することが専門職者の重要な役割となる．つまり，看護師も看護ケアを実践するさいには，患者に十分な説明と対話を通して，ケアに対する同意を得ながら展開していくことが重要である．

では，看護師は患者にどのような説明を行うのか．1990年代後半からエビデンスに基づいた医学/医療（evidence-based medicine：EBM）から派生して**エビデンス（根拠）に基づいた看護（evidence-based nursing：EBN）**という考えが生まれた．エビデンスとは，一般的に「証拠，真偽を明らかにするもの」という意味である．つまり，「私はあなたに○○○という証拠からこの看護ケアを提案します」と説明することになる．

EBNは「①最善の利用可能な研究結果（エビデンス），②臨床的専門技能，③患者の好み（価値観や期待）を用いて，利用可能な資源のなかで行う看護師の臨床判断プロセス」と説明される．「なぜこの状況に対してこの看護ケアを行うのか」という説明を，まずは研究成果という科学的根拠に基づいて患者に説明することは，専門職としての自分の行為の説明責任という視点からも重要な要素である．さらに科学的な根拠だけでなく，患者の価値観や期待，好みを取り入れることで患者への適合性や，また，どのような情報を活用して判断したのか（臨床的専門技能）を示すことができる．看護技術の期待される成果やリスクをこれまでの経験や直感だけでなく，その看護技術を適用すべき状況であると判断すること，つまり問題や目標を明確にして，またその技術を研究成果という視点から十分検討し，さらに患者との対話を通して得られた彼らの価値観，期待，好みを配慮することで，より個別の対象に適合した看護技術の提供が可能になる（**図Ⅰ-4**）．また，このプロセスはまさに「技術」を個に適用する視点と合致する．

　看護技術は，その技術を構成する「理論」と「実践」という普遍的な知を，個々の患者に適用することではじめて看護師の行為として表現される．看護師は，この看護技術の行為を十分に他者に説明できるだけの根拠をもって行うことが求められる．

●引用文献
1) 直江清隆：行為の形としての技術．思想7：84, 2001
2) 望月太郎：技術の知と哲学の知—哲学的科学技術批判の試み，15–29頁，世界思想社，1996
3) 前掲1），92–93
4) ヘンダーソンV：看護の基本となるもの（湯槇ます，小玉香津子訳），20頁，日本看護協会出版会，1995

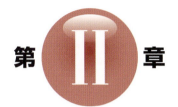

第Ⅱ章
看護ケアの プロセスにかかわる 看護技術

学習目標

1. 看護実践におけるクリティカル・シンキングの意義と特徴について学ぶ
2. 系統的な思考過程に焦点を当てた看護技術である看護過程の意義と展開上の原則・留意点について学ぶ
3. 医療における看護記録の意義と実施時の原則・留意点について学ぶ
4. 対人関係および専門的援助関係に焦点を当てた看護技術であるコミュニケーションの特徴ならびにコミュニケーションのあり方について学ぶ
5. 行動変容に焦点を当てた看護技術である教育と相談について学ぶ

10 第Ⅱ章 看護ケアのプロセスにかかわる看護技術

① クリティカル・シンキング

この節で学ぶこと

1. クリティカル・シンキングについて理解する
2. 科学的問題解決法のプロセスについて理解する
3. 科学的問題解決法とクリティカル・シンキングの関連について理解する

　看護師は，さまざまな状況下にある多様な健康問題を抱える個々の患者に対して，適切な看護ケアを提供する必要がある．個々の患者に最適な看護ケアを提供するためには，患者の複雑多様な状況や情報を分析し，問題と原因を探究し，解決策を考案して適切に実行していくという一連のプロセスが重要である．また，患者の状態は常に動的に変化しており，その変化にも対応していく能力が必要となる．

　看護実践においては，なぜこのケアを行うのか，このケアの有効性はどの程度実証されているのか，このケアは患者の状況に応用できるのかというように，看護ケアの根拠を大切にしていく**エビデンスに基づいた看護**（evidence-based nursing：EBN）が重視されてきている．このような患者に対して効果的，効率的，そして相手に合ったケアを提供するためにはクリティカル・シンキング，問題解決という合理的な思考が重要である．

A．クリティカル・シンキングとは何か

　クリティカル・シンキング（批判的思考）の定義として，エニス（Ennis）は，「クリティカル・シンキングとは，何を信じ，何をするかの決定に焦点を当てた**反省的**（reflective），**合理的**（reasonable）思考である」[1]と定義している．一般に，思考とは情報からなんらかの結論を導く推論プロセスといえる．この思考のなかでも，クリティカル・シンキングは，反省的（reflective）な思考，つまり自分の推論過程を意識的に吟味する思考とされる[2]．また吟味のさいには，「適切な基準や根拠に基づく理論的で，偏りのない」ことが求められる．クリティカル・シンキングは，自己の先入観を排除し，判断の根拠となる情報を見極め，推論によって得た結果を意識的に吟味したうえで慎重に評価し，結論に達しようとする理論的で合理的な思考過程といえる．

　クリティカル・シンキングでは帰納的推論が中心的役割を果たす．まずは個々の情報を収集し，その情報をもとに推論を行い，その推論の「蓋然性（確からしさ）」に基づいて解釈を行う．そしてその一連の過程において，常に適切さや確からしさを評価することが含まれる．つまりクリティカル・シンキングは，情報から確かな結論を導くための中心となる思考である．

　クリティカル・シンキングを支える知識，そしてその特徴には，**図Ⅱ-1**に示すような要素がある．情報の収集・解釈・評価のしかたなど推論を行うための手続き的な知識である

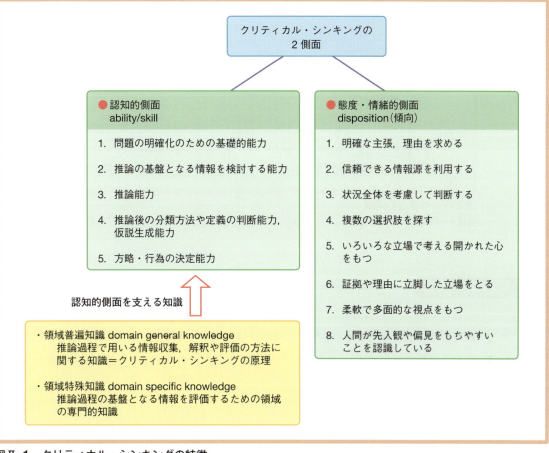

図Ⅱ-1　クリティカル・シンキングの特徴

　領域普遍知識と，情報の内容を理解するための領域特殊知識の両方の知識が，その状況を理解するためには必要となる．それらの知識を用いて，一連の認知過程（認知的側面）を経る．つまり①問題を明確化（基礎的な明確化）すること，②その推論で用いる情報が適正であるということを評価すること，そして③推論の妥当性や適切性を問うこと，④情報の分類や現象に命名すること，そして⑤するべき行為を決定すること，である．この一連の過程において自分の思考を振り返り，吟味することが重要な要素である．そして，これらの認知的側面を発揮するためには，個人の態度や情緒的な傾向性が非常に重要だとされている．クリティカル・シンキングが自己の先入観を排除し，適切な基準・根拠に基づく理論的で偏りのない思考であるためには，問題に対して注意深く，じっくりと，多面的に考えようとする態度が重要である．このような態度で問題に取り組もうとする傾向があることで，探究方法や推論方法やそれらを用いる方法といった認知的側面が十分に発揮できる[3,4]．

　看護実践においてクリティカル・シンキングが必要な理由は，看護実践が一人ひとりの患者に適した看護の提供を目的としているからである．クリティカル・シンキングによって，さまざまな状況での多様な問題に適切に対応したアプローチを考え，実践することが可能となる．また，状況判断の根拠，問題の根拠，看護活動の根拠など，根拠に基づいた看護実践を遂行するためにも大切な思考といえる．

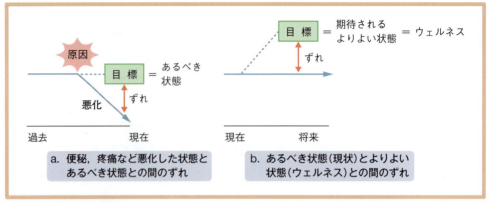

図Ⅱ-2　看護上の問題
看護上の問題とは，「目標と現状との差（ずれ，ギャップ）」を指し，上のa, bのパターンがある．

B. 問題解決過程

　看護実践は，患者の抱える問題を解決し，ニーズを充足していくプロセスである．そのためには，問題を明確にするのと同時に，目標到達の手段を見出すための思考過程が必要になる（**問題解決過程**）．また，その過程ではクリティカル・シンキングを発揮していくこととなる．

　問題解決には試行錯誤的解決法や直観的解決法など多様な方法がある．しかし，他者の問題解決をはかる専門職では，その思考過程を第三者に説明することが必要であり，そのためには合理的な根拠が説明できるような手続きを経て，結論を導くことが大切である．そのため，問題解決の根拠を重視した**科学的問題解決法**（scientific problem-solving）を活用する．

　問題解決において，「問題」は次のように定義される．「問題とは，期待と現状とのギャップであり，解決すべき困難なことがらである」[5-7]．図Ⅱ-2に示すように，ギャップは2つの観点で存在する．1つは，なんらかの原因で現在の状態がよくない方向にずれた場合の，現状とあるべき状態とのギャップ，もう1つは，現在の状態があるべき状態のまま維持されている場合の，現状と期待されるよりよい状態とのギャップである．これらは**目標**を設定した場合に生じるずれである．問題は必ずしも悪い状態の場合だけではなく，いまは問題となっていなくても，よりよい状態を目指した時点でそこに解決すべき，つまり目標に向かうという意味で問題が生じる場合がある．つまり「便秘」や「疼痛」のような望ましくない状態だけが解決すべき問題としてとりあげられるのではなく，よりよい方向，つまり"ウェルネス"に向かう活動も問題としてとりあげられることとなる．

科学的問題解決法

　科学的問題解決法は「一見明白にみえる解決方法でも，その根拠やその方法で実際に解決できるかどうかを追求したうえで，問題を解決，つまり目標達成するための方法・手段を見出す思考や行動」と説明される．具体的には，図Ⅱ-3に示すように「1.情報収集と問題の気づき」「2.問題の決定と問題の原因分析と問題の定義」「3.目標設定と**解決試案**の作成・選択決定（意思決定）」「4.解決案の**実施**」「5.評価」のプロセスで説明される．

1．クリティカル・シンキング **13**

1．情報収集と問題の気づき

何を問題として気づくか，気づく視点はよって立つ基盤や役割によって異なる
　①必要な情報収集と情報の整理
　②情報の意味を理解し，逸脱している情報に気づく
　③情報を関連させて，それがどのような問題なのか考える
　④目標と現状のずれ(問題)を確認し，客観的に課題として表現し，提示する

2．問題の決定と問題の原因分析と問題の定義

　①何を問題としてとりあげるかを決定
　②問題(ずれ)が発生した原因を分析的に発見
　・問題についての情報の種類と整理
　　→何が，いつ，どのように，どの程度というように多角的に
　・問題解決の鍵となる原因の発見
　　→この鍵となる原因は，問題が起きた状況や問題をもつ人が握っている
　・問題の原因を踏まえ，解決の手がかりを得る(問題を解決・軽減するプラスの要因も情報として大切)
　　→問題の原因によって解決法は異なる＝個別的な問題に応じた解決法の探索
　③問題定義を行う
　　例：原因・誘因 X による問題 M／原因・誘因 X と Y による問題 M

3．目標設定と解決試案の作成・選択決定(意思決定)

　①問題と一貫性のある目標(何を，いつまでに[達成期日]，どのように[達成基準])を明確にする
　②解決試案の探索：問題を解決するために，いくつかの解決策を考える
　　「原因・誘因 X，Y」に注目して「X，Y の除去，軽減，緩和」の視点で解決試案を作成
　　「問題を解決するのにプラスとなる要因 Z」も解決試案に取り入れる
　③解決試案の評価：目標をふまえて，どの案がもっとも効果的であるか，時間，経済性，満足度，可能
　　性などの点から検討
　④解決試案の選択・決定：最適な解決案を選択し決定する．最終的な意思決定前に，最適案の弱点，マ
　　イナス要因，リスクを考え対策を考慮
　　リスクの 2 側面
　　・リスクの起きる可能性の高低(probability)→予防対策
　　・リスクが発生した場合の影響度(seriousness)→発生時対策

4．解決案の実施

　計画を実施する時点の状況に合わせて実施：プランを実行中，解決過程のモニタリング
　(問題解決のでき具合や進み具合を評価すること)が必要

5．評　価

　解決案を実行することで問題が解決されたか，目標到達できたかどうか判定すること

図Ⅱ-3　科学的問題解決法

　また，解決試案を作成するさいは，問題の定義で明確にした問題の原因・誘因に着目して，それらを取り除く，あるいは影響を少なくするような解決試案を考える．このように，問題の原因や誘因に着目して解決試案を作成することで合理的な案が導かれる．また，問題解決に利用できるプラスの要因を促進・強化するような解決試案も考案する．そして複数の試案から目標達成にもっとも効率的な試案を選択し決定する．そして，このような過

程を経ることで実行しようとする解決試案の根拠も明確になる．

　この問題解決過程の主な目的は，「問題に対して注意深くじっくり考えようとする姿勢」「自分のものの見方や，思考過程に偏りはないか」「足りない知識や情報はないか」「推論過程は妥当か」「何を基準に判断しているか」「目標に向かって進んでいるか」というように，自分の思考過程を振り返りながら，自分の推論過程を確認し，自分の考えの根拠を明確にすることにある．自分の能力の限界を見極めてより妥当な結論に，そして問題解決に向けた行動が目標に向かって展開されるように方向づけるクリティカル・シンキングは，看護実践において重要な役割を果たしている．

　クリティカル・シンキングや問題解決過程を活用することで，個別的でさまざまな状況にある患者の状況を的確に把握して，看護師として効果的な看護活動を，根拠をもち実施することが可能となる．

●引用文献

1) Ennis RH：A logical basis for measuring critical thinking skill. Educational Leadership **43**(2)：44-48, 1985
2) 楠見　孝：帰納的推論と批判的思考．認知心理学4 思考（市川伸一編），51頁，東京大学出版会，1996
3) 前掲2），50-53頁
4) Zechmeister EB, Johnson JE：クリティカル・シンキング 入門編（宮元宏章，道田泰司，谷口高士ほか訳），4-10頁，北大路書房，1996
5) Zechmeister EB, Johnson JE：クリティカル・シンキング 実践篇（宮元宏章，道田泰司，谷口高士ほか訳），73頁，北大路書房，1997
6) 吉田　博：自分の頭で考える問題の整理と解決の方法 YH法，22-25頁，産業能率大学出版部，2002
7) 吉田百秀：問題解決のOJT，213頁，産業能率大学出版部，1990

学習課題

1. クリティカル・シンキングの特徴のなかであなたが身につけたいと思うものを挙げ，その理由を説明してみよう
2. あなたが現在解決したいことがらに関して，科学的問題解決のプロセスを用いて解決策を実施・評価してみよう

2 看護過程

この節で学ぶこと

1. 看護過程の概念と構成要素を理解する
2. アセスメントの展開方法について理解する
3. 診断過程について理解する
4. 看護診断の記述方法について理解する
5. 計画立案の構成要素と立案時の留意点について理解する
6. 実施・評価について理解する

看護過程の概要

看護過程(nursing process)とは，看護師が，患者に最適な看護ケアを提供するためのアプローチ方法であり，ユラ(Yura)とウォルシュ(Walsh)は「看護の目標を成し遂げるための計画的な一連の行為である」[1] と説明している．また，日本看護科学学会では，「看護過程とは，看護の知識体系と経験に基づいて，対象の看護上の問題を明確にし，計画的に看護を実施・評価する系統的・組織的な活動」(日本看護科学学会看護学学術用語検討委員会，1995) と定義している．看護過程は，**図Ⅱ-4**に示すように，5つのステップ(**アセスメント，診断，計画立案，実施，評価**)から成り立ち，各ステップは相互に関連しながら動的に循環し，患者のニーズに対応しながらゴールに向けて展開される．

看護過程は，看護の目標を達成するために科学的な問題解決法を使用した思考過程である．看護過程では，情報収集の方法や解釈のしかた，評価のしかたなど，問題解決のための一連の手続きが説明される．そのため，対象となる人をどのようにとらえるのか，看護の目標は何か，どのような問題に関与するのか，どのような方法で援助を行うのか，これらは看護理論や看護モデルで説明される内容となる．つまり，看護過程と看護理論や看護モデルは相互補完し合うもので，看護過程とは，個々の看護師が看護理論や看護モデルを個別の対象への看護実践へとつなぐ手段であるといえる．

A. アセスメント

アセスメントとは，患者の現在および過去の健康状態や心理社会的状態などを評価するために，系統的に注意深く情報を収集することである．この活動によって看護の視点から患者の全体像が把握でき，**問題**(期待と現状のズレであり，解決を要することがら)や**強み**(看護活動に活用できる患者のよいことがら．たとえば，「本人の意欲があること」や「支援する家族の存在」など)を判別することができる．

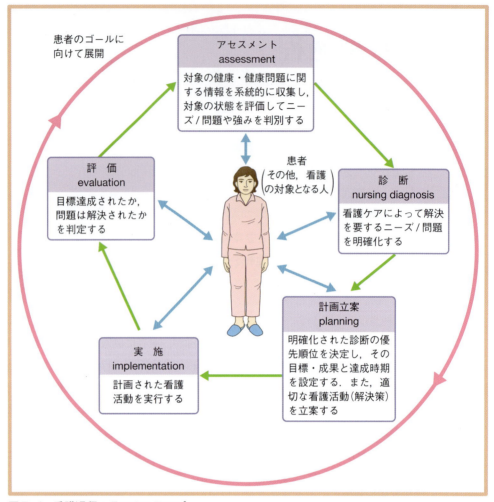

図Ⅱ-4　看護過程：5つのステップ

1 ● 意図的な情報収集

　看護の視点から，どのような患者なのか，その患者には健康・健康問題に関するどのようなニーズや問題があるのか，解決や援助の方向性はどこかを明らかにするための**情報収集**がなされる．これらの情報は**基礎情報**（データベース）といい，系統的に継続的に患者の健康状態や健康問題にかかわる情報が記録される．情報収集は，看護の視点から現象をとらえることを目的としており，①対象の全体を知るため，②援助の必要性，方向性，つまり問題や強みを明らかにするため，③その患者の生活，習慣，希望，ニーズに応じた看護実践を行うためになされる．

　具体的にどのような情報を収集するのかは，看護の対象となる人をどのようにとらえようとするかで決まる．これは，アセスメントの枠組みであり，情報収集時の視点であり，集められた多様な情報は，この系統立った枠組みの項目に沿って分類され整理されて，看護の視点から患者の全体像が描かれる．このアセスメントの枠組みによって構成された具体的な情報項目は，アセスメント・ツールといわれる記録様式で示され，各施設などが採用した**看護理論**（セルフケア理論，適応理論，ヘンダーソンの看護論など）を参考に作成

2. 看護過程　17

表Ⅱ-1　ゴードンの「11の機能的健康パターンの分類」

● **健康パターンの考え方**
すべての人間は，その健康，生活の質，人間の可能性の達成に寄与するような機能的パターンを共通にもっている．これらの共通パターンが，看護アセスメントの焦点となる．健康パターンを記述し評価することによって，**看護師は機能的パターン（患者の強み[力]）と機能障害的パターン（看護診断）の確認が可能になる**

● **11の機能的健康パターンの分類**
- 健康知覚−健康管理パターン
  患者[*]が知覚している健康とウェルビーイングのパターン，健康管理の方法を表す
- 栄養−代謝パターン
  代謝に必要な飲食物の消費についての患者のパターンと，身体各部への栄養供給状態がわかるパターン指標を表す
- 排泄パターン
  排出機能（腸，膀胱，皮膚）のパターンを表す
- 活動−運動パターン
  運動，活動，余暇，レクリエーションのパターンを表す
- 睡眠−休息パターン
  睡眠，休息，くつろぎのパターンを表す
- 認知−知覚パターン
  感覚−知覚と認知のパターンを表す
- 自己知覚−自己概念パターン
  患者の自己概念パターンと，自己に関する知覚（たとえば，自己観や価値，ボディイメージ，感情状態）を表す
- 役割−関係パターン
  役割任務と人間関係についての患者のパターンを表す
- セクシュアリティ−生殖パターン
  セクシュアリティパターンに対する満足と不満足についての患者のパターンを表す．生殖パターンを表す
- コーピング−ストレス耐性パターン
  患者の全般的なコーピングパターンと，そのパターンの有効性をストレス耐性との関連で表す
- 価値−信念パターン
  価値，信念（宗教的信念を含む），患者の選択や決定の手引きとなる目標についてのパターンを表す

[*] 文献では「患者」は「クライエント」とすべて表記されている．
［Gordon M：看護診断/その過程と実践への応用，原著3版（松木光子ほか訳），p.82，医歯薬出版，1998より引用］

されたり，各施設・病棟の対象特性（婦人科病棟，外科病棟，小児科など）による看護問題やニーズの特徴を生かして作成されている場合もある．さまざまな看護の考え方をふまえてゴードン（Gordon）は，看護の標準的なアセスメントの枠組みとして**表Ⅱ-1**のような**11の機能的健康パターンの分類**[2]を示した．また，ヘンダーソン（Henderson）の考えをもとに枠組みを考えると**表Ⅱ-2**のようになる．

a. 情報源

情報源としてもっとも重要なのは，ニーズや問題をもつ当事者である患者である．患者に出会ったときから情報収集は始まり，看護活動でのかかわりを含めて，適宜必要な情報を収集することとなる．患者の**家族**やその人にとって**重要な他者**（友人など）は，患者が乳幼児であったり，緊急時，精神的な問題を抱えている，意識レベルが低下しているといった状況では大切な情報源となる．また，同じ患者にかかわっている他の看護師，医師，薬剤師，理学療法士（PT），栄養士，ソーシャルワーカーなど，**チームメンバー**からも，それぞれの立場からの情報を得ることができる．ほかにも，診療録，検査結果，看護記録

表Ⅱ-2 ヘンダーソンによるアセスメントの枠組み

● **基本的看護の考え方**
　基本的看護は人間の欲求に由来しており，また人間は共通の欲求を持っているがゆえに基本的看護は同一である．看護師が満たそうとする基本的な欲求（14項目）に基づいて基本的看護は構成されるが，基本的欲求に影響を及ぼす常在条件（年齢，感情の状態，知力，文化的および社会的状態，影響ないし全身状態）や基本的欲求を変容させる病理的状態ないし条件（特定の疾患とは対照的）によって影響を受ける

● **14の基本的看護の構成要素**
　以下のような機能に関して患者を助け，かつ患者がそれらを行えるような状況を用意する
1. 正常な呼吸
2. 適切な飲食
3. あらゆる排泄経路の排泄
4. 身体の位置を動かし，またよい姿勢を保持
5. 睡眠と休息
6. 適切な衣服の選択と着脱
7. 体温の保持
8. 身体の清潔保持・整容と皮膚の保護
9. 危険の回避・危険防止
10. 感情の表現と意思の伝達
11. 信仰の実践
12. 生産的活動（職業的活動）
13. レクリエーション活動への参加
14. 学習

［ヘンダーソンⅤ：看護の基本となるもの（湯槇ます，小玉香津子訳），p.5, 9-15, 23-25, 日本看護協会出版会，2006より引用］

などの**記録物**も情報源として活用される．

b．情報の種類

　患者に関する情報は，**主観的情報**（subjective data）と**客観的情報**（objective data）に分けられる．

　主観的情報は，不安な感情，身体的な不快感など患者自身によって知覚された内容であり，患者本人のみが提供できる情報である．

　客観的情報は，観察・測定された情報である．観察者の解釈は入れず，事実として表現される．たとえば，「尿量500 mL」「血圧112/68 mmHg」といった測定結果や「眉をよせて唇を噛みしめている」といった行動を観察して描写した情報である．情報収集を行うさいは，主観的情報と客観的情報の両側面の情報を同時に収集することで，多角的な情報を集めることができる．

c．情報収集の方法

　情報収集の方法には，インタビュー，フィジカルイグザミネーション，言動の観察，記録物の確認などがある．

　入院時の看護歴の面接の場面や，問題や目標を相談する場面，看護ケアを提供している場面などさまざまな場面で，意図的に患者の心配，気がかり，関心のあることなどを**インタビュー**する．インタビューでとくに関心領域が明らかになったら，さらに詳細な情報を得るために，焦点を当ててインタビューを行うことも大切である．また，身体的な健康状態を観察し，客観情報を得るために**フィジカルイグザミネーション**の技術を活用する．イ

ンタビューやフィジカルイグザミネーションを行いながら，患者の言語的，非言語的行動の観察も同時に行う．とくに，非言語的な行動は，感情を表現する手段でもあり，情報として重要である．患者の健康状態の客観情報として，検査結果や過去の健康状態を知るための診療録など，医療記録を確認することも有益な情報を得る方法である．記録物は，患者に会う前に確認することも可能である．

d．情報収集時の留意点

①情報収集は，対象とのかかわりを通して行われる．基盤は，ともに問題解決に取り組むための信頼関係を中心とした人間関係である．

②患者の主観の世界を大切にする．対象がとらえている問題やニーズをよく聴き，話し合い，その思いを大切にする．

③事実で正確な情報を収集して記録する．事実と考えは区別する．

④情報がなければ看護ができないのではなく，かかわっているその時点での看護を考えることが重要である．痛みが強い状態であれば，まずその痛みに対応しようとすることが大切で，情報収集することが目的ではない．患者の状況を見極め，1回ですべての情報を得ようとせず，優先順位を考慮しながら情報を収集する．

⑤守秘義務を遵守する．

2 ● 情報の解釈・分析・統合と問題やニーズの判別

収集した情報はアセスメントの枠組みに沿って構成された基礎情報項目で整理する．整理された情報から，注目すべき情報に気づき，情報間の関連性を整理して看護の視点から問題やニーズを判別する．

a．注目すべき情報に気づく

かかわりのなかで，患者の全体を見つめ，相手が求めていることに気づくことが大切である．収集した情報の吟味を行い，その情報が正常なのか，望ましい状態なのか，逸脱したものなのか，異常なのか，情報の意味を理解する（解釈）．とくに，異常な情報や逸脱している情報は問題やニーズの手がかりになるので注目する．

b．情報間の関連性を整理・分類して，援助を要する問題やニーズとして表現する

一つひとつの情報の類似性を確認し，ある現象を説明している情報を1つにまとめて分類し（**クラスタリング**），そのまとまった情報群が示している現象に命名する．その命名されたことがらが，問題でありニーズとなる．つまり，まとめられた情報群はその問題やニーズがあるということを示す根拠となる．

B．診断過程と看護診断

アセスメントで情報収集し，情報の吟味を行い，アセスメントの枠組みに沿って整理をし，異常や逸脱を示すような情報に気づき，情報をまとめて問題やニーズを明らかにする．この判別した問題やニーズに対して焦点を当てて，さらに情報を整理・分析して原因究明を行い，原因や誘因を明らかにしていく過程を**診断過程**という．診断は患者の問題現象の概念化（名前をつけること）であり，かつ問題解決のための方向性を明確にするためのものといえる．つまり，診断過程とは問題現象の命名と問題を解決するためにその原因や誘

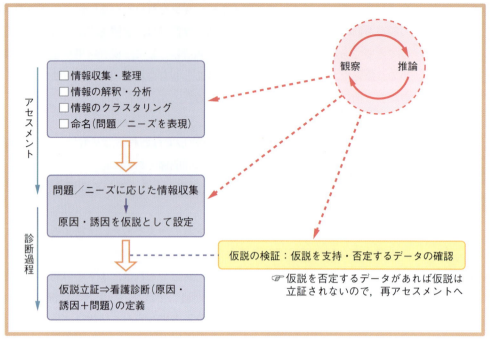

図Ⅱ-5 アセスメントから診断までの思考過程

因を明確化することである．

1 ● 診断過程

　アセスメントによって判別された問題やニーズの一つひとつに焦点を当てて，それが生じた原因，誘因を考えるためにさらに情報を収集，あるいはすでに集めた情報を整理しなおす．問題としてとらえた現象（たとえば「A」）に関連する知識や経験をもとに，問題の原因・誘因を推測し仮説を立てるための情報収集を行う．収集した情報をもとに，「A」という問題に関連する主観的，客観的情報を解釈（情報の意味内容を理解する），分析（情報の類似性や因果関係を明らかにする），統合（分析の結果，情報をまとめて，まとまりの意味を明らかにする）して，「○○○ということからこの問題は起きたのではないか」と原因や誘因を推論する．このとき，この推論が誤っていないかどうか，仮説を否定する情報がないかどうかを確認して，仮説の蓋然性（確からしさ）を高めることが誤診を避けるために重要である．

　アセスメントから診断までは，連続して行われる思考過程である．そのすべての過程において，事実の観察と観察によって得られた情報をもとにした推論，そしてその推論が正しいことを立証するための情報の確認という思考過程に支えられて行われる（**図Ⅱ-5**）．

2 ● 看護診断

　看護が独自に介入する問題の診断は**看護診断**といわれる．看護診断は，①看護師が責任をもって取り扱うことが可能な問題である，②健康に関連する問題（対象の反応として現れる）である，③対象は個人，家族，集団あるいは地域社会である，④目標達成のための

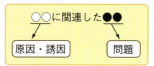

図Ⅱ-6 看護診断の記述方法

看護の方法の根拠となる，⑤問題としてとらえる範囲は，現在生じているもの（顕在）だけでなく，潜在的なもの（危険性の高いもの）も対象とする，という特徴がある．

a．看護診断の表現方法

看護診断は，看護の視点から対象の問題やニーズを表現することであり，診断過程をふまえて「問題」と「その原因・誘因」を記述することを原則とする．具体的な記述のしかたとしては，図Ⅱ-6に示すように接続詞を用いる方法だけでなく，診断の根拠を示す方法もある．また診断名については，自分なりに問題現象に名前をつける（たとえば，褥瘡，換気障害，低栄養状態など）場合と，NANDAインターナショナル（North American Nursing Diagnosis Association International：NANDA-I）が分類した**看護診断名**（皮膚統合性障害，ガス交換障害，非効果的気道浄化，栄養摂取消費バランス異常：必要量以下など）を用いる方法もある．潜在している問題，つまり危険性のある問題の場合は，原因・誘因ではなく**危険因子（リスクファクター）**を記述することとなる．

例：「#1．失禁による湿潤，低栄養に関連した仙骨部の褥瘡の危険性」

　このように，看護診断に「問題」だけでなく「原因・誘因」を記述するのは，その問題を解決するために患者のその問題の原因・誘因に焦点を当てることで，個別的で効率的な看護活動を導くためである．また，原因・誘因は看護活動を選択するときの根拠ともなる．

　たとえば，「#1.肺静脈のうっ血に関連した横になれないほどの息苦しさ」という看護診断があるとする．この診断では，原因・誘因が「肺静脈のうっ血」ということで，「肺静脈のうっ血」が除去されるあるいは緩和することで，問題である「息苦しさ」は改善するだろうと考えることができる．そこで，肺静脈のうっ血を緩和する看護活動として，①静脈還流量を少なくする体位の工夫，②体液量のコントロール，③心拍出量のコントロールという方向性が考えられる．

b．看護診断の表現のポイント

　①読んだだけで問題状況がわかるような表現にする．問題の性質や程度，状況，状態が伝わるように形容詞を活用する．

例：「疼痛」→「持続する鈍い痛み」

　②潜在する問題（危険性の問題）は，一般的に起こりうるものすべてを挙げるのではなく，情報（危険因子）に基づいた危険度の高いものを判別して挙げる．

　③原因・誘因には医学診断を用いない．原因・誘因は看護活動の根拠となる．医学診断に対して看護介入は困難である．「○○に関連した」の○○を看護活動で除去・軽減できるかどうか考えてみる．

　④問題を示している症状を原因・誘因にはしない．

悪い例：「仙骨部の発赤に関連した褥瘡」

　⑤看護診断は動的に変化していくものなので，追加や修正・変更を行う．また，記入した日に記入者がサインをし，解決した場合はその日付を記入する．

C．計画立案 ── 目標設定と活動計画作成

　看護計画は，「看護の対象となる個人・家族への個別化された看護を行うために，看護問題の解決を中心とした看護活動を記述したものであり，①判別された**看護問題**の**優先度**を決定し，②その解決**目標**と**達成時期**を定め，③問題解決のための具体的な看護活動を立案すること」である．看護計画は，「看護問題/看護診断」「目標/期待される成果および期限（評価日）」「看護活動」の要素から構成される．

a．看護計画立案の原則

●看護問題の優先度の決定

　患者は，複数の**看護問題**を同時に抱えていることがほとんどである．このような場合，効率的に患者のニーズに対応するために看護問題の優先度を決めていくことが大切である．優先度を決めるときは，患者とともに話し合い，相手の考えを尊重することが大切である．優先度の高い問題とは，①生命・生活を脅かし，緊急性が高い問題，②患者の苦痛

が強い問題，③その看護問題の解決が他の看護問題の解決に対しても大きな影響を与えるような問題，などであり，看護問題の性質を考えながら優先順位を決めて，看護問題に番号（ナンバー：＃）をつける．看護問題の番号は，問題が明らかになった時点で優先順位を考慮してつけられ，番号が変更されることはない．

b．目標／期待される成果と期限

個々の看護問題に対して，それぞれ目標が設定される．この目標は，問題全体を包括した長期目標に対して短期目標といわれることもある．問題をもっているのは患者である．目標とは，看護問題がどのようになればよいのかを示す指標であり，その目標に向けた看護活動を決定するさいの判断基準ともなる．また，看護活動を実行して，患者の看護問題がどのようになれば成果があったとみるか，という看護活動の質の評価基準ともなる．そのため，**期待される成果**と表現されることもある．

1）目標／期待される成果の記述の原則

目標は，問題状況の望ましい状態あるいは期待される状態である．目標は，問題が解決されたか否かを判断するための基準ともなるので，観察可能な表現が期待される．目標／期待される成果の記述の原則は，①主語は患者であること，②達成期限を考慮した現実的な達成可能な内容であり，動詞での表現であること，③観察可能で測定可能な行動として示すこと，といえる．

目標表現の具体例を下記に示す．

問　題	目標表現
持続する痛み（レベル8）	⇒耐えられるレベルに痛みがコントロールされる（レベル3以下）
食事摂取量不足（1/5程度）	⇒毎食1/3以上摂取できる
便秘	⇒2日に1度自力で排便がある
高血糖状態（血糖値180mg/dL）	⇒血糖値が140mg/dL以下に維持される

2）期限の設定（評価日）

期限とは，目標達成までの期間であり，何日間このような看護活動を行い評価しようとしているのか評価日を示すことである．

期限の設定の基本的な考え方は，看護問題の性質，目標設定レベルによっても異なる．たとえば，①「生命維持のニーズ，苦痛度の高い問題」では，4時間ごと，8時間ごとなどとし，②「目標達成にある程度期間を要する場合」は，その期間を決めて日にちを決定し（たとえば，肉芽形成する→2週間後，座位保持がとれる→1週間後），③「潜在する問題（○○の危険性）」では，現在の状態維持・問題の予防となるので「毎日」，といったように考える．いずれにしても，患者の個々の状況，能力などを査定し，目標／期待する成果の内容との関連で妥当な期限を設定することが大切である．

c．看護活動の立案

問題を解決し，目標達成するための効果的な**看護活動**を選択，決定して**計画案**として記述する．看護活動を立案するポイントは次のとおりである．

1. 患者の目標／期待する成果の達成を促進するような活動を選択する
2. 看護診断の構造に着目する．問題の原因・誘因を除去，軽減するという点が看護活動の選択の基準となる．原因・誘因に注目することで，同じ問題であっても患者によって原因・誘因が異なれば行われる看護活動も異なり，患者の個別性が活動に反映される
3. 看護活動には，患者の強みや意見を十分に活用する
4. 他の問題のための看護活動，医師など他の専門家の提供する治療との関連性や費用，時間なども考慮して計画する
5. 患者自身がもつ価値観，理解力や身体能力，社会資源などを配慮して，患者が受け入れられる現実的な計画を立案する
6. 実際に看護活動を提供するさいは，看護師個々の能力が影響する（看護活動の科学的根拠に関する知識，対人関係能力，ヘルスケア資源を活用する能力など）．看護師自身の能力を最大限生かして，看護活動を考案する

以上のような影響を考慮しつつ，可能なかぎり看護独自の行為を選択する．また，看護活動を記述する場合，だれもが同じ活動が提供できるように，「いつ，だれが，何を，どのように，どの程度に」というレベルで記述する．また，患者の強みを積極的に活用する．また，看護計画表に記載する場合，問題志向型システム（POS，☞p.32参照）の問題志向型記録（POR）での初期計画の記載方法を参考に，看護活動を**観察計画**（observation plans：OP），**治療計画**（therapeutic plans：TP），**教育計画**（education plans：EP）に分類して整理する方法[5]もある．

なお，看護計画を立案するにあたって，**標準看護計画**を活用する場合がある．標準看護計画とは，「看護を必要とする人の特定の問題を解決するために研究結果を活かした共通する看護実践をあらかじめ記載したもの（日本看護協会，看護記録および診療情報の取り扱いに関する指針，2005)」であり，実際に患者に用いるさいは，個別性を考慮して，追加や修正を行って用いることとなる．

D. 実 施

看護過程における**実施**とは，計画立案した看護活動を実行することである．実施にさいしては，次のようなプロセスをとる．

1. 立案されている看護計画を十分理解し，実施する時点での患者の状態や関心に基づいているか，修正が必要かどうかを確認する
2. 実施にさいし，看護活動の目標／期待する成果，活動内容，看護活動での患者に期待する協力内容などを患者に説明し，了解を得る
3. どの活動においても安全に配慮し，安楽を心がけ，実施中の患者の反応に留意し，適宜活動を修正する．また，目標達成に向かっているのかについて，常に患者の看護活動に対する反応を情報収集する
4. 看護活動が終了したあと，実施した活動とその活動に対する患者の反応を報告あるいは記録する

看護計画の活動を実施した結果，看護問題がどのように変化していったのか（どのような経過をたどり解決あるいは悪化していったか）を記録する．この問題状況の変化の記録

を**経過記録**という．経過記録の記述方法には大きく2種類あり，①文章で記述する**叙述的経過記録**と②チェックや数値，図などで記述される経過一覧表となっている**フローシート**（簡易型経過記録）とがある．

　叙述的経過記録では，問題ごとに叙述的な文章で，情報を根拠に問題の変化を解釈・分析して記述する．具体的な記録様式としては，SOAP，フォーカスチャーティング，経時記録などがある．フローシートは，患者のもつ特定の問題，あるいはいくつかの問題の変化を経時的に追うことで，経過が一目でわかるように表を作成し，観察項目を決めて情報を記入する記録様式である．いずれの記録においても，記憶が新しいほど正確な記録が可能なので，看護活動実施後できるだけ早く記録する．

E. 評　価

　看護過程の**評価**とは，実施した看護活動によって，看護問題の解決がなされて目標/期待する成果が達成されたかどうかを判定することである．また，この評価によって，実施された看護活動の有効性，適切性を明らかにすることができ，アセスメント，看護診断，計画立案，実施の各段階の質を高めることが可能になる．

　評価を実施するためには，①いつ（評価する日＝期限），②何を基準に（＝目標/期待する成果），③どのような方法で（評価のための情報収集＝目標/期待される成果に応じた評価方法によって情報を収集）行ったかが明らかであることが前提である．まず，設定された評価期日に，看護活動を通して，目標/期待される成果に関連した情報を意図的に収集する．その後，収集した情報を，評価基準をもとに客観的に分析し，目標/期待される成果の達成度を判定する．

　目標/期待される成果の達成は，次の3つの方向性がある．

1. 目標/期待される成果を達成し，看護問題は解決された
2. 看護問題は解決されていないが，期待された望ましい状態に向かっている
3. 患者の状態は，アセスメントしたレベルのまま，あるいは看護問題はむしろ悪化している

　そして，2，3の場合，「看護活動を再検討・変更する必要はないか」「看護診断は妥当か」「なぜ目標到達できないのか」といった視点で情報を分析し，その結果に基づいて**再アセスメント**（reassessment）を行い，修正を行う．評価は，その結果のフィードバックを伴うため，再アセスメントにつながり，看護過程の動的循環の要となるステップである．

　看護過程は，「アセスメント」「診断」「計画立案」「実施」「評価」という5つのステップの順序性を維持し，各ステップが前のステップに依存しながら患者の問題が解決されるまで展開される動的循環過程といえる．また患者の問題に焦点を当て，合理的に妥当性の高い解決策を提供するための看護師の重要な技術ともいえる．

26 第II章　看護ケアのプロセスにかかわる看護技術

●**引用文献**

1) Yura H, Walsh MB：看護過程―ナーシング・プロセス アセスメント・計画立案・実施・評価，第2版
   （岩井郁子ほか訳），177頁，医学書院，1986
2) Gordon M：看護診断/その過程と実践への応用，原著3版（松木光子ほか訳），82頁，医歯薬出版，1998
3) Carlson JHほか：看護診断（日野原重明監訳），62頁，医学書院サウンダース，1983
4) 前掲2），27頁
5) 日野原重明，井部俊子（編）：JJNブックス 看護に生かすPOS，67頁，医学書院，1990

学習課題

1. 看護過程の構成要素について説明してみよう
2. アセスメントの枠組みと看護理論との関係について説明してみよう
3. アセスメントと診断の一連のプロセスについて説明してみよう
4. 看護診断名の構造とその意義について説明してみよう
5. 実施時の留意点について説明してみよう
6. 看護過程における評価の意義について説明してみよう

3 記　録

3. 記　録　　27

この節で学ぶこと

1. 診療情報としての看護記録の意義について理解する
2. 看護記録の構成要素と記録様式について理解する
3. 看護記録の記載時の留意点について理解する
4. POS の構成要素について説明する

1 ● 医療における情報管理としての記録のあり方

　医療において，患者への医療提供にかかわる情報や，診療などを通じて得た患者の健康状態やそれらに対する評価，医療の提供の経過に関する情報を**診療情報**という．これら診療情報は，医療従事者によって記録として残される．医師や歯科医師が診療をしたとき，診療に関する事項を記載したものを**診療録**といい，5 年間の保存義務がある（医師法第 24条，歯科医師法第 23 条）．また，看護師が看護実践に関する事項を記載したものを**看護記録**という．さらに，診療録，処方箋，手術記録，麻酔記録，各種検査記録，助産録，看護記録など診療の過程で患者の身体状況や病状などについて作成，記録された書面や画像など，診療にかかわる情報全体の記録は**診療記録**等という[1]．

　近年，診療情報は患者の医療への参加という観点から，積極的に患者と医療従事者間での情報の共有化が推進されている．診療情報には，日常診療での口頭による情報提供と，診療記録などの開示という文書による提示の方法とがある．このような情報提供による診療情報の共有化を通して，医療従事者と患者との信頼関係が構築され，また，診療情報を患者に十分理解できるよう情報提供していくことは，患者自身が自分の健康問題や治療を理解し，自分自身の判断で治療に取り組むための前提ともいえる．

　このような診療情報の提供については，医療法（昭和 23 年 7 月 30 日法 205 号，最終改正平成 20 年 5 月 2 日）の第 1 条の 4 に，医療関係者の責務として「2 医師，歯科医師，薬剤師，看護師その他の医療の担い手は，医療を提供するに当たり，適切な説明を行い，医療を受ける者の理解を得るよう努めなければならない」と法律にも謳われており，説明の一環として診療記録などもインフォームド・コンセント（十分な情報を得たうえでの選択，拒否や同意の決定）の理念に基づく医療推進の重要な要素として位置づけられている．

　また，診療情報は，業務上知りうる"人の秘密"である**個人情報**である．看護職者として**守秘義務**および**個人情報保護**の観点から診療情報を取り扱うことが責務となる．守秘義務は，「業務上知り得た人の秘密を漏らしてはいけない」ことを特定の職業に課すものである．保健師・看護師・准看護師の守秘義務と罰則については，保健師助産師看護師法（第 42 条の 2，第 44 条の 3）に規定され，助産師については医療法（第 72 条）と刑法（第 134 条）に規定されている．また，母体保護法，結核予防法，臓器移植に関する法律など

多くの法律で，患者の受けた医療を知り得るものに守秘義務を課している．一方，個人情報を保護するため，看護職者は個人情報保護法，「医療・介護関係事業者における個人情報の適切な取り扱いのためのガイドライン」，「看護者の倫理綱領」や所属施設の規定に従って情報を取り扱う．

医療において診療情報の管理は，情報を電子化して保存更新するシステム（**電子カルテシステム**）が活用されている．電子カルテシステムの意義として，医療やケアの質の向上，医療保健業務の合理化・効率化を図ることはいうまでもなく，もっとも重要なのが情報の共有である．多種多様な医療従事者間だけでなく，保健医療の受け手（患者・家族ら）と医療従事者との間での診療情報の共有が円滑にすすむことで，保健医療の受け手の医療参加が促進され，医療従事者との信頼関係構築にも役立つこととなる．しかし，医療情報が電子化されることで，情報の流出，改ざんや破壊等に対する安全対策や，患者のプライバシー保護（守秘義務）を中心とした情報管理の徹底が医療従事者個々のみならず施設機関においても不可欠なことがらとなっている．

2 ● 診療情報としての看護記録

看護記録に関して日本看護協会は，「看護業務基準（2016年改訂版）」（2016）として，次のように述べている．

> **1－3－5　看護実践の一連の過程を記録する**
> 看護実践の一連の過程の記録は，看護職の思考と行為を示すものである．その記録は，看護実践の継続性と一貫性の担保，評価及び質の向上のため，客観的で，どのような看護の場においても情報共有しやすい形とする．それは行った看護実践を証明するものとなる．看護実践の内容等に関する記録の取り扱いは，個人情報の保護，守秘義務を遵守し，他者との共有に際しては適切な判断のもとに行う．

看護記録は診療情報であり，かつ専門職者としての実践を証明する重要な意味をもつ．

このような看護記録の法的位置づけとしては，助産師の記録する助産録が保健師助産師看護師法第42条に助産録の記載と保存が義務づけられているだけである．しかし，他の看護職者の記録については，医療法施行規則における施設基準に看護記録の保存が2年間であること（第21条の5，第22条の3），また「基本診療料の施設基準等及びその届出に関する手続きの取り扱いについて」という厚生労働省からの通知文書で，診療報酬の算定用件としての看護記録として「1.患者の個人記録－(1)経過記録，(2)看護計画に関する記録，2.看護業務の計画に関する記録－(1)看護業務の管理に関する記録，(2)看護業務の計画に関する記録」と記されているだけで，法的に規定はなされていない．しかし，看護記録は，医療法施行規則において診療に関する記録として含まれていることが明記されており，診療情報として看護記録を取り扱うことが大切である．

3 ● 看護記録の意義

看護記録の意義は2つの側面で考えられる．1つは，患者・家族にとっての意義であり，それは診療情報としての意義，つまり個人情報，インフォームド・コンセントの概念に基

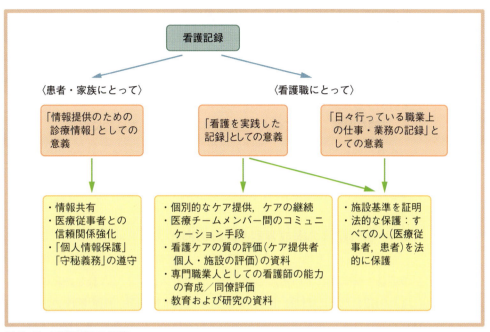

図Ⅱ-7 看護記録の意義

づく情報提供のための記録である．もう1つは看護職にとっての意義であり，看護を実践した記録であり，かつ日々行っている職業上の業務記録である（図Ⅱ-7）．

a．個別的なケア提供，ケアの継続

看護記録は看護の実施を証明する記録であり，これは専門職としての責務遂行を示している．個々の患者にどのようなケアを提供したのかを証明するだけでなく，記録を用いて他の同様の患者に同質のケアが継続されることを保証する．

b．医療チームメンバー間のコミュニケーション手段

診療記録が医療チーム間で共有できるシステムのなかで記述されていくことで，医療チームメンバーのお互いの立場を明らかにした伝達内容と誰が読んでもわかるような記録の整理がなされ，記録を通してコミュニケーションが円滑に進む．

c．看護ケアの質の評価（ケア提供者個人および施設の評価）の資料

看護記録は看護実践の過程を記録したものである．そのため，看護記録には①患者の問題，②実施した看護ケア，③その成果/患者の反応，が記述されている．提供した看護ケアの妥当性・適切性の評価のための情報源として，看護記録は活用される．

d．専門職業人としての看護師の能力の育成

看護記録には看護師の実践能力が言語化されて表現されている．看護記録を評価することによって，知識の統合・応用力，臨床知識（実践的知識），系統的・論理的に考える能力，批判力，科学的に行動する能力，患者・家族を尊重する態度（倫理観）など，専門職業人としての成長，キャリア開発，自己能力の開発にも活用される．

e．教育および研究の資料

看護記録の評価を通して，看護師への教育内容が明らかとなり，また看護実践に関する研究の素材として看護記録は活用される．

f. 施設基準や診療報酬の算定要件を証明する

看護職者が行う記録に関しては，医療法施行規則における施設基準（第21条の5，第22条の3）において記されており，また，診療報酬の算定要件として，入院基本料にかかわる記録として規定されている．つまり，看護記録はこれらの基準が満たされていることを証明する記録としても活用される．

g. 法的な保護：すべての人（医療従事者，患者）を法的に保護

患者の健康状態の証拠，問題の変化，その問題に対して責任のある看護・処置が行われたことが事実として記録されているので，法的な証拠として記録は活用され，そのことは患者と同時に医療従事者の保護につながる．

4 ● 看護記録の構成要素と記録の様式

看護記録は，看護に必要な基礎（個人）情報，看護計画（療養計画），経過記録の3つの要素で構成されている．これらは，①アセスメントで収集した基礎情報，②診断過程により明確になった問題，目標/期待される成果と期限，問題解決のための具体的活動を記した看護計画，③実施後の評価が記される経過記録，と看護過程の展開に沿った構成要素となっている．

a. 看護に必要な基礎（個人）情報

看護を必要とする人に関する属性，個別的な情報が記載されている様式である．看護を必要とする人を理解し，現在ならびに今後必要となるケアや看護上の問題を判別するため，また看護活動を考案するさいの基礎となる情報を整理するための記録様式である．

b. 看護計画（療養計画）

看護上の問題に対する個別的な看護活動の計画が記載される．看護計画には，長期の看護目標，個々の看護上の問題（看護診断）とそれに対する目標や期待される成果，達成期限，具体的な看護活動が記される．また，患者や家族に説明をして同意を得ていることも記録される．

c. 経過記録

記録の様式として多様性があるのは，時間の経過で現象を記録する経過記録である．経過記録の様式には叙述的経過記録とフローシートがあり，叙述的経過記録には，経時的記録，SOAP形式の記録，フォーカスチャーティングなどがある．フローシートは経過を一覧表で表す記録様式である．

1) 叙述的経過記録

(1) 経時的記録

経時的記録は勤務時間内に観察した患者の状態，実施された看護活動や治療・処置・検査，そしてそれらに対する患者の反応などのできごとを経時的，つまり時間を追って記述する様式である．

(2) SOAP形式の記録

SOAP形式は問題志向型システム（problem oriented system：POS）における問題志向型記録の経過記録の記録様式であり，問題に焦点を当てて記述される（☞p.34参照）．

表II-3 フォーカスチャーティングの4つの要素

フォーカス欄	叙述的な記載事項の内容や目的を明確化するもの
データ data（D）	書かれたフォーカスを支持する主観的・客観的情報 重要なできごとが起こったときの観察の記述
行為 action（A）	医療従事者の過去・現在・未来の医療・看護介入の記述
反応 response（R）	介入に対する患者の結果/反応や，いかに看護計画が達成されたかに関する記述

上記の内容が下記のようなコラムで記載される

日時	フォーカス	経過記録（D・A・R）
8月7日 13：00	血圧上昇	D：「頭がぼーっとする」，BP=186/102 mmHg，めまい，頭痛なし A：アダラート10 mg投与．しばらく安静にするよう説明
13：00	血圧上昇	R：BP=168/86 mmHg，「頭はすっきりしてきた」

（3）フォーカスチャーティング

　フォーカスチャーティングは，患者の経過記録を系統的に記述する方法であり，患者の現在の状態，目標に向かっての経過状況，治療・看護介入に対する反応に焦点を当てた患者中心の記録様式である[2]．フォーカスチャーティングは4つの構成要素があり**表II-3**に示すとおりである．

2）フローシート

　フローシートは簡易型経過記録ともいわれ，日付，時間，実施活動が記録可能な一覧表である．特定の問題やいくつかの問題に関連する項目に関して，経時的に観察するために用いる経過一覧表である．集中治療での24時間の循環動態，呼吸状態，神経学的状態や輸液，検査データなどの患者データや，褥瘡の経過，痛みの経過など時系列でその状態を迅速に記録でき，かつ変化をアセスメントしやすい記録様式である．

3）クリニカルパス

　クリニカルパスとは，個々の患者の状態ではなく，疾患および治療に着目して作成された経時的な治療・検査・ケアのガイドラインである．対象となる疾患の患者の診療記録を分析して，平均在院期間，実施される検査・治療・看護，退院に向けての計画と期待される成果を明確にして，縦軸にこれらの治療・検査・食事・活動・指導・退院計画などの項目を配置し，横軸に日付をとって作成される．クリニカルパスは，治療や看護ケアの経過が典型的で患者の件数の多い（使用頻度の高い）疾患で活用されることが多い．あらかじめ示されたガイドラインや期待される成果に合わない状況が生じた場合，"バリアンス*"としてどのような事項が生じたのか記録がなされる．このバリアンスを評価することで，クリニカルパスが改善・標準化され，またスタッフ教育にも役立つデータとなる．

　このような医療を標準化したパスを用いることで，スタッフ個々による観察項目のばら

---

* バリアンスとは，クリニカルパスで計画されたプロセスあるいは予測された結果（アウトカム）からの変動や逸脱のこと．計画された診療ケアや結果が計画より早く起こる，予定より早く退院できたといった「正（プラス）のバリアンス」と，退院遅延など予定が計画より遅れる，結果達成に向けて追加の治療（追加検査や処置）がなされる，合併症などを発症し結果が計画と異なるといった「負（マイナス）のバリアンス」がある．「正」のバリアンスであれば，治療や看護ケアの予定を早めてそのままクリニカルパスを継続する．「負」のバリアンスの場合は，日にちのずれ程度であればクリニカルパスを継続する可能性があるが，合併症などの悪化でクリニカルパスの継続が困難であれば中止して，患者・家族に説明して必要な治療や看護ケアを行う．

つきがなくなり，提供される医療の質も適正化をはかることが可能になる．さらに，記録としてはチェックやサインによって，治療やケアの実施とアウトカム（期待される成果）の達成も証明されやすくなっている．また，いつ，どのような医療行為を誰が説明し，実施するのかも明確となり医療スタッフにとってもサービスを提供しやすくなる．一方，医療の内容とそのタイムスケジュールが明確になることで，患者にとっては入院から退院までの経過がわかりやすくなり入院生活の不安の軽減ともなる[3]．

5 ● 看護記録記載時の留意事項

看護記録を記載する場合，記録が専門家として医療（看護）の経過を記す公的な記録であること，患者の情報を記録していることを意識しておくことが大切である．

診療情報は患者との共有を前提としており，また同時に看護師間，他の医療従事者への情報提供が前提となる．記録においても患者に対する人権尊重の姿勢が反映されるような表現が大切である．また看護師として何を記録として残すのか，つまり何が看護実践の記録なのか，ということを十分理解して記録内容を精選していく．具体的な表現や記録のしかたは，記録のガイドラインを原則として十分理解することが大切であるが，記録内容を妥当なものにしていくためには思考過程もより妥当なものにしていくことが重要となる．記録の記載時の具体的な留意点として，日本看護協会が示した記録のガイドライン[4] を表Ⅱ-4に示す．

6 ● 問題志向型システム（POS）

問題志向型システム（problem oriented system：POS）は，患者中心の効果的な医療を行うために1964年，ウィード（Weed）によって考案された医療記録のシステムである．POSでは，一定のルールに基づいた診療記録をすべての医療従事者が活用することで，記録というコミュニケーションの場を共有して，かつその内容は，患者がもつ問題の所在とその解決経過を明確に示すことになり，患者を中心とした医療展開のために活用される．POSは，看護実践を記録する記録システムとして多くの医療現場で活用されている．

a．POSの構成要素

POSは，「問題志向型記録」「監査」「修正」という3つのサブシステムにより構成され，患者の問題を的確にとらえ，その問題を順序だてて論理的に解決していくシステム，手段，方法である．それぞれのサブシステムの内容は表Ⅱ-5に示すとおりである．

POSの特徴は，問題志向型記録にあり，患者・家族の問題を明確にとらえ，その問題解決がどのように論理的に，効果的に，しかも患者中心に行われているか，そのプロセスを一定の形式で記録し，思考や実行の過程がわかりやすいように，また監査しやすいように記載されている．

b．POS－第1サブシステム：問題志向型記録（POR）

問題志向型記録（problem oriented record：POR）は科学的問題解決法を応用し，いくつかの要素に分類し記録する方法である．問題を明らかにするプロセスと問題解決のためのアプローチ方法，その成果のプロセスを中心に，思考と実践が一定の記録方法で記録されていく．PORは5つの要素をもっており，それは表Ⅱ-6に示すとおりである．

3. 記録　**33**

表Ⅱ-4　記録のガイドライン（日本看護協会）

● **行うべきこと**
1. ケアを行う前と行ったケアを記録する前に，他のケア提供者が何を書いているのかをよく読む
2. 問題点として挙げられるものがケアされず放置されていないかどうか確認する
3. ケアを行ったあとはできるだけ早い時点で記録するようにする
4. 患者の行動や言葉を直接引用し，患者に何が起こったか，どのようなケアを誰がいつ実施したのか，またその反応などの事実を正しく記録する．必要に応じて，関連図や絵（例：褥瘡など），写真を添付するなどして具体的に示すようにする
5. 読みやすいように書く．決められた記録の様式で記入する
6. 略語を用いるときは，各施設のマニュアルに記載され，認められている略語のみを用いる
7. すべての記載に日付と時刻を記入する
8. 記載者は定められた形式で署名を行う
9. 訂正するときは2本線を引き，署名と日時を記載する
10. どのページも記入されているか，もし両面使用紙なら両面ともに記入されているか確認する

● **行ってはいけないこと**
1. 前もって，これから行う処置やケアを書いてはいけない
2. 自分が実際にみていない患者の記録をしない
3. 意味のない語句や，患者のケアおよび観察に関係ない攻撃的な表現をしない
4. 患者にレッテルを貼ったり，偏見による内容を記録してはならない
5. 「〜と思われる」「〜のように見える」といったあいまいな表現はしない
6. 施設において認められていない略語は使わない
7. イニシャルや簡略化した署名は用いない
8. 記述間違いを修正液で消したり，消しゴムを使ってはならない．間違った箇所を記録から除いてはならない
9. 消されるおそれのある鉛筆や，コピーでよく写らない青インクでの記載はしない
10. 記録の途中で行を空けない

● **注意深く行うこと**
1. 患者の態度や性格などについて否定的な内容の記述をすること
2. 病状や診断，治療など医師の領域に踏み込んだ書き方をするとき
3. その他患者との信頼関係を損なうおそれのある事項を記載するとき

［井部俊子ほか（監）：看護記録のゆくえ—「看護記録」から「患者記録」へ，p.199–200，日本看護協会出版会，2000 より引用］

表Ⅱ-5　POSのサブシステム

● **第1サブシステム** 問題志向型記録 （problem oriented record：POR）	①基礎情報，②問題リスト，③初期計画，④経過記録，⑤退院時要約，の5つの記録様式からなる
● **第2サブシステム** 監査（audit）	監査とは，ある基準をもとに評価するという意味．問題志向型記録を中心に，記載方法，その内容と質（問題，計画，実施の妥当性，適切性，ケアの結果）を評価すること
● **第3サブシステム** 修正（feedback）	監査の結果を医療・ケアにフィードバックし，医療・ケア上の問題を是正し，よりよい医療・ケアを提供すること

1）基礎情報

　基礎情報（data base）は，問題，問題解決の方向，援助の方向を明らかにするために，系統的に，継続的に患者の健康問題・生活に関する情報を，観察・身体診査（フィジカルイグザミネーション）・インタビューによって収集したものである．ウィードの提唱した基礎情報には，①患者プロフィール，②現病歴，③既往歴，④身体診査所見，⑤検査データが挙げられている．看護で用いる場合は，看護過程におけるアセスメントの枠組みを参考に項目を挙げている．

34　第Ⅱ章　看護ケアのプロセスにかかわる看護技術

表Ⅱ-6　問題志向型記録（POR）の構成要素

要　素	内　容
基礎情報 （data base）	系統的，継続的に患者の健康に関する情報を収集して記録
問題リスト （problem list）	情報から患者・家族のそのときどきの固有の問題を明らかにし，抽出し，問題を列挙（問題のリストアップ＝一覧表）
初期計画 （initial plan）	問題が明らかになった時点で，一つひとつの問題を解決するため，問題ごとに問題解決のための計画を立案
経過記録 （progress record）	初期計画に基づきケア・治療を実施し，各問題がどう変化しているのか問題ごとに経過を記録
退院時要約 （discharge summary）	退院時，受診終了時に最終的に上記のプロセスを要約

2）問題リスト

問題リスト（problem list）とは，患者の問題を一覧表にして整理したものである．問題を列挙する目的は，過去・現在の患者の問題が一目瞭然でわかりやすく，概要をつかみやすくするためである．問題リストは，問題をとりあげた日付の「年月日」，現在実際に取り扱っている問題の記載「アクティブ欄」，非活動的な問題，つまりすでに解決した問題などの記載「インアクティブ欄」，問題が解決した日付や変化した日付を記載する「解決年月日」の欄で構成されている．問題にはすべてナンバー（＃）がつけられる．

3）初期計画

初期計画（initial plan）は，問題が発見された時点で，問題解決のための計画立案を行うことである．初期計画は，問題ごとに具体的な解決策を①診断計画，②治療計画，③教育計画という3つの要素に分類して記述する（図Ⅱ-8）．看護で用いる初期計画では，「診断計画」に該当する部分を「観察計画」に変更して用いている場合と，そのまま「診断計画」として，診断の根拠となった指標や原因，誘因となった要因を明らかにしたり，その程度や変化を明らかにするための計画を記述することもある[5]．

4）経過記録

経過記録（progress record）は，どのように問題の本質・原因が明らかになったか，問題がどう変化しているのか，問題ごとにその経過を記録することである．記録方法には，まず次に示すように，問題ごとに主観的・客観的情報を根拠に，問題の変化と解釈・分析を叙述的に記述する方法（これは記述内容の要素の頭文字をとってSOAPといわれる）がある．

基本的な叙述的経過記録の要素——SOAP

＃.：ナンバーと問題を記述．問題の経過を分析するため忘れずに（問題ナンバーだけ表示する場合もある）

S（subjective data）：＃.として挙げた問題に関する主観的情報を簡潔に記述．問題に関する患者の訴えや症状など，意図的インタビューで情報収集

O（objective data）：＃.として挙げた問題に関する客観的情報を簡潔に記述

3. 記録　35

> ● **診断計画**（diagnostic plan）：今後のより詳細で正確な患者の病態把握のため，検査や診察をどのように進めるかについての記載
> 　→ 看護の場合，**観察計画**（observation plan：OP）：今後の看護診断に関連した患者の状態把握のために必要な観察内容について記載[6]されていることがある
> ● **治療計画**（therapeutic plan：TP）：問題ごとに必要な処置，ケアなどの提案についての記載
> ● **教育計画**（education plan：EP）：患者・家族へのケアに対する指導内容についての記載
> *教育計画は，近年，患者・家族が医療に協働参画するという観点から**説明計画**（information plan）とされ，患者のかかえる問題点について，どのような医療・看護を実践しようとしているのかを説明する．つまり患者側と情報を共有するという位置づけで考えられる計画となっている[7]
>
> > 例）＃1．非効果的気道浄化
> >
> > 　OP：呼吸の数，リズム，深さ，呼吸音の聴取，咳嗽の仕方，痰の性状
> > 　TP：1．定期的（1，2時間ごと）にうがいを実施し，口腔内を加湿する
> > 　　　 2．痛み止めの効果が認められているときに腹部の術創を手や枕で保護しながら咳嗽を行う
> > 　EP：効果的な咳嗽の方法の指導：
> > 　　　 まっすぐ座り，深くゆっくりと腹式での深呼吸を行い，息を3秒程度こらえてから，ゆっくりと腹部をへこませるように息を吐き出す．次に，息を吸い込み，こらえた後，短く強い咳をする

図Ⅱ-8　初期計画の要素

> **A（assessment）**：S,O の情報を解釈・分析する．情報を根拠に問題の経過，成り行きを記述．問題がどのように変化しているのか，看護活動は効果的か，目標達成度や活動の有効性について評価する
> **P（plan, planning）**：問題が変化すると，計画も変化する．現在どのように問題に対応するかを記述⇒計画の追加，修正

　また，もう1つの記録方法として，問題がどのように変化しているか表を作成し，問題項目を挙げ，一定の期日を決めて記述する経過一覧表（フローシート）がある．

　経過記録は，①評価日（目標達成期限），②経過中に問題が変化したとき，あるいは③新たな問題が発生したときに記述される．①，②は問題に対する計画実施に対する評価，つまり計画の有効性や目標達成度の分析について述べるが，③は問題がなぜ生じたのか診断プロセスを記述することとなる．

5）退院時要約

　退院時要約（discharge summary）とは，どのような患者が，どのような問題をもち，どのような計画を実行した結果，問題がどう変化したかを簡潔にまとめることである．基本的には退院時にまとめるが，経過の長い患者などの場合は，ある時点でまとめることもある．

c．POS−第2サブシステム：監査

　監査（audit）とは，ある基準に基づいて評価することである．POSでの監査は，①患者に対しよりよいケアを提供すること，②個別的ケアがどのように行われたかを評価し，よい点，改善すべき点を明らかにすること，③個々の看護師の専門職業人としての成長を

援助すること，を目的に行われる．

監査は，以下の3つの視点に関して行われる．

①記録の形式・構造・記載方法について：記録のルールが守られているかを評価する．

②プロセス，思考と実践の質について：記録の内容と質（問題，計画，実施・経過の妥当性，適切性）を評価する．

③結果・成果について：問題解決の成果を評価する．

d．POS－第3サブシステム：修正

修正（feedback）とは，監査の結果をフィードバックし，記録の方法，記録の内容と質，結果など，おのおのの問題点を直すことである．よりよいケア提供のため，また専門職としての能力を高めるために行われる．

看護過程とPOSはともに問題解決的アプローチを基盤としている．POSは医学教育，実践，研究の立場から開発されたため，医学モデルのPOSを看護でどう活用するかが課題である．看護過程は，看護の専門性を強調し，看護の目的を達成するための方法論として発展してきたが，看護過程には記録のシステムはない．POSには問題解決思考に沿った記録のシステムがあり，患者を中心に共有できる記録のシステムとして看護実践でも活用されている．

●引用文献
1) 厚生労働省：診療情報の提供等に関する指針，2003
2) Lampe S：フォーカスチャーティング―患者中心の看護記録（岩井郁子監訳），9–10頁，医学書院，1997
3) 日本看護協会：看護記録の開示に関するガイドライン，2000
4) 井部俊子ほか（監）：看護記録のゆくえ―「看護記録」から「患者記録」へ，199–200頁，日本看護協会出版会，2000
5) 中木高夫：POSをナースに，第2版，189頁，医学書院，1998
6) 日野原重明，井部俊子（編）：JJNブックス 看護にいかすPOS，67頁，医学書院，1990
7) 日野原重明(編)，渡辺　直：電子カルテ時代のPOS 患者指向の連携医療を推進するために，79–80頁，医学書院，2012

学習課題

1. 看護記録がインフォームド・コンセントに基づく医療とどのような関連性があるか説明してみよう
2. 看護記録の構成要素を挙げ，それぞれの要素の記録様式について説明してみよう
3. 公的記録として看護記録を記載するときの留意点について列挙してみよう
4. POSの記録のシステムと，看護過程との関係について説明してみよう

4 コミュニケーション

この節で学ぶこと
1. 対人コミュニケーションの特殊性について理解する
2. コミュニケーション過程の構成要素とその違いによるコミュニケーションの分類について理解する
3. 対人関係を発展させるコミュニケーションについて理解する
4. 専門的援助関係を支える援助的コミュニケーションについて理解する
5. 患者-看護師関係と看護師のかかわりの意義について理解する

A. コミュニケーションと看護実践

1 ● コミュニケーションと対人関係

a. コミュニケーションとは

コミュニケーションという言葉は学術用語であり，また日常用語としても用いられている多義的な用語である．コミュニケーションとは，広義には「あるシステムから別のシステムへの**記号**（code）による情報の移動を含む過程である」と定義されている[1]．この定義から，コミュニケーションの原型を図Ⅱ-9に示した．この現象は，システムが何であるかによってさまざまなコミュニケーションに分けることができる．

b. 対人関係におけるコミュニケーションの特殊性

前述のコミュニケーションの定義の「システム」を人間と考えれば，「ある個人」から「別の個人」への情報の移動はパーソナル・コミュニケーションとなり，「集団」への情報の移動はマス・コミュニケーションとなる．

また，「情報の移動」を対人関係で考えると，「情報の伝達」であり，その伝達が成功すれば「情報の共有」という結果が生まれる．つまり，「コミュニケーションがとれた」というのは，「意味の共有」と「相互理解」が達成されることを意味し，それが達成されなければ**ディスコミュニケーション**（dyscommunication）という，「意味の共有」がうまくいかない状態となる[2]．

とはいっても，現実の対人関係場面では「情報の伝達」から「情報の共有」あるいは「意味の共有」が必然的に起こるとはいえない．むしろ困難を伴うものだと考えられる．その理由として，「ある個人」と「他の個人」は別個の情報システムであり，情報を同じように取り扱うことは保証されていないからである．しかし，日常の対人関係ではそのことはほとんど意識されておらず，「ある個人」と「他の個人」は同じ情報システムであるという暗黙の了解があり，伝達した情報はそのとおりに伝わっていると考えてしまう傾向にある．つまり，コミュニケーションそのものがディスコミュニケーションを生む危険性をもっており，それが対人関係におけるコミュニケーションの特殊性といえる．ゆえに，

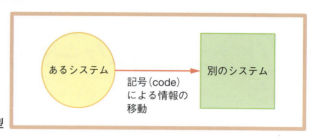

図Ⅱ-9 コミュニケーションの原型

対人関係においては，ディスコミュニケーションの可能性をふまえてコミュニケーションを考えることが必要なのである．

2 ● 看護実践におけるコミュニケーションの意義

コミュニケーションは看護実践とどのように関連しているのだろうか．

ペプロウ（Peplau）は「看護とは有意義で治療的な対人関係プロセスである」とし，患者と看護師との人間関係を重視した考え方を示している[3]．さらに，「健康教育，カウンセリングは直接的ケアと同様に重要である」と述べている．つまり，コミュニケーションは看護師の意思を伝達し，患者の意思を共有しながら，患者-看護師関係を築いていくために欠かせない道具である．看護師が患者に声をかけることは，「あなたのことを気にかけています」という意思表示であり，患者との関係形成の第一歩となる．さらに，看護における教育的役割や相談的役割では，患者の自己成長を促すためのコミュニケーションそのものが看護実践である．

また，患者に対する身体的援助などの直接的ケアを提供するさいは，コミュニケーションによって情報を収集し，その必要性を患者に伝えて了解を得，声かけをして患者の反応を観察しながらケアをする必要がある．つまり，コミュニケーションは直接的ケアのなかでも欠かせない道具である．

このようにコミュニケーションは，看護実践において患者-看護師関係形成や直接的ケアに包含される道具であり，教育的・相談的役割の実践そのものである．そのため看護師にはコミュニケーションを技術として熟達させることが求められる．

B. コミュニケーションの過程

1 ● コミュニケーション過程のモデル

コミュニケーション過程のモデルは，工学的な通信モデル［シャノン-ウィーバー（Shannon-Weaver）モデル］に端を発し，それをもとに人間のコミュニケーション過程のモデル［シュラム（Schramm）の円環型モデル］が開発された（図Ⅱ-10）．さらにモデルに修正が加えられ，コミュニケーション構成要素モデル［バーロ（Berlo）のSMCRモデル］が考案された．SMCRは送り手（source），メッセージ（message），チャネル（channel），受け手（receiver）の4要素の頭文字である．この特徴は，メッセージの送信者にも受信者にも，スキルや文化や五感などを構造に加えた点である．つまり，人間はコミュニケーションを行うさいに，こうした機能を発揮せずにはメッセージを伝え合うことができないことが主張されている[4]．

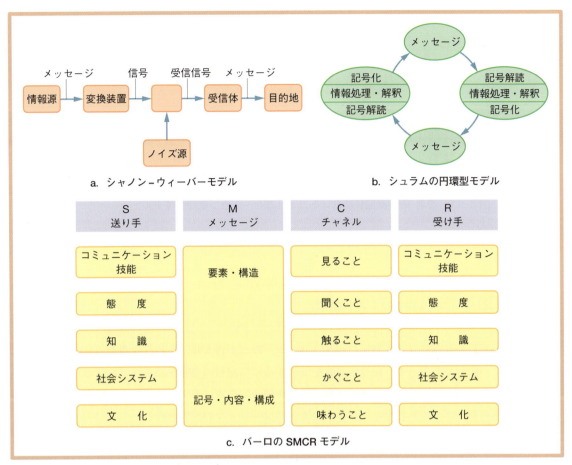

図Ⅱ-10 コミュニケーション過程のモデル
[Berlo DK：コミュニケーション・プロセス（布留武郎ほか訳），p.92, 協同出版，1972より引用]

　これらの考え方を参考にして，患者-看護師関係に適用できるコミュニケーション過程のモデルを作成した（**図Ⅱ-11**）．患者と看護師のコミュニケーションは双方向であり，それぞれ送り手にも受け手にもなりうることを示している．また，受信体の記号解読や発信体の記号化はそれぞれ別個の情報システムとして営まれており，患者-看護師関係でもディスコミュニケーションの危険性がある．

2 ● コミュニケーション過程の基本的要素

　バーロのコミュニケーション構成要素のモデル（**図Ⅱ-10c**）を使ってコミュニケーションの基本的要素を説明する[4]．それにあたって，基本的要素それぞれにバーロが述べているコミュニケーションを高める要因を挙げる．また，それぞれの基本的要素が適切でないときに，ディスコミュニケーションの原因となることも併せて説明する．

1) S（source）：送り手

　送り手は自分が伝えたいこと（考えていること，感じていること）を伝達可能な言葉や身振り，表情などに変換する必要があり，それを記号化（または符号化）という．伝えたいことが適切に記号化できるかどうかは，コミュニケーション技術の重要な要素の一つである．「話し方」の訓練はこの記号化の訓練にあたる．看護師が患者のことを一生懸命に

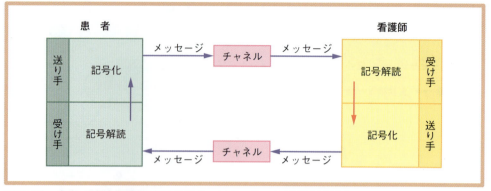

図Ⅱ-11　患者−看護師関係におけるコミュニケーション過程のモデル
[シュラムの円環型モデルを参考に作成]

考えていてもうまく言語化できていない場合は，ディスコミュニケーションの原因となる．

2）M（message）：メッセージ

メッセージには「記号」「内容」「構成」が含まれる．記号には言語（バーバルメッセージ）や身振り（ノンバーバルメッセージ）などが含まれ，それらは別々の意味の構造をもつ記号であるため，記号の意味を解読するには記号の意味を知らなければならない．

そのため，看護師が難解な専門用語を使って患者に説明することは，患者との意味の共有を妨げることになり，ディスコミュニケーションの原因となる．

3）C（channel）：チャネル（チャンネル）

音声言語（バーバルメッセージ）は「聞くこと」というチャネルを通じ，身振り（ノンバーバルメッセージ）は「見ること」というチャネルを通じて伝達される．

看護師は患者に説明を行うさいに，音声言語に加えて身振りを加えて補完しながら情報を伝達することがある．同様の方法で視覚障害のある患者に説明をすると，身振りからの情報の伝達がされず，ディスコミュニケーションとなる可能性がある．その場合は，音声言語の情報を追加するなどの伝え方の工夫が必要である．

4）R（receiver）：受け手

受け手は送られてきた記号を受信し，それを解読する必要がある．解読とは，受信した記号を自分のもつ概念と照らし合わせながら，送り手の伝えようとする意味内容を理解しようとする過程である．

受け手のもつ概念の枠組みは主観的なものであり，送り手が記号に込めた意味内容を適切に解読できるとは限らない．受け手のもつ枠組みだけで判断することが，ディスコミュニケーションの原因となる．看護師は患者の言動から患者の心情を推測するさいに，自分の枠組みからではなく，患者の枠組みから言動の意味を推測することが求められる．つまり，患者の立場に立つことである．

3 ● 集団におけるコミュニケーション

集団というのは，単なる人の集まりではなく，そのなかにいる人々の間でなんらかの心理的あるいは機能的つながりをもった集まりである[5]．そこでは，皆が共通の目標に向か

って話し合ったり助け合ったりするなどの積極的な相互作用が行われる．集団におけるコミュニケーションでは言語的コミュニケーションが主体となる．また，その目的は集団内の意見を一致させることが主である．

その目的を達成するための過程には，集団内の多数派が少数派に影響を及ぼす過程として「同調行動」，集団内の少数派が多数派の考えを変えてしまうような過程として「マイノリティ・インフルエンス」がある．

a．同調行動

少数派の人が自分の考えや意見を多数派に合わせるように変えることを同調という．これには2つのタイプがあり，①自分のもともとの考えや意見を捨てて本心から多数派のそれを受け入れる場合と，②本心は自分のもともとの考えや意見を変えていないが表向きには多数派に合わせているようにみせる場合である．このような同調行動によって，集団としてのまとまりが強められ，集団目標の達成が促進される．しかし，「集団によるいじめ」のように集団全体が悪い方向に流される場合もある．

b．マイノリティ・インフルエンス

集団内でコミュニケーションを重ねるうちに，成員個々の意思決定がより極端な方向へ変化することがある．それを集団成極化という．そのようなことが起こる原因として，次のように考えられている．集団のなかにはもともと極端な意見や態度をもった人がおり，そのような人は自分の主張に対する明確な根拠や強い信念をもっているため，集団討議において自分の主張を発言することが多くなる．そして，その人がその集団のリーダー的存在となり，他の成員を自分に合わせるように引っ張っていくのである．このように少数派の人でも，一貫した態度の表明や，繰り返し同じ意見を主張することによって，多数派の自信を揺るがし，彼らの意見を再検討するように仕向けることがある．これをマイノリティ・インフルエンスという．

集団のコミュニケーションのなかにはこのような特性があり，それが良くも悪くも集団に作用している．このような特性をふまえて集団コミュニケーションに臨むことは，意図的なコミュニケーションを行ううえで重要なことである．

C．コミュニケーションの分類

コミュニケーションは，構成要素のさまざまな違いから分類することができる．ここでは，メッセージの記号（code）の違いによる言語的コミュニケーションと非言語的コミュニケーション，送り手と受け手の関係の違いによるパーソナル・コミュニケーションとマス・コミュニケーションについて説明する．

1●メッセージ記号の違いによる分類

a．言語的コミュニケーション

言語という記号を使用するコミュニケーションを，言語的（バーバル）コミュニケーション（verbal communication）という．言語は音声言語（話し言葉）と文字言語（書き言葉）に分類できる．音声言語が基本であり，文字言語は音声言語から生まれた二次言語で

ある[6]. また，音声言語を使用したコミュニケーションを考えると，それは言語だけから成立しているのではなく，音声の大きさ，高さ，抑揚，間のとり方という非言語的側面が必ず存在する．言語に付随するそうした非言語的側面のことを準言語（パラ言語）という．つまり，非言語的側面をまったくもたない純粋な言語的コミュニケーションは存在しない．したがって，実際のコミュニケーションは準言語という非言語的側面を伴うが，そのような非言語的側面をとりあげずに，言語的側面のみに焦点を当てたコミュニケーションが言語的コミュニケーションとよばれている．

また，言語的コミュニケーションにおいては，すべての情報を言語表現することは不可能に近い．つまり情報の言語化には限界があり，必ず情報の取捨選択や情報の切り捨てが生じている．

b. 非言語的コミュニケーション

言語でない記号を使用するコミュニケーションを，非言語的（ノンバーバル）コミュニケーション（nonverbal communication）という．非言語的コミュニケーションには，身体動作，空間行動，身体接触があり，身体的特徴や人工物も含まれる．

身体動作には，身振り（ジェスチャー），姿勢，表情，凝視（アイコンタクト）などが含まれる．たとえば，表情は人間の感情や相手に対する態度を適切に表現できるといわれている．

空間行動には，対人距離，なわばり，個人空間，座席位置などがある．たとえば，患者と看護師が対面するときの座席位置では，向い合わせで座ると患者に緊張感を与えやすいが，斜め向かいか横に座るとリラックスできる．

身体接触にはタッチングがある．タッチングは患者の安心や安楽を図ることを目的にして看護師が意図的に身体的接触を図るものである[6].

また，身体的特徴には体型，体臭，皮膚の色などが含まれ，人工物には化粧品や装飾品などが含まれる．したがって，看護師の身体的特徴と人工物は看護師の「身だしなみ」として患者に知覚され，それによって看護師の第一印象が形成される．

非言語的コミュニケーションは抽象的な情報や論理的な情報の伝達には不向きであるが，個人のもつ感情や対人行動の伝達には適している．また，人間は言語をコントロールすることは比較的簡単であるが，非言語的な側面をコントロールすることは難しいという特徴もある．そのため，私たちは無意識のうちに，非言語的コミュニケーションを介して自分の感情や対人態度を他者に伝達している可能性がある．たとえば，患者に不快なことを言われても，意識では患者との関係を壊してはいけないと思い言語化しなくても，表情などの非言語的コミュニケーションに表れて患者に伝わってしまうのである．逆に，患者のそのような感情も非言語的コミュニケーションによって知ることができる．

また，このような特徴から言語的コミュニケーションで伝達する意味と非言語的コミュニケーションで伝達する意味が異なることがある．たとえば，看護師が時間のないなかで患者の話を聞いているとき，口では「何でも話してください」と言いながらも，無意識のうちに時計をチラチラみるという行動をとってしまう．このことは，非言語的コミュニケーションの方が真実を語っていると解釈できる．

患者-看護師関係で，患者は心理的な不安定さから，看護師の非言語的コミュニケーシ

ョンが伝えるメッセージに敏感になっている．看護師は，自分の何気ない表情やしぐさなどの非言語的コミュニケーションには鈍感であることが多い．看護師の非言語的コミュニケーションは，患者に対して言語的コミュニケーション以上のものを伝えることを自覚する必要がある．また逆に，看護師は患者の表情やしぐさなどの非言語的コミュニケーションにも敏感になる必要がある．その理由は，患者は言葉で言えない本心を非言語的コミュニケーションで，意識的あるいは無意識的に語っていることがあるからである．

2 ● 受け手と送り手の関係の違いによる分類

a. パーソナル・コミュニケーション

　パーソナル・コミュニケーションは個人間のコミュニケーションを指し，対人コミュニケーション，インターパーソナル・コミュニケーションともよばれている[1]．

　パーソナル・コミュニケーションは4つの特徴と6つの目的をもっている．

パーソナル・コミュニケーションの特徴
1. 個人と個人の間で交わされるコミュニケーションであること．
2. コミュニケーションの送り手と受け手の役割が交代する双方向的過程であること．
3. 対面状態でのコミュニケーションであること．
4. 当事者間になんらかの心理的関係が存在していること．

パーソナル・コミュニケーションの目的
1. 情報や知識を得ること．
2. 楽しむこと．
3. 相手に情報や知識を伝えること．
4. 相手に影響を与えること．
5. 相手との対人関係を形成，発展，維持すること．
6. 課題を解決すること．

　患者-看護師関係で考えてみると，看護には患者の問題解決という上位目的があり，患者との対人関係を形成し，患者に情報や知識を与えることが下位目的になるというように，目的は重層構造となっている．

　また，グループワークという形態は1対1の関係ではないが，少人数の個人対個人のパーソナル・コミュニケーションである．グループの課題解決という上位目的があり，情報や知識を得る，あるいは情報や知識を伝えるということが下位目的となる．

b. マス・コミュニケーション

　テレビ，ラジオ，新聞，雑誌といったマス・メディアを媒介とするコミュニケーションをマス・コミュニケーション（マスコミ）という．マスコミによる情報は，大衆への直接伝達よりも集団内にオピニオンリーダーが存在することで伝達が促進される．オピニオンリーダーは，集団のなかで他の成員よりも多くのマス・メディアに接しており，そこで得た情報を周囲に伝える役割を果たす人である．

　マスコミのなかで起こる現象として流言（うわさ）がある．流言とは，内容の真偽を問わず特定の情報が人から人へと連鎖的に伝達される過程をいう．流言は人々をパニックに巻き込むほどに社会に重大な影響を与えることがある．無意味な流言の発生を避けるため

44　第II章　看護ケアのプロセスにかかわる看護技術

には，一人ひとりが情報の受け手として高い判断能力をもつ必要がある．

D. 専門的援助関係成立に向けたコミュニケーション

　　二者間で交わされている社会的行動（対人行動）と二者間の人間関係（対人関係）に焦点を当てて説明する．

1 ● 対人行動に関するコミュニケーション

　　二者間で交わされる対人行動としては，主に3つの行動がある[1]．

a. 自己開示（自己を知らせるコミュニケーション行動）

　　自己開示（self-disclosure）は，「特定の他者に対して，自己に関する本当の情報を言語的に伝達する行動」と定義される．

　　自己開示の対人的機能は，受け手に対して開示者の好意や信頼を与えることにある．そして，受け手は開示者に対して好意的感情をもつようになり，自己開示が繰り返されることによって二者関係が発展していく．

　　しかし，開示相手との関係が深まっていない時期に，内面的すぎる内容を開示することは不適切な自己開示となり，社会的な不利益や対人的不利益をもたらす危険がある．知らない人に対する自己開示にあたっては，少量あるいは浅い自己開示から始める．また，自己開示を受け取ったら同等の自己開示を相手に返すとよいと考えられる．患者–看護師関係でいえば，患者は自分の心情の吐露など，看護師に自己開示をすることが多くみられる．そのため，看護師には患者の自己開示に対する支持や受容などの対応が求められる．

b. 自己呈示（自己を演出するコミュニケーション行動）

　　ありのままの自分を他者に知らせることを自己開示というのに対して，仮面をかぶって演出した自己の姿を他者にみせることを自己呈示(self-presentation)という．自己呈示は，「他者に対して特定の印象を与えるために，自分に関する情報を調整して伝達する行動」と定義される．

　　自己呈示方法の1つは，防衛的自己呈示である．自分が他者から否定的な印象をもたれる可能性がある場面に，できるだけ肯定的な方向へと印象を変えようとする方法であり，釈明（弁解と正当化），謝罪，セルフ・ハンディキャッピング，社会志向的行動などがある．もう1つは主張的自己呈示であり，他者に特定の印象を与えようとして積極的に自分を表現する方法である．自己宣伝（有能な人），示範（立派な人物)，威嚇（危険な人物），哀願（かわいそうな人物）などがある．

　　患者–看護師関係でいえば，患者は看護師に対して肯定的な印象を与えるための自己呈示をすることがある．患者はよい患者を演じており，そこには多少の無理が生じていると考えられる．看護師がそれを自己呈示だと受け止めていないと，患者がいよいよ本当の自分をさらけ出さなければならない苦しい状況となったときに，看護師はその真の患者を受け入れることができなくなる．つまり，看護師はあれほどよい患者がどうしてこんなことを言うのか理解できないと嘆くことになる．患者–看護師関係の初期には，患者は自己呈示をしている可能性があることを知っておく必要がある．

c. 説得（他者の心を動かすコミュニケーション行動）

説得とは「言語的手段を使用して，納得させながら他者の態度や行動を特定の方向へと変化させることを意図した行動」と定義されている．説得の手段として使用されるのが説得的コミュニケーションである．説得的コミュニケーションは，受け手を納得させながら，態度や行動を送り手が意図する方向へ変化させる言語的な働きかけである．

説得というと無理に押しつけるようなネガティブな印象をもちやすいが，実際にはそうではなく，納得を基本として他者の態度や行動を変える手段であり，もっとも民主的な方法である．態度や行動を変える言語的コミュニケーションによる手段には，他に指示，命令，強制，脅迫などがあり，これらは強制力の強い非民主的な方法である．

看護には患者への教育的役割があり，教育により患者の態度や行動を変容させる必要がある．このさいに，看護師はあまり意図せず，患者に治療方針を守ることを強制したり，合併症の増悪などをもち出して脅迫するコミュニケーションを知らず知らずのうちに行ってしまっている．看護師は民主的な手段で患者の態度や行動の変容を達成できる説得的コミュニケーションを身につける必要がある．

2 ● 対人関係に関するコミュニケーション

対人関係は常に変化しつつあり，対人コミュニケーションがそうした対人関係を変化させる働きをしている．対人コミュニケーションによる対人関係の発展過程について説明する．

a. 対人関係発展のコミュニケーション

最初の段階として，出会いの段階のコミュニケーションがある．簡単なあいさつが交わされ，短時間のうちにお互いが相手に関する印象を形成し，これからその相手との対人関係を発展させていくか，顔見知り程度の関係にとどめておくかを判断する．

2つ目は，世間話や表面的なおしゃべりを通して，相手のことを探り合う段階のコミュニケーションがある．自分を抑圧しないですむような，相手との共通の話題を探し，それがみつかるとその後の対人関係の進展が期待される．

3つ目は，関係強化の段階のコミュニケーションである．相互の信頼関係が形成されてきて，表面的なコミュニケーションがしだいに内面的なコミュニケーションへと変化する．

4つ目は，統合の段階のコミュニケーションで，一方が他方の気持ちを察して，他方の代わりに物事を判断したりする．

5つ目は，結束の段階のコミュニケーションで，もっとも親密な対人関係の段階である．

b. ペプロウの患者−看護師関係の発展過程

ペプロウは患者−看護師関係の発展過程についての基本的な考え方を示している[3]．看護師は，患者にとって，母親，兄弟，指導者，カウンセラー，情報提供者などの役割を患者の回復過程（患者の問題解決過程）に応じて演じていく．看護師と患者の関係の局面は，方向づけ（導入），同一化（ともに立ち向かう），開拓利用（患者がまわりの人を自分のために活用する），問題解決（自立的に問題を解決していく）へと進んでいく．

c. トラベルビーの人間対人間の看護

トラベルビー（Travelbee）は，「看護とは対人関係のプロセスであり，それによって専門実務看護師は，病気や苦難の体験を予防したりあるいはそれに立ち向かうように，そし

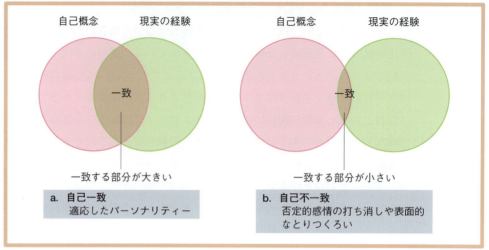

図Ⅱ-12 自己一致と自己不一致

て必要なときにはいつでも，それらの体験のなかに意味をみつけだすように，個人や家族，あるいは地域社会を援助するのである」[7]としている．また，病の意味を見出す援助は，「人間対人間の関係」の確立を通して達成される．日常生活で役割を演ずる人（患者-看護師）として出会う関係から，人間と人間として対面する関係へと発展し，次の5つの段階を経て確立されるのである．①初期の出会いの位相（第一印象，ステレオタイプとして知覚），②同一性の位相（相手を一人の独自な人間として知覚），③共感の位相（意識的に知的に相手の心理状態を知覚），④同感の位相（相手を援助したいという願望），⑤ラポール（人間対人間の関係確立）の5段階である．

3 ● 専門的援助関係を支える援助者の態度条件

ロジャーズの示すカウンセラーの態度条件

ロジャーズ（Rogers）は「治療におけるパーソナリティー変容の必要・十分条件」という論文のなかで，建設的なパーソナリティーの変化が起こるための6つの条件を提示している[8]．そのなかの3つがカウンセラーの態度条件であり，「自己一致」「無条件の肯定的配慮」「共感的理解」である．これらを看護技術の視点から説明する．

a. 自己一致

自己一致とは3つの態度条件のうちでもっとも基本的なものである．看護師が患者との関係のなかで，現実の経験と自己概念（自分に対する客観的な見方）が一致していることを指す（図Ⅱ-12a）．

患者に対する否定的な感情が看護師に起こったときに，その否定的感情を打ち消したり，表面的にとりつくろって否定的感情がないかのようにふるまったりすることは自己不一致である（図Ⅱ-12b）．看護師は自己のなかでその否定的感情を自覚することで経験し，その否定的感情がなぜ起こっているのかを次の「無条件の肯定的配慮」の観点から吟味することによって，自己統合され自己一致にいたる．自己一致を達成するには，看護師は自己に対する高いレベルの認知を持続する能力が必要となる．

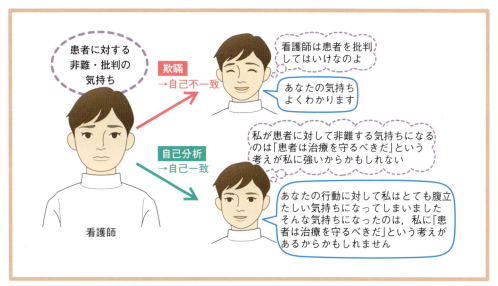

図Ⅱ-13 自己一致と無条件の肯定的配慮

b. 無条件の肯定的配慮（図Ⅱ-13）

　受容という言葉も使用されている．看護師は心のなかで患者を非難したり，批評したりせずに聴くことが**無条件の肯定的配慮**の第一歩である．非難や批評は，その前提に看護師のなんらかの価値判断があり，患者の言動をその価値判断に照らすことで生ずるものである．そのため，無条件とは，価値判断という条件をもち込まないで話を聴くということである．しかし，すべての人間は価値観をもっており，価値判断をせずに患者の話を聴くことは難しいことである．だからといって，心のなかで相手を非難していながら，みかけだけ受容しているように装うのは欺瞞であり自己不一致な状態である．

　まずは，患者を批判している自己不一致な自分に気づくことである．そして，なぜ自分は相手に批判的であるのか，患者に対する自分の関心の向け方を自己分析することである．「批判してはならない」と強く考えすぎると，自分の批判的な気持ちを無意識のなかに押し込めてしまうことになり，自分の気持ちに気づく機会を失い，欺瞞的な対応となるおそれがある．自己不一致な状態に気づいたら，自分が相手に対して無条件の肯定的配慮をしているかを点検する．そのためには，批判的な感情を抑制せず，自己分析をして批判的な自分を受容しながら患者の話を聴き，自己分析した内容を患者に伝えることで自己一致にいたる．

c. 共感的理解

　共感的理解の条件はもっとも重要である．これは，自己一致と無条件の肯定的配慮によって，関係上の基礎ができたうえで，看護師がやるべき仕事の中心になる．ロジャーズは「患者の**私的な世界**（private world）を，あたかも自分自身のものであるかのように感じとり，しかもこの『あたかも～のように』（as if）という性格を失わないことが**共感**（empathy）であり，治療にとって肝要なものである」と述べている．看護師は看護場面で瞬時瞬時に患者の経験や感情を正確にしかも敏感に知覚し，それを看護師の枠組み（外部的照合枠）ではなく，患者の枠組み（内部的照合枠）から理解することである．つまりそれが，患者

にとっての意味を理解することになる．そして，看護師が感じとった内的な意味を，再び患者に伝達するのである．その伝達は，患者が自分自身の経験であると感じられるように行うことが必要であり，この能力も共感的理解のもう1つの重要な部分である．

この理解と伝達の条件がよくない段階では，看護師は自分自身の気持ちのほうへ脱線してしまったり，患者が感じている内的な意味を誤って解釈してしまう．また，看護師は，知らず知らずのうちに患者を批判したり，助言を与えたり，お説教をしたりして看護師の考えを押しつけることになる．このような状態では，患者は自分の経験に目を向けるどころかかえって防衛を強くし，不安を強めていくことになる．

d．表面的理解，同情的理解，共感的理解（図Ⅱ-14）

患者-看護師関係での共感的理解を考えてみると，患者の言動に対する看護師の理解の違いとして提示できる．

1つ目は，患者の言動を患者の立場に立って考えず，看護師の立場から理解しようとするしかたであり，患者の心情には触れない表面的理解のしかたである．

2つ目は，患者の立場を考慮し，その立場に自分を立たせて自分の心情を推測し，それをもとにした患者理解である．このような理解は，「あたかも自分自身のものであるかのように感じとって」おり，共感的理解であると考えがちであるが，「患者にとっての意味」を考えられていない．つまり患者がどのように感じるかを考えられていないため，共感的理解にはいたっていない．これは同情的理解として，共感的理解と区別する必要がある．同情は同情する人と同情される人の間に上下関係をつくるという特徴があり，共感とは異なるものである．

3つ目は，患者の立場を考慮し，患者の言動を患者にとっての意味から推測し，それをもとにした患者理解である．そして，この推測内容を患者に伝え，患者に確認することを繰り返すなかで，真に患者の感じていることを理解できる共感的理解にいたるのである．

4 ● 専門的援助関係を支える援助者のコミュニケーション

a．コミュニケーション技法

感じたことや考えたことの言語化を主眼としたコミュニケーション技法として，傾聴技法と活動技法がある．これはカウンセリングの進行過程から考案された技法である[9]．米国では，basic helping skillとよばれ，医学や看護学，教育学，社会福祉などの分野でも基礎訓練として取り入れられている．ここでは，看護技術のコミュニケーション技法として紹介する．

1）傾聴技法

傾聴の目的は，患者を正確に理解すること，看護師が理解した内容を患者にわかりやすい言葉でフィードバックすること，患者とのラポールを確立することである．言い換えると，患者との関係づくりは，患者の話を正確に「聴くこと」で理解することから始まり，看護師が理解した内容をわかりやすく伝えることを繰り返すことにより，患者と看護師の間は肯定的な人間関係（ラポール）にいたる．

傾聴は簡単そうに思えるかもしれないが実は難しい．患者の話を聞きながら，「それはおかしい」「○○すべきだ」という考えが看護師の頭に浮かんできて，患者にアドバイス

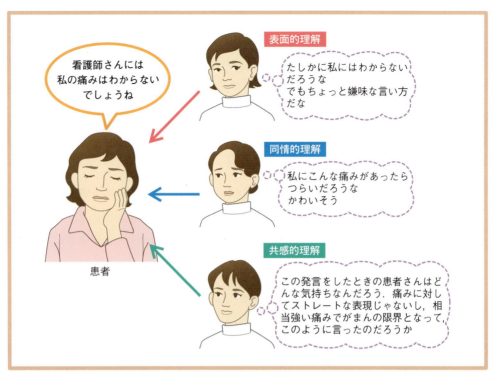

図Ⅱ-14　看護師の患者理解

をしてしまう．これは傾聴になっていない．その理由は，患者自身の枠組みから患者を理解しようとして聴いておらず，看護師の枠組みから理解しようとしているからである．また，看護初学者は患者との会話で話が途切れないように，自分から話題をつくって質問を繰り返すことが傾聴だと考える傾向がある．しかし，それは「訊く」であって「聴く」ではない．「訊く」を「聴く」にするためには，患者の気がかりを聴き，その内容を手がかりにして会話を深めていくことである．つまり，会話の主役は患者なのである．

2）活動技法

　傾聴技法によって患者の理解とラポールが確立すると，患者の看護上の問題解決へと進んでいくために活動技法が用いられる．これには，患者からの新しい情報や特定の回答を求めて質疑する技法（**探索**），言動や意思表示の食い違いを指摘する技法（**矛盾提示**），行動や対人関係パターンを顕示する技法（**解釈**），必要かつ有益な情報を提示する技法（**情報提供**）がある．活動技法は，患者自身が気づいていない気持ちや考え，触れたくないことがらに対して使用されるため，言葉を厳選するなど万全の注意を払い，乱用は避ける必要がある．

3）質問技法

　傾聴技法にも活動技法にも共通して含まれるのが，質問技法である．質問技法には，開かれた質問法（open-ended question，開放型）と閉じられた質問法（closed question，閉鎖型）がある．開放型はいつ（when），誰が（who），何を（what），どこで（where），いかに（how）による疑問詞を用いた質問法であり，閉鎖型はイエス，ノーの回答を求める質問法である．

患者から情報収集を効率よく行おうとする場合は，「頭は痛みますか？」「血圧は高いほうですか？」という閉鎖型を用いる．しかし，使いすぎると看護師の質問が尋問調になる危険がある．一方，患者の状態や起こっていることがらについて知りたいときは，「どうですか？」「どんなことですか？」という開放型を用いる．また，患者に起こった事態の理由をたずねるときには，「どうして？」「なぜ？」という質問の仕方をするが，この使い方には注意が必要である．状況によっては，このように質問することで患者が責められたと感じることがあるからである．「どうしてこうなったのでしょうね？」のように，患者とともに考えようとする姿勢を示すことが有効なこともある．

さらに，患者の意思を確認する場合などは，「今の方法を続けたいですか？」のようにまず閉鎖型で質問し，その後に「どのような方法を望んでいますか？」のように開放型の質問をして具体的な情報を求める方法が効果的である．このように，必要に応じて開放型と閉鎖型の質問を意図的に使い分けることが望ましい．

b．看護場面の再構成——プロセスレコード

1）ペプロウの整理

ペプロウは看護における対人関係の意義を発見し，患者との対人関係の内容を観察し，その内容を看護に生かすためには，患者とのやりとりを再現してみる必要があるとした[3]．そして，心理療法家の訓練を参考にして，患者と看護師の対人関係を記載できるような記録用紙を開発した．それが再構成の始まりである[10]．

ペプロウの考案した記録用紙の特徴は，患者の様子を客観的に観察するだけでなく，看護師の主観的な判断や自分自身の気持ちの動きにも目を向けるよう求めていることである．つまり，患者の言動は看護師の言動によって大きな影響を受けることを理解することと，その看護師の言動が看護師のどのような思考や感情や判断から導かれているかを知ることで，かかわりを看護として検討することができるものである．しかし，看護師の反応に記入すべき内容が多すぎることが難点であった．

2）オーランドの整理

現在，広く用いられている再構成の記録用紙を完成させたのはオーランド（Orlando）である．オーランドは患者と看護師のやりとりの過程を看護プロセスとして，「患者の言動」「看護師の反応」「看護師の言動」という3つの要素に整理した．

「患者の言動」とは，看護師が患者と接したさいに，五感を通じて把握されるものである．そのため，客観的な意味での「患者の言動」ではなく，看護師が知覚した「患者の言動」である．「看護師の反応」は，患者との接触によって看護師の内面に生じるもので，「患者の行動への知覚」「知覚によって起こる思考」「知覚や思考によって起こる感情」という3つの側面に区別される．「看護師の言動」は，「熟慮に基づく活動」と「機械的な活動」に区別されるとしている．

オーランドの再構成の特徴は，ペプロウが「看護師の反応」とした欄を「看護師の反応」と「看護師の言動」に区切ったことである．看護師の感じたことや考えたことは「看護師の反応」として表現され，それを率直に患者に告げることが，患者–看護師関係には重要であると考えたためである．これは，逆に考えれば，看護師は感じたことや考えたことがあっても，それを言うことをためらい，感じたことと違うことを発言することがあることを

4. コミュニケーション　**51**

表Ⅱ-7　看護学生のプロセスレコードの例

（学生が知覚した）患者の言動	看護学生の思い	看護学生の言動
❶看護師さんが担当の患者さん（Aさん）を紹介してくださる．Aさんは会釈される	❷動きがぎこちないので，Aさんも少し緊張しているようだ．怖そうな人じゃなくてよかった	❸「こんにちは．看護学生の○○といいます．よろしくお願いします」とできるかぎり笑顔であいさつ．緊張のあまり少し言葉がつまってしまった
❹「はい．こちらこそお願いします．といっても，こうやって学生さんとお話をするのははじめてなので，何を話したらいいのかわからないんですけどね」とAさんも言葉をつまらせながら応えてくれた	❺やっぱり緊張しているのはこちらだけではないみたいだ．親切な人みたいだ．なるべくリラックスしてお話してもらいたい	❻「実は私もこうやって患者さんとお話するのははじめてなので，すごく緊張しています．まだ，1年生なので，実習といっても3回目なんですよ」
❼「あ～，そうなんですか」と言ったあと，少しの沈黙	❽まずい．話が途切れてしまう．何か話さなきゃ．沈黙は気まずい．病気や病院のことについて聞いてみたいけど，こちらからあまり病気のことについて聞くのはよくないのかなぁ．どうしよう	❾「・・・」
❿「私はね，今日でここに来るのも2回目なんですよ．胃がんでね．手術をしたんです．○月くらいに1ヵ月くらい入院していたんですよ」と自分の病気について話し始めてくれた	⓫よかった．自分から病気のことについて話し始めてくれた．看護学生だから，病気のことについて話してくれたのかもしれない．気を遣ってもらっている	⓬「そうなんですか～．手術が成功してよかったですね．1ヵ月くらい入院したんですね．それって結構早めなんじゃないですか？」
⓭「そうですね．手術後の回復が早いほうだったみたいですよ．早めに退院できてよかったですよ」		

示している．それをしてしまうことで，その場はうまく収まるかもしれないが，患者との信頼関係は形成されず，患者-看護師関係の発展は妨げられる．これは，先に述べたロジャーズの自己一致という考え方と合致する．ロジャーズは自己一致をもっとも基本的な態度と考えており，自己一致は患者との関係の基礎であるといえる．

c．プロセスレコードの分析

　患者とのかかわりをプロセスレコードに再構成することで，かかわりを見つめ直すことができる．看護学生のプロセスレコードの例（**表Ⅱ-7**）をみると，⓫で患者から病気のことを話してくれて感謝の気持ちを感じているが，⓬では表面的な励ましの言葉となっている．自己一致をプロセスレコードで確認するには，「看護学生の思い（看護師の反応）」の欄と「看護学生の言動（看護師の言動）」の欄のつながりや一致を確認することである．つながりを確認するなかで，自分がはっきり意識していなかったために紙面に書かれていなかった自分の感情や考えに気づくことができる．学生の例では，思いと言ったことのつながりが書かれておらず，「看護学生の思い」からは「看護学生の言動」の理由がわからないため，「看護学生の思い」を掘り下げて分析することが必要となる．この事例では学生は患者との会話にとても緊張しており，患者からいきなり「がん」と言われて動揺してしまった結果，あせって表面的な励ましの言葉を言ったのではないかと分析できる．

　また，ロジャーズの無条件の肯定的配慮や共感的理解もプロセスレコードによって確認

52 第Ⅱ章 看護ケアのプロセスにかかわる看護技術

することができる．無条件の肯定的配慮は「看護学生の思い」の欄で学生が考えたことや感じたことを振り返ると，患者の言動をどのような価値判断でとらえていたか，また，否定的にとらえていたか否かがわかる．無条件でなく条件をつけてみていたことや，肯定的でなく否定的にみていたことがわかり，そのような学生の態度に気づくことができるのである．また，共感的理解も，「看護学生の思い」の欄でどのような患者理解をしているかを確認し，「看護学生の言動」の欄でその理解をどのように表現しているか分析できる．このようにすれば，態度条件に沿った分析ができる．

プロセスレコードは看護師の主観で書かれており，事実を客観的に反映していないという特徴がある．「患者の言動」はいわゆる「看護師が知覚した患者の言動」であり，患者の実際の言動とは異なる．だが，「患者の言動」と「看護師の反応（看護学生の思い）」での情報のずれは，看護師が意識的あるいは無意識的になんらかの操作をしている可能性を分析できる．プロセスレコードは，場面の客観的事実を追究するためのものではなく，看護師自身が記入したという意味での事実を看護師が客観的に分析する道具であり，自分自身のコミュニケーション訓練の道具として活用できるだろう．

E. コミュニケーションに障害のある人々への対応

患者一看護師関係でのコミュニケーションにおいては，何らかの機能障害によってコミュニケーションに支障のある患者に対する配慮が必要となる．コミュニケーションに支障をきたす障害には，聴力障害，構音障害，高次脳機能障害，認知症などがある．看護師はそれぞれの機能障害の特徴を知り，患者の機能障害がどのようなコミュニケーションの障害となっているのかを理解して対応することが求められている．

1 ● 聴力障害のある人々への対応

a. 聴力障害のある人のコミュニケーションの特徴

コミュニケーションでの送り手は，言語を音声にして「聞くこと」というチャネルを通じて伝達し，受け手は同じチャネルを通じて受信する．しかし，聴力に障害がある場合は，音声を「聞くこと」というチャネルを通じた受信に支障をきたすこととなる．

聴力障害は難聴と呼ばれ，障害の部位によって伝音性難聴と感音性難聴に分類される．また，両方の障害をもつ場合を混合性難聴という．伝音性難聴は，外耳から中耳にかけての伝音系に生じる障害で，伝わる音の強さが物理的に弱くなってしまう障害であり，伝える音を大きくすれば聞こえるようになる．一方，感音性難聴は，内耳や脳神経といった感音系に生じる障害で，単に音が小さく聞こえるだけでなく，快適に聞こえる音の範囲が狭くなったり，音が歪んだりという音質の変化もある．また，母音の聞き分けはしやすいが子音の聞き分けが難しく，音がどの方向でどれくらいの距離から聞こえてくるかがわかりにくいなどの症状もある．加齢性難聴（老人性難聴）は感音性難聴の一つであり，高い音の聞き取りから低下し聞き誤りや聞き返しが増え，次第に会話への支障をきたすようになる．

b. 聴力障害のある人への対応

難聴がある患者とのコミュニケーションでは，障害されている「聞くこと」のチャネルからの受信への配慮と，障害されていない「見ること」「触れること」などのチャネルから

の受信を活用することが必要である.

　まず，難聴がある患者との会話では，「見ること」のチャネルを活用し，送り手（看護師）の顔が見えるように正面から話すことである．そうすることで，送り手の口元の動きや表情などがコミュニケーションの手がかりとなる．そのため，看護師は会話のときにはマスクを外すなどの配慮が必要である．次に，「聞くこと」のチャネルへの配慮としては，やや大きめの声ではっきりと話し，発話は文節で区切りながら，不自然にならない程度にゆっくりとした速度で話すようにする．大きすぎる声はうるさくて不快に感じ，ゆっくり過ぎる話し方は言葉のまとまりや文脈がわかりにくくなるため，注意が必要である．

2 ● 構音障害のある人々への対応

a．構音障害のある人のコミュニケーションの特徴

　構音とは発音のことをいい，構音障害とは発音がうまくできなくなった状態をいう．発声するために必要な口唇や舌，筋肉などに障害があることによって起こる．構音障害があると「話すこと」が障害され，コミュニケーションの送り手としての意図を正確に発音することができず，受け手に言葉を聞き取って受信してもらうことが難しくなる．構音障害の原因として，脳梗塞や脳出血などの脳損傷によるものや，パーキンソン病や筋萎縮性側索硬化症（ALS）などの神経・筋疾患によるものがある．

b．構音障害のある人への対応

　構音障害のある患者は,話し難さを感じている一方で,自分のいったことが伝わらない,何度も聞き返されてしまうなどの経験から話すことをあきらめてしまうこともある．そのため,構音障害のある患者とのコミュニケーションでは,患者が発した音声だけではなく,口唇の動きや表情から手がかりを得て，看護師は患者の発話の内容を理解することが求められる．その際には，患者を理解しようとする姿勢をもって，患者の状況や背景などから意図を推測しながら話を聞くことも必要である．また，それでも内容がわからなかったときは，わかったところを伝えたうえで，わからなかったところをはっきりと聞くことが必要である．聞き返し方として，「いつ」「どこで」「何を」など患者が答えやすくなるように工夫して問いかけることも必要である．また，患者が話しをする際には，最初に短いトピックをいってもらうと，受け手に話の内容についての聞く構えができ，受け手の理解の助けとなる．さらに，患者の話すスピードが速くなると言葉の不明瞭さが増すため，リラックスして落ち着いて話せるような環境づくりも大切である．

　自分の意思を伝えることが難しいときには，文字盤や会話補助装置などの代わりの手段を導入することもある．これは，拡大・代替コミュニケーション（augmentative and alternative communication：AAC）と呼ばれ，コミュニケーションを助ける道具である．その人の障害の程度に合った道具を選び，まわりの人もその道具についてよく理解することで，構音障害が重度の人も，より豊かにコミュニケーションがとれるようになる．

3 ● 失語症のある人々への対応

a．失語症のある人のコミュニケーションの特徴

　失語症とは，大脳の言語野が障害されることによって，一度獲得した言語を使用するこ

とが困難になった状態である．つまり，失語症は言葉を話すことだけでなく，言葉を理解することなど，言語のすべての面の障害である．失語症の原因疾患の約9割が脳血管疾患であり，他の原因疾患としては脳外傷，脳腫瘍などがある．

失語症の「話すこと」の障害として，身近な物の名前が出てこない（喚語困難），考えていることと違う言葉をいってしまう（語性錯誤），いいたい音と違う音をいってしまう（音韻性錯誤），文法的に正しい文をつくることができない（文法障害），まったく意味をなさない言葉を話す（ジャルゴン）などがある．また，「聞くこと」の障害には，音は聞こえるが言葉として聞き取れない（語音認知障害），言葉を聞き取れても意味が理解できない（語義理解障害）などがある．「読む」「書く」の障害では，読解の障害や書きたい文字を思い出せない（文字想起困難），間違った文字を書いてしまう（錯書）などがある．

失語症のタイプには，ブローカ失語（運動性失語）とウェルニッケ失語（感覚性失語）がある．運動性失語は，抑揚がなく単調で流暢でない話し方が特徴であるが，聞いて理解する力は比較的保たれており，日常会話程度であればおおむね理解できる．一方，感覚性失語は，比較的滑らかに流暢に話すことができるが，肝心な言葉が出ないことや，錯語やジャルゴンになり，聞いて理解する能力が著しく低下し，日常の意思疎通が難しくなる．

b．失語症のある人への対応

失語症のある人と話すときは，時間がかかっても相手の言葉が出てくるまで待ち，どうしても言葉が出ないときは，話の内容を汲み取ってタイミングをみて助け船を出すことも必要である．とくに人名や地名，物の名前などを思い出すことが難しいため，「どこに行くのですか？」「何を食べますか？」という質問は答えにくいため，「トイレに行くのですか？」「お蕎麦を食べますか？」のような「はい」「いいえ」で答えられる質問をするとよい．

また，失語症のある人は，言葉を聞いて理解することが困難であるため，会話のときはゆっくりと要点ごとに区切って話し，重要な言葉はとくに強調して伝えたり，話し言葉だけでなく身振りや文字などの目で見える伝達手段を加えたりすることで理解を助けることになる．さらに，錯語がしばしばあり，言い誤りに気づかないこともあるが，それを一つひとつ訂正されてしまうと，話す意欲を失わせてしまうことにもなる．患者の意図が推測できれば，錯語は訂正しないでそのまま会話を続ける方がよい．言葉の誤りを訂正するよりも，その人が真にいいたいことに耳を傾けることが重要である．

4 ● 高次脳機能障害のある人々への対応

a．高次脳機能障害のある人のコミュニケーションの特徴

高次脳機能障害とは，脳血管障害などの何らかの原因により脳が損傷を受けたために，言語，行為，対象認知，記憶，思考などの高次の精神活動が障害された状態をいう．これは目に見える障害ではないため，障害に対して周囲から理解されにくい傾向がある．

主な症状として「言葉がうまく話せない」「話が理解できない」などの言語の障害（失語），「使い慣れた道具が使えない」などの行為の障害（失行），「見た物が何だかわからない」などの対象認知の障害（失認），「体験した出来事を忘れる」などの記憶障害，「ここがどこであるかわからない」などの見当識障害などがある．

b．高次脳機能障害のある人への対応

　高次脳機能障害のある人と会話をするときは，気が散らず会話に集中できる環境を整え，話し手（看護師）に注意を向けさせ，聞く姿勢が整ったことを確認してから話を始める．また，患者に情報を伝えたり，指示をしたりするときは，あいまいないい方は避け，短く具体的に伝えること，一度に複数のことを理解するのは非常に苦手なので，伝える内容を整理し，一つひとつ順番に処理できるように伝えることが必要である．

c．認知症のある人への対応

　認知症とは脳の病変によって記憶や言語などの複数の認知機能が後天的に低下した状態が持続し，その結果，社会生活に支障をきたすようになった状態をいう．認知症の症状には，中核症状と周辺症状がある．前者は記憶障害や見当識障害などの認知機能の障害であり，後者は認知症に伴う行動と心理の症候（behavioral and psychological symptoms of dementia：BPSD）と呼ばれ，徘徊や食異常行動などがある．

　認知症の中核症状は，脳の認知機能の障害であり，広義では高次脳機能障害の一つに含まれる．しかし，高次脳機能障害は早期のリハビリによって障害を受けた部分が回復する可能性があるが，認知症は徐々に機能が低下していく点で異なっている．そのため，認知症のある人には，機能回復を目的としたものではなく，その人が活き活きと豊かに生活できるようにするための支援が必要である．

　認知症のある人への対応として，患者のいうことが現実と異なっていたとしても，それを否定せず，受け入れる態度で接することが必要である．また，落ち着きなく歩き回る，大きな声を出すなどのBPSDには，患者なりの何らかの理由がある．看護師は会話や行動観察を通じてその理由を推測し，できるだけ患者の意に沿った形で対応することで問題行動の緩和につながることもある．

●引用文献

1) 深田博己：インターパーソナルコミュニケーション—対人コミュニケーションの心理学，1–12頁，13–47頁，48–62頁，82–179頁，北大路書房，1998
2) 綿巻　徹：ことばとコミュニケーションの発達．改訂 看護実践のための心理学（河合優年編），25–38頁，メディカ出版，2001
3) Peplau HE：人間関係の看護論—精神力学的看護の概念枠（稲田八重子ほか訳），2–16頁，17–75頁，医学書院，1973
4) Berlo DK：コミュニケーション・プロセス—社会行動の基礎理論（布留武郎，阿久津嘉弘訳），35–57頁，協同出版，1972
5) 廣兼孝信：コミュニケーションの集団心理学．コミュニケーション心理学（深田博己編），128–142頁，北大路書房，1999
6) 川原由佳里，奥田清子：看護におけるタッチ/マッサージの研究：文献レビュー，日本看護技術学会誌 **8**(3)：91–100，2009
7) Travelbee J：人間対人間の看護（長谷川浩ほか訳），191–232頁，医学書院，1974
8) Rogers C：ロジャーズ選集（上）セラピーによるパーソナリティ変化の必要にして十分な条件（伊東博，村山正治監訳），265–285頁，誠信書房，2001
9) 大谷　彰：カウンセリングテクニック入門，25–58頁，二瓶社，2004
10) 宮本真巳（編著）：援助技法としてのプロセスレコード—自己一致からエンパワメントへ，12–25頁，精神看護出版，2003

56　第II章　看護ケアのプロセスにかかわる看護技術

学習課題

1. 家族や友人とのコミュニケーション場面を取り上げて，コミュニケーション過程に含まれるそれぞれの構成要素を抜き出してみよう

2. 家族や友人とのコミュニケーション場面で，意味の共有がうまくいかず，ディスコミュニケーションが起こっていた可能性を考えてみよう

3. 初対面の他者を想定して，好意や信頼を与えられるような自己開示の方法を考えてみよう

4. 身近な問題に対して，開かれた質問と閉じられた質問を3つずつ作成してみよう．また，その質問に対する答えやすさを話し合ってみよう

5. 身近な会話場面を再構成してみよう．再構成して気づいたことなどを出し合って，再構成の意義を考えてみよう

5. 教育・相談　**57**

5 教育・相談

この節で学ぶこと

1. 看護職による教育・相談の意義について理解する
2. 看護職による効果的な教育に適用できる諸概念について理解する
3. 看護職による教育・相談の過程について理解する
4. 看護実践における教育・相談の方法について理解する

A. 看護職による教育

1 ● 看護職と健康教育・患者教育

　人は，疾病の予防や健康状態の改善のために自ら行動することがある．たとえば，健康診査で減量を指示されてウォーキングを始める，妻の妊娠をきっかけに禁煙に挑戦する，あるいは，血圧が高いので塩分の摂取を控えるようにすすめられ食事を工夫するなど，主体的に自分の生活を変えることができる場合が多い．しかし，いつでも自ら健康行動をとれるわけではない．子どもが若年性糖尿病をもちながら生活する場合や，がんの手術後に心身の健康を保ちながら生活する場合などには，保健医療従事者の支援を求めることがある．保健医療サービスを求めてくる患者や家族など，専門家のサービスを求める**クライアント**が健康問題を理解し，生活を管理できるように，患者や家族を教育する**患者教育**，また，健康な人がより健康になり，健康を維持し続けることができるように**健康教育**を行うことは，看護職者の重要な役割である．

　実際にⅡ型糖尿病の診断が下されて，治療を導入するための入院を余儀なくされた患者の場合を考えてみよう．この患者は，Ⅱ型糖尿病という自分の病気がどのようなもので，体にどのような変化を起こす可能性があるのか，そのメカニズムを理解すれば，主体的に病気を管理できるようになる．患者は病気に関する基本的なことを理解したうえで，どのような治療が必要か，その治療にともなう注意点は何か，気をつけなければならない合併症はどのようなものがあるか，それを予防するにはどうすればよいかなどを具体的に知る必要がある．このような理解が十分でなければ，治療を抜いてしまったり，治療によって起こる可能性のある低血糖などの症状に気づくのが遅れたり，あるいは，極端な食事療法を自分に課してしまったりすることが起こりうる．

　看護師は，患者が診断から間もない当惑した状況にあることを考慮しつつ，患者や家族の理解力，退院後の職場や家庭での生活に合わせた教育を計画し，実施・評価する役割がある．必要に応じて医師，管理栄養士，薬剤師，フットケアの専門家などのチームで指導にあたることを計画し，あるいは，患者同士で学ぶことを計画することもできる．看護師は，患者教育や健康教育を必要とする人々への教育に責任をもってかかわることのできるもっとも適した医療職者である．

2 ● 患者教育・健康教育の目的

　患者教育・健康教育は，患者やクライエントが自らの価値観を大切にしつつ最良の健康な生活を実現することをめざしている．めざすゴールに向かうための患者教育・健康教育の目的は，健康の局面によって3つに分けることができる．

> 1. 健康増進と疾病予防の目的
> 2. 健康の回復の目的
> 3. 疾病あるいは障害をもちながら，できるだけ健康に生活する目的

　それぞれの目的について考えよう．

a. 健康増進と疾病予防のために

　保健師は，あらゆる年齢層の個人や集団を対象とし，学校，職場，保健センターなどの場で，特定の病気を予防する目的や心身の健康を保持する目的で健康教育を行っている．保健師は，どのような健康問題が起こりやすいか，集団の健康教育ニーズをアセスメントし，指導計画を立てて健康教育を実施し，その効果を評価する．たとえば，子どもの予防接種について出産を控えた集団に教育をする，熱中症の発生件数が増え始める前に熱中症の症状と予防策を広報する，転倒・転落を起こしやすい高齢者を対象に転倒予防教室を開催するなどである．保健師は，健康教育と対策の実施によって集団の健康状態を改善するために，対象となる集団の健康教育ニーズの分析を行い，健康改善事業案と改善による経済効果予測などを示し，健康教育事業の予算化に結びつける役割をもつ．

b. 健康の回復のために

　診療所や病院の外来あるいは病棟で，外傷または疾病で治療をしている患者は，怪我や病気からの回復に向けて，情報や技術の指導を求めている．看護師は，外傷や疾病にともなう治療について，どのようなことを患者が理解していなければならないか，患者や家族の学習の準備状態は十分か，回復や生活への適応に必要な人的および物的資源はあるかなどをアセスメントし，効果的な指導計画を立て，その成果を評価する．たとえば，クラッチ歩行が必要な患者が，バランスのとり方とクラッチの使い方を理解し，安全に移動できる技術を習得する，大腿骨骨頭置換術を行った患者が，手術の内容を理解し，退院後の生活についてイメージし，留意点を認識できる，マイコプラズマ肺炎で自宅療養となった患児とその親が，病気と予後を理解し，不安を解消できるなどである．

c. 疾病あるいは障害をもちながらできるだけ健康に生活するために

　慢性の疾患あるいは不可逆的な障害をもちながら生活をする患者は，教育・相談を含む多くの支援を必要とする．たとえば，造設したストーマをケアしながら日常生活を送る，歩行機能を失ったまま生活をする，精神疾患を患いながら生活をする場合など，患者やその家族は，疾病や障害の理解，受容，適応の過程のさまざまな局面で，保健医療福祉関係者のチームワークや，身近な看護職者からの配慮のいきとどいた支援を必要とする．アルツハイマー型認知症の診断を受けた患者とその家族が主体的に病に向き合って生きていくためには，疾病をもって生きることの受容が重要である．患者にとってもっとも身近な支援者となる家族の疾病理解と受容は，医療者への問いかけ，医療者からの受容，医療者からのアドバイスなどの多くの協働作業を通してはじめて可能となる．

3 ● 患者教育のための諸概念

　看護職者が行う患者教育も健康教育も，ともに教授–学習過程をたどりながら進展する．ここでは，教授–学習過程を効果的に進めるための主な概念を理解しよう．

a．教授–学習過程

　知識や技術や考え方を教え授けることを教授といい，知識・技術・態度を習い学ぶことを学習という．**教授–学習過程**は，教えることと学ぶことが相互作用によって進む過程のことをいう．教授–学習過程は教育者の視点で論じられることが多かった．しかし，学習者に視点を移して**学習者中心**（learner-centered）に考える方向への転換がなされた．学習者の主体的な学びを重視し，それが可能となる教育方法や環境を創り出す力が教育者に強く求められるようになった．健康教育においては人々を中心にしたケア（people-centered care）の考え方，患者教育においても患者中心のケア（patient-centered care）の考え方にもとづいて患者教育を進めることが重要である．つまり，患者と協働しながら，患者の個別性を重視した教育を計画し実行することが求められる．

b．学習目標と学習行動の 3 つの領域

　学習目標は，学習の成果を行動で表現したものである．学習目標として表現される行動は，3 つの領域に分けて考えることができる．学習目標の表現に用いられる動詞の主なものを表Ⅱ-8 に示した．**認知面の学習**は，知識の獲得をめざす．**情意面の学習**は，価値観や態度を身につけることをめざす．**精神運動面の学習**は手技や動作ができるようになることをめざす．**学習**は経験による持続的な行動の変容である．したがって，実際の学習は 3 つの領域単独で成立するのではなく，必ず認知面の変化に情意が伴い，学習成果は行動として表出される．気管支喘息の発作に関する知識を自分のなかに取り込み，予防的に薬を使用できるようになる，インスリン注射の手順を覚え，清潔な操作を練習し，適切な量を間違いなく自己投与できるようになる．このように期待された行動を正しく表現できるようになったときに，学んだことが確認される．このとき，自分で自分の健康を管理できることの価値や自信，自律的な態度も同時に獲得している．学習したということは，知識や技術の獲得と，それに伴う世界観の変化の体験，つまり，認知面，情意面，および精神運動面の学習が一体となって進められ，結果として人間的成長に結びつく体験であると考えることができる．

c．学習促進に関連する要素

1）モチベーション

　学習は**モチベーション**（motivation）が重要である．“やる気”はより高い水準をめざしてやり遂げたいという達成動機である．モチベーションは，このやる気，動機づけを意味する．モチベーションは強い・弱いで形容される．モチベーションは，よい成績がもらえる，単位がもらえない，ほめられる，できないと思われるなどの外部からの刺激によって生じる**外発的動機づけ**と，学習者の内部に知りたい，できるようになりたいなど，学びたい欲求が発生する**内発的動機づけ**に分けて考えることができる．内発的動機づけが重要とされるが，一連の学習では，外発的動機づけがきっかけとなって内発的動機づけをもたらすこともある[1,2]．

　患者の学習への動機づけは，さまざまな要因により影響を受ける．たとえば，より健康

表 II-8 学習目標を表現する動詞

認知領域

知　識	選ぶ，定義する，同定する，命名する，列挙する，組み合わせる，概要を述べる，再現する，報告する，注意深く選ぶ，明言する
理　解	記述する，話し合う，見分ける，見積もる，説明する，一般化する，例を挙げる，位置づける，認識する，要約する
応　用	適用する，実演する，描く，実施する，解釈する，調整する，順番に並べる，修正する，解決する，使う
分　析	分析する，整理する，計算する，等級に分ける，比較する，結論づける，対比する，決断する，識別する，差異化する
総　合	分類する，結び合わせる，編集する，関係づける，デザインする，考案する，つくりだす，統合する，再編集する，まとめる
評　価	鑑定する，査定する，結論づける，批評する，討論する，弁護する，判断する，判決を下す

情意領域

受　容	受け入れる，認める，求める，気を配る，集中する，傾聴する，観察する，注目する
反　応	同意する，応える，従う，話し合う，意思表示する，参加する，思い起こす，関係づける，報告する，意欲をみせる，試す，言語化する
価値づけ	主張する，認める，試みる，選ぶ，完成する，反対する，従う，助ける，始める，加わる，申し込む，自主的に行う
価値の体系化	忠実に支持する，変える，合意する，協力する，防衛する，説明する，表現する，総合する，統合する，解決する
価値の特性化	主張する，専念する，差異化する，披露する，影響を与える，提案する，資格を与える，解決する，実証する

精神運動領域

認　知	気を配る，選ぶ，記述する，検出する，識別する，差異化する，同定する，切り離す，知覚する，関連づける，注意深く選択する，分離する
姿　勢	試みる，始める，開発する，披露する，位置につく，準備する，進める，到達する，応答する，示す
反　応	整列する，配置する，集める，取りつける，組み立てる，変える，選ぶ，きれいにする，編集する，完成する，構築する，実演する，差異化する，解体する，解剖する，調べる，見つける，つかむ，保つ，挿入する，持ち上げる，位置を確認する，維持する，手先で操作する，測る，混ぜる，開く，操作する，つくり上げる，演じる，注ぐ，実行する，組み立て直す，取り除く，修復する，取り替える，分離する，振る，吸い出す，裏返す，移す，歩く，洗う，拭く
調　節	適合させる，変える，変化する，転用する，正す，再整理する，再調整する，交換する，修正する，交替する，代用する，切り替える
組織化	整える，結合する，組み立てる，構築する，創造する，デザインする，交換する，リフォームする

［Gronlund NE：Starting Objectives for Classroom Instruction, 3rd ed, Macmillan, New York, 1985 より引用］

　　　　でありたいという内発的動機づけはもちろんのこと，学習自体がより安価で入手しやすく簡便なものであるかなどの経済的な要因，自分の病気が社会的にどのように受け入れられ支援が得られるかなどの社会的な要因，そして，病気の受容，不安，疾病に伴う罪悪感，自己否定的感情の正常さや異常さへの関心など自分と疾病との関係性にも影響を受ける．

　　　　モチベーションを高めるには，行動を変えることに向き合うための刺激が不可欠であ

る．面接によって患者への関心と受容を示し，患者自身が自己決定していると感じながら行動変容に向き合えるようにする方法として**動機づけ面接法**がある．このとき，学習者の主体性を支えるために，"尋ねる−話す−尋ねる*"を上手に活用し，指導者と学習者が話す機会を50%ずつにする．

健康行動を習慣化できるようになるまでやる気を維持していくことはたやすいことではない．検査結果や自覚症状の変化による効果の確認を患者とともに行い，肯定的なフィードバックを心がける．

2）学習レディネス

モチベーションと類似した考え方にレディネスすなわち準備性がある．学習の準備性を**学習レディネス**（learning readiness）という．学習レディネスは，ある学習課題の目標を達成できるための心身の準備状況が十分かどうかを示すものである．たとえば，子どもが学習する場合には，成長発達のレベルと成熟度，すでに獲得している能力とのギャップが問われる．少し背伸びする程度の学習内容がもっとも適切である．学習に先がけてどこまでできるかを査定し，ギャップが大きい場合には，準備が整っていないところを補うか，または，ある程度成熟するのを待つ必要がある[3]．

3）学習の強化

強化（reinforcement）とは，ある行動の発生頻度をその行動に随伴する刺激によって増加させることをいう．強化子（reinforcer）は，ある行動の発生頻度を増やすためにその行動に随伴して行う刺激のことである[4]．患者教育では，学習行動の直後に効果的なフィードバックを行うことが強化に当たり，患者のやる気を維持するための肯定的で支持的な表情と言葉によるはたらきかけを行い，学習プロセスや成果に関心を示す．行動全体を漠然とほめるのではなく，具体的にどこがよかったか，患者がどんな努力をしているか，つらさや見えない頑張りをよく観察して，心からほめることが重要である．

4）自己効力感

自己効力感とは，挑戦，努力，忍耐などが求められるさまざまな状況下で，ある行動変容を成し遂げられるという自分への期待感をいう．自己効力感はバンデューラ（Bandura, 1977）が行動変容の理論の統合に向けて提唱した社会学習理論に由来する概念perceived self-efficacyの訳語である[5]．人が困難な課題に果敢に取り組もうとするには，自分にはこの課題がやり遂げられるはずだという自信が欠かせない．人は見てまねて学び，ことばでわかりやすく説明されたときに納得して学び，情動をはたらかせて他者の心を理解しながら学ぶ．これらの学習様式で獲得できるのは，自分にもできる・わかるという認知的な自己効力感である．自己効力感は目標とした行動の達成，動機づけに重要な意味をもつ．自己効力感の概念を適用した"患者教育−4つのステップ"を考えてみよう．インスリン注射をマスターする小学生の場合は次のようになる．

---

* これは，「患者に問いかけ，患者が答え，それに反応してさらに患者に問いかける」方法である．この対話の目的は，患者がどうしたいか，どのように感じているかを理解することである．最初の問いかけが重要であり，「はい」や「いいえ」で応じる（closed question）のではなく，患者が自分の言葉を用いて答えを返せるようなopen-ended questionを発する．たとえば，「ご自分の健康についてどのように考えていらっしゃいますか」「どのようなご心配がおありですか」「これまで試されたことはどのようなことですか」「（私たちに）どんなお手伝いができますか」「この方法はいかがでしょうか」などである．

1. ことばによる説明と発揚（物品の説明，清潔な操作の意味，1つひとつのステップの説明とコーチング，できるという励まし）
2. 行動の習得（モデルとなる行為の観察から始め，グレープフルーツなどを用いて自己練習を重ねる）
3. 具体的行為の経験（実際に患児が自己注射を実施する）
4. 効果によるフィードバック（不安を除き，深呼吸などでリラックスさせる）

このように，看護師は**デモンストレーション**によって，わかりやすい説明とモデル行動を示しながら患者や家族に技術を伝え，次に，患者自身が行ってみる**リターン・デモンストレーション**によってやれるという自己効力感を得させ，退院してもできそうという実感をもてるように計画する．

5) アドヒアランスとコンコーダンス

アドヒアランス（adherence）は，処方や事前に決めた治療を患者自身がすすんで忠実に守ることをいう．コンプライアンス（compliance）は，他者からの処方あるいは確立している投薬計画（レジメン）によって事前に決められた目標に従い応じることである．今日では，保健医療従事者が治療を指図し，患者がこれに従うという含意のあるコンプライアンス，ノンコンプライアンスという表現は用いられなくなり，治療を患者とのパートナーシップによる協働ととらえる考え方のもとに，代替語としてアドヒアランスを用いるようになってきた．また，**コンコーダンス**（concordance）は，治療方針決定や処方の過程において，患者と治療者が合意を形成することである．コンコーダンスには，医療を受ける患者自身の意見を処方のプロセスや治療方針の決定に反映させ，ともに治療の責任を分け持とうという意味合いもある．しかし，医療者は専門職として責任ある治療方針の提示を行い，その実行可能性やQOLを考慮した実施形態と方法について話し合い，治療を真に効果のあるものとする考え方であるとの意味で用いられることが多い[6]．患者には自由意思による選択権がある．患者教育は患者と医療者の協働作業であり，一方的に力で服従を強いるものではない．患者教育の結果は，患者だけの責任ではなく，プロの力量，情報提供，患者との協働の結果であり，患者の健康問題を解決するために支援を惜しみなく続けることが看護師には求められる．米国のヘルスサービス改正委員会（2000）[7]は方針を次のように述べている．

患者は，自身の健康の維持や改善について先を見越して行動する責務がある．患者や家族は健康行動への適切な教育を受ける権利を有し，健康行動決定に参与するための知識を使う権利をもつ（したがって，これに必要な知識を与えるのは保健医療従事者の役割となる）．

保健医療従事者は，個々の患者に合った的確な知識や技術の伝達を行い，患者は主体的に健康行動の決定に参与し，行動変容に取り組む．看護職者は，専門職者としてのパワーがはたらきやすいことを認識し，医療を受けなければならない立場の弱い患者の自由を奪うことのないように十分留意して患者教育を行う．

6) ヘルス・ローカス・オブ・コントロール

アドヒアランスに関連する概念に**ヘルス・ローカス・オブ・コントロール**（health

locus of control：HLC）がある．ローカス・オブ・コントロールはロッター（Rotter, 1954）が開発した概念で，人が自分の人生をコントロールしている源をどうとらえているかについての信念をいう[8]．ウォールストン（Wallston & Wallston, 1976, 1978, 1981）は，この概念を保健行動に応用し，3つの側面からなるヘルス・ローカス・オブ・コントロールを提案した．

1. 自己の内部にコントロールの源をおく（internal HLC）
2. 力のある他者にコントロールの源をおく（powerful others HLC）
3. 偶然によってコントロールされるとする（chance HLC）

　健康を制御する源を自己に帰するか，力ある他者に帰するか，あるいは偶然に健康状態が支配されているととらえるかによって，自己の健康管理へのあり方が影響を受けると考えられる．喫煙や飲酒の習慣などの健康に逆行する行動は，外部にHLCをおく傾向と関連していることがわかっている[9]．したがって，健康状態には自分の主体的な予防行動が大きくかかわっているととらえられるように，ヘルス・ローカス・オブ・コントロールの傾向に患者やクライエントが自ら気づき行動変容につなげられるよう支援する．

7）ヘルス・リテラシー

　ヘルス・リテラシーとは，最適健康状態を維持するための健康関連情報を読んだり，解釈したり，理解する能力のことであり，教材や学習方法を考える場合に重要となる．看護職者は，患者やクライエントが学ぼうとする心身の健康状態に関する基本的知識をどの程度もっているかを会話や観察を通して査定する．十分な基礎知識がない場合は，適切な教材を選ぶことから始める．基礎知識をある程度もっている場合は，①自立して的確な保健学的・医学的情報を入手できるか，②その情報を正しく解釈できるか，③内容を十分に理解できるかを確認する．情報の的確性，正しい解釈，十分な理解について指導する必要があると判断した場合は，患者に合わせて必要な内容をプログラムし，適切な教材を提供し，学習の効果を具体的に確認して肯定的なフィードバックを行う．

　ヘルス・リテラシーは成長発達や学習歴による学習レディネスにも大きく関連している．複雑な図や表の理解，計算の理解，文章による説明の理解，病態生理の理解など，生活体験と学習体験に大きく左右される．ピアジェ（Piaget）の発達理論でいう具体的操作によってものごとを学ぶ幼児に，ひらがなだけのテキストでは十分ではなく，わかりやすい図の入った絵本，よくできた模型や実際の聴診器などをさわったり，いじったりしてしくみやはたらきを実感しながら学ぶ方法が適している．

4 ● 患者教育のプロセス

　患者教育のプロセスは，次の6つのステップを踏んで進展する．

1. 学習ニーズまたは学習レディネスのアセスメント
2. 学習ニーズの判断
3. 学習目標の設定
4. 教育計画の立案

5. 教育計画の実施
6. 患者教育の評価

このプロセスは，看護過程に対応させて理解することができる．

a. 学習ニーズまたは学習レディネスのアセスメント

患者はすでにどのようなことを知っているか，知識，技術，態度の側面から情報を収集する．収集した情報と，患者のこれからの生活を予測して，さらにどのような知識や技術が必要かを査定する．また，患者の病気や治療に対する考え方を知り，学習への準備状態を査定する．そして，学習資源としてどのような教材，人材が患者や家族に適しているか，それらが利用可能か，つまり入手できるかを見きわめる．一方で，退院を目標にしたモチベーションの高まりを活用する．クリティカルパスを描きながら，退院までの間の教育スケジュールを立て，患者の強みを生かした教育計画とする．

b. 学習ニーズの判断

患者の学習ニーズを現実的に表現し，それを患者や家族と共有する．必要があれば，患者や家族が主体的に取り組める学習項目のチェックリストなどを作成し，学習内容を明らかにする．

c. 学習目標の設定

学習目標は，目に見える具体的な表現にする．短い期間に段階的に区切り，いつまでにどこまで達成するか，たとえば歩行の距離や回数などの数値目標を具体的に定める．設定する目標は，患者の日常生活からかけ離れたものではなく，つながるものであることが重要であり，患者にとって途方もない無理をめざすものであってはならない．学習目標の表現にさいしては，認知面，情意面，精神運動面のどの領域のものであるかを認識して表現し，3つの面が相互に作用して行動の変容にいたることを意識する（**表Ⅱ-8**）．表現した目標のどれを優先するか，優先順位を決める．学習目標の設定は，患者や家族のやる気があってはじめて効果的に達成されるものであるので，設定自体を患者が主体的に行えるように配慮する．

d. 教育計画の立案

教育計画には，時系列に沿って，教育内容とねらい，教育方法，教材，教育時の留意点を盛り込み，教育の展開を一望できるように一覧表にする．学習方法や用いる教材は，患者の理解しやすいものであること，患者の退院後の生活につながるものであることが求められる．個別学習がよいか集団学習がよいか，講義と質疑（認知面を主とした学習）だけでよいかデモンストレーションとリターン・デモンストレーション（精神運動面を主とした学習）を行うべきか，体験談を話し合ったり聞いたりする（情意面を主とした学習）機会をもつかなど，目標を効果的に達成できる方法を工夫する．実際に準備が可能な学習方法や教材がみつかったら，患者と直接話し合って，方法を決定する．

e. 教育計画の実施

患者の心身の準備状況をアセスメントしてから教育計画を実施する．実施する場合は，患者が集中でき，安全に実施できる場所を設定する．また，プライバシーの保護が必要な場合には，個室を用意するなど配慮をする．同じ疾患をもった患者のグループで行う場合

には，重症度が高い患者の気持ちに配慮する．すべての教育機材をそろえ，下準備を周到にすませてから患者を学習の場にいざなう．実際には，病棟の状況，患者の体調，教育機材の調子など想定外の事態がありうるので，柔軟に対応する．1回の学習時間は患者の負担にならないように，また，集中力を考えてできるだけ短くする．患者に退院後の生活をイメージしてもらい，質問を促す．実際に実演し，練習して，仕上げに患者が実演するリターン・デモンストレーションを取り入れる．ポジティブなフィードバックを行いながら，患者のやる気を促進し，目標達成をめざす．

f．患者教育の評価

　設定日時までに目標とした行動ができるようになったか，患者とともに評価する．学習の効果として，設定した行動が観察されたか，数値目標を達成したかを確認する．知識に関する目標は，質問紙を活用する，あるいは，患者の説明を聞くなどにより確認する．技術については，手順を説明してもらう，あるいは，リターン・デモンストレーションを観察するなどにより確認する．態度の側面は，疾病の受け入れ，退院後の社会生活のための準備への取り組み，想定されるこれまでの生活との相違への現実的な認識を示す表現などから評価を行う．退院後に患者が自信をもって行動できるか，心配な点はないかなど，患者や家族に確認を行う．学習の効果が思わしくない場合は，学習が十分でないところとその原因を患者とともに明らかにする．看護師は患者のヘルス・リテラシーと学習レディネスを再査定し，モチベーションの強化をはかる．患者とともに，学習方法を選択し直し，計画を立て直して，次のステージの患者教育過程を進める．

　患者教育の過程は，**看護サマリー**に記録する．含める内容は，患者や家族の学習ニーズ，学習レディネス，患者教育の計画と実施した内容および方法と工夫，患者教育の効果とその評価，患者や家族の反応，フォローアップの必要な内容などを簡潔に記述する．

5 ● 患者教育の方法

a．個別指導と集団指導

　健康教育や患者教育の形式には個別指導と集団指導がある．一般に，健康教育は，同じ教育ニーズのある対象に集団で予防的指導を実施することが多いが，患者教育は，患者の退院後の生活や病状に合わせて，個別に指導することが多い．集団指導も個別指導もともに対象の学習レディネス，ヘルス・リテラシーを査定し，学習行動目標について互いに合意をし，学習行動の領域に合った教材を選び，効果的に行う．集団指導および個別指導の特徴，メリットおよびデメリットを**表II-9**にまとめた．

　集団指導は，学習者集団に対して教育者あるいは学習を促進するファシリテーターが1人という学習形態である．集団指導によって，疾病に関する価値やおかれた立場の多様性，**メンバーシップ**（仲間意識），**セルフヘルプ**（同じ疾患をもつ仲間が互いに助け合う）力などを学ぶことができる．将来同様のリスクをもつ集団に効率よく予防的に教育効果を発揮するには集団指導が適している．

　一方，**個別指導**は，学習者と教育者が1対1という学習形態である．個別指導では，教育者との信頼関係を結びやすく，患者が他の患者と重症度や病気の予後などを比べることもなく，個別の具体的な指導を受けられる．複合した疾患や，発生頻度の高くない疾患，

第Ⅱ章　看護ケアのプロセスにかかわる看護技術

表Ⅱ-9　集団指導と個別指導

	集団指導	個別指導
特　徴	・競争相手がある ・協調できる仲間がいる ・教育者 対 集団のなかの個人 ・一律一斉の学習プログラム ・情意面の学習では多様な価値観を経験できる	・競争相手がない ・協調する仲間がいない ・教育者と1対1の関係 ・個別に特化した学習プログラム ・情意面の学習では教育者の価値観に直接影響される
メリット	・他者と比較してやる気が起きる ・協調して健康を実現しようとするモチベーションがはたらく ・孤立感が取り除かれる ・自分でやろうとする自律心が養われる ・できる場合は自己効力感が強まる ・費用対効果が高い	・個別性に合わせた学習ができる ・質問が自由にできる ・教育者との親密感が強まりやすい ・教育者との信頼感が強まりやすい
デメリット	・他者と比較してやる気が失せる ・質問しにくい ・できないと自己効力感が低下する ・集団のなかに個人の存在が埋もれてしまう	・孤立感がある ・学習内容に妥協が生まれやすい ・教育者と合わない場合ストレスが強くなる ・費用対効果が低い

特殊な事情により治療が大きく影響されるような患者の場合は，個別指導が適している．

b.　学習方法と資源

　患者教育における学習方法は，学習の手段であり，学習効果に影響を与えるものであり，学習施設・設備，教材の質，種類の豊富さなど人的および物的学習資源に基づくものである．学習の方法は，学習ニーズと学習者のヘルス・リテラシーに合わせて，学習者と教育者が話し合って決定する．学習方法には，すでに述べた個別指導と集団指導の枠組みのほかに，学習者-教育者間または学習者間の相互作用の枠組み，学習目標の領域による枠組みが考えられる．患者教育に用いる主な学習方法と資源を**表Ⅱ-10**に示す．

　学習資源には，パンフレット，ブックレット，闘病記などの記録物，視聴覚教材やインターネット配信による静止画または動画教材，さらに，手で触れ，試すことのできるモデル教材，疑似体験のできるシミュレーターなどのほか，模擬患者・実際の患者・保健医療従事者などの人的教育資源などがある．

　看護職者は，患者とともに学習ニーズを明確にし，必要な知識・技術・態度を効果的に学ぶために，患者の学ぶ力と病状に合った学習方法と資源を準備する．

c.　ペダゴジーとアンドラゴジー

　ノウルズ（Knowles, 1980）は，子どもを対象とした教育学ペダゴジー（pedagogy）に対して，成人教育学をアンドラゴジー（andragogy）ということばで表現した[10]．現実的には，ペダゴジーとアンドラゴジーは二分したものではなく，ペダゴジーの要素の強い教育からアンドラゴジーの要素の強い教育までのひとつのスペクトルの両端をイメージすべきであり，実際の教育はそのどこかに位置するととらえられるが，対比して考えるとわかりやすい．

　ペダゴジー的な教育では，経験を重視せず，成熟度を年齢で区切って学習レディネスを一律に設定し，未来の生活に役立てる目的で学習する．学習計画は教育者が作成し，教師主導でいっせいに教育されることが多い．一方，アンドラゴジー的な教育では，学習者の

表Ⅱ-10　学習方法と資源

		特徴と留意点
学習方法	講義	・まとまった知識の提供，個別あるいは集団学習 ・質疑などを取り入れ，コミュニケーションをはかる
	討議	・焦点化した議題，情報交換，集団学習 ・多様な考え方を認め合う，看護師は学習促進者の役割をとる
	デモンストレーション	・手技の習得，観察学習，個別あるいは集団学習 ・ゆっくりと実技を行う，やる気を育てる肯定的フィードバックを行う
	ロールプレイング	・感情のコントロールの学習，感情の整理，効果的なコミュニケーションの学習 ・十分な話し合い，小児では人形を用い感情を投影させる
学習資源	パンフレット	・作成者（公的機関，医薬品・医療機材の会社，病院，医療職，患者，患者家族など），個別あるいは集団学習 ・患者の個別性を補う
	視聴覚教材	・繰り返し自分のペースで学べる，個別学習（集団学習も） ・疑問や不安に対応する，患者の個別性を補う
	インターネット情報	・グローバルで豊富な学習資源，個別学習 ・情報の信頼性に注意を促す，情報提供の目的（たとえば販売促進）を見極める，疑問や不安に対応する，患者の個別性を補う
	モデル教材	・モデル人形または人間での学習，個別学習または集団学習 ・できたという感覚を得るのが目的であるのではじめから完璧を求めない ・改善ポイントを明確にして練習する

経験を貴重な資源として重視する．学習者には社会的な役割による動機づけがあり，課題意識をもって学習に取り組む姿勢があり，学習レディネスは整っている．学習をすぐに社会で役立てることを目的としており，学習計画に主体的に参画し，自己主導で積極的に学び，学習者間の多様な価値を相互に作用させながら学ぶ．成人には，自分の学習に影響を与える生活状況があり，社会的背景と担うべき個人的な責任がある．また，成人は好みの学習スタイルをもっているといわれる．

　アンドラゴジーの発想は成人の教育のみに適用されるのではなく，子どもの教育においても，一人ひとりの経験と能力を重視する学習者主体の学び方を工夫することの重要性を示唆するものである．個人の生活経験を基盤とし，個人の価値観や主体性を大切にする健康教育や患者教育には，アンドラゴジーに基づく教育が基本となる．

　さらに，高齢社会が進展し，保健医療福祉サービス需要の増加とともに，理解に基づいた意思決定や療養にともなう行動変容を高齢者に求める機会が増えている．これをどのように支援するかが問われる時代となり，高齢者への教育学を意味することばとしてジェラゴジー（ジェロゴジー，エルダゴジー）などのことばが文献などでよく用いられるようになっている．

6 ● 患者教育と倫理的配慮

　教育は，教育者が価値ありと考える情報，技術，態度の伝播活動としての側面をもって

いる．意図的であるとなしとにかかわらず，保健医療専門職者というパワーをもって何らかのメッセージを伝えていることになる．バスタブル（Bastable, 2003）が記述している**ナース・エデュケーター**の心得を参考に，患者教育における倫理的配慮を次にあげよう．

患者教育における倫理的配慮
- 患者または家族を指導するときには，意図的に価値づけることのないようにニュートラルな言葉づかいをする（たとえば，男尊女卑となるような言い方をしない）．
- ヘルスケア専門職が立証しているバイアスを取り挙げているか（たとえば，人の属性にともなうデータについて，反論がある場合それを無視しない．すなわち，偏見やステレオタイプな見方を再生産あるいは伝播しない）．

コラム　ペダゴジー，アンドラゴジー，ジェラゴジー

　教育学は英語でペダゴジーということばが古くから用いられてきた．このことばは，狭義では幼児教育学を意味するため，成人に対する教育学を意味するアンドラゴジーがラテン語をもとに造られた．生涯学習というあり方が求められ，経験を活かしながら学ぶことを重視するアンドラゴジーの概念が教育に活かされるようになった．アンドラゴジーでは，学習者は自ら学習ニーズをもち，学んだことを即刻実社会で活かしたいという具体的な目的をもつ自律的な存在であるととらえる．さらに，高齢の成人には高齢者教育学を意味することばとして，ジェラゴジー，ジェロゴジー，エルダゴジーが用いられるようになり，配慮や思いやりの必要性が認識されるようになった．たとえば，人によっては，長時間の一方的な説明や機械的で型どおりの学習方法は適切とはいえず，多様多彩な工夫が必要とされる．また，学習の時間を十分にとり，慣れるまであるいは満足するまで何度も繰り返せるようにする必要がある．高齢者教育学による学習支援を表にまとめた．高齢者としているが，年齢に限らず，確実に重要なことがらを伝えたい場合の要点であると考えることもできる．

高齢者教育学による学習支援

動機づけ	楽しい，興味深い，知りたい，会話をしたい気持ちを利用する
学習目標	学ぶ内容を焦点化し，余計なものを入れない
学習方法	学習者の豊富な経験を活かす
学習促進	温かく，肯定的な言葉をかけ，励ます
学習教材	大きな活字で読みやすく，肝心な情報にしぼる

　教育者は，学習者が達成すべき目標を設定し，学習の動機づけを行い，目標達成への道筋を示し，目標達成を促し，達成度を評価する役割を学習者のニーズに応じて担う．学習者個々の身体的，心理的，社会的発達の特徴，主体性，自律度，学習ニーズに応じた学習方法や学習教材の工夫によって，学習成果を高めることができる．

　ペダゴジー，アンドラゴジー，ジェラゴジーの概念は，機械的に学習者を発達年齢に区分して教育することを推奨するものではなく，学習者の特性に合わせた学習支援をどのように計画し実施するかを考えるための基盤となるものであり，理論化の根底にあるのは学習者を中心に据えた実践的教育学であるといえるだろう．

- ステレオタイプな用語あるいは表現を教材に使用していないか（たとえば，○○被害者ということばよりは，○○にかかっている人という言い方をする）．
- 性別，社会的背景，年齢あるいは文化に関係なく，クライエントから平等に情報を得ているか．
- クライエントに公平で，一人ひとりを尊重し，尊厳を認めているか．
- 外見で人を判断し，思い込みで教育内容の質を下げるなどしていないか．
- 適切な健康教育を行うためのアセスメントを機械的に行っていないか（個々人のストーリーに耳をすませよう）．
- 多様な価値観を認め合う社会のなかで，クライエントが所属する集団や地域の伝統や文化について，感受性豊かなケアを行うために，十分な知識をもっているか，あるいは偏見をもたずに理解しようとしているか．

このほかにも，たとえば，自助グループ（セルフヘルプ・グループ）などで，他の患者への教材としてある患者の例を用いる場合などにも，例となる患者の個人情報や情報開示に十分に配慮する必要がある．また，学ぶ患者は一人ひとりが個別的な存在であり，たとえ同じ病名であっても，まったく同じではないことに十分配慮しながら指導を行わなければならない．

B. 看護職による相談

看護職による相談機能を理解するために，まず一般的なコンサルテーションについて，理解しよう．専門職者が行う相談はコンサルテーションに相当する．コンサルテーションとは，アドバイスを行うことであり，クライエントのニーズに応じて行う課題志向的なプロセスであり，支援である．コンサルテーションには，次の分類がある．

a. コンサルタントの立場による分類

①**機関内コンサルタント**：コンサルタントが所属する機関の内部の課題解決に向けて取り組む場合．

②**機関外コンサルタント**：コンサルタントが所属しない外部機関の課題解決に向けて取り組む場合．

b. コンサルテーションの内容による分類

①**プロセス・コンサルテーション**：来談者(コンサルティ)を含む来談者側の構成メンバーと綿密な連携をとりながら，問題の明確化，問題解決方策の洗い出し，最善の解決策の選択と解決策の実施の過程における道案内と相談を行う場合をいう．構成メンバーが全過程の肝要な部分を握りながら問題を処理するのであるが，そのための方略や解決策をコンサルタントが専門的にアドバイスをし，その場で決定していく．コンサルタントは，計画を立てるプロセスの枠組みを提示し，計画立案が滞りなくできるように援護する．計画立案のプロセスで運転席に座るのは構成メンバーであり，コンサルタントはこのプロセスをエスコートする．

②**コンテント・コンサルテーション（エキスパート・コンサルテーション）**：知識そのもの，カスタマイズされた情報，特殊な専門技術を駆使し，当事者が問題に取り組むのを援助する．問題が明確で，その問題を解決するためにはどのような内容の情報・技術・

仕組み改善などが必要かを十分にアセスメントしたうえで，専門的な内容を投入できればかなりの効果が期待される．

看護職者が行う**看護コンサルテーション**では，個人や集団の健康に関する現実/潜在的問題，あるいはヘルスケア提供上の問題を解決するために，当事者とともに取り組む[11]．わが国では，相談が，認定看護師と専門看護師の役割のひとつと明記されている．海外においては，専門看護師などのほかに，看護コンサルタントとして独立で，または他の専門職者と共同で開業している場合も見受けられる．

ここでは，看護コンサルテーションの考え方をもとに，看護職者が患者やその家族，介護者に対して行う相談業務について概説する．

看護職者の行う相談は，来談者の依頼を受けることによって始まる．これに対し，看護職者の行う教育は，学習者から教育の依頼があるとは限らず，学習ニーズをアセスメントすることから始まる．したがって，相談では，来談者が相談したい意図をもって，あるいは照会状をもって看護職者のところに現れる．しかし，相談したい意図はあるものの，相談したいことが明確であるとは限らない．そこで，来談者がどのようなことで来談したのか，来談のきっかけをたずねることから相談は始まる．相談は次のような内容を含む．①相談依頼，②相談動機の確認，③相談内容の明確化，④相談契約の成立，⑤相談内容への対応（協働による計画立案とその実施），⑥問題解決の確認，⑦相談過程の評価，⑧相談の終了．相談内容に対応した後，問題の解決に時間が必要であれば，相談を継続する．相談契約を交わす形式をふまない場合もあるが，相談にはこれらの内容がなんらかの形で含まれている．

1）看護職者の相談者役割

看護師がコンサルタントとなる場合，次の役割が発生する．①来談者（コンサルティ）が相談内容を明確にすることを助ける，②相談したいことを傾聴する，③相談に看護の知識および技能をもって確実に応える，④相談に対する解決策の選択肢を提示する，⑤来談者の選択を助ける，⑥来談者の問題解決をともに確認する，⑦相談過程と結果を評価する．このほか，必要に応じて，来談者に有用な資源すなわち保健医療情報の入手先や他の保健医療従事者への照会を行う．

看護職者への相談の意義は，たとえば，自分の病気や治療の理解の正しさを確認する，保健医療に関する知識を補ってもらって理解を深める，医師の指示を具体的に生活の場でどのように実施できるかともに考え，工夫などを教えてもらう，医師からの説明を振り返り，理解できなかったことを確認し，自分の気持ちや考えを整理する，そうしたところにある．このように，看護職者への相談には，知識および技能的コツの伝授など実質的な問題を解決する意義と，相談する（聴いてもらい，承認や安心を得る）という行為自体の意義という2つの側面があると考えられる．後者は保健医療従事者との距離を縮めるという意味合いももつ．

2）相談過程

相談の過程は，アセスメント（問題の明確化と相談契約の成立），問題解決策の提言と同意，問題解決策の実施，形成評価と総括評価，相談の終結である[12]．

（1）アセスメント（問題の明確化と相談契約の成立）

相談動機の確認と相談内容の明確化を経て，相談契約の成立までが看護過程のアセスメントに対応する過程である．相談したいこと，相談にのれることが合致してはじめて相談が具体的に始まる．しかし，このアセスメントの過程そのものが相談目的であることもある．すなわち，来談者が自分の考えや感情を整理するための助けを必要としていた場合である．このような場合には，来談者の話を聴きながら，理解するための客観的視点を効果的に投入することで，来談者は自分のおかれている状況の整理ができ，問題の核心に気づき，自分で対処していく方向性を見いだすことができる．

（2）問題解決策の提言と同意

アセスメント過程を経て明確になった問題を解決するために，解決策を提言する．解決策に同意が得られれば，解決策を実施する．

（3）問題解決策の実施

具体的な解決策のひとつは，看護職者がもつ専門的な知識や技術を来談者に提供することである．効果的な知識や技術を直接伝えることで問題が解決する場合と，来談者がそれらを活用して，実際に問題が解決できることを確認する必要がある場合とがある．後者の場合の例として，食事療法で，野菜・汁物を食事の前にとり，満足感とカロリー制限の両方を満たす工夫の提言については，実際にその効果を実生活で試さなければならない．また，乳がんの手術について医師が説明した治療法から1つを選ぶように迫られている場合には，それぞれの治療法の長所・短所などの情報を提示し，来談者が自分の優先事項および病状を勘案したうえで納得のいく決断を下せるように助ける．

（4）評価，相談の終結

評価のプロセスは，問題解決策の実施に並行して進行する．実施の段階で問題解決が確実になされるように，要所での評価（形成評価）を行い，解決法の修正を早期に行う．相談内容に応じた結果，最終的に問題が解決したことを確認する．問題が解決しない場合には，再査定を行って，さらなる情報提供や他部門への照会などの解決策の変更が必要になる．問題が解決したあとは，一連の相談過程を評価し，相談の終了となる．相談過程全体の評価は，来談者へのインタビューあるいは質問票によって行う．

以上のように，患者やその家族，介護者を対象とする看護コンサルテーションの目指すゴールは，コンサルテーションが終了してコンサルタントが撤退した後においても，問題が解決された状態を来談者が自律して維持できるようにすることである．

1 ● 教育・相談の実際

a. 専門看護師による相談

日本では，複雑で高度な医療が行われる状況において，認定看護師や専門看護師が担う役割がある．**認定看護師**は特定の看護分野において看護者へのコンサルテーションを行う．**専門看護師**は専門分野において看護職を含むケア提供者に対してコンサルテーションを行う．専門看護師へのコンサルテーションの依頼は，看護管理者，看護スタッフ，他の医療専門職者，患者や患者家族，組織などから舞い込むことが少なくない．

72　第Ⅱ章　看護ケアのプロセスにかかわる看護技術

　ここでは，問題を抱える組織からの依頼で専門看護師がコンサルタントとして外部から
参入する場合を考えてみよう．

> **コンサルテーション・プロセス**
> 看護コンサルテーションは次のような過程をたどる（Norwood, 2003[11]）.
> 1. 参入許可：情況調査，契約締結
> 2. 問題の確定：アセスメントによる問題の明確化，所見の提示
> 3. アクション・プランニング：ゴールの設定，介入の選択，アクションプランの展開，履行の促進
> 4. 評価：プラン進行中の要所における形成評価，総括評価，プロセスと結果の報告
> 5. 撤退：改善状態維持のレディネスを判断する，撤退の精神力動面のケアと管理，解約（コンサルタントが撤退することによる当事者間の精神力動的な変化を予測し，自律を引き出しながら撤退していく）
> 6. 終了後フォローアップ

　コンサルテーション・プロセスをたどりながら，まず，問題の明確化を行う．この過程
で人的資源をある程度把握し，問題解決の方策を病棟スタッフと共同で作成する．アクシ
ョンプラン作成と実施の段階では，グループが問題解決を推進できるように，必要時チー
ム行動形成の方法やチーム行動を促進する方法，チームワークを阻害する有害な相互作用
を中和する方法を提案し，実行する．また，実際的な知識やケア技術などを自ら直接指導
または外部資源の活用により実施し，チーム全体の知識・技術の水準を向上させる．撤退
準備期には，管理部による支援体制を整備する．この過程で精神力動面のケアと管理を行
って，コンサルタントの撤退後にグループが改善前の状態に戻ってしまわないように，相
談過程の当初から配慮し，チームの変革を計画することが重要となる．このように，プロ
セス・コンサルテーションとコンテント・コンサルテーションを駆使し，チームで効率よ
く患者へのよりよいケアを提供できるように，専門的立場で機能する．

b. 退院に向けた教育・指導

　人口構造の変化や医療技術の進歩等による医療需要と医療供給への影響により，高度な
医療を必要としたまま退院を余儀なくされる場合が増え，家族介護者への負担が増加して
いる．再入院のリスクなどをまねかないためには，退院に向けた教育・指導の質がきわめ
て重要である．入院期間が短く，クリティカルパスが明瞭な場合は，退院に向けた支援は
入院と同時に開始される．退院までに行われる必要最低限の教育・指導内容は，次の外来
までに自分で管理しなければならない治療についての情報の理解に関することである．た
とえば，術創などのケア方法と日常生活行動における留意事項や即刻専門家に連絡すべき
症状などの理解を目標とする．

　入院が長引く場合には，できるだけ早期に家族とともに活動的に退院プランに取り組む
ことが必要となる．退院に向けた教育・指導は，入院中と退院後のギャップによる患者や
家族介護者への負担を軽減し，再入院のリスクを低減する．療養生活上の患者の必要性と
こうしたい，こうありたいという期待との調整を行うために，専門職間協働が不可欠で
あり有効である．あいまいなやりとりを避け，行動に結びつく明確な話し合いを行い，報
告・連絡・相談により，確実にものごとを進める．退院に向けて次の内容のアセスメント

を家族介護者とともに実施し，目標を設定する．

- ・服薬などの治療の内容，方法，留意事項の理解は十分か．家族で管理できることを目指す．専門家に緊急に連絡すべきことについて理解しているか，連絡方法を知っているかを確認する．
- ・医療機器を使用する場合の目的，方法，留意事項の理解は十分か．家族で管理できることを目指す．服薬などと同様，専門家に緊急に連絡すべきことなどの理解を確認する．
- ・1日，1週間，1ヵ月単位での療養生活を具体的に想定し，個々の家族が必要としていることは何か，それに合う資源は何かを明らかにし，具体的に資源の入手方法がわかることを目指す．
- ・地域の**保健医療福祉サービス**，**サポートグループ**などによって退院後のサポートを継続できることを確認する．

退院に向けた教育・指導・調整のプロセスで重要なことは，家族が退院に向けて前向きに進めるように的確な情報を伝え啓発すること，家族とスタッフ間で曖昧なやりとりをせず，具体性のある効果的な話し合いをすること，そして，専門職者間で退院がうまくいくように話し合うことである．また，十分な理解が必要な重要な情報や複雑な情報は，文字や図解によるものを準備し，実際に行動できる水準まで達しているかを確認する．そして，家族の健康を維持し，ケアの質を保つために，強い疲労を覚える前に計画的にレスパイトサービス（家族負担軽減のための休息サービス）を利用するように伝え，家族自ら連絡をとれるよう，利用方法をともに確認する．

●引用文献

1) 市川伸一：学習と教育の心理学，1-34頁，岩波書店，2010
2) 村田陽子：ナースのための患者教育―選ばれる看護師になるために，33-38頁，日経BP社，2002
3) 藤岡完治ほか：学ぶこと教えること―学校教育の心理学（鹿毛雅治，奈須正裕編），76-78頁，金子書房，2006
4) 小野浩一：行動の基礎―豊かな人間理解のために，114-121頁，培風館，2009
5) 山内光哉，春木　豊：グラフィック学習心理学―行動と認知，144-147頁，サイエンス社，2009
6) Aronson JK：Compliance, concordance, adherence. British Journal of Clinical Pharmacology **63**(4)：383-384, 2007
7) Revision Committee Indian Health Service：Process Development Patient, Family, and Care giver Education：Policy and Procedures for Hospitals, Clinics and Communities. p.14-17, 2000
8) Whitman NI, Graham BA, Gleit CJ et al：ナースのための患者教育と健康教育（安酸史子監訳），143-148頁，医学書院，2004
9) Kuwahara A, Nishino Y, Ohkubo T et al：Reliability and Validity of the Multidimensional Health Locus of Control Scale in Japan: Relationship with Demographic Factors and Health-Related Behavior, Tohoku J Exp Med **203**：37-45, 2004
10) Knowles MS：成人教育の現代的実践―ペダゴジーからアンドラゴジーへ（堀　薫夫，三輪健二監訳），33-67頁，鳳書房，2002
11) Norwood SL：Nursing Consultation：A Framework for Working with Communities, 2nd ed, p.3, Prentice Hall, New Jersey, 2003
12) 前掲10), p.27-42

74　第II章　看護ケアのプロセスにかかわる看護技術

> ### 学習課題
>
> 1. 看護職による教育・相談の役割と意義を説明してみよう
> 2. 看護職による教育・相談の過程を説明してみよう
> 3. 看護職による効果的な教育・相談のためのアセスメントの要点を説明してみよう
> 4. 看護職による効果的な教育・相談のための計画を立ててみよう
> 5. 看護職による効果的な教育・相談の計画を実施してみよう
> 6. 看護職による教育・相談の結果を評価し，さらなる計画を立ててみよう

第 III 章

看護実践に統合される基本的看護技術

学習目標

1. 医療・看護における「安全」の意義と,「安全」を確保するための基本となる看護技術について学ぶ
2. 対象となる人の健康状態を系統的に情報収集して,査定するための基本となる看護技術について学ぶ
3. 治療・検査にかかわる看護職者の役割を理解し,基本となる看護技術について学ぶ

76　第Ⅲ章　看護実践に統合される基本的看護技術

1 安　全

この節で学ぶこと

1. 医療・看護における安全の意義について理解する
2. 医療・看護実践場面において安全を脅かす因子について理解する
3. 医療事故の発生を予防するためのアセスメント内容と方法について理解する
4. 医療事故の発生を予防するための対策について理解する

A．基礎知識

1 ● 医療・看護における安全の意義

　安全（safety）とは危険がないことであり，医療・看護の観点からいえば，患者の生命を脅かしたり，身体・心理的にエネルギーを消耗するような状態にしないことである．安全は安楽や自立と並んで，看護が本質的に目指すものである．

　人は健康な状態であれば，自分の安全を自分で守ることのできる存在である．しかしいったん病気になって治療が開始されると，自分で安全を確保するのは困難であり，多くの医療者に頼らざるをえなくなる．治療や処置は，健康回復のためには必要不可欠であるが，一方ではわずかな誤りが患者の命を奪うような危険をはらんでいる．そこで看護は，患者個々の身体・心理的特徴および患者のおかれている環境を総合的にとらえ，安全を守るための援助を行う．患者にとって安全が守られるということは，身体・心理的な安楽や安心がもたらされるだけでなく，医療者を信頼して治療に取り組むことにもつながり，順調な回復を促す．

　医療者は患者の安全を守ることを責務とし，常日ごろから安全を脅かす要因や，その要因を排除する方法についての知識・技術を獲得するよう努めている．しかし1999年1月に横浜市立大学附属病院で発生した患者取り違え事故*にみるように，いくら安全に努めても，医療事故が発生する根底にはいくつかの**ヒューマンエラー**や**ルール違反**が混在していることが多い．ヒューマンエラーとは，人が故意ではなく犯してしまう失敗のことであり，ルール違反とは，規定された事項から故意に逸脱することである．つまり医療者は，「過失であれ故意であれ人間は誤りを犯すものである」ということを十分に認識して行動することが重要である．

　厚生労働省は相次ぐ医療事故を組織の問題としてとらえ，2000年以降**医療安全対策**を国家的な政策課題として取り組んできた．その結果，現在ではほとんどの病院において医療安全管理の仕組みが整っている．病院において医療安全に関する最高の権限をもつのは医療安全管理部門である．この部門に所属する管理者は専従であることが求められ，医療安全管理委員会と連携して院内の医療安全に関する状況把握と分析を行う．その結果に基

---

* 肺疾患と心臓疾患の男性患者を取り違えて，それぞれ必要のない手術をし，手術が終わるまで間違いに気づかなかったという医療事故．

表Ⅲ-1　医療における危険要因

種　類	要　因	内　容
医療側要因	医療従事者	人間のエラー特性 知識・技術・経験の不足 医療従事者間のコミュニケーションの悪さ
	薬　剤	薬剤そのものの薬理作用・危険性，相互作用 薬剤の名称，アンプルやバイアルの外形の類似性などのデザイン上の問題
	医療機器・器具，設備などのハードウエア	機械自体の特性に基づく危険 機器・器具のデザイン，操作設計上の問題 メンテナンスの不良
	ソフトウエア	診療，看護，事務手順やルールおよび情報伝達上の問題
	環　境	作業環境，職場の物理的環境，療養環境の問題
	管理・組織	人事管理，労働管理（勤務体制など），機器購入や物品管理，その他病院管理上の問題 院内教育・研修制度の問題 組織風土・文化，その他
	組織レベル以上	地域医療の連携，医療制度，卒前教育のあり方の問題
状況要因	医療側の状況	急変や重症患者への対応，多忙などによる時間切迫や過緊張状態，同時業務の発生，業務途中の中断 業務体制の替わり目など手薄な状況
	患者側の状況	排泄行動における生理的切迫状況など
患者側要因	患者特性	身体・精神的要因（年齢，疾病，障害，素因） コミュニケーション能力，性格，心理的要因
	服用薬剤	副作用，コンプライアンスの悪さ

［川村治子：医療安全（系統看護学講座別巻16），p.13，表1-2，医学書院，2005より引用］

づいて医療安全確保のための業務改善等を継続的に行う．また医療安全確保のための職員研修を計画的に実施し，必要に応じて各部門における医療安全管理の担当者への支援を実施する．

2 ● 医療・看護における危険要因

　看護がかかわる医療事故は，医療行為に関連する事故と日常生活援助に関連する事故に分類される．医療行為に関連する事故には，放射線被曝や薬物治療にかかわる事故，輸血事故，経管栄養にかかわる事故，チューブ管理にかかわる事故，針刺し事故のような医療機器誤操作による事故などがある．一方，日常生活援助に関連する事故には，転倒・転落事故，食事援助中の誤嚥・窒息，入浴中の事故，罨法による熱傷・凍傷，身体拘束中の事故などがある．このように医療事故の内容を挙げてみると，看護実践の場は常に危険と隣り合わせといっても過言ではない．どのような人であっても常に緊張感をもって注意力を維持することには限界があるが，看護師の場合，不注意が直接・間接的に医療事故につながるのである．

　危険を回避するためには，安全確保のための原則を遵守する必要がある．たとえば放射線被曝を避けるためには，「時間（放射線を受ける時間を短くする）」「距離（放射線量は

距離の2乗に反比例するため，線源から距離をおく）」「遮へい（線源と看護者の間に鉛などの放射線を遮るものを置く）」といった放射線防護の3原則を厳守する．薬物治療にかかわる事故を避けるためには，6Rの確認（正しい患者，正しい薬剤，正しい目的，正しい用量，正しい用法，正しい時間であるか確認する）を，①薬剤を手にするとき，②薬剤を容器から取り出すとき，③薬剤を患者に投与するときの3時点で行うという原則がある．またどのようなところに危険要因が潜んでいるかを知り，臨床のさまざまな場面において注意力を高め，危険を回避することが重要である．

a. 医療における危険要因（表Ⅲ-1）

川村は，医療における危険要因を医療側要因，患者側要因，状況要因の3つに分類している[1]．医療側要因とは，医療従事者を含む診療・看護の提供システムに存在するあらゆる危険因子であり，ヒューマンエラー，薬剤の薬理作用，機器・器具のデザイン，診療・看護・事務手順やルール，作業環境，病院管理上の問題，組織風土など幅広い内容を含む．また患者側要因は，患者の身体・精神的な特性やコミュニケーション能力，服用している薬剤による副作用などを含む．状況要因は，医療者側要因，患者側要因の危険要因を増幅させるもので，患者の急変，多忙などの緊迫した状況，勤務体制の替わり目，患者の生理的切迫状況などを含む．

b. エラーを起こしやすい人間の特性

自分の能力を過信せず，「人は間違えるものである」ということを認識して仕事をすることは，医療事故予防の手助けになる．人間がどのような場面でエラーを生じやすいかを知っておくと，そのような状況が生じたときに意識して事故防止に努めることができるであろう．

河野は，エラーを起こしやすい人間の特性を生理学的特性，認知的特性，社会心理学的特性の3つに分類している[2]．

エラーを起こしやすい人間の特性

1. 生理学的特性
- 眠気による注意力の低下
- 加齢による身体機能の低下
- 疲労（顕在的なもの，潜在的なもの）

2. 認知的特性
- 視覚・聴覚などの誤った認知
- 楽観的な解釈
- 都合のよい解釈
- 忘却，記憶違い
- とっさに過去の記憶が想起される
- とっさに思い出せない
- 新しい手順を覚えてもとっさのときに古い手順が出る
- 関心がなくなると注意を集中できない
- 注意の集中の低下・限界

3. 社会心理学的特性
- 権威をもった人に逆らえない
- 周囲の意見に同調する
- 誰かがやるだろうと思い手を抜く
- 自分の判断を正しいと思い込む
- 集団になると危険な判断をする

[河野龍太郎：医療におけるヒューマンエラー，p.34-45，医学書院，2004を参考に作成]

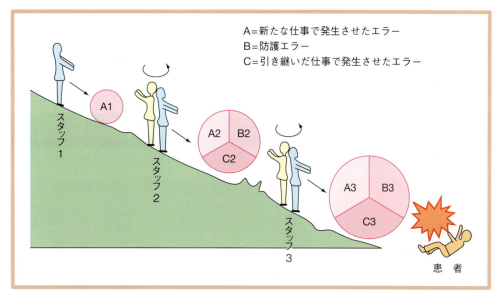

図Ⅲ-1　医療組織の事故とエラーの連鎖（スノーボール・モデル）
［山内桂子，山内隆久：医療事故，p.103，朝日新聞社，2000より引用］

c．チーム医療の落とし穴

　医療はチームで行うものであり，チームメンバー間で的確な情報伝達が行われるということ，そしてチームメンバー間で互いに安全確認を行う（エラーがないか確認する）ということは，事故防止の必須条件である．しかし正しい情報伝達や互いの安全確認が行われなかったことによる事故は，あとを絶たないのが現状である．

　山内は，医療組織における事故発生のメカニズムについて，スノーボール・モデルにより説明している[3]（**図Ⅲ-1**）．このモデルによると，スタッフ1が犯したエラー（A1）は，スタッフ2によって発見されれば危険が防護されるが，発見されず防護されなかった場合はさらにエラー（B2）が加わり，危険がさらに大きくなっていく（A2＋B2＋C2）．エラーを発見しづらい理由としては，医療組織に危険の発見を専門としたスタッフがおらず，各スタッフが，自分の仕事をしながら，他のスタッフの犯したエラーを発見しなければならない状況にあるためであると指摘している．

　また，エラーを防護できない理由としては，医療者間のコミュニケーションエラーが生じていることが大きな原因と考えられ，このモデルのなかでは斜面のでこぼこを「コミュニケーションの困難さ」として表現している．厚生労働省の報告によると，医療者間のコミュニケーションエラーは，手書きの指示の記載の誤り，誤読，事故防止対策として行われている確認作業が効果的に行われていないことなどにより生じている[4]．また適切な情報の伝達を阻害する要因として，医療者の配置転換，交代勤務の引き継ぎ，責任所在の不明確さなどが指摘されている．

B．看護実践の展開

　安全を確保するためには，失敗から学ぶことが重要である．つまり，これまでの医療事故がなぜ発生したのかについてその要因を究明し，対策を講じる必要がある．しかし1つ

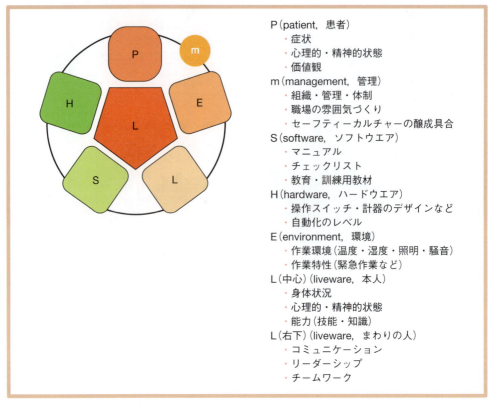

図Ⅲ-2　P-mSHELL モデル
[河野龍太郎：医療におけるヒューマンエラー，p.136，図 10-12，医学書院，2004 より改変し許諾を得て転載]

の医療事故の要因は 1 つとはかぎらず，いくつもの要因が重なり合っていることが多い．そこでこの項では，あらゆる医療事故に応用できるアセスメントの方法を紹介する．さらに，医療事故のなかでもっとも多い転倒・転落，および医療機器の誤操作に焦点をあて，アセスメントと計画立案・実施の方法について述べる．

1 ● アセスメント

　安全がなんらかの要因によって阻害されると，事故が発生する．医療事故が発生すると，われわれは事故そのものに注目する傾向にある．しかし再発を予防するためには，事故の背後にある要因を明確にし，その要因を除去するような対策を講じる必要がある．

　河野は，医療事故の**背後要因**を説明するために，ヒューマンファクター工学[*]の分野で開発された SHEL モデルを基盤にして P-mSHELL モデルを開発した[2]（**図Ⅲ-2**）．モデルの中心にある L は当事者である医療者を示し，その周囲を患者（P），ハードウエア（H），ソフトウエア（S），環境（E），当事者をとりまく人々（L）がとり囲み，さらに管理（m）が全体を統括する．つまり当事者である医療者（L）と，それをとり囲む要因（P, H, S, E, L, m）のいずれか（1 つとはかぎらない）がうまくかみ合わなくなることによって医

---

[*] ヒューマンファクター工学：人間特性に関する知見を人間や機械などで構成されるシステムに応用し，人間に適合的にするためのデザインや使用方法に関する指針を与える学問．人間工学と同義で用いられるが，ヒューマンファクター工学は，実験心理学的・システム工学的色彩が強い．

療事故が生じるというのが，このモデルの基本的な考え方である．事故防止のアセスメントのためにこのモデルを利用すると，背後要因が明確になり，有効な事故防止対策を立案することが可能になるであろう．おのおのの要因について，その事故に関連するエラーを明確にし，「なぜ」そのようなエラーが起こったのか，つまり背後要因を明確にしていくのである．

a. 転倒・転落のアセスメント

　病院の事故報告のなかで非常に件数が多いのが転倒・転落事故である．病院で起こる転倒・転落事故は，①看護師の援助中に発生したものと，②患者の自発的な行動中に発生したものに分類される．

> **1. 看護師の援助中の転倒・転落**
>
> 　看護師の援助中に転倒・転落事故が発生しやすいのは，車椅子からベッドなどへの移乗場面，体位変換・清拭場面，援助中に柵を上げ忘れた場面，患者の車椅子乗車を見守っている場面，検査台・診察台などへの昇降場面などである．
>
> **2. 患者の自発的行動中の転倒・転落**
>
> 　また患者の自発的な行動中に発生する転倒・転落事故は，患者の判断力がほぼ保持されており，排泄などなんらかの行動目的がある場合と，認知症や意識障害などにより患者の判断力が低下している場合とに二分される．このなかで件数がもっとも多いのは，患者の自発的な行動中の転倒・転落事故である．

1) 転倒・転落事故を予測するアセスメント

　転倒・転落事故の要因は，患者自身の内的要因と，環境に関する外的要因に分類することができる（表Ⅲ-2）．

　患者の転倒・転落事故の発生を予測することができれば，可能性の高い患者を把握して予防対策を講じることが可能である．多くの病院では転倒・転落事故予防対策として，患者が入院してきた段階で転倒・転落予測のアセスメントを行い，事前に予防対策を立てている．

　転倒リスクアセスメントツールでもっとも精度が高く簡便なのは，MFS（Morse Fall Scale）とSTRATIFY（St. Thomas's Risk Assessment Tool in Falling Elderly Inpatients）である．どちらも高取[5]らにより日本語版が開発されている．

　このようなアセスメントツールを用いることにより，転倒・転落事故を起こしそうな患者を特定し，その患者の特性に合わせた対策を検討することが可能になるであろう．

　しかし転倒・転落事故の可能性を予測するためには，患者の身体面に注目するだけでは十分とはいえない．泉は，臨床現場で転倒事例にかかわった看護師の思考の特徴を調査した[6]．その結果に基づいて，看護師は患者の転倒前後の身体状態に着目して対策を考える傾向があったが，むしろ転倒にいたるプロセスを明らかにするためには，患者の目線で，その行動を左右している患者の認識に着目することが重要であると指摘している．その行動を左右している患者の認識とは，たとえば「リハビリテーション室では少し支えてもらうだけで立てるので，病室でも柵につかまらずに立てると思って立ってみた」「看護師が忙しそうなので，自分でトイレに行こうと思った」というように，患者を転倒・転落のきっかけになる行動に駆り立てた，患者自身の動機のことである．

第Ⅲ章　看護実践に統合される基本的看護技術

表Ⅲ-2　転倒・転落に関するアセスメント項目

		主な観察項目		アセスメント内容
		客観的情報	主観的情報	
患者自身の内的要因	運動機能	・運動器疾患の有無 ・立位や座位の保持 ・歩行時の歩幅の狭小化，すくみ足 ・歩行時の足の挙上の程度 ・脊椎の彎曲 ・関節可動域 ・運動麻痺，感覚麻痺 ・歩行時のふらつき	・筋力の低下 ・疼痛	・立位や座位におけるバランス保持能力 ・歩行時のバランス保持能力 ・危険物や危険な箇所を回避する能力
	呼吸・循環機能	・呼吸器疾患の有無，呼吸機能 ・酸素飽和度，酸素吸入 ・循環器疾患の有無，心機能 ・低血圧，不整脈 ・貧血，脱水	・呼吸困難感，動悸 ・倦怠感 ・めまい，立ちくらみ	・活動耐性
	認知機能	・脳神経疾患，認知症の既往 ・つじつまの合わない言動 ・興奮，不穏，せん妄 ・理解力・判断力の低下	・失見当識（人，場所，時間等）	・認知機能障害の有無と程度 ・危険を察知，判断する能力
	視覚・聴覚機能	・眼疾患の有無 ・視力・視野障害	・視覚の変化 ・難聴	・危険物や危険な箇所を把握する能力
	その他	・移動補助具の使用 ・移動に介助が必要 ・夜間排泄，排泄障害 ・チューブ・ライン類の挿入 ・発熱 ・介助が必要なのに1人で歩こうとする ・自己の身体能力を過信している	・過去に転倒したことがある ・頻尿，下痢 ・医療者への遠慮がある	・潜在的な転倒・転落リスク
環境に関する外的要因		・鎮静薬，抗精神病薬，降圧薬，利尿薬の投与 ・ベッド周囲の障害物 ・床の濡れ，段差 ・歩行補助具，車椅子の不具合 ・着衣，履物 ・浴室 ・急激な環境の変化（転棟，緊急入院等）		・転倒・転落を誘発する薬剤 ・転倒・転落を誘発する物理的環境 ・転倒・転落を誘発する状況

b. 誤薬のアセスメント

　誤薬は発生頻度が高く，患者への影響が重大であるだけでなく，一度発生すると患者が医療不信に陥る可能性も高い．川村[1]の研究によれば，注射事故は注射準備時における薬剤内容および量の誤認や患者の取り違えによるものが多く，内服与薬の場合は，与薬時の患者の取り違えがもっとも多かった．誤薬を誘発する要因としては，医師の指示を受けるさいの不明確・不明瞭な情報の伝達，ヒューマンエラーを誘発するような薬剤の名称や単位，同時に多数の患者に行う与薬，準備・実施時の途中中断，不正確な準備作業，準備作業空間の問題（狭い，物が乱雑に置かれているなど），個人の処理能力を超えた業務量，

表Ⅲ-3 看護技術と予測される医療事故

看護技術の分類	予測される医療事故
環境整備	転倒・転落
活動・運動	転倒・転落
清潔・衛生	転倒・転落, 熱傷, 皮膚の損傷
食事・栄養の援助	誤嚥, 窒息
排泄の援助	転倒・転落, 浣腸・導尿による粘膜の損傷
呼吸調節	医療機器誤操作, 吸引による粘膜の損傷
体温調節	罨法による熱傷・凍傷
睡眠	転倒・転落
治療における援助	患者誤認, 誤薬, 身体の損傷, 医療機器誤操作, 転倒・転落
検査における援助	患者誤認, 身体の損傷, 医療機器誤操作, 転倒・転落

患者の病態情報に関する共有不足などが挙げられる.

c. 医療機器誤操作による事故のアセスメント

　医療行為を行う場合, 医療機器を操作することは必然である. しかし医療機器を使用すると, 治療が正確で確実に実施できるというメリットがある反面, 誤操作による事故が発生することもあるので注意が必要である. 医療機器誤操作事故が発生するのは, 基本操作手順にのっとった操作を行わなかった場合, アラーム対応時に操作を間違えた場合, 医療機器作動中の継続的な観察を怠った場合などである. 医療機器を使用する場合のアセスメントの視点は, 医療機器を操作する看護師の医療機器に関する認識, 基本的な操作方法やアラーム対応の方法に関する看護師の理解度と操作技術である.

2 ● 看護診断（看護上の問題・ニーズ）

　前述のとおり, 看護実践の場は常に医療事故が発生する危険性をはらんでいる. どのような看護技術を行う場合であっても, 常に事故発生の危険性があることを念頭に入れておく必要がある（表Ⅲ-3）.

3 ● 計画立案・実施

a. 医療事故予防

　アセスメントによって背後要因が明確になったら, その対策を検討する. 対策の方向性としては, 環境への対策と, 医療者への対策が考えられる.

1）環境への対策

　環境への対策としては, 次のような方法がある.

1. エラーを発生するような作業そのものをやめる.
2. 間違った作業をしないような構造にする.

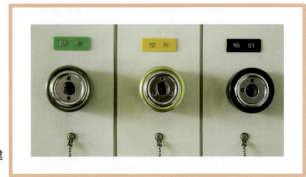

図Ⅲ-3 中央配管の接続部：アダプターの差し込み間違いを防ぐしくみ

3. 誰が見ても一目でわかるようにする．
4. 作業しやすい構造にする．
5. エラーをすぐに発見できるようにする．
6. エラーの発生に備える．

患者誤認予防としては，入院患者に患者識別バンドを装着してもらう，患者の身体へ氏名を記載するなどの方法がとられている．また以前は看護師が患者に名前を呼びかけて本人であることを確認していたが，現在では患者に名前を名乗ってもらうようになった．これらは，「誰が見ても一目でわかるようにする」というエラー発生防止対策の一例である．また，中央配管の接続部のピンの数と位置が，酸素と吸引では異なっており，間違ったアダプターを差し込むことのないようなしくみになっているのは，「間違った作業をしない構造にする」という対策の一例である（図Ⅲ-3）．

2）医療者への対策

医療者への対策としては，次のような方法がある．

1. 一定の知覚能力を維持できるように自己管理（体調管理，メンタル面の管理など）させる．
2. 作業実施前にエラーを予測できるように教育・訓練する．
3. 安全な判断ができるような教育・職場風土を醸成する．
4. 安全に作業するための技能をもたせる．
5. 作業終了時にエラーがないか確認する習慣を身につけさせる．

b．転倒・転落事故予防

転倒・転落事故を予防するためには，「転倒・転落事故の要因」の項で挙げた患者自身の内的要因と，環境に関する外的要因のうちどれが影響するのかを明らかにし，それらを調整する必要がある．

1）患者の内的要因を解決する予防策

患者の内的要因に関しては，その患者に該当する状況を明らかにして個別の援助方法を医療チーム内で検討し，共有することが重要である．過去に転倒した経験のある患者の場合には，過去の状況を振り返って対策を立てる．

表Ⅲ-4 転倒・転落予防対策

転倒・転落の要因	具体的な予防対策
薬剤の副作用	・薬剤の種類の変更,あるいは投与量の変更について医師に相談する
物理的環境	・廊下・室内・トイレの床の濡れや段差,障害物は可能なかぎり除去する ・患者の履物は,脱げにくく足にフィットするものを選択する ・衣類はすそがまとわりつくようなものを避け,運動しやすいものにする ・患者が臥床しているさいには患者の状況に応じてベッド柵を使用する ・転落のさいの傷害を最小限にするため,ベッドの高さを低くしたり,衝撃吸収マットを敷いておく ・ベッド周囲における転倒を予防するため,余分な物品は置かない,患者が手の届く位置に必要な物品を配置するなどの環境調整を行う
歩行補助具	・歩行補助具はPT(理学療法士)と相談して適切なものを使用する ・杖や松葉杖を使用する場合には適切な長さに調節する ・杖先のゴムが磨耗していると滑る危険性があるため交換する
移動・体位変換	・ベッドから車椅子または車椅子からベッドへ移乗するさいには必ずブレーキをかける ・患者がバランスを崩したときすぐに対応できるように患者を常に視野に入れておく ・ベッド頭部を挙上してファウラー位になった場合,柵の高さが足りないために転落することもあるので注意する

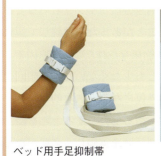 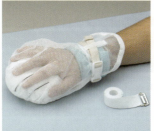 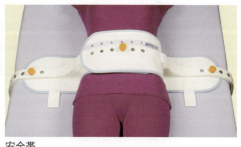

ベッド用手足抑制帯　　ミトン　　安全帯

図Ⅲ-4 拘束用具の例　　　　　　　　　　　　　　　　　　　　　　[写真提供:メディカルプロジェクト]
身体拘束は人権侵害のおそれがあるので原則行わない.特別な場合にかぎって行われることに注意する.

2) 環境に関する外的要因を解決する予防策

環境に関する外的要因を解決する予防策については,**表Ⅲ-4**に示したとおりである.予防策を検討するさいには,薬剤の副作用,物理的環境,歩行補助具,移動・体位変換といった転倒・転落の要因のすべてを視野に入れて対策を立てる必要がある.

(1) 身体拘束と留意点

治療の継続,または患者の安全のために,やむをえず身体を拘束する場合がある.拘束とは,抑制帯などの拘束用具(**図Ⅲ-4**)により,体幹や四肢の一部または全部を拘束して患者の行動を制限することである.

身体拘束は,以前は転倒・転落事故予防の一手段として用いられてきたが,患者の人権侵害にあたること,身体拘束を行うことによる二次的な障害があることなどから問題視されるようになり,とくに高齢者ケアの現場では,現在は実施しない方向にある.2001年には,介護保険施設指定基準に身体拘束禁止規定が盛り込まれた.また,厚生労働省「身

体拘束ゼロ推進会議」マニュアル分科会により作成された「身体拘束ゼロへの手引き」を全国の関連機関へ配布し，そこで身体拘束禁止の対象となる具体的行為を明記した．

> **身体拘束禁止の対象となる具体的な行為の概要**
> ・車椅子やベッドに体幹や四肢をひもなどでしばる．
> ・自分で降りられないように，ベッドを柵（サイドレール）で囲む．
> ・手指の機能を制限するミトン型の手袋などをつける．
> ・車椅子からずり落ちたり，立ち上がったりしないように，Y字型拘束帯や腰ベルト，車椅子テーブルをつける．
> ・立ち上がる能力のある人の立ち上がりを妨げるような椅子を使用する．
> ・つなぎ服を着せる．
> ・行動を落ち着かせるために，向精神薬を過剰に服用させる．
> ・自分の意思で開けることのできない部屋に隔離する．

しかし医療の現場では，せん妄・強い不安などが原因で安静が守られないためにベッドから転落する危険性が高い場合，術後や急性期にチューブ・ライン類を自己抜去するなどの行為があって必要な治療が継続できない場合など，特別な場合に限って行われることがある．身体拘束を実施するさいには，医療チーム内で必要性について十分に検討し，患者と家族に必要性を説明して同意を得る必要がある．そのさい同意書にサインをもらっておく．身体拘束中は，拘束部位に循環障害や表皮剝離を起こすことがあるため継続して観察し，定期的に拘束をゆるめて循環を促すようにする．また身体拘束をされたことが原因で，患者が無理に抜け出そうとして転倒・転落事故が発生することも少なくないため，頻回の観察が必要である．さらに，拘束されたことが医原性の心的外傷になり，二次的な精神症状を引き起こすこともあるので，拘束時間は必要最小限にとどめる努力をするとともに，拘束に伴う身体的・精神的苦痛をできるかぎり軽減するための援助を実施し，必要がなくなりしだい拘束を解除する．

やむをえず拘束する場合には，患者の心身の状況，拘束する理由，拘束の方法と時間を記録することが介護保険施設指定基準により義務づけられている．また各施設では，この

コラム　入院児の転倒・転落防止対策

小児看護を実践する看護師の誰もが重要と考える「小児の転倒・転落を防止するために実施すべき対策」を明らかにするため，質問紙の作成と2回の質問紙調査から構成されるデルファイ法の調査を行った．その結果，小児への対策では「転倒・転落ハイリスクの小児が歩くときには付添う」など8項目，家族への対策では「ベッドから離れるさいは柵を一番上まで上げるように説明する」など16項目，環境への対策では「床が濡れていたら速やかに拭く」など5項目，病棟全体の取り組みでは「『ベッドサイドを離れるさいはベッド柵を上げて下さい』と掲示する」など6項目が明らかになった．家族への対策がもっとも多かったことから，小児の転倒・転落防止には家族の協力が重要と考えられていたことが示された．

【参考文献】
藤田優一，新家一輝：入院児の転倒・転落防止対策：デルファイ法による検討．日本看護科学会誌 35：53-62，2015

記録を看護部などの管理部門が管理し，身体拘束の実態を監視している．

（2）転倒・転落事故による傷害の予防

予防対策を十分にとっても，転倒・転落事故が起こるということがある．このような事態を想定して，患者の傷害が最小限になるような準備も必要である．たとえばベッドから転落しても，衝撃が緩和されるようなマットを床に敷く，ベッドを最低の高さにするなどである．

c．誤薬の予防

誤薬を予防するためには，まず患者の病態を正しく把握し，与薬しようとしている薬剤が何のために与薬されるのか，その目的を知ることが重要である．与薬の準備を行うさいには，6つのR（6R）を確認する．6つのRとは，正しい患者（right patient），正しい薬剤（right drug），正しい目的（right purpose），正しい用量（right dose），正しい時間（right time），正しい用法（right route）である．6Rの確認をするさいには，指さし呼称や2人以上でダブルチェックを行うと効果的である．また，薬剤を手にしたとき，薬剤の1回投与量を確認するとき，薬剤の容器を処理するときの3つのタイミングで薬剤名と量を声に出して確認することで，誤薬の予防・早期発見を行う．

d．医療機器誤作動の予防

医療機器を使用するさいには，まず使用する医療者が基本操作方法やアラーム対応の方法を正しく理解しているかどうか確認する必要がある．そして，使用する医療機器が正しく作動することを事前に確認し，定期的にメンテナンスを行うことが重要である．また正しく作動していても，機器任せにして「正しく作動しているはず」と思い込むのは非常に危険である．医療機器使用中は，患者の状態と機器の作動状況を頻繁に観察し，「正しく作動している」ことを確認する必要がある．

4 ● 評 価

事故が起こったら，患者の安全を確保するためにバイタルサインなどの状況を確認して早急に医師の診察を依頼する．必要に応じて検査や治療・処置が行われる．転倒・転落事故の場合には，外観は異常がなくても，X線検査で骨折が発見されたり，CT検査で脳出血が発見されたりする場合がある．事故発生の原因となった機器や環境については早急に保全する．

その後，事故の当事者または発見者が**インシデントレポート***または**事故報告書**として，「何」が「どのような状況」で起こったのか，「なぜ」起こったのか，そしてそのときどのように対処したのかを詳細に記述する．これらの記録は，当事者本人が事故の振り返りをし，以後同じ事故を繰り返さないために用いられるだけでなく，各組織内で**安全管理**のために医療事故のデータとして蓄積し，**医療事故予防対策**を検討するために用いられる．このような組織における安全管理の体制および活動状況は，病院機能の質を評価するための重要な一側面でもある．

---

* インシデントレポートとは，ヒヤリ・ハット報告ともいい，事故には至らなかったが，ひやりとしたり，はっとしたできごとを書面で報告することである．アクシデントとは，患者に不利益となるような思いがけないできごと（事故）のことである．

88　第III章　看護実践に統合される基本的看護技術

●引用文献

1) 川村治子：医療安全，13 頁，医学書院，2005
2) 河野龍太郎：医療におけるヒューマンエラー，34–45，55–56，136 頁，医学書院，2004
3) 山内桂子，山内隆久：医療事故，102–103 頁，朝日新聞社，2000
4) 平成 16 年厚生労働白書
　　http://www.mhlw.go.jp/wp/hakusyo/kousei/04/dl/1-3.pdf　2017 年 12 月 14 日検索
5) 高取克彦，岡田洋平，梛野浩司ほか：日本語版 STRATIFY および Morse Fall Scale の作成と有用性―リ
　　ハビリテーション病院における転倒の予測妥当性について．理学療法学 **38**(5)：382–389，2011
6) 泉キヨ子：高齢者の転倒予防ケア．Quality Nursing **10**(6)：41–47，2004

学習課題

1. 医療・看護における安全の意義について説明してみよう
2. 看護場面における，安全に関するアセスメント内容と方法を説明してみよう
3. 看護技術と予測される医療事故について説明してみよう
4. 医療事故を予防するための計画を立案しよう
5. 医療事故を評価することの意義を説明してみよう

2. 感染予防　**89**

2 感染予防

この節で学ぶこと

1. 感染予防技術の原則について理解する
2. スタンダード・プリコーションで防護の対象となっているものについて理解する
3. 手指を清潔に保つための方法と，どのような場合に手指消毒が必要とされるのかについて理解する
4. 患者に感染の問題が生じていないかアセスメントするための視点を理解する
5. 感染予防技術の原則をふまえた適切な防護具の使用方法について理解する
6. 感染管理における看護師の役割について理解する

A. 基礎知識

1 ● 今日の医療現場における感染予防技術の原則

感染予防の原則はこれまで，①感染源の除去，②個体の抵抗力の増強，③感染経路の遮断，とされ，それぞれの目的に応じた対策がとられてきた．今日の医療現場では，さまざまな治療・処置により患者の免疫機能は障害され，感染しやすい状態にあるため，感染源と感染経路への対策がより重要となっている．患者には，自身の常在菌による内因性感染や，通常問題とならない弱毒菌による感染症発症などの問題が生じているため，原則をより重視した対応が求められている．すなわち，すべての患者が感染の原因となりうる微生物を保有していることを前提に，感染予防を考えなければならないということである．

今日の医療現場においては，「すべての対象において病因菌が濃厚に存在しうるところに着目し，それを取り扱うケアを行う場合は，①菌が周辺に広がらないようにすること，②同一患者のケアにおいては，身体各部位への菌の広がりを防ぐようにすること[1]」を原則とした対応が必要である．

2 ● 感染管理の具体策

スタンダード・プリコーションと感染経路別予防策　☞ p.96 の **Skill ①** 参照

スタンダード・プリコーション（standard precautions, 標準予防策）は，①血液，②汗を除くすべての体液，分泌物，排泄物，③創のある皮膚，④粘膜は感染性があるとの考えから，患者の感染症の有無にかかわらず，**すべての患者に対して適用すべき感染予防策**とされている．

スタンダード・プリコーションでは，患者への処置やケアを行うさいに，血液，体液などによる汚染が予想される場合には，手の汚染には手袋，衣服の汚染には防水性ガウンあるいはエプロン，顔面への飛沫にはマスクとゴーグルまたはシールド付きマスクを着用し

90 第Ⅲ章　看護実践に統合される基本的看護技術

て防護することと，手が汚染した場合および手袋を外した後は手指衛生を行うこと，汚染したリネンや器具などは汚染を広げないよう取り扱うこと，針刺しを防止することなどが基本となっている.

スタンダード・プリコーションには，上記の他にも，呼吸器・咳エチケット，患者配置，環境対策，特別な腰椎穿刺手技のための感染予防策などが含まれる.

このスタンダード・プリコーションに加えて，感染性の高い病原体や疫学的に重要な病原体に罹患（りかん）したかその疑いのある患者に対しては，病原体の伝播（でんぱ）様式に応じた**感染経路別予防策**（transmission-based precautions）を実施する必要がある. すなわち，その病原体が，直接人と人との接触によって感染（直接接触感染）したり，医療従事者の手や汚染した器具などを介して感染（間接接触感染）する場合には**接触感染予防策**がとられ，咳やくしゃみ，会話などによって発生する直径5 μmより大きな飛沫粒子によって感染する場合には**飛沫感染予防策**，そして5 μm以下の飛沫核によって感染する場合には**空気感染予防策**がとられる.

手指衛生　☞ p.98 の **Skill ②** 参照

医療従事者の手指は主な感染経路となりうるため，手指衛生としての**手洗い**および**手指消毒**は感染管理において重要である. 医療従事者が行う手指衛生には次の3種類がある.

a. 日常的手洗い

医療従事者にかぎらず一般の人々も社会生活を営むうえで行っているものであり，外出から戻ったとき（医療従事者では勤務につく前）や食事前，トイレのあとなどに手指の汚れを除去する目的で行われる.

この手洗いでは，必ずしも消毒薬を含む石けんを用いる必要はない.

b. 衛生学的手洗い（手指消毒）

患者ケアや医療処置を行ううえで，医療従事者の手指が感染の媒介となることを防ぐために，手指に存在する一過性の病原菌（通過菌）を除去する目的で行われる.

基本は，速乾性擦式（さっしき）手指消毒薬（アルコール製剤など）による手指消毒であるが，タンパク物質や血液などの目に見える汚染がある場合には，石けんと流水によって15秒以上の手洗いをして汚れを除去してから，手指消毒を行う必要がある. また，速乾性擦式手指消毒薬を5〜6回続けて使用すると，保湿剤による皮膜ができてアルコールが浸透しにくくなるので，その場合も石けんと流水による手洗いを行ってから手指消毒を行う.

衛生学的手洗い（手指消毒）は，次のような場面で行う必要がある.

> **衛生学的手洗い（手指消毒）が必要な場面**
> 1. 無菌操作前（滅菌物を取り出す前にも）.
> 2. 患者に直接接触する前，接触したあと（バイタルサインズの観察や患者移動後など）.
> 3. 同一患者のケアで，汚染部位から清潔部位に移るとき.
> 4. 血液，体液，分泌物，粘膜，傷のある皮膚，創傷被覆材（ひふくざい）に触れたあと.
> 5. 患者のすぐ近くにある（医療機器を含む）物体に触れたあと.
> 6. 手袋を脱いだあと.

c．手術時手洗い

　手術時手洗いは，手術に直接かかわる医師・看護師の手指に存在する一過性の病原菌だけでなく常在菌も極力減少させることで，手術による感染のリスクを少なくするために行われる．

　この手洗いは，滅菌手袋を着用する前に持続効果のある消毒薬入り石けんと流水による手指消毒か，速乾性擦式手指消毒薬による手指消毒によって行う．速乾性擦式手指消毒薬を用いる前に，石けんと流水による手洗いを行う．手洗いに用いられる水は滅菌水を使用する必要はなく，管理された清潔な水道水であれば十分とされている．

無菌操作　☞ p.100 の **Skill ③** 参照

　無菌操作は，使用物品や適用部位を無菌状態に保ちながら行う操作であり，滅菌物を無菌的に取り扱うため，手技を行う医療従事者の手指や器械類を清潔に保ち，滅菌物を汚染から守りながら実施する必要がある．

消毒と滅菌

　消毒（disinfection）は，病原微生物を殺滅することであり，**滅菌**（sterilization）は，すべての微生物を完全に死滅させることである．滅菌や消毒は，医療器具の使用目的に応じて選択される．無菌の組織や血管内に挿入する**クリティカル**[*1]な医療器具には滅菌が必要である．粘膜や創のある皮膚などに接触する**セミクリティカル**[*1]な器具には，高水準または中水準の消毒薬が適用され，創のない健常な皮膚としか接触しない**ノンクリティカル**[*1]な器具には低水準の消毒薬による消毒を行えばよい（**表Ⅲ-5**）．消毒薬の効果は，①**適正な濃度**，②**適正な作用（接触）時間**，③**適正な温度**（20℃以上）によって発揮される．また，医療器具に血液などの有機物が付着していると消毒効果が低下したり滅菌が十分に達成されない可能性があるため，これらの処理を実施する前には，**洗浄**を行って目に見える汚れを物理的に除去する必要がある．

隔離と逆隔離　☞ p.102 の **Skill ④** 参照

　病原微生物による交差感染[*2]が生じる可能性のある感染症患者から，他の患者への感染を防止することを目的に行うのが**隔離**（isolation）であり，感染に対してとくに抵抗力の弱い（易感染状態にある）患者を他の患者から引き離して感染を防止する目的で行うのが**逆隔離**（reversed isolation）である．

　感染症患者のための隔離病室は，空気感染予防策をとる場合であれば陰圧に保ち，室内の空気を超高性能フィルターで濾過してから排出する必要がある．易感染状態にある患者のための逆隔離の病室は，陽圧にして周囲から空気が入り込まないようにする．

3 ● 感染管理における看護師の役割

　看護師は，患者の日常生活の援助と診療の補助を通して，患者の疾病からの回復を援助

[*1] クリティカル，セミクリティカル，ノンクリティカル：スポルディング（Spaulding）の分類による医療器具のカテゴリーであり，器具の使用目的に対する感染の危険度に応じて3つに分類されている．

[*2] 交差感染：感染症患者から他の患者もしくは医療従事者に感染すること．

92　第III章　看護実践に統合される基本的看護技術

表III-5　代表的な消毒薬の種類と適用

水　準	一般名	適　用							備　考
		環境	金属	非金属	皮膚	粘膜	排泄物	微生物	
高水準	グルタラール	×	○	○	×	×	△	すべての微生物	毒性が強い（接触による皮膚炎，蒸気曝露による結膜炎）
中水準	次亜塩素酸ナトリウム	○	×	○	×	×	○	結核菌以外のすべての微生物	有機物によって不活性化されやすい．金属腐食性が強い
	ポビドンヨード	×	×	×	○	○	×	芽胞を除くすべての微生物	効力を発揮するのに2分を要する
	消毒用エタノール	○	○	○	○	×	×		引火性がある
	クレゾール石けん液	△	×	×	○	×	○	芽胞とウイルスを除くすべての微生物	有機物が存在しても効果を発揮する
低水準	グルコン酸クロルヘキシジン	○	○	○	○	×	×	一般細菌やカンジダなど真菌	消毒綿球などの細菌汚染が起こりうる
	塩化ベンザルコニウム	○	○	○	○	○	△		
	塩化アルキルジアミノエチルグリシン	○	○	○	○	○	△		

○：有効　△：やや有効　×：無効

している．患者の食事，排泄，清潔などの援助では，排泄物や分泌物などに触れる可能性があり，注射，採血など診療の補助にかかわる場合には，血液や体液などに触れる可能性がある．したがって，看護師がこれらの援助を行う場合は，その手技を適切に行うとともに，確実な感染予防を実践していくことが重要である．

そのうえ，看護師は患者の身近に存在し，家族や面会者，あるいは他の医療従事者などともかかわりをもつ職種であるため，そのような人々から患者への感染を防ぐとともに，患者から彼らへ感染が広がらないよう防ぐ役割も担っている．

感染管理における看護師の役割は，患者および患者をとりまくすべての人々に感染の問題が起きないよう，看護師自身が看護ケアのなかで適切な感染予防を実践するとともに，彼らが感染予防行動をとれるよう指導的にかかわることである．

B．看護実践の展開

1 ● アセスメント

患者に感染の危険がないか，または感染症に罹患しているおそれがないかアセスメントする．また，感染症患者では，他者への感染の危険や隔離による影響が生じていないかアセスメントする（表III-6）．

2 ● 看護診断（看護上の問題・ニーズ）

①**感染のリスク状態**：侵襲的処置による防御機構の破綻，低栄養状態，免疫抑制状態などによる感染しやすい状態．

②**他の患者や医療従事者への感染拡大のおそれ**：自己の疾患への認識不足，感染拡大防止

2. 感染予防　93

表Ⅲ-6　感染予防に関するアセスメント項目

	主な観察項目		アセスメント内容
	客観的情報	主観的情報	
感染リスク	・身長，体重（BMI），体重変化 ・血液検査結果（白血球：とくに好中球，赤血球，ヘモグロビン，総タンパク，アルブミン） ・基礎疾患 ・治療，処置内容	・自身の病状の理解 ・易感染性に関する認識	・栄養状態 ・感染予防の必要性の理解 ・基礎疾患や処方薬剤，侵襲的処置などによる免疫機能への影響
感染症状の有無と程度	・バイタルサインズ（発熱，呼吸数増加，頻脈，徐脈，肺副雑音など） ・血液検査結果（白血球数：とくに好中球，CRP 値）	・身体局所の熱感，疼痛 ・咽頭痛，咳嗽，呼吸困難感 ・排尿時痛，残尿感，頻尿 ・食欲不振，嘔気，嘔吐，下痢	・呼吸器，尿路，消化器などの感染症状の有無と程度
セルフケア状況	・手洗いや含嗽のタイミングと実施方法 ・病室外でのマスク着用の状況	・手洗い，含嗽，入浴の習慣 ・感染予防行動に関する認識	・感染予防行動の実施状況 ・清潔のセルフケア状況
隔離による影響の有無と程度	・隔離病室での過ごし方 ・食事摂取量 ・睡眠-覚醒状況	・食欲 ・熟睡感 ・倦怠感 ・治療への意欲	・隔離による身体的影響 ・隔離による心理的影響

行動に関する知識不足などによって，他の患者や医療従事者へ感染を広げるおそれがある．

③**隔離による心身の苦痛**：病室内に活動が制限されることによって生じる，不眠や食欲不振，抑うつなど．

3 ● 計画立案・実施

(目標／成果)

①**感染予防のためのセルフケア行動をとることができ，感染症を発症しない**：必要な場面で手洗いを実施できる，栄養状態が改善する，気をつけるべき感染症について述べることができる，など．

②**院内感染予防における自己の役割を理解し，感染予防行動がとれる**：隔離の必要性を説明することができる，隔離解除となるまで病室で過ごすことができる，など．

③**隔離による心身の苦痛なく治療に臨むことができる**：セルフケアレベルを維持できる，食事摂取量を維持できる，睡眠-覚醒リズムを維持できる，など．

(実　施)

感染の問題に対する看護は，感染リスクの高い患者への感染を予防するための援助，感染症に罹患した患者からの感染拡大を防ぐための援助，隔離に伴う心身の苦痛を緩和するための援助などが考えられる．

a. 感染リスクの高い患者への感染を予防するための援助

☞ p.96 の **Skill ①**，p.98 の **Skill ②** 参照

さまざまな治療や処置によって，感染のリスクが高い状態となっている患者への感染を予防するには，患者のもつ感染のリスク因子を明らかにして，それを取り除くように働き

かけるとともに，患者にかかわるすべての医療従事者が感染予防技術の原則にのっとった適切な感染予防行動をとることが重要である．また，患者と家族や面会者に対して，手洗いなどの感染予防行動が正しく行えるよう指導することも必要である．

患者ケアにおける感染予防の具体策を下記に示す．

> **感染予防技術の原則に基づきすべての対象に適用される具体策**
> 1. スタンダード・プリコーションで防護の対象となるものに触れたあとは，手指消毒を行う．
> 2. スタンダード・プリコーションで防護の対象となるものとの接触が予測されるか，あるいは飛沫が予想されるケアの場合は，手袋，ガウン，マスク，ゴーグルを着用する．
> 3. 同一患者のケアであっても，
>   ・汚染部位から清潔部位に移る場合は手袋を替える（手袋を外したあとは手指消毒を行う）．
>   ・ガウンは再利用しない．
> 4. 防護具は，衣服や皮膚が汚染しないようにして脱ぎ，脱いだあとはただちに手指消毒を行う．
> 5. 患者に使用したオムツやリネン類は汚染面を内側にしてまとめ，ただちに専用容器に入れる．
> 6. 針はリキャップしないで，使用後はただちに耐貫通性医療廃棄容器に捨てる（ 1 ）．リキャップが必要な場合には，片手でキャップをすくう方法で行う（ 2 ）．
> 7. 家族や面会者などに対して，咳嗽（がいそう）やくしゃみをするときはティッシュで鼻と口をおおい，使用後のティッシュはゴミ箱に捨て，呼吸器分泌物で手が汚れたら手洗いを行うよう指導する．

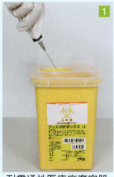
耐貫通性医療廃棄容器

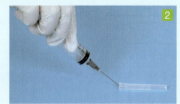
リキャップが必要な場合の方法

- 針刺しが起きた場合には，ただちに石けんと流水で十分に洗浄し，上司（学生の場合は，実習指導者または教員）に速やかに報告する．その後の対処は施設のルールに従う．
- HBs抗原陽性患者での針刺しの場合，針刺し者のHBs抗原とHBs抗体が，①どちらも陰性であれば発生後48時間以内に乾燥抗HBsヒト免疫グロブリン（HBIG）とB型肝炎ワクチンを投与し，②一方が陽性であればHBIGやワクチンの投与はしない．いずれの場合も一定期間の経過観察が必要である．
- HCV抗体陽性患者での針刺しの場合は，針刺し者のHCV抗体が陰性でも事故直後の投薬はせず，一定期間の経過観察を行う．肝機能検査やウイルス検査の結果によってインターフェロンの投与が検討される．

b．感染症に罹患した患者からの感染拡大を防ぐための援助

☞ p.100の **Skill ③**，p.102の **Skill ④** 参照

基本的には，すべての患者に対してスタンダード・プリコーションを遵守したケアを行

うことが重要である．そのうえで，罹患している感染症の伝播経路に応じた感染経路別予防策を追加する．

接触感染予防策では，患者を個室に収容し（隔離），ケアのさいは入室する前に手袋とガウンを着用する．ケア後は退室する前に手袋とガウンを外して手指消毒を行う．患者に使用する物品は専用とし，他の患者に使用する前には十分な洗浄と消毒を行う．

飛沫感染予防策では，患者を個室に収容し（隔離），患者から1m以内でケアを行う場合には入室する前にマスクを着用する．患者を病室から移送する必要がある場合には，サージカルマスク*を着用してもらう．

空気感染予防策では，患者を陰圧の個室に隔離する．感染力のある結核患者のケアでは，個室に入室する前にN95マスク*を着用し，退室した後でマスクを外す．患者を病室から移送する必要がある場合には，患者にサージカルマスクを着用してもらう．

c. 隔離に伴う心身の苦痛を緩和するための援助

隔離（逆隔離も含め）には活動制限が伴うため，患者は心身のストレスを感じやすい．そのため，看護師は患者の表情・言動などから不安やストレスを感じていないか把握するとともに，患者および家族が隔離の目的や期間などについて理解できているか確認する．

ストレスの軽減や社会性維持のために，看護師はケア時に患者に声をかけコミュニケーションをはかったり，家族の面会時間の調整を行ったりして，心理的なサポートを行う．

また，患者や家族に入室・退室の手順などについて指導し，隔離による感染予防効果の維持に努める．

4 ● 評　価

感染管理に関する看護実践の評価としては，感染のリスク状態にある患者が感染症を発症せずに目的の治療を終えることができたか，感染症患者からの感染の拡大を防ぎ，院内感染を予防できたか（患者は正しい感染予防行動をとっているか），隔離による心身の苦痛なく治療を受けることができたか，という観点から行う．

---

* N95マスク，サージカルマスク：N95マスクは微生物を含む外気から，マスクを装着する人を守るために使用され，"N" は耐油性のないこと（not resistant to oil），"95" は，試験粒子（0.3μm）を95％以上捕集できることを表す．一方，サージカルマスクは，逆にマスクを装着した人から排出される微生物を含む粒子が大気中に広がるのを防ぎ，細菌フィルター効率が95％以上の性能をもつ．

Skill① スタンダード・プリコーション

目的 ▶ 汗以外のすべての湿性生体物質による汚染と針刺しを防止する.

●必要物品
①速乾性擦式手指消毒薬　②ペーパータオル　③手袋　④防水性ガウン（エプロンでも可）　⑤マスク　⑥ゴーグル（マスクとゴーグルに替えてシールド付きマスクでもよい）　⑦耐貫通性医療廃棄容器

アセスメント	根拠/ポイント/注意
実施しようとするケアに必要な防護具を選択する． ・手の汚染が予想される→手袋． ・衣服の汚染が予想される→防水性ガウン（エプロンでも可）． ・顔面に飛沫を浴びることが予想される→マスクとゴーグル（1），あるいはシールド付きマスク（2）． ・針などの鋭利なものの使用→耐貫通性医療廃棄容器．	根拠 スタンダード・プリコーションで防護の対象とされている物質に触れたり，飛沫を浴びたりする可能性がある場合は防護具が必要となる． 根拠 針刺しを予防する．

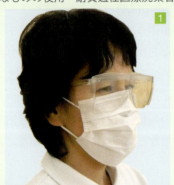 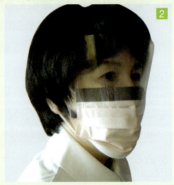

サージカルマスクとアイゴーグル　　シールド付きマスク

実　施	根拠/ポイント/注意
❶手指消毒を行う． ❷ケアに応じた適切な防護具をケアの場に持参する（適切なサイズのものを選ぶ）． ❸注射など針を扱う場合は，耐貫通性医療廃棄容器をベッドサイドに持参する． ❹実施するケアについて患者に説明し了解を得る． ❺ケアに適した防護具を正しく着用してケアを行う． ・マスク：プリーツを伸ばし，鼻当て部分を鼻に沿って曲げて密着させる（3）．	根拠 適切なサイズを選んで使用しなければ，防護が不十分となったり，ケアしにくいといった問題が生じる可能性がある． 根拠 正しく着用しないと，防護効果が得られない． 注意 マスク着用時は，鼻からあごまでをしっかりおおう．

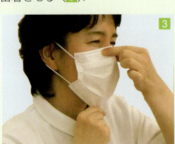

マスクの着用方法

・ガウン（☞p.102 Skill④ 参照）

2. 感染予防　97

（例：手袋の脱ぎ方）

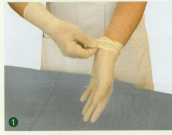
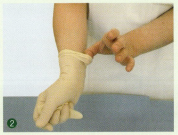
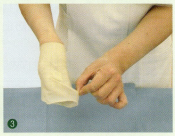
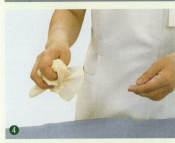

❶使用後の手袋が手に直接触れないようにして片方の手袋を外す．
❷素手が手袋表面に触れないように手袋の手首の内側に指を入れて反対側の手袋を外す．
❸手袋の表面が内側になるようにして脱ぐ．
❹手袋の表面に触れないようにして，そのまま医療廃棄物用のゴミ箱に捨てる．

❻ケア後，防護具は汚染面に触れないようにして除去し，ただちに医療廃棄物用のゴミ箱に捨てる．

| 根拠 | 防護具の表面は汚染されているため，看護師の衣服や皮膚に触れると汚染する可能性がある． |

・手袋は最初に外す．

| 根拠 | 手袋はもっとも汚染されているため，手袋をつけたまま他の防護具を外すと汚染を広げてしまう． |

❼防護具を除去したあとはただちに手指消毒を行う（ただし，目に見える汚染がある場合は石けんと流水で手を洗ってから手指消毒を行う）．

| 根拠 | 手袋には目に見えない小さな穴や傷がある可能性がある．また，外したときに手指を汚染した可能性も考えられる． |

記録・報告

看護記録に実施した看護ケアを記録する．

 コラム　ゴーグルも必要です！

　臨床現場では，口腔ケアや痰の吸引などを行うさいに手袋とガウンやマスクは着用されているが，眼の粘膜を保護する防護具が着用されていない場面を目にすることがある．それは，飛沫が生じるようなケアではないと考えたり，飛沫をあびないように注意すればよいと思っているからかもしれない．しかし，血液透析の援助場面における透析スタッフの眼周囲への血液飛散状況を調査した研究によると，透析援助にあたったスタッフのゴーグル300枚のうち43枚（14.3%）に血液の飛散が認められ，そのなかでゴーグルの使用者自身が血液の飛散を自覚していたのは1例（2.3%）のみであったと報告されている．このことから，ケアを実施している本人が気づかないうちに飛沫をあびる可能性があることがわかる．したがって，痰の吸引などのケアにあたってはスタンダード・プリコーションの考え方に基づき，マスクだけでなくゴーグルを使用することが大切である．

【参考文献】
府川真理子，安岡砂織，砂田好至子ほか：血液透析援助場面における援助者着用のゴーグルへの血液曝露の実態．東邦看護学会誌 10：23-28, 2013

Skill② 手指衛生

目的 ▶ 手指を介した感染を防止する.

●必要物品
①石けん（または，②速乾性擦式手指消毒薬）　③ペーパータオル

アセスメント

- 看護師自身の手の汚染状態.
  根拠 速乾性擦式手指消毒薬による手指消毒でよいか，その前に石けんと流水による手洗いの必要があるか判断するため.
- どのような手洗いが必要とされるか.
  次の❶〜❼の場面では速乾性擦式手指消毒薬による手指消毒が必要である. タンパク物質が手に付着していたり，血液などによる目に見える汚染がある場合には，石けんと流水による手洗いを行ってから速乾性擦式手指消毒薬で消毒する. 根拠 タンパク物質などが付着していると，十分な消毒効果が得られないため.
❶無菌操作前.
❷患者に直接接触する前.
❸患者血液，体液，分泌物，粘膜，傷のある皮膚，創傷被覆材に触れたあと.
❹患者の傷のない皮膚に接触したあと（たとえば，脈拍・血圧測定，患者移動など）.
❺ケア中に，患者の汚染している身体部位から清潔な身体部位に移動するとき.
❻患者のすぐ近くにある（医療機器を含む）物体に触れたあと.
❼手袋を脱いだあと.

実　施

速乾性擦式手指消毒薬による手指消毒

時計や指輪のまわりは消毒が不十分となる可能性があるので，指輪や時計は外しておく.

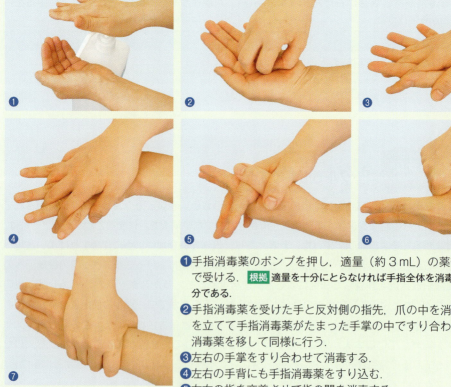

❶手指消毒薬のポンプを押し，適量（約3 mL）の薬剤を片方の手掌で受ける. 根拠 適量を十分にとらなければ手指全体を消毒する量として不十分である.
❷手指消毒薬を受けた手と反対側の指先，爪の中を消毒するため，指を立てて手指消毒薬がたまった手掌の中ですり合わせる. 反対側に消毒薬を移して同様に行う.
❸左右の手掌をすり合わせて消毒する.
❹左右の手背にも手指消毒薬をすり込む.
❺左右の指を交差させて指の間を消毒する.
❻左右の母指をねじるようにして消毒する.
❼左右の手首に手指消毒薬をすり込む.

2. 感染予防　99

動画 01

石けんと流水による手洗い

① 流水で両手を濡らす．
② 石けんを手にとり，十分泡立てる．
③ 左右の手掌，手背，指の間，指先，手首と順に洗う（最低でも 15 秒以上かけて両手を洗う．洗い方のポイントは「手指消毒」と同様．
④ 流水ですすぎ，ペーパータオルで完全に水分を拭きとる．
⑤ 蛇口は肘で閉めるか（１），ペーパータオルを使って閉める（２）．

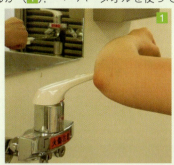
肘で閉める方法

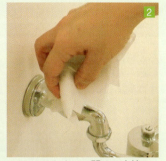
ペーパータオルで閉める方法

⑥ 速乾性擦式手指消毒薬による手指消毒を実施する．　根拠　手洗い後に素手で蛇口に触れると再び汚染してしまう．

評価・記録・報告

・手洗いが正しく行えたか判断する．
・看護記録に実施した看護ケアを記録する．

Skill③ 無菌操作（滅菌手袋の装着を例に）

目的 ▶ 滅菌物を無菌的に取り扱う．

●必要物品
①速乾性擦式手指消毒薬　②アルコール綿　③滅菌パック（滅菌手袋）

アセスメント	根拠/ポイント/注意
❶滅菌状態が保たれているか． ・滅菌パックに穴，破れはないか． ・使用期限は過ぎていないか． ・湿っていたり汚れていないか． ❷無菌操作を行うのに適した場所か． ・作業スペースは十分な広さか． ・作業台は清潔か． ・気流が起きていないか．	注意 滅菌状態が保たれていない場合は使用しない． 根拠 狭い場所，不潔な場所，気流のある場所では汚染が起こりやすい．

実　施	根拠/ポイント/注意

まず，作業台をアルコール綿などを用いて清拭し，滅菌物を取り出す前に手指消毒を行う．

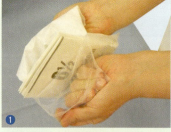
❶

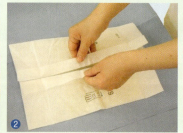
❷

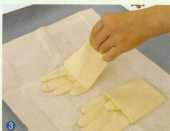
❸

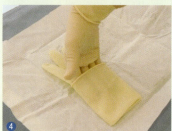
❹

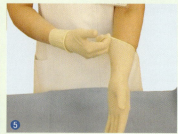
❺

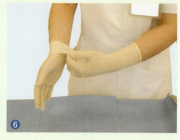
❻

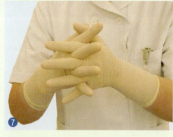
❼

❶滅菌パックを破かないように注意して開き，手袋の包みを取り出す．
❷滅菌包は折り返しになっている部分をつかんで開く．

根拠 包みの内側の無菌状態を保つ．

❸片方の手袋の折り返し部分だけをつかんで手袋を装着する．

根拠 折り返し部分は最後に裏返して手首に密着するので素手で触れてよい．

❹滅菌手袋を装着した手をもう一方の手袋の折り返し部分に差し入れて持ち上げる．

根拠 清潔な面同士が接触するように扱う．

❺手首の折り返し部分を伸ばしながら装着する．
❻最初に手袋をつけた側の手首の折り返し部分を伸ばす．

注意 滅菌手袋をつけた手で皮膚に触れてはいけない．

❼手袋をしっかりフィットさせる．

2. 感染予防

滅菌パック開封のポイント ・滅菌物が鑷子やはさみなどの場合は，持ち手側からシールをはがしてパックを開封する（はさみでカットしない）． 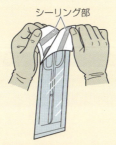 シーリング部 ・シーリング部の内側に触れないようにして開封し，パックを折り返して中身を取り出す． **使用後** ・無菌操作の必要な患者ケアが終了したら，滅菌手袋を外す． ・目に見える汚れがある場合（パウダーなど）は，石けんと流水で手洗いを行ってから，速乾性擦式手指消毒薬による手指消毒を実施する．	**根拠** 先端側から開封すると開封時に汚染する可能性がある．はさみでカットした切り口は，パックの外側と内側の区別がないため不潔になる． **根拠** 開封口（シーリング部より外側）は無菌ではないため，中身を取り出すさいに触れると汚染してしまう．

記録・報告
看護記録に，実施した看護ケアを記録する．

Skill④ 隔離ケアおよびガウンテクニック（接触感染予防のための個室隔離がなされている患者を例に）

目的 ▶ 感染症患者からの感染の拡大や易感染患者への感染を予防する．

● 必要物品
①速乾性擦式手指消毒薬　②ガウン　③手袋　④マスク

アセスメント
感染経路別予防策に応じた必要な防護具を準備する．

実　施	根拠/ポイント/注意
❶隔離病室に入室する前に手指消毒を行う． ❷入室時にガウン，手袋を着用する． ・ガウンはユニフォームをカバーできるタイプのものとし，えり元をしっかりおおう（**1 2**）． ・手袋はガウン着用後につける．ガウンのそで口を手袋でおおう．	根拠 おおいきれていないとユニフォームが汚染される． 根拠 手首までカバーできる． ▶なお，ガウンは再利用しないのが原則であるが，繰り返して使用せざるをえない場合には，使用済みガウンの表面に素手で触れないようにして着用する（**3**）．

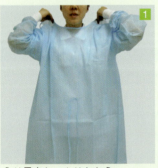
えり元をしっかりおおう

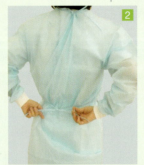
後ろもしっかりおおう

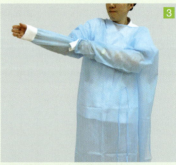
再利用する場合の着用方法

❸その他，実施するケアの種類に応じて，スタンダード・プリコーションのために必要な防護具を着用する． ❹ケア終了後は後片づけを行う． ・まず手袋を外して手指消毒を行う． ・次にガウンを脱ぐ（**4**〜**6**）．	根拠 頻回な咳嗽がみられる患者では，体位変換など密着したケアをするさい，飛沫を浴びる可能性があるため，マスクを着用する必要がある． 根拠 手袋はもっとも汚染されているため，手袋をつけたままガウンを脱ぐと汚染を広げてしまう． 根拠 ガウンの表面は汚染しているので手やユニフォームが触れないようにする．

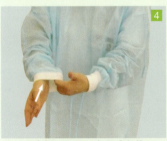
そでの内側にもう一方の手を差し入れて片そでから手を引き抜く

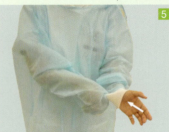
手を引き抜いたそでのなかから反対側のそでをつかんで引き抜く

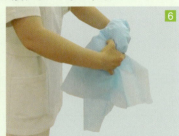
ユニフォームにガウンの表面が触れないようにまとめながら脱いで，医療廃棄物用のゴミ箱に捨てる

❺手指消毒を行う．

記録・報告
看護記録に，実施した看護ケアを記録する．

2. 感染予防

コラム　バイオハザードマーク

　医療現場で発生する廃棄物のうち，人に感染するか，あるいは感染するおそれのある病原体が含まれているか付着しているもの，またはそのおそれのあるものは，「感染性廃棄物」として適切に処理することが法律（廃棄物の処理及び清掃に関する法律）によって規定されている．具体的には，以下のように「感染性廃棄物」の形状に応じて分別して廃棄し，処理することになっている．

感染性廃棄物の形状に応じた廃棄容器とバイオハザードマークの色

廃棄物の形状	梱包容器	バイオハザードマーク
液状または泥状のもの（血液等）	廃液等が漏洩しない密閉容器を使用する	赤
固形状のもの（血液等が付着したガーゼ等）	丈夫なプラスチック袋を二重にして使用するか，堅牢な容器を使用する	橙
鋭利なもの（注射針等）	金属製またはプラスチック製で耐貫通性のある堅牢な容器を使用する	黄

　なお，感染性のない「非感染性廃棄物」についても，容器に「非感染性廃棄物」であることを明記したラベルをつけることが推奨されている．

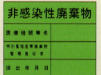

非感染性廃棄物ラベルの例（東京23区）

【参考文献】
環境省，2017，廃棄物処理法に基づく感染性廃棄物処理マニュアル
https://www.env.go.jp/recycle/misc/kansen-manual.pdf　2017年10月5日検索

●引用文献
1) 林　滋子：微生物の広がり方から見た院内感染防護策について．日本感染看護学会誌 3(1)：11-23, 2005

学習課題

1. 感染予防技術の原則を記述してみよう
2. スタンダード・プリコーションで防護の対象となっているものを列挙してみよう
3. 手指消毒はどのような場合に必要とされるかを列挙してみよう
4. 患者に感染の問題が生じていないかアセスメントするための情報を集めてみよう
5. さまざまな患者ケアや処置をとりあげて，それぞれに必要な防護具を列挙してみよう
6. 感染管理における看護師の役割について記述してみよう

3 バイタルサインズ

> **この節で学ぶこと**
> 1. バイタルサインズ測定の意義を理解する
> 2. 体温と発熱のメカニズムと影響因子，熱型の種類を理解する
> 3. 脈拍のメカニズム，影響因子，性状と分類を理解する
> 4. 呼吸のメカニズム，影響因子，性状と分類を理解する
> 5. 血圧のメカニズム，影響因子，血圧値とその分類を理解する

バイタルサインズの測定の意義

バイタルサイン（vital sign）とは，和訳どおり，生命維持の徴候と多くの文献で説明されている[1,2]．わかりやすくいえば，「生きている状態を示す身体的現象」といえる．その生きている状態を示す身体的現象には，主に4大バイタルサインといわれる体温，脈拍，呼吸，血圧があり，さらに意識も加えて述べることもある[1]．複数の身体的現象を含めることからバイタルサインズといわれている．

看護の役割は，あらゆる健康レベルの人々が，少しでも良好な健康レベルを維持・増進できるよう，自己がもつ機能を最大限に発揮できるように生活行動の視点から援助することである．対象がどのような健康レベルにあるのか，どのような機能を発揮できるのかを判断しなければならない．バイタルサインズは，生きている状態を示す身体的現象であることから，健康レベルを維持・増進するための基盤であり，対象の健康レベルに応じた看護ケアを行うさいの判断指標でもある．

A. 体温

1 ● 体温とは

体温（body temperature）とは動物体の温度のことであり，身体の深い組織つまり核心にある温度を核心温とよび，それとは対照的に外界の温度とともに変動する温度を皮膚温（外殻温）とよぶ（☞p.315, 第Ⅳ章5「体温調節」）．理想としては，安定性があり身体の内部臓器がある場所の温度（核心温）を体温として測定するのが望ましい．しかし測定が簡便でないことから臨床では皮膚温を体温として用いることが多い．

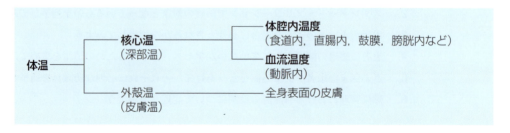

2 ● 体温調節のメカニズム

　体温は，体内における熱の産生と放散のバランスによって調節されている．変温動物は，外気温に影響されて体内の温度を変動させるが，人間を代表とする恒温動物は，一定の温度を体内で保つことができる．それは，産生と放散のしくみを使って体温を調節できるからで，体温調節中枢とよばれる視床下部の視索前野および前視床下部，皮膚，他の深部組織に存在する温度受容器が暑さや寒さを感知すると，それを後視床下部に伝達し，熱産生や放散を指令することで体温調節が行われている．また体温を調節するための基準体温が体内で設定されており，それをセットポイントとよんでいる．セットポイントも視床下部に存在し，ほぼ37.1℃といわれている[3]．なんらかの発熱の原因があると，セットポイントは高く設定される．

a．熱産生

　熱産生は基本的には代謝の副産物である．熱のほとんどは，深部の器官，とくに肝臓や脳，心臓，運動時の骨格筋で産生される．代謝は性別や年齢によって違い，女性より男性のほうが高く，年齢では2～3歳がもっとも高く，加齢に従い低下していく．反対に，体温が1℃上昇することで代謝が7～13％上昇するといわれている[4]．さらに，体内の細胞の代謝の程度，ふるえによる筋活動，細胞の代謝を促す成長ホルモンなどの活性，交感神経の賦活の程度も代謝に影響を与える．

b．熱放散

　深部器官で生産された熱は皮膚に伝達され，皮膚から空気や他の物体に放散される．基本的に放散は，高温のほうから低温のほうへと熱が移動するのが原則である．皮膚や皮下組織（とくに皮下脂肪）は，体内から外界への熱の放散を防ぐ役割をしており，衣服と同様，体温維持に貢献している（☞p.315，第Ⅳ章5「体温調節」）．

3 ● 体温への影響因子

　体温への影響因子として，①日内変動（1日の体温の変動は，0.6～1.0℃の範囲といわれており[1]，明け方がもっとも低く，夕方がもっとも高い傾向にある），②年齢（前述のように，新生児や小児は代謝が活発なため熱産生も多く体温が高い，加齢に伴い代謝が低下したときは熱産生が減少することで体温が低い傾向にある），③性周期（女性は黄体形成ホルモンの関係で高温期，低温期があり，おおよそ0.4℃前後の体温差がある），④その他として，運動時の筋肉収縮による熱産生，食事による消化器系臓器の働きによる熱産生，精神的緊張やカフェイン摂取による交感神経活動の亢進での熱産生の促進，熱放散の抑制などがある（☞p.317，第Ⅳ章5「体温調節」）．

4 ● 発熱のしくみ

　発熱が生じるのは，なんらかの原因によって視床下部のセットポイントが上昇するからである．上昇したセットポイントまで体温を上昇させるために熱産生を促進させ，熱放散を抑制する．熱の放散を抑制するために交感神経活動は亢進し，皮膚内の末梢血管は収縮する．また熱産生のために運動神経を介して骨格筋を収縮させ，ふるえを起こさせる．セットポイントが上昇したため寒さを感じ，熱産生のためにふるえが生じている状況が悪

第Ⅲ章　看護実践に統合される基本的看護技術

表Ⅲ-7　熱型と疾患例

	稽留熱	弛張熱	間欠熱	波状熱
体温℃	日内変動が1℃以内，持続する高熱	日内変動が1℃以上，37℃以下にはならない	日内変動が1℃以上，37℃以下のこともある	有熱期と無熱期が交互にみられる
定義	日内変動が1℃以内，持続する高熱	日内変動が1℃以上，37℃以下にはならない	日内変動が1℃以上，37℃以下のこともある	有熱期と無熱期が交互にみられる
疾患例	腸チフス，発疹チフス，粟粒結核，大葉性肺炎	敗血症，化膿性疾患，ウイルス感染症，悪性腫瘍	マラリアなど	ホジキン病，ブルセラ症，胆道閉鎖症

寒・戦慄である．

　発熱の原因は，発熱物質（主にインターロイキン）がセットポイントを上げる，あるいはセットポイントのある視床下部が障害されることである．細菌感染や悪性新生物，自己免疫疾患により，免疫系細胞からインターロイキンが放出される．脳腫瘍などの脳疾患ではセットポイントが障害される．

a. 熱型の種類

　熱型は主に以下の5つに分類される（**表Ⅲ-7**）．

1）稽留熱

　日内変動が1℃以内で，38℃以上の高熱が持続する熱型．重症肺炎や腸チフス極期，粟粒結核などでみられる．

2）弛張熱

　1日の体温差が1℃以上あるが，37℃以下にまでは下がらない熱型．敗血症，ウイルス感染症などのさまざまな感染症，悪性腫瘍などでみられる．

3）間欠熱

　1日の体温差が1℃以上あり，37℃以下にまで下がる熱型．マラリアの発熱期など，弛張熱と同様の疾患でもみられる．

4）波状熱

　発熱する時期と発熱しない時期とが区別されており，不規則に繰り返し出現する熱型．再発熱ともいう．ブルセラ症，マラリア，ホジキン病，胆道閉鎖症でみられる．

5）周期熱

　発熱する時期と発熱しない時期が2〜3日の周期で規則的に繰り返し出現する熱型．マラリア，フェルティ症候群などの疾患でみられる．

5 ● 体温の測定方法

a. 測定方法の種類

測定方法の種類としては，①核心温の測定方法と②皮膚温（外殻温）の測定方法がある．核心温は，身体の深い組織，つまり身体の内部の温度であることから，主に直腸温，鼓膜温，口腔温，膀胱温，スワンガンツカテーテルを用いた血液温が用いられる．皮膚温の測定では，腋窩温がよく用いられる．

b. 体温計の種類

1）水銀式

ガラス管のなかに金属水銀が入っており，管内の水銀が体熱で膨張したのを目盛りで読みとるしくみの体温計である．水銀が体内に入ると有害であるため，近年は使用頻度が減少している．

2）電子式（サーミスタ式）

熱で変化する素子を電子回路で測定する体温計である．実測式と予測式がある．

3）耳 式

人体から放出される赤外線を検知することで体温を測定し，鼻からも測定可能な体温計である．他の測定方法より正確であるといわれている．

4）実測式と予測式

また体温計の種類として，実測式と予測式の違いもある．**実測式体温計**は，体温を体温計のセンサーが正確に認識するまで測定し，体温の実測値を表示するので，10分程度の時間を要する．それに対し**予測式体温計**は，測定後数秒での計測値から体温をコンピュータで予測し，その予測値を表示する．そのため30秒や1分程度で測定が可能である．

測定の早さでいえば予測式体温計が便利であるが，値の信頼性が高いのは実測式体温計である．敏速な測定が求められているのか，時間がかかっても正確な値が必要なのか，その場に応じて使い分ける必要がある．

c. 測定手順

測定手順として，腋窩温，口腔温，直腸温，鼓膜温を述べるが，これらの測定温度の違いは，一般的に，

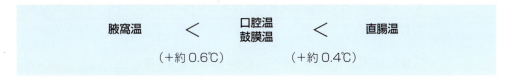

といわれている．

1）腋窩温

簡便で羞恥心を伴わないことから，日常的にもっともよく行われている測定方法（部位）である．腋窩の皮膚温の分布として，もっとも温度の高い部位は，**腋窩動脈**が走行しており，外気にさらされず体腔の温度を維持できる腋窩深部であり，その部位が腋窩温の測定部位として適している．

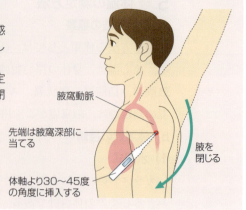

❶腋窩深部が汗などで湿っていないか確認し，湿っていれば拭きとる．体温計の先端の感温部が腋窩深部に当たるように体軸に対してななめ30～45度の角度で挿入する．
❷上腕二頭筋と大胸筋が接触するように測定側の手掌を反対側の胸に当てて，腋窩の閉鎖腔をつくり測定を行う．

2) 口腔温

　小児や意識障害患者にしばしば行われる測定方法である．しかしながら，小児は口をよく動かし，歯や舌で体温計をかんだり，動かす可能性が高く，意識障害患者も口腔が乾燥していたり，開口したままで閉口しない患者もいるため，必ずしも適した測定方法とはいえない．

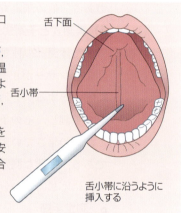

❶測定前に熱い物や冷たい物を摂取していないか，また口腔内に口内炎や炎症などがないかを確認する．
❷外気にさらされず，口腔内でもっとも温度の高い部位が，舌下中央部で，舌小帯の部位であるため，体温計の感温部を舌小帯に沿った部位に挿入する．舌小帯に当てるように体温計を挿入すると安定した挿入ができないので，舌小帯に沿うようにする．
❸外気にさらされ温度が逃げないように口唇を閉じ，舌を動かさないようにすることを患者に説明し，感温部が安定するようにして測定する．小児や意識障害患者の場合は，看護師が体温計を固定しながら測定する．

3) 直腸温

　核心温としてもっとも真の体温に近いといわれているが，羞恥心を伴う測定法であるため，日常的に行う体温測定としてはあまり行われていない．集中治療室などでしばしば行われている．

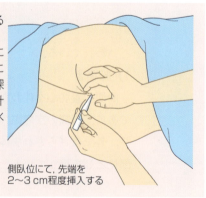

❶排便の状況を考慮しながら，患者の緊張を緩和するように促す．
❷膝関節を屈曲した状態で側臥位をとらせ，体温計に潤滑液を塗布して挿入する．挿入の深さは，器具によっても異なるが2～3cm程度が適当である．深く挿入しすぎないように，もう一方の手でも体温計を保持する．また割れる危険性のあるガラス製の水銀体温計はできるだけ使用を避けるのが望ましい．

4) 鼓膜温

年々，鼓膜温での体温測定が普及してきており，集中治療室などでよく行われている．小児や意識障害など体動が多い患者に対して安全に測定できる方法である．しかし赤外線が鼓膜に当たらないことが多く，手技の正確性の問題から測定値の信頼性が乏しいのが現状である．

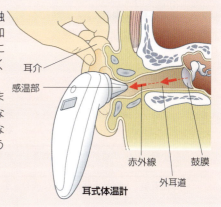

❶鼓膜温の測定は，鼓膜に体温計の感温部を接触させるのではなく，赤外線で鼓膜の温度を感知する方法をとる．そのため外耳道をまっすぐにして，外耳道の部位から鼓膜の温度を障害なく感知できるようにすることが重要である．
❷耳介を後上方に引き上げ，体温計の感温部がまっすぐ鼓膜の方向を向くように挿入する．ななめに挿入したり，外耳道をまっすぐにしていない場合には，外耳道壁の温度を感知してしまう場合もある．

B. 脈拍

1 ● 脈拍とは

心臓の収縮と拡張に伴って末梢動脈への血流が変化し，血管壁も変化する．左心室の収縮によって血液が血管に流れ込み，血管壁は振動もしくは膨隆拡張する．左心室の拡張時には血液が押し流されないため，血管壁の振動は認めず，膨隆拡張も元に戻る．

脈拍（pulse）とは，周期的な左心室の収縮によって血管壁を振動もしくは膨隆拡張させる拍動のことで，体表の動脈で触知もしくは観察することができる．

2 ● 脈拍の性状と分類

脈拍は，一般的に脈拍数，リズム，立ち上がりの速さ，大きさ，硬さ，左右差，上下差の性状をもつ．異常時の分類を表Ⅲ-8に示す．

a. 脈拍数

左心室の収縮による拍動回数のことである．脈拍数は通常，60～100回/分が正常といわれているが，年齢や個人の習慣によっても異なる．脈拍数の異常は，基準値より脈拍数が多い**頻脈**と脈拍数の少ない**徐脈**の2種類に分類される．

b. リズム

規則正しく脈拍が触れるか否かであり，規則的に脈拍が認められるものを**整脈**，不規則なものを**不整脈**としている．

c. 立ち上がりの速さ

左心室の収縮の速さを表しており，収縮時に素早く拍動を触知できるか否かを判断する．立ち上がりが速すぎる場合と遅すぎる場合で異常の場合を分類している．

d. 大きさ

拍動の振り幅の大きさを示しており，左心室からの**血液の駆出量（1回拍出量）**を表し

110　第III章　看護実践に統合される基本的看護技術

表III-8　脈拍の異常

脈拍の性状	異常の分類	状　態	病　態	脈拍の波形
脈拍数	頻脈	成人：100回/分以上	発熱，貧血，甲状腺機能亢進症，運動時，緊張時など	
	徐脈	成人：60回/分未満	低体温，スポーツマン症候群，心肥大，甲状腺機能低下症など	
リズム	不整脈	不規則に脈拍が触れる	心房細動，期外収縮など	
立ち上がりの速さ	速脈	立ち上がりが速い	左心室機能亢進，甲状腺機能亢進症	
	遅脈	立ち上がりが遅い	左心室機能低下，大動脈弁狭窄症	
大きさ	大脈	振り幅が大きく触れる	脈圧が大きくなる大動脈弁閉鎖不全症，甲状腺機能亢進症など	
	小脈	振り幅が小さく触れる	大動脈弁狭窄症，心タンポナーデ	
	交互脈	大脈と小脈が交互に繰り返す	うっ血性心不全，左心機能低下	
硬さ（緊張度）	硬脈	緊張度が強く硬い脈が触れる	高血圧，動脈硬化	
	軟脈	緊張度が弱く軟らかい脈が触れる	低血圧	
左右差・上下差	——	——	四肢の麻痺，動脈の狭窄，大動脈炎症候群など	

ている．脈拍を指先で触知することによって拍動の幅を確認する．振り幅の大小，または変化の状態で異常の分類がなされる．

e．硬さ（緊張度）

触知したさいに硬い脈が触れる場合や軟らかい脈が触れる場合がある．動脈硬化の場合や，高血圧で最高血圧が高く緊張が強い場合などには硬い脈が触れる．また，最高血圧が低い場合には，緊張が弱く軟らかい脈が触れる．

f．左右差，上下差

動脈の狭窄や麻痺に伴う血行障害などでは，身体の左右や上下の間で脈拍の性状の違いを認める場合がある．片側の動脈で脈拍が触知できない場合は反対側で再測定する必要がある．

3 ● 脈拍への影響因子

年齢，精神的緊張やリラックス，食事，入浴，運動・活動量，飲酒，喫煙，排泄時の努責などが脈拍に影響する．

年齢による脈拍の変化としては，新生児や小児は代謝が盛んなため基礎代謝も高く，新陳代謝も亢進しているため脈拍数は多いが，高齢になると代謝が低下することから脈拍数も減少する．

コラム　自動血圧計の測定値は正確か

　看護基礎教育でも血圧測定はアネロイド血圧計が主に用いられ，家庭や医療施設の外来では自動血圧計が普及している．電子工学の進歩により，自動血圧計は小型化し，測定も簡便になった．しかし，測定誤差を認める現実もある．

　手首式と上腕式の自動血圧計の測定誤差を調査した研究では，手首の自動血圧計は，手首を心臓の高さにしないと誤差が出ること，手首の屈曲によりカフ圧が動脈に達しないことから値が高めに出るとされ，上腕式が推奨されている[i]．また厚生省研究班の調査では，上腕，手首，指による自動血圧計での測定を行った結果，上腕での測定が誤差が少なく，指での測定がもっとも誤差が大きかったと報告している[ii]．家庭内で測定する上腕式自動血圧計による値も1日数回測定することによって，予後を予測する能力があるとする報告もあることから[iii]，家庭における上腕式自動血圧計の利用，その値を身体状態の一情報としていくことは有用と考えられる．

【参考文献】
i) 朽久保修，倉　尚樹：家庭血圧計開発―この5年の進歩．血圧 **12**(2)：1261-1264，2005
ii) 後藤英司：家庭血圧計の精度．血圧 **8**(1)：1049-1053，2001
iii) 石井富男：血圧測定の問題点と将来像2．血圧 **12**(12)：1309-1313，2005

年齢による脈拍数の変化

- 新生児　120〜140回/分
- 乳児　　110〜130回/分
- 幼児　　100〜110回/分
- 学童　　80〜90回/分
- 成人　　70〜80回/分
- 高齢者　60〜70回/分

　代謝以外に自律神経も脈拍に影響しており，精神的緊張や運動，喫煙，排泄時の努責で**交感神経**が亢進し，心臓や血管の収縮を促進し脈拍数を増加させる．逆に精神的リラックスや入浴時の心地よさ，適度な飲酒は**副交感神経**を優位にさせ，心臓や血管の収縮を緩和させ脈拍数を減少させる．

4 ● 脈拍の測定方法

　①看護師の手指を使って触診する測定方法と，②脈拍計での測定方法が主である．脈拍は，簡便に測定できる手指での触診が比較的多く用いられている．

a．測定部位

　もっとも多く使用される部位は，**橈骨動脈**であるが，臨床場面では橈骨動脈が測定困難な場合もあるので，他の測定部位も理解しておくことが必要である．

b．測定手順

　ここでは，通常よく使われる触診での測定方法を記す．

❶測定前の留意事項として，前述した脈拍への影響因子を念頭におき，患者の脈拍を測定する必要がある．たとえば患者の精神的緊張を避け，安定した状態の脈拍を測定する必要がある．
❷看護師の示指，中指，薬指の3本の指腹を患者の動脈部位に軽く当てる．母指での測定は避ける．母指は，動脈が比較的太いことから，看護師と患者の拍動を混同しやすく，正確な脈拍を測定できない可能性が大きいからである．

❸秒針のある時計を使って1分間測定する．脈拍数だけではなく，脈拍の異常の有無やその性状を観察する．
❹初回は1分間測定するが，とくに異常がなければ2回目からは30秒間測定し，脈拍数を2倍する方法をとることが多い．そのさいも数だけでなく性状の評価も必ず行う．

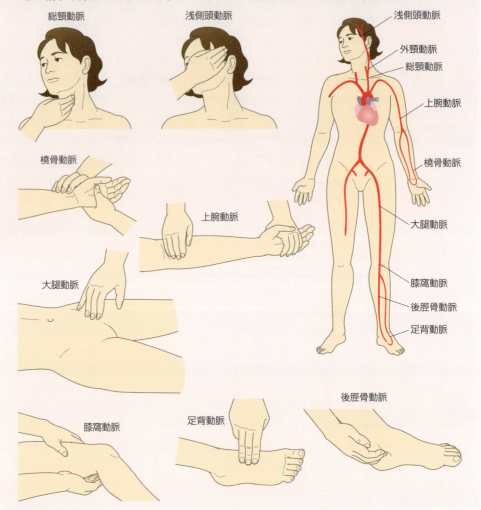

> **コラム　脈拍数は10秒×6回で正確に測定できるか**
>
> 　多くの看護技術の教科書では，脈拍数の測定時間は60秒とされている．臨床では30秒測定して2倍にする，10秒測定して6倍する方法がとられている．
> 　看護学生および臨床看護師を対象に，橈骨動脈の触診で10, 15, 30, 60秒の脈拍測定を実施し，心電図の心拍数との測定誤差を調査した研究がある．結果，看護学生はどの測定方法においても，心拍数よりも少なく測定する傾向にあり，60, 30, 15, 10秒の順で測定誤差が大きくなっていた．臨床看護師群では，学生群よりも測定誤差は少なかった．また60秒と30秒の測定誤差には有意差がなかった．以上から，30秒×2の脈拍測定は有用である可能性はある．15秒，10秒では測定誤差が大きいため，不整脈や心疾患等をもつ患者には慎重に行うべきと考えられた．
>
> 【参考文献】
> 尾林宏光，津幡美江，大泉直子ほか：脈拍測定の正確さと測定時間との関係．日本看護研究学会雑誌 **32**(1)：131-136, 2009

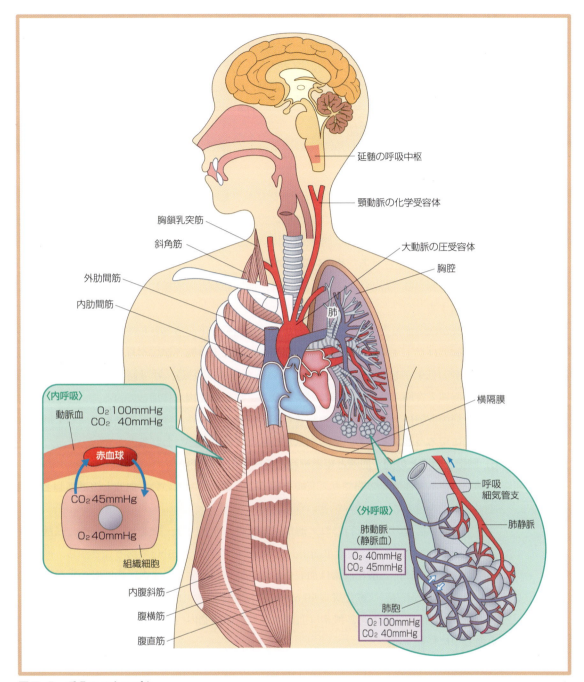

図Ⅲ-5 呼吸のメカニズム

C. 呼　吸

1 ● 呼吸とは

　生命を維持するために必要な酸素を肺にとりこみ，代謝産物として二酸化炭素を排出することを**呼吸**（respiration）という（図Ⅲ-5）．

2 ● 呼吸のメカニズム（図Ⅲ-5）

呼吸は，主に3つのメカニズムから成り立っており，これらのメカニズムがすべて機能してこそ，自発的な呼吸ができる．3つのメカニズムとは，①呼吸中枢による呼吸調節，②肺を拡張，収縮させるための呼吸筋の運動，③肺胞の空気と血液との間，血液と組織細胞との間で行う酸素と二酸化炭素の移動（これをガス交換という）である．

a．呼吸中枢による呼吸調節

呼吸中枢は，橋と延髄に存在し，二酸化炭素濃度や水素イオン濃度を感知し，呼吸数や換気量を増減させる指令を出す．

さらに，大動脈と頸動脈に各末梢化学受容体があり，大動脈小体と頸動脈小体とよばれている．呼吸中枢は主に二酸化炭素濃度に影響されるが，末梢化学受容体は酸素濃度を感知し，呼吸中枢に情報を送り，呼吸数や換気量が増減される．

b．肺を拡張，収縮させるための呼吸筋の運動

肺には，膨らむ機能がないため，横隔膜，肋間筋などの収縮によって他動的に拡張もしくは収縮する．

横隔膜が収縮すると下方と腹側に向かって横隔膜が下がる．さらに外肋間筋が収縮することで胸郭は挙上する．横隔膜と外肋間筋の収縮により胸郭が広がり，胸腔内圧が陰圧になり，肺の拡張が起こり，外気が肺に吸い込まれる（吸気）．呼吸筋には，ほかにも内肋間筋や胸鎖乳突筋，外内腹斜筋などがあり，それらの筋肉も作用している．

呼吸筋の収縮により吸気が行われると，肺や胸郭の弾性，呼吸筋の弛緩によって肺が自然と元に戻ろうとするため，肺の空気が吐き出され呼気が行われる．

c．肺胞と血液との間，血液と組織細胞との間でのガス交換

肺胞の空気と血液との間でガス交換を行うことを外呼吸といい，血液と組織細胞との間でガス交換を行うことを内呼吸という．

ガス交換は拡散の原理で行われ，通常，外呼吸の肺胞内は，酸素100 mmHg，二酸化炭素40 mmHg，静脈血内は酸素40 mmHg，二酸化炭素45 mmHgであることから，酸素は肺胞から血液中に，二酸化炭素は血液中から肺胞へ移動する．また，内呼吸の動脈血内では，酸素100 mmHg，二酸化炭素40 mmHgで，組織細胞内では，酸素40 mmHg，二酸化炭素45 mmHgであるため，酸素は血液中から組織細胞内へ，二酸化炭素は組織細胞内から血液中に移動する．

3 ● 呼吸の性状と分類

呼吸の性状には，呼吸の型，呼吸数，深さ，リズムがある．正常な呼吸の場合，成人では，呼吸数が12〜18回/分，深さは1回換気量500 mL程度，リズムは規則的な呼吸である．小児では呼吸数が20〜30回/分，新生児で30〜50回/分である．正常・異常時の呼吸の性状と分類を表Ⅲ-9に示す．呼吸を観察するさいには，呼吸の性状と分類を念頭において行う．

4 ● 呼吸への影響因子

呼吸は，主に，①年齢，②性差，③体型，④体位，⑤運動，⑥高所，⑦入浴，⑧飲酒，

3. バイタルサインズ 115

表Ⅲ-9　呼吸の性状と分類

呼吸の性状	分類		状態	病態
正常	型	胸式呼吸	胸郭（肋間筋）の運動によるもので，胸が突き出て肩が上がる呼吸	—— （正常な呼吸の型．一般的に女性に多い）
		腹式呼吸	横隔膜の運動によるもので，吸気のときに腹部が膨らむ呼吸	—— （正常な呼吸の型．一般的に男性，小児，高齢者に多い）
		胸腹式呼吸	深い呼吸を行うときに胸式と腹式を併せて行う呼吸	—— （正常な呼吸の型）
異常	型	鼻翼呼吸	気道を確保しようと鼻孔が広がり鼻翼が張り，喉頭を下に大きく動かす呼吸	毛細気管支炎，肺炎，心臓弁膜症の代償不全，気胸．小児の興奮時にもみられる呼吸であるため，必ずしも異常とはいえない
		下顎呼吸	吸気時に下顎を動かしながら気道を広げ，空気を肺に取り入れようとする呼吸	危篤時，重篤な呼吸不全
		陥没呼吸	胸腔内が強い陰圧になるため，吸気時に肋間や肋骨の下方がへこんだように見える呼吸	胸郭の未発達な小児．特発性呼吸窮迫症候群
	数	頻呼吸	深さは変化しないが呼吸数が増加．成人で24回/分以上	発熱や呼吸性アルカローシスなど
		徐呼吸	深さは変化しないが呼吸数が減少．成人で12回/分以下	頭蓋内圧亢進，睡眠・麻酔時など
	深さ	過呼吸	呼吸数は変化しないが深さが増加．1回換気量が増加する	神経症，過換気症候群，甲状腺機能亢進症，貧血
		減呼吸	呼吸数は変化しないが深さが減少（浅い）．1回換気量が減少する	呼吸筋の麻痺，睡眠薬内服時，モルヒネ中毒
	回数と深さ	多呼吸	呼吸数と1回換気量が増加（呼吸数と深さともに増加）	過換気症候群，肺塞栓など
		少呼吸	呼吸数と1回換気量が減少（呼吸数と深さともに減少）	死亡直前，麻痺
		無呼吸	休息期が長く，呼吸が停止した状態	死亡，睡眠時無呼吸症候群 または
		浅促呼吸	呼吸数が増加し，深さが減少した浅い呼吸	気管支炎，肺気腫，心筋症
	リズム	チェーン・ストークス呼吸	呼吸の深さが周期的に変化する．20～30秒の無呼吸の状態から徐々に深くなり，再度徐々に浅くなっていき，無呼吸になるサイクルを繰り返す	頭蓋内圧亢進時，危篤時，脳内出血，脳腫瘍，尿毒症
		ビオー呼吸	深い速い呼吸が突然中断して無呼吸となったり，また元の呼吸になったりする．チェーン・ストークス呼吸と同様に無換気と深呼吸を認めるが，チェーン・ストークス呼吸とは異なり，周期性はなく不規則で一過性である	髄膜炎，頭部外傷
		クスマウル呼吸	深くゆっくりとした呼吸が規則正しく，発作性にみられる	糖尿病ケトアシドーシス，尿毒症，昏睡時

呼吸の波形のみかた：上に伸びているのが「吸気」，下にへこんでいるのが「呼気」，平らな線が「吸呼気が一時的にない状態」を表す．

⑨喫煙，⑩精神状態に影響を受ける．

a. 年 齢

新生児から幼児までの時期は，肺胞の数が十分でなく呼吸筋や胸郭が未熟なため，1回換気量は少なく呼吸数は多い．学童になると肺胞数や呼吸筋，胸郭の発達はおおよそ完了し成長は止まるため，1回換気量も多くなり，呼吸数も減少する．新生児の1回換気量は約25 mLと少量だが，成人は，その20倍にあたる500 mLもある．

年齢による呼吸数の変化
- 新生児　35〜50 回／分
- 乳児　　30〜40 回／分
- 幼児　　20〜30 回／分
- 学童　　20 回／分
- 成人　　16〜18 回／分
- 高齢者　14 回／分程度

b. 男女差

女性は，男性と比較して腹筋が弱いため，胸式呼吸が多いといわれている．反対に男性には腹式呼吸が多いといわれている．

c. 体 型

肥満による呼吸障害がある．脂肪沈着により横隔膜が下がること，脂肪により胸郭が動きにくくなることで1回換気量の減少や呼吸数の変化を生じる．

d. 体 位

仰臥位の場合は，重力の関係で胸郭の拡張が制限され，横隔膜の下方への動きも十分でないことから，呼吸運動は座位や立位よりも制限される．肺気腫の患者が仰臥位から座位になると呼吸困難が改善されるのはそのためである．座位や起座位，立位は，重力により横隔膜が下がるため換気量が増加する（☞p.494，付録1「主な体位一覧」）．

e. 運 動

運動中もしくは運動後に呼吸数が増加するのは，運動により酸素消費量が多くなるからである．呼吸数を増加させて酸素を体内にとりこむように働く．

f. 高 所

高所では，大気中の酸素分圧が低下するため，血液中の酸素分圧も低下する．血中酸素分圧を上げようとする代償機構が働き，呼吸数が増加し，さらに深く呼吸するようになる．

g. 入 浴

入浴の心地よさにより副交感神経が賦活化して，呼吸数が減少する場合がある．しかし，入浴時の水圧で胸郭が圧迫されることにより，また熱刺激による交感神経の亢進により呼吸数が増加するともいわれている．

h. 飲酒，喫煙，精神状態

適度な飲酒や精神のリラックス状態は副交感神経を優位にさせ，呼吸数を減少させる場合がある．一方，過度の飲酒や喫煙，精神的緊張は交感神経活動を亢進させ，呼吸数を増加させる．

5 ● 呼吸の観察・測定方法

呼吸の性状を観察するために主に3つの方法として，①胸郭や腹壁の動きを観察する方

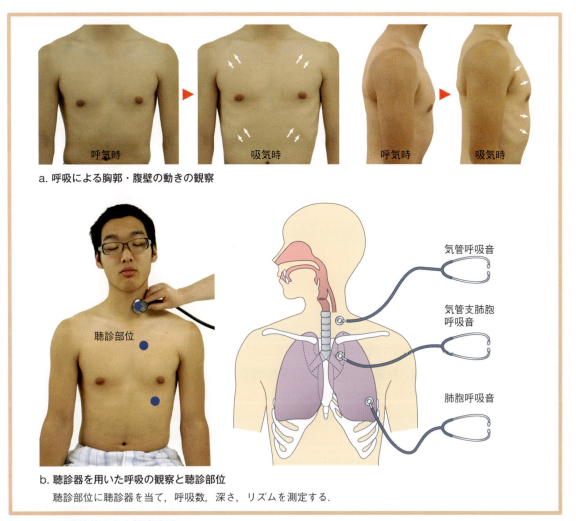

図Ⅲ-6 呼吸性状の主な観察方法

法（図Ⅲ-6a），②紙片や器具を用いる方法，③聴診器を用いる方法（図Ⅲ-6b），が使われている．とくに①は簡便なため，通常，臨床でよく使用されている．②紙片や器具を用いる方法では，薄い紙片や羽毛などを鼻孔の部分にかざし，紙片や羽毛の動きをみながら呼吸状態を観察する．その場合，紙片などで鼻孔をふさがないように注意する．③聴診器を用いる方法は，主に浅い呼吸を観察する場合に用いているが，呼吸の型を観察することはできないため，①の胸郭や腹壁の動きを観察する方法と併用して行われる場合が多い．

呼吸を観察する場合，通常30秒間もしくは1分間行うことが望ましい．呼吸は脈拍と比べて回数が少ないことから，異常を判断するのに時間を要する．また呼吸は随意的にコントロール可能であるため，できるだけ気づかれずに自然な呼吸を観察することが望ましい．したがって脈拍測定の延長で呼吸の観察を行うことが多い．

D．血 圧

1● 血圧とは

血圧（blood pressure）とは，心臓のポンプ作用により，血液が全身に送り出される力

のことで，左心室の収縮で押し出される血液の直圧と，押し出された血液が全身の動脈壁に加える側圧との総和のことである．

2 ● 血圧，血圧測定の原理

血圧は，上記のとおり，直圧と側圧の総和であるが，その値の測定は容易ではないため，通常臨床場面では，側圧を血圧として測定している．

a．ベルヌーイの定理

血管内の全圧力＝P，血液の密度＝p，流速＝v，流入部と流出部との高さ＝h，重力加速度＝gとすると，ベルヌーイの定理[5]により，

$$P（血管内の全圧力）= p + 1/2\,pv^2 + pgh$$

となる．pgh は，心臓と測定部の高さが同じならば，0になるので，実際は，

$$P（血管内の全圧力）= p + 1/2\,pv^2$$

になる．マンシェットで加圧し，血流を止めると$v^2 = 0$になることから，P＝pとなり，全圧力＝側圧として測定できる．

b．収縮期血圧，拡張期血圧，脈圧，平均血圧

左心室の収縮時に動脈壁が受ける圧力を**収縮期血圧**（最高血圧，最大血圧），左心室の弛緩時に動脈壁が受ける圧力を**拡張期血圧**（最低血圧，最小血圧）という．さらに最大血圧と最小血圧の差を**脈圧**，1回の心拍期間における血圧値の時間平均を**平均血圧**とよび，「平均血圧＝脈圧/3＋最低血圧」で示される．

c．コロトコフ音

また，側圧による血管音（血管壁をたたく音）のことを**コロトコフ音**（Korotkoff sounds）とよんでいるが，その音は第1〜5点まであり，初めに聞こえた血管音（第1点）を収縮期血圧，音が消失した時点（第5点）を拡張期血圧としている（**図Ⅲ-7**）．マンシェットで動脈内圧より高い圧を加えると血流が止まり，のちにマンシェットを減圧させることで，血流が心臓から末梢に勢いよく流れ，第1点の血管音が生じ収縮期血圧の値がわかる．徐々に減圧することで，動脈に対するマンシェットでの圧がなくなり，血管音が消失し，第5点として拡張期血圧値がわかる．それぞれの点によって，第Ⅰ相から第Ⅳ相に分けられる．

3 ● 血圧値と分類

成人の血圧値は，**表Ⅲ-10**に示す基準値に沿って，**高血圧**か否か，またはその程度を判断する．一方，低血圧については統一した基準がないのが現状である．日常的に，収縮期血圧が100 mmHg以下のものを低血圧とよんでいる．または，拡張期血圧が60 mmHg以下の場合も低血圧と判断する[2]．

4 ● 血圧値への影響因子

血圧の影響因子として，①動脈硬化，②季節や日内変動，③飲酒，④喫煙，⑤入浴，⑥精神状態，⑦運動・活動，⑧食事，⑨体位などがある．

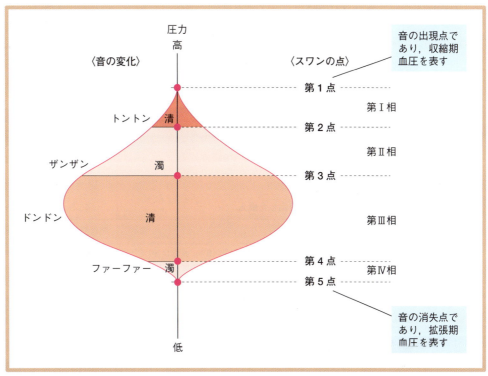

図Ⅲ-7 コロトコフ音

表Ⅲ-10 成人における血圧値の分類（mmHg）

分類		収縮期血圧		拡張期血圧
正常域血圧	至適血圧	<120	かつ	<80
	正常血圧	120〜129	かつ/または	80〜84
	正常高値血圧	130〜139	かつ/または	85〜89
高血圧	Ⅰ度高血圧	140〜159	かつ/または	90〜99
	Ⅱ度高血圧	160〜179	かつ/または	100〜109
	Ⅲ度高血圧	≧180	かつ/または	≧110
	（孤立性）収縮期高血圧	≧140	かつ	<90

［日本高血圧学会高血圧治療ガイドライン作成委員会（編）：高血圧治療ガイドライン2014, p.19 日本高血圧学会，2014より許諾を得て転載］

a．動脈硬化

高血圧の原因として，動脈硬化がある．これは，動脈の血管壁が脂肪沈着によって硬くなることで，血管の弾力性が低下し，血管壁への抵抗が高まり，血圧が高くなる．

b．季節や日内変動

気温が低いときや温度差のある場所では，交感神経が亢進する．交感神経の賦活化によって血管が収縮することで血管壁への抵抗が強まり，また，左心室の収縮力も強まることで心拍出量が増加し，血圧が上昇する．

日内変動においては，明け方に生体リズムとして副交感神経が優位になるため，血管拡

表Ⅲ-11　マンシェットのサイズ

部　位	適応年齢	マンシェット	
		幅(cm)	長さ(cm)
上腕用	新生児〜満3ヵ月未満	3	15
	乳児（3ヵ月以上3歳未満）	5	20
	幼児（3歳以上6歳未満）	7	20
	学童（6歳以上9歳未満）	9	20
	成人	12〜14	22〜24
	肥満した成人	15.5	30
成人の大腿用		18.5〜20	48〜50

マンシェットの幅は，測定周囲長の約40%，長さは80%とされているが，上腕での測定の場合は，上腕の長さの約2/3を目安としている場合が多い．

張と心拍出量の低下で血圧が低下する．

c. 飲酒，喫煙，入浴，精神状態

　適度な飲酒は副交感神経を優位にさせ，過度の飲酒は交感神経活動を亢進させる．入浴も同様である．喫煙は血管を収縮させ，交感神経活動を亢進させることから血圧が上昇する．精神的緊張も交感神経を亢進させる．リラックスは副交感神経を優位にさせ血管拡張を起こすことから，血圧が低下する．

d. 運動・活動

　適度な有酸素運動は血管を拡張させ，血圧を低下させる．しかし過度の運動は交感神経活動を亢進させ，心拍出量を増加させることから，血圧が上昇する．

e. 食　事

　塩分（NaCl）の多量摂取は水分の再吸収を促進させるため，循環血液量が増加し血圧が上昇する．

f. 体　位

　臥位から立位になるさい，重力による血圧低下が生じる可能性が高いが，骨格筋にある血管平滑筋を支配する筋交感神経が作用し，末梢血管抵抗を強めることで血圧低下を防止する．しかし自律神経失調症などで自律神経活動が機能しない場合，起立性低血圧が起こる．

5 ● 血圧の測定方法

　血圧の測定方法としては，主に，①観血的測定法，②非観血的測定法（聴診法，触診法）がある．

観血的測定法

　橈骨動脈や尺骨動脈にカテーテルやテフロン針を挿入し，動脈内圧を測定するセンサーを接続して持続的に血圧を測定する方法である．手術後や重症患者などによく用いられ，集中治療室などで使用されている．

3. バイタルサインズ　121

> 非観血的測定法

a. 聴診法

　主にアネロイド血圧計が用いられている．以前は水銀血圧計が多く使われていたが，水銀による有害作用が問題視され，アネロイド血圧計が主流になっている．アネロイドとは「液を用いていない」という意味で，空気圧による測定方法である．

　アネロイド血圧計にしろ水銀血圧計にしろ，動脈が走行している部位にマンシェットを巻くが，主に**上腕動脈**を用いて行う．聴診法でも触診法でも，上腕動脈や橈骨動脈で測定できない場合は，大腿の膝窩動脈を用いることがある．また，マンシェットには上腕用と大腿用があり，上腕用にはさまざまなサイズのものがある（**表Ⅲ-11**）．

　測定手順：ここでは，アネロイド血圧計による測定手順を示す．

❶血圧計の目盛，マンシェット，ゴム嚢，送気球，聴診器に故障はないか確認する．
❷マンシェットを巻く上腕動脈の拍動を確認する．
❸マンシェットのなかのゴム嚢の位置を確認して，マンシェットは肘から1～2cm上に下縁がくるようにし，ゴム嚢は，上腕動脈（測定する動脈）が真ん中にくるように巻く．
　[根拠] 肘から1～2cm上にするのは，聴診器を当てるためである．
　▶上腕動脈の走行を確認しておいてからマンシェットを巻く．上腕動脈は腋窩の中央から肘窩の中央に向かってななめに走行している．そのためマンシェットのゴム嚢は上腕のやや内側になるように巻くようにする．
❹巻き方は，指が2本入る程度のゆるさに巻く．ゆるく巻きすぎると，十分圧迫できないため，圧迫する面積が小さくなり血圧値が高くなる．きつく巻きすぎると，うっ血することで血管音が聴取しにくくなり，また，収縮期血圧は低く，拡張期血圧は高く測定されることがある．
❺マンシェットを巻いた測定部位と心臓の高さが同じになるようにする．
　▶ベルヌーイの定理（☞ p.118）でもわかるように，測定する動脈部位（マンシェットを巻く位置）の高さと心臓の高さを同じにすることが重要である．決して血圧計そのものを心臓の高さにするのではない．また，測定部位を心臓より下方に置くと静水力学的圧力（静水圧）により，血圧値は高くなり，上方に置くと血圧値は低くなる．
❻聴診器を耳に装着し，マンシェットの下縁あたりで動脈の拍動が触診できた部位に聴診器を当てる．聴診器は，通常，膜側を使用し，血管音が聞きとりにくい場合はより弱い音を聴取できるベル側を用いる．

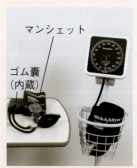

アネロイド血圧計

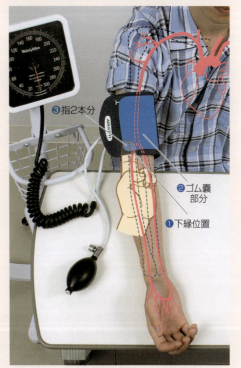

マンシェットの巻き方：❶肘から1～2cm上にマンシェット下縁を合わせる．❷上腕動脈の走行に合わせてゴム嚢部分が上腕のやや内側になるように巻く．❸指が2本入る程度のゆるさに巻く．

❼送気球のネジを締め，患者の通常の血圧値より10～20 mmHgほど高めになるように，空気を送る．
❽徐々に減圧していくために，ゆっくりとネジを開放していくが，だいたい1拍につき2 mmHgくらいの減圧を行う．
❾減圧の途中で，スワン第1点のコロトコフ音が聴取できるので，それを収縮期血圧とする．第5点の音が聞こえなくなるところを拡張期血圧とする（図Ⅲ-7）．ときに5点の音が0 mmHgまで聴取できることがある．その場合は，0 mmHgと記載するか「収縮期血圧値／－」と記し，最後まで聴取できたことを示す．

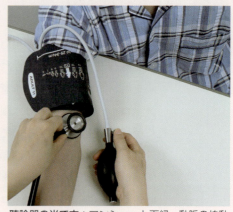
聴診器の当て方：マンシェット下縁，動脈の拍動が触診できる部位に当てる．

b．触診法

聴診ができない場合などに用いられ，上腕動脈や橈骨動脈を手指で触診しながら測定する．この方法は，収縮期血圧値は判断できるが，拡張期血圧値が判断できないことが欠点である．

測定手順：聴診法とほとんど同じ手順であるが，聴診器を動脈部位に当てるかわりに測定者の指を当てる．

❶～❺「a．聴診法」に同じ．
❻動脈の拍動が触診できた部位（多くは橈骨動脈）に，測定者の示指，中指，薬指を当てる．
❼，❽「a．聴診法」に同じ．
❾加圧している最中は，常時，動脈部位に当てている測定者の指に脈の拍動が触れている．やがて加圧の途中で拍動が触れなくなるが，（患者の通常の血圧値より10～20 mmHgほど高めの時点より）減圧を始めると，再び拍動が触れる点があり，そこが収縮期血圧値となる．

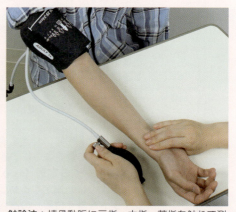
触診法：橈骨動脈に示指，中指，薬指を触れて測定する．

血圧の表記：通常，収縮期血圧／拡張期血圧（mmHg）と表記される．

●引用文献

1) 山本利江：バイタルサインと看護の役割．根拠に基づくバイタルサイン―生命のメカニズムがよくわかる（田中裕二編），2-7頁，学習研究社，2006
2) サンドラFS，ドナJD，バーバラCM：バイタルサイン．看護技術 目でみる事典（川原礼子，山内豊明，山田智恵里監訳），156-189頁，西村書店，2006
3) ガイトンAC，ホールJE：体温，体温調節，発熱．ガイトン臨床生理学（早川弘一監訳），917-928頁，医学書院，1999
4) 平田雅子，松木光子：体温．看護技術の物理学的考察，改訂版，23-36頁，メヂカルフレンド社，1990
5) 三苫里香，山内豊明：血圧測定時における水銀血圧計の位置に関する実証的研究．看護教育 **42**(11) 増刊号：998-1001，2001

学習課題

1. 体温・発熱，脈拍，呼吸，血圧のメカニズムと影響因子を説明してみよう
2. 体温測定時に，測定方法を選択し，手順に沿って実施したうえで，測定結果から熱型の種類を判断してみよう
3. 脈拍測定時に，測定部位を選択し，適切に測定したうえで，測定結果から脈拍の性状を判断し，異常があればどのような異常か分類してみよう
4. 呼吸観察時に，適切な観察方法を選択したうえで，観察結果から呼吸の性状を判断し，異常があればどのような異常か分類してみよう
5. 血圧測定時に，適切な測定方法を選択し，適切に測定し，測定結果を判断してみよう

124　第Ⅲ章　看護実践に統合される基本的看護技術

4 ヘルスアセスメント

この節で学ぶこと

1. 看護におけるヘルスアセスメントおよびフィジカルアセスメントの重要性を理解する
2. フィジカルアセスメントの基本原則を理解する
3. 入院時のアセスメントの必要性と内容を理解する
4. 生活行動別のフィジカルアセスメントの重要性と技術内容を理解する

A. 基礎となる知識と技術

1 ● 看護におけるヘルスアセスメントの目的

ヘルスアセスメントとは,「対象の健康状態を系統的に情報収集し,査定すること」であり,健康問題を扱う職種にとって必要不可欠な技術といえる. 重要なことは,ヘルスアセスメントの結果をどのように活用していくかが職種によって異なるということであり,ヘルスアセスメントの技術自体は,看護特有のものではない.

a. 健康とは何か

健康状態を査定するためには,まず「健康とは何か」を理解する必要があるだろう. 世界保健機関(World Health Organization：WHO)が提唱する定義では「健康とは,完全な身体的,精神的および社会的安寧の状態であり,単に疾病または病弱でないということではない[1]」とされており,健康は,身体的側面だけではなく,精神的,社会的側面も含めた統合的,有機的なものであるといえる. したがって,ヘルスアセスメントのさいには,身体的,精神的,社会的側面からの情報収集と査定を系統的に行うことが求められるだろう.

b. 看護におけるヘルスアセスメントの視点

看護においてヘルスアセスメントを行う目的は,前述したとおり,対象の健康状態の情報収集と査定であることは承知である. しかし,看護とは「人間の生命および体力を護り,生活環境を整え,日常生活への適応を授け,早期に社会復帰のできるように支援すること[2]」であることから,看護におけるヘルスアセスメントとは,健康状態を生活のなかの健康としてとらえ,生活行動の視点から情報収集,査定していくことであるとつけ加えることができる.

2 ● ヘルスアセスメントと看護実践の統合

対象−看護師間のその場での相互作用や瞬時の判断が,看護実践を大きく左右させていることは言うまでもない. しかし一方では,対象により適した看護を行うため,予測した看護を提供するために,科学的・系統的思考過程をもとに看護実践を行うことが重要といえる.

a. 看護過程の構成要素としてのヘルスアセスメント

科学的・系統的思考過程をもとに看護実践を行う方法として「**看護過程**」がある．看護過程は「看護の目標を成し遂げるための計画的な一連の行為[3]」あるいは「看護の知識体系と経験に基づいて，対象の看護上の問題を明確にし，計画的に看護を実施・評価する系統的・組織的活動である[4]」とされ，構成要素として「アセスメント，看護問題の明確化/看護診断，計画立案，実施，評価」があり，これらが一貫性をもちながら目標に向かって動的に循環している．看護実践でのヘルスアセスメントは，瞬時の判断のさいにも用いられるが，看護過程を使いながら看護を提供していくさいに活用でき，看護過程の構成要素である「アセスメント」の一役割を果たすといえる．

b. フィジカルアセスメントと看護教育

身体的側面のヘルスアセスメントは，一般的に**フィジカルアセスメント**とよばれ，わが国の看護基礎教育に導入されている．このフィジカルアセスメントは，もともと1960年代に米国において看護者の必須技術としてヘルスアセスメントの一部として導入され，1970年代にナース・プラクティショナーの教育として大学・大学院教育に位置づけられた[5]．わが国では，看護専門職者の技能をより高めるために注目され，なかでも，苦手意識の高い身体的側面のヘルスアセスメントに重きがおかれた．1990年後半を境に看護基礎教育の一環としてフィジカルアセスメントが導入され，現在も重要な教育課題の一つとなっている．

本項では，フィジカルアセスメントに焦点を絞り，その技術を述べていくこととするが，ヘルスアセスメントの一部であることを念頭におき，看護に活用するさいには精神的・社会的側面も含めて情報収集，査定していくことが重要である．

3 ● フィジカルアセスメントの基本原則

a. アセスメントの所要時間を短くする

下記5つのアセスメント技術（問診，視診，聴診，打診，触診）の所要時間は計1時間以内が望ましい．対象者の疲労を防止することが重要である．

b. アセスメントの進め方

頭からつま先へと順を追ってアセスメント技術を行っていく「Head to Toeアプローチ」が一般的とされている．しかし効率よく，また順序よくアセスメントできればHead to Toeのアプローチでなくてもよいはずである．系統別にアセスメントしていく方法でもよいし，「食べること」「トイレに行くこと」などの生活行動の枠組み[6]でアセスメントしていく方法でもよいと考える．

c. アセスメント技術の施行順序

アセスメント技術には，問診，視診，聴診，打診，触診の5つがあり，通常，これらを行う順序としては，「問診→視診→触診→打診→聴診」とされている．しかし，腹部のアセスメント時は，打診や触診の刺激で，腸蠕動や腸動音が変化する可能性があることから，「問診→視診→聴診→打診→触診」の順に行うことが多い．

d. 外表のアセスメントから深部へのアセスメント

外表のアセスメントから始まり，深部臓器への観察に進むほうが対象者の不快さも少ない．触診一つにしても，浅い触診から始まり，深い触診に進んでいくようにする．

126　第Ⅲ章　看護実践に統合される基本的看護技術

e. アセスメントの効率化

　Head to Toeアプローチにしろ，系統別もしくは生活行動の枠組みでアセスメントを進めていくにしろ，対象者の負担や所要時間を考え，同じ体位で一度にできるアセスメントは一度に行うようにする．また肌の露出が大きいものは最後にまとめて行うなどの配慮も必要である．

4 ● アセスメントの技術——問診，視診，聴診，打診，触診

問診（インタビュー）

a. 問診の意義，目的

　問診の目的は，対象者の健康状態，健康上の問題，生活行動上の問題や障害に関する情報について収集し，査定時の一情報とすることである．視診や聴診，打診，触診での客観的情報とは異なり，問診は主観的情報が得られることから，主観と客観の両方をふまえた妥当な査定をするためにも問診は非常に重要である．

b. 問診時の留意事項

1）聞き手としてのマナー

　対象者に話を聞く場合，聞き手としての第一印象は大切である．挨拶やふるまい，服装，化粧，口臭には配慮し，好印象を与える身だしなみが必要である．

2）環境設定

（1）部屋の環境

　問診をするさいの部屋は，なるべく明るい部屋で温度や湿度にも配慮する必要がある．また対象者が落ち着いて話せるように，また続けてフィジカルアセスメントができるように，騒音や雑音が少なくプライバシーが確保できる個室が望ましい．

（2）問診者と対象者の位置関係

　問診時の座り位置として，対象者が快く話せるような位置関係の座り方がよい．対面式（図Ⅲ-8座り位置A）であると対象者が緊張して話しづらく，隣同士（図Ⅲ-8座り位置B）に座ったほうが緊張感なく話しやすいと心理学上の面接技法としていわれている[5, 7]．とくに視線恐怖や対人恐怖のある対象者には座り位置Bがよいといわれている[5]．さらに，さまざまな医療施設の外来で，医療者が革張りの背もたれ椅子に座り，対象者が固い丸椅子に座っていることが多い．丸椅子は診察上，便利な椅子であるが，革張りの背もたれ椅子に座っている医療者を見ると，どうしても弱者と強者の関係が印象づけられる気がする．フィジカルアセスメント時は，必要時，ベッドに移動すればよいので，対象者がゆったりと心地よく話せる椅子にしたほうがよい．

3）秘密保持の原則

　対象者が問診で語る内容のなかには他者に知られたくない内容も多い．対象者には個人情報を含むプライバシーに関わる内容は他者にもらさないことを約束し，問診を始める必要がある．

c. 問診の方法（☞ p.48，第Ⅱ章4「コミュニケーション」）

1）傾　聴

　対象者が伝えたいことを素直に伝えられるように，対象者の話に耳をかたむけ，対象者

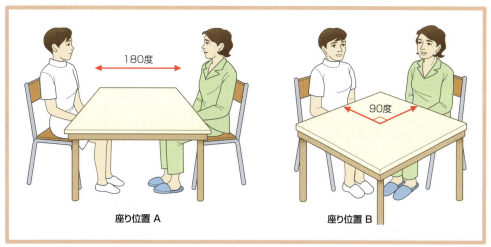

図Ⅲ-8　問診時の座り方

が自分の話を継続，発展できるような態度をとる．決してこちら側の話を優先に進めないことが重要である．

2）自由に回答ができるような質問の方法

　開かれた質問法（オープン・エンド・クエスチョン, open-ended question）を用いると，対象者は「はい」「いいえ」ではなく，自分の言葉で語るようになる．たとえば「食後に胃が痛みますか？」という質問の仕方ではなく，「どんなときに，胃が痛みますか？」「痛みはいかがですか？」などの自由に回答できる質問がよい．

3）非言語的コミュニケーション

　非言語的コミュニケーションとは，言葉による伝達ではなく，それに付随する，もしくは言語の代用になる表情や身振り，声のトーンや速さ，音量，視線，タッチング，うなずきなどの首振り，ふるまいや態度，位置関係などを指す．

　対象者の非言語的コミュニケーションをよく観察し，対象者理解を深めることが重要である．また対象者との**ラポール***形成を促すためにも対象者の声のトーンや大きさなどを合わせるとよい．また対象者に関心を向け，受け入れている態度を示すために聞き手の非言語的コミュニケーションにも留意することが重要である．

4）うなずき（促し）

　うなずきは対象者の話を発展させ，継続させることができる．具体的なうなずきとしては，「ええ」「なるほど」「そうですか」といった対象者の話を否定せずに聞いていることを示すやり方が好ましい．各人の癖もあるので，自身で癖を理解して対象者が不快にならないうなずき方にするべきである．声の柔らかさ，表情や視線も含めた心地よいうなずきを行うべきである．

5）反　復

　反復とは，対象者が話した内容を簡潔にまとめて聞き返すことであり，反復することで

---

*　ラポール：主に心理学領域でよく使われる．人と人との関係が和やかで心の通い合った状態で，とくにカウンセリングなどで面接者と面接対象者の間につくられる親和的・共感的な関係を指す．

聞き手が傾聴していることを示すものである．内容を確認するために反復を行うとされている場合もあるが，確認というかた苦しいものよりも聞き手が耳をかたむけていることを示し，対象者の信頼，満足感を得るためのものといえる．

6）受容（承認）

対象者の存在，主観，経験を無条件に受け入れるということである．対象者が話す主観，経験そして対象者の存在そのものを否定したり評価を下したりするのではなく，ありのまま受け入れるということである．「状況はよくわかりました」「大変でしたね」などの言葉が使われる．

7）共　感

対象者は話をするさいに，悲しい，寂しい，恐ろしい，楽しい，うれしいなどの思いをもちながら話す．その対象者の思いをくみとりながら話の内容を理解していく必要がある．対象者と同じ思いになる必要はなく，ある一定の距離感は必要であるが，どのような思いなのかを対象者の側に立って感じとる必要がある．

8）沈　黙

聞き手が問診技術に熟練してくると沈黙をうまく利用し，対象者の話をより深めることができる．沈黙になるとあわてて質問し出す聞き手もいるが，対象者が何を話そうか迷っているときの沈黙，考えをまとめているための沈黙もあるので，決して沈黙がマイナスのものではないことを聞き手は念頭におかなければならない．聞き手は沈黙時には非言語的コミュニケーションを使い，包み込むような雰囲気づくりを行い，対象者が安心して沈黙できるようにする必要がある．

d．問診の手順

❶問診のための準備と計画を立てる．
・対象者の事前情報を理解し，問診で聞くこと，その順番，問診にかける時間などを考えておく．
❷挨拶と自己紹介をする．
・対象者の名前を確認し，聞き手の自己紹介を行い，どのような目的で問診を行うのか，問診の時間はどの程度かを説明する．
・また，対象者が問診に応じられる状態であるかは観察していくべきである．体調不良や強い症状をもっている場合も少なくないので留意すべきである．
❸問診の本題に入る．
・主訴，健康歴，生活状況を前述した技法を使って問診していく．
❹まとめを行う．
・予定の時間になったころ，問診で聞く内容が聞き取れたことを確認し，まとめに入る．
・聞き手が不明確に収集した内容を聞き直すこと，対象者が話し足りないことはないか確認することを行う．
❺挨拶をする．
・問診を終了することを告げ，引き続きフィジカルアセスメントを行うことを説明する．
・対象者の言動や体調を観察し，休憩をとったほうがよい場合は，そのように手配する．
❻記録を行う．
・聞き手は対象者から収集した内容を記録に残す．

a. 視診の意義，目的

　フィジカルアセスメントのなかで，**視診**は全身を観察する基本的な方法である．また視覚だけではなく嗅覚や聴覚も活用して対象の健康状態の情報収集，査定を行うことが重要である．フィジカルアセスメントは，まずは視診から始まり，視診で気づいた点が次のアセスメントに発展していく．

　アセスメントする内容：視診では以下の点が判断できる．

> 身体各部位の①大きさ，②色，③形，④動きや可動性，⑤正中線における左右対称性

b. 視診時の留意事項

　①対象者に出会った瞬間から視診は始まっており，瞬間的に気になった点が重要な所見である場合も多い．
　②暗い部屋での視診は避け，できるだけ自然光のなかで行う．

c. 視診時の使用物品

　基本的には視覚などの五感を使用するので，物品がなくても行えるが，より正確に情報収集，査定するには，定規，角度計，耳鏡，鼻鏡，眼底鏡，ペンライト，瞳孔計，舌圧子，巻尺，皮下脂肪計などを用いる場合もある．

a. 聴診の意義，目的

　聴診は，自分の耳もしくは**聴診器**を用いて身体内部の情報収集，査定を行うことを目的としている．

　アセスメントする内容：聴診では以下の点が判断できる．

> 身体内部の
> 1. 音の高低（周波数）：高い波か低い波か
> 2. 音の強さ：大きい音か小さい音か
> 3. 音の質：ヒューヒュー，ゴボゴボ，ザーザーなどの擬声音
> 4. 音の持続時間：どのくらい音が持続しているのか

b. 聴診時の留意事項

　①聴診のほとんどが，聴診器を用いて行うので，正しい聴診器の使い方，精度のよい聴診器を用いる必要がある．
　②騒音の少ない場所で聴診を行い，対象者にも聴診をしていることを説明し，会話を慎んでもらうよう依頼する．

c. 聴診器の使用方法

　聴診器の準備，使用は以下の手順で行う（☞p.116，「呼吸の観察・測定方法」）．

❶聴診器のイヤーピースは，自分の外耳道口の大きさに合ったサイズのものを選び，導管はおおよそ35 cm前後が適している．
❷イヤーピースと両耳管をハの字の向きにして外耳に装着する．
❸聴診器のチェストピースの部分には，膜式とベル式の両面があり，用途に応じて使い分ける．
・膜式：腸音，呼吸音，肺音，正常心音のような高調音（高周波音）を聴診するのに適している．膜式を皮膚につけるさいには，皮膚に十分密着させるほうが聴取しやすい．
・ベル式：心音，血管音，異常心音，血管性の雑音のような低調音（低周波音）を聴診するのに適している．ベル式は，皮膚に軽く当てる程度でよい．強く当てすぎると低調音を減弱させてしまう．
❹聴診器が正常に機能しているか，音の伝わりを確認しておく．
❺対象者の皮膚に当てる側面は，冷感で不快にさせないように，あらかじめ手で温めておく．▶対象者が直接，肌を露出するため，プライバシーの保持と室温への配慮が必要である．対象者が寒気を感じ震えると筋肉音が混在してしまうので，聞きたい音が聴取しづらくなる．

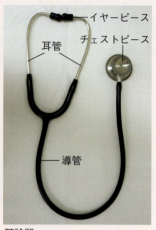

聴診器

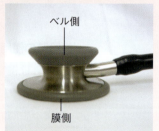

聴診器の膜式とベル式

打診

a．打診の意義，目的

打診は，皮膚の表面を軽くたたくことにより，その下にある臓器に振動を与え，振動音を聞き分けることで身体内部の情報収集，査定を行うことを目的としている．

アセスメントする内容：打診では以下の点が判断できる．

1. 臓器の大きさ
2. 臓器の位置
3. 臓器の痛みやその他の異常

b．打診時の留意事項

①とくに打診では「フィジカルアセスメントの基本原則」で記した「アセスメント技術の施行順序」（☞p.125）に留意する．
②身体に炎症や創がないか確認し，その部位の打診を避けるようにする．また身体部位に痛みがある可能性もあるので，痛みの部位の確認として最初は弱めに打診を行う必要がある．

c．打診の方法

1）直接打診法

身体の表面を直接，指で打つ．指は母指または示指を使う．

2）間接打診法

以下の手順で行う．

❶利き手でない手を過伸展し，中指の指節間関節部を対象者の皮膚にしっかりと当てる．その他の指は触れないように留意する．
❷利き手の中指1本もしくは示指，中指の2本を屈曲させ，手首にスナップを利かせ，対象者の皮膚に当てた利き手でない指の指節間関節部を素早く打つ．打つさいは，利き手の指尖部を使って打つが，爪がじゃまにならないように短くしておく．また肩の力を抜き，前腕は動かさず，手首のスナップを利かせて（手関節を支点にして），垂直に1ヵ所を打つこと．

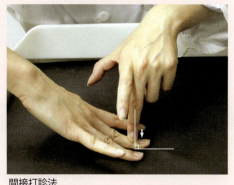

間接打診法

3）叩打法

以下の手順で行う．

❶片方の手で握りこぶしをつくる．
❷もう一方の手を対象者の叩打を行う部位の皮膚に当てる．
❸皮膚に当てた手の手背を握りこぶしでたたく．

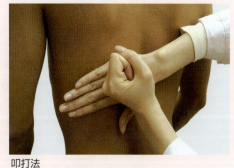

叩打法

> **打診音の種類**
> ・**鼓音（太鼓をたたく音：ポンポン）**：ガスが貯留している腸，空の胃や膀胱などの管腔臓器で聴かれる．
> ・**共鳴音（響き音：トントン）**：空気の多量に入った臓器で聴かれ，とくに正常な肺で聴かれる．
> ・**濁音・鈍音（鈍い低い音：ボンボン，ドンドン）**：肝臓や脾臓，心臓，骨，尿が充満した膀胱，腹水，腫瘍の部位で聴かれる．

a．触診の意義，目的

　身体各部の特徴や異常，皮膚知覚の状態を対象者の皮膚に直接触れることで（**触診**），情報収集し，査定する．触診は，温覚，冷覚，痛覚，圧覚といった皮膚の知覚を利用して，①皮膚そのものと，皮膚におおわれている②身体内部の臓器をとらえることができる．
　アセスメントする内容：触診では以下の点が判断できる．

> ①大きさ　②硬さ　③位置　④温度　⑤可動性　⑥痛み，圧痛　⑦なめらかさ　⑧湿潤性
> ⑨弾力性

b. 触診時の留意事項

①触診の前に医療者は手の汚れを落とし温めておくこと，前もって爪は切っておくことが重要である．また，対象者が不快を感じないように，手の創や肌荒れには十分配慮する必要がある．
②対象者の緊張を和らげ，なるべく筋緊張を伴うことなく身体内部の触診ができるように，リラックスできる環境をつくる．対象者の体位も安楽な体位を促すべきである．
③痛みのある部位は最後に触診する．
④温覚や冷覚をアセスメントするさいには，比較的温かみのある手掌よりも手背を用いる．
⑤対象者の粘液や血液などが付着する可能性もあることから，触診時は使い捨ての手袋を用意する．

c. 触診の方法

> **触診時の手の使い方**
> ・**指腹**：臓器，腫瘤，リンパ腺などの大きさ，硬さ，可動性，位置などの識別
> ・**手掌**：前胸部の振動（スリル）や肺野の振とう音のアセスメント
> ・**手背**：皮膚の温度のアセスメント

触診は，まず浅い触診から始め，次いで深い触診を行う．以下に手順を示す．

❶ 浅い触診：皮膚の温度，湿潤性，弾力性，なめらかさ，表在性腫瘤，腫瘍などの大きさ，硬さ，可動性，痛みをアセスメントする．
　a) 皮膚表面部を浅く，軽く1〜2cm押し下げる．
　b) 腫瘤などがあり，大きさ，硬さ，可動性を診る場合は，指腹を使って円を描くように動かしながら押す．

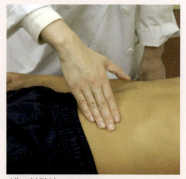
浅い触診法

❷ 深い触診：身体内部の臓器の位置，大きさ，痛み，可動性，対称性，臓器表面のなめらかさなどをアセスメントする．
　a) 手掌を使い，身体内部の臓器が触診できる程度で，3〜5cm程度皮膚を押す．
　b) 両手もしくは片手のどちらで触診してもよい．

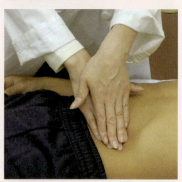
深い触診法

最終ページ右上: 4. ヘルスアセスメント **133**

B. 入院時のアセスメント

　入院時のアセスメントとしては，①心理社会的側面の情報も含んだ健康歴や生活状況などの聴取を行う問診と，②一般状態の観察と全身の概観のためのフィジカルアセスメントを行う．

1 ● 問　診

　入院時に行う問診は，フィジカルアセスメント時に行う狭義の問診だけでなく，社会歴や心理面も含めたヘルスアセスメントとしての広義の問診である．入院患者に問診すべき健康歴と生活状況の項目を以下に示す．

入院時に問診すべき健康歴の項目と内容

1. 個人情報

　名前，年齢，性別，職業，婚姻状況，同居家族など

2. 主　訴

　今いちばん援助を求めたいと思っている内容，苦痛や痛み，不快を伴う身体もしくは心理的状態

3. 現病歴

　主訴と関連する現在の病気や症状の経過とそれに対する思い，考え

4. 既往歴

　今までに経験した病気

5. 家族歴

・兄弟姉妹，両親，祖父母の年齢と健康状態
・家族の今までかかったことのある病気，事故（高血圧や心疾患など遺伝性の高い疾患はとくに情報収集する必要がある）

6. 社会歴

・職歴（現在の職業，必要ならば以前の職業）
・学歴　　・経済状態

7. 心理社会歴

・交友関係や趣味　　・宗教
・ものの考え方や性格，情緒

入院時に問診すべき生活状況の項目

・聞くこと（聴力，難聴など）
・見ること（視力，視野狭窄など）
・話すこと
・思考能力，記憶力
・計算能力，金銭管理
・食事の準備や後片づけ
・買い物
・洗濯や洗濯物を干すこと
・部屋やトイレ，お風呂場の掃除

・電話の応対
・訪問客への応対
・家のなかの移動
・外への移動（交通機関の利用など）
・入浴
・衣類の着脱
・排泄動作，排泄のコントロール
・洗面

2 ● 一般状態の観察（測定）

　通常，一般状態といわれている内容は，バイタルサインズ，意識レベル（認知症の程度を含む），体型，身長，体重，性発達，視力，聴力を指す．

a. バイタルサインズ

　血圧，脈拍，体温，呼吸，意識を観察する（☞p.104，第Ⅲ章3「バイタルサインズ」）

第Ⅲ章　看護実践に統合される基本的看護技術

表Ⅲ-12　ジャパン・コーマ・スケール

Ⅰ. 刺激しなくても覚醒している状態（1桁で表現）	
1	だいたい意識清明だが，いまひとつはっきりしない
2	見当識障害がある
3	自分の名前，生年月日が言えない
Ⅱ. 刺激すると覚醒する状態（刺激をやめると眠り込む）（2桁で表現）	
10	普通の呼びかけで容易に開眼する（合目的的な運動［たとえば右手を握れ，離せ］をするし，言葉も出るが間違いが多い）
20	大きな声または身体を揺さぶることにより開眼する（簡単な命令に応じる［たとえば離握手］）
30	痛み刺激を加えつつ呼びかけを繰り返すとかろうじて開眼する
Ⅲ. 刺激をしても覚醒しない状態（3桁で表現）	
100	痛み刺激に対し，払いのけるような動作をする
200	痛み刺激で少し手足を動かしたり，顔をしかめる
300	痛み刺激に反応しない

状態に応じて，R（restlessness，不穏状態），I（incontinence，尿・便失禁状態），A（akinetic mutism，apallic state，無動性無言・自発性喪失）を併記する．記載例：100-I，20-RI

表Ⅲ-13　グラスゴー・コーマ・スケール

開眼反応 (eye opening：E)		最良言語反応 (best verbal response：V)		最良運動反応 (best motor response：M)	
spontaneous （自発的に）	4	orientated （正確な応答ができる）	5	obey commands （命令に応じる）	6
to sound （音声によって）	3	confused conversation （混乱した会話）	4	localize （痛み刺激の場所へ）	5
to pain （痛み刺激によって）	2	inappropriate words （混乱した言葉）	3	flexion：normal，withdrawal（逃避反応）	4
never （開眼せず）	1	incomprehensive sounds （理解できない音声）	2	flexion：abnormal （異常屈曲）	3
		none （発声なし）	1	extension （伸展反応）	2
				nil （全く動かず）	1

E，V，Mの合計を算出し意識レベルを測定する．正常な状態では15点，深昏睡では3点となる．

　　　意識がクリアであるかどうかを測定するのにジャパン・コーマ・スケール（Japan Coma Scale，表Ⅲ-12），グラスゴー・コーマ・スケール（Glasgow Coma Scale，表Ⅲ-13）を一般的に用いる．高齢者に対しては認知症の査定も必要であり，一般的に改訂長谷川式簡易知能評価スケールが使われる（表Ⅲ-14）．

b. 体　型

　　　体型は一般的に「中肉中背」「肥満型」「やせ型」などといわれるが，クッシング症候群やメタボリック症候群のように体幹に脂肪が多く，四肢は細くなる特徴的な体型以外は，身長と体重で計算したbody mass index（BMI）が重要視される．

4. ヘルスアセスメント　**135**

表Ⅲ-14　改訂長谷川式簡易知能評価スケール

質問内容	配　点
1．お年はいくつですか？（2年までの誤差は正解）	0, 1
2．今日は何年の何日ですか？　何曜日ですか？ 　　（年，月，日，曜日が正解でそれぞれ1点ずつ）	0, 1 0, 1 0, 1 0, 1
3．私たちがいまいる所はどこですか？ 　　（自発的にできれば2点，5秒おいて「家ですか？」「病院ですか？」「施設ですか？」のなかから正しい選択をすれば1点）	0, 1, 2
4．これから言う3つの言葉を言ってみてください．あとでまた聞きますのでよく覚えておいてください． 　　（以下の系列のいずれか1つで，採用した系列に○印をつけておく） 　　1：a）桜　b）猫　c）電車 　　2：a）梅　b）犬　c）自動車	0, 1 0, 1 0, 1
5．100から7を順番に引いてください． 　　（「100－7は？」「それからまた7をひくと？」と質問する．最初の答えが不正解の場合，打ち切る．それぞれ1点）	0, 1 0, 1
6．私がこれから言う数字を逆から言ってください． 　　（6－8－2，3－5－2－9を逆に言ってもらう．3桁逆唱に失敗したら，打ち切る）	0, 1 0, 1
7．先ほど覚えてもらった言葉をもう一度言ってみてください． 　　（自発的に回答があれば各2点，もし回答がない場合以下のヒントを与え正解であれば1点） 　　a）植物　b）動物　c）乗り物	a：0, 1, 2 b：0, 1, 2 c：0, 1, 2
8．これから5つの品物を見せます．それを隠しますのでなにがあったか言ってください． 　　（時計，鍵，タバコ，硬貨など必ず相互に無関係なもの）	0, 1, 2 3, 4, 5
9．知っている野菜の名前をできるだけ多く言ってください． 　　（答えた野菜の名前を右欄に記入する．途中で詰まったり，約10秒間待っても答えない場合はそこで打ち切る） 　　0～5＝0点，6＝1点，7＝2点，8＝3点，9＝4点，10＝5点	0, 1, 2 3, 4, 5

合計点数を算出し評価する．満点30点，20点以下を「認知症」，21点以上「非認知症」とする．

BMI の計算式と肥満の判定基準

・計算式

　BMI＝体重（kg）/（身長m)^2 ＝ 22（±2以内）

・判定基準

判　定	や　せ	普　通	肥満（1度）	肥満（2度）	肥満（3度）	肥満（4度）
BMI	18.5 未満	18.5～25	25～30	30～35	35～40	40 以上
肥満度	−15%未満	−15%～15%	15%以上			

BMI 35以上を「高度肥満」と定義

［日本肥満学会：日本肥満学会による肥満の判定基準，1999より引用］

c．身長・体重

　　身長および体重の計測は，肥満度をみるために重要といえる．肥満度は主にBMIで計算されるのが一般的である．

d. 性発達

年齢，性に適した性発達をしているか観察する（声変わり，初潮，体型など）．

e. 視　力

近視や遠視，老眼などを理解するため，眼鏡やコンタクトレンズの有無，必要時の老眼鏡の有無を確認する．また視野狭窄などを伴っていれば詳細な神経系のフィジカルアセスメントを行う．

f. 聴　力

突発性難聴や老人性難聴の有無，補聴器装着の有無を確認する．対象者が軽度の難聴を訴える場合は，詳細な神経系のフィジカルアセスメントを行う．

3 ● 全身の概観

全身の概観，つまり服装，個人の衛生状態，マナー，皮膚の色，体臭・口臭，顔，姿勢・歩行状態，爪の状態，頭髪の状態，歯の状態などを観察する．

全身の概観の項目と内容

1. 服　装

服や靴の着方・履き方（季節や天候にあったものか，服や靴の色合いなど）で精神状態，情緒の安定が予測できる．また汚れや破れなどでも生活状態がわかる場合もある．

2. 個人の衛生状態/体臭・口臭

清潔行為が行われているか，アルコール臭やタバコ臭で日常の生活状態の予測がつく．またアンモニア臭で疾患の予測もできる．

3. 顔

化粧の仕方で精神状態の予測ができ，顔色，表情，視線，アイコンタクトの減少などで気分の抑揚，不安，情緒の安定がわかる場合もある．

4. 姿勢・歩行状態

姿勢が安定しているか，安定していない部位はどこか，動作や歩行状態は安定しているかを観察する．姿勢がよく，動作や歩行状態が安定している場合は健康状態がよいと予測がつく．

5. 爪の状態

色や形，病変などを観察する．色では，紫や黒紫色が認められると貧血や循環不良の可能性がある．形も凸凹していたり，爪が反ったような状態の場合は，栄養状態の悪化が予想される．

6. 頭髪の状態

髪の生え方や量を確認し，円形脱毛はないか確認する．地域差はあるがシラミの有無も観察する．

7. 歯の状態

食事が可能な歯や歯肉の状態か否かを確認する．また歯の汚れ，虫歯の状態で衛生状態や清潔行為の状態がわかる．義歯の装着の有無も確認する．

C．生活行動別アセスメント

　前述したようにフィジカルアセスメントを行う枠組みはさまざまである．そのなかで看護師は，患者の生活行動を援助する役割があることから，患者の身体状態を生活行動の視点からアセスメントできることが重要である．ここでは生活行動を支える基盤のしくみとして①（血管/リンパ管が）栄養を届ける，②（ホルモン/神経が）恒常性を保つ，生活行動として③息をする，④食べる，⑤トイレに行く，⑥動く，⑦コミュニケーションをとる，という7視点から具体的なフィジカルアセスメントを説明する．

a．（血管/リンパ管が）栄養を届ける　☞ p.138 の Skill ⑤ 参照

　血管やリンパ管を利用して必要な栄養を全身にいき渡らせることで恒常性を維持している．そのため「（血管/リンパ管が）栄養を届ける機構」という視点からアセスメントを行う．

b．（ホルモン/神経が）恒常性を保つ　☞ p.141 の Skill ⑥ 参照

　身体は，恒常性を保つために神経やホルモン調節が行われている．そのため「（ホルモン/神経が）恒常性を保つ機構」の視点からもアセスメントを行う．

c．息をする　☞ p.148 の Skill ⑦ 参照

　人が鼻や気管や胸郭を備えているのは「息をする」ためである．呼吸器系としてではなく，「息をする」ということが障害される原因となっている部分はどこなのかといった視点からアセスメントを行う．

d．食べる　☞ p.151 の Skill ⑧ 参照

　人が口腔や咽頭や胃などを備えているのは「食べる」という生活行動を営むためでもある．消化器系や耳鼻咽喉系ではなく，「食べる」という生活行動のどこが障害されているのかの視点からアセスメントを行う．

e．トイレに行く　☞ p.154 の Skill ⑨ 参照

　人間が「トイレに行く」のは，尿と便を排出するためである．「排尿をする，排便をする」ために必要な器官と機能のアセスメントを行う．

f．動　く　☞ p.156 の Skill ⑩ 参照

　人は「動く」ことが基盤となって，その他の生活行動ができる．そのため「動く」ための器官と機能のどこが障害されているのかといった視点からアセスメントを行う．

g．コミュニケーションをとる　☞ p.160 の Skill ⑪ 参照

　コミュニケーションの手段として，「見る，聞く，話す」という機能がある．「見る，聞く，話す」ために必要な器官と機能の障害の有無，程度のアセスメントを行う．

Skill⑤「(血管/リンパ管が) 栄養を届ける機構」からみるフィジカルアセスメント

目的 ▶ 恒常性を維持するために心臓，血管やリンパ管を利用して必要な栄養を全身に届けている．栄養を届けるための心臓や血管，リンパ管の観察，査定を行う．

● 必要物品
①聴診器　②定規　③秒針付き時計

アセスメント項目	アセスメント方法・手順	所見・評価
1．全身の概観および心臓の視診		
全身の皮膚の色調・皮膚温，爪の色調	❶羞恥心に配慮し，最初は爪の状態や四肢の皮膚の状態から観察する． ❷プライバシーの保持に配慮しながら徐々に全身の皮膚を観察する． ▶必ず左右差がないかも確認する．	▶異常所見と評価： ・とくに四肢や爪は青白になるなど皮膚の色調が青く変化する場合や，触診により皮膚温の低下が確認される場合には，循環・血行障害を疑う． ・一定箇所の色調変化と冷感の場合は，部分的な血行障害の可能性がある．
全身の浮腫	下肢の脛骨部，足背部を母指で圧迫する． ▶浮腫は重力の関係で下肢に生じやすい．	▶異常所見と評価： 5秒間ほど圧迫したあと，すぐに回復せず圧痕が残る場合は，浮腫を認める．
胸郭の左右対称性	胸郭の左右対称性を座位や立位で観察を行う．	▶異常所見と評価： 胸郭の左右対称性に異常がある場合は，内部臓器（心臓や肺）の変形も考えられる．
2．頸静脈のアセスメント		
拍動・怒張の有無	45度の半座位をとらせ，左右の内頸静脈，外頸静脈の位置を確認し，検者は水平の目線で内外静脈の拍動の有無と怒張の有無を観察する．	▶頸静脈の拍動および怒張はみえないのが正常である． ▶異常所見と評価： 拍動・怒張が確認できた場合は，静脈圧が高い可能性がある． しかし，怒張の場合はやせた人や高齢者で見える場合もあるので，頸静脈の視診だけでは静脈圧が高いことを断定できない．
静脈圧	45度の半座位をとらせ，頸静脈拍動の最高点と胸骨角との間の垂直距離を測定する． 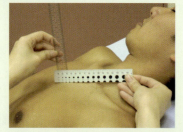	▶通常では，垂直距離は3～4 cm以下である． ▶異常所見と評価： 垂直距離が4 cmを越えるとき，つまり静脈圧が上昇しているときは，右心不全，肺塞栓症，循環不全など，静脈圧低下は，脱水や臓器内の出血などを疑う．
3．動脈のアセスメント		
頸動脈（拍動の有無，脈拍数，性状，左右差） 全身の脈拍 血圧	内外頸動脈の触知は，患者に座位か仰臥位をとらせて行う． **注意** このとき圧迫が強いと血流を止めてしまうので注意する． ☞p.111，第Ⅲ章3「バイタルサインズ」	

4. ヘルスアセスメント　139

4．スリル（前胸部の振動）の触診

振幅 大きさ 位置 強さ 持続時間	スリルは手で触れただけでも振動として感じとれる．指先を使わず指の付け根の部分を使って触診する．スリルの各触診部位で，振幅，大きさ，位置，持続時間を査定する． 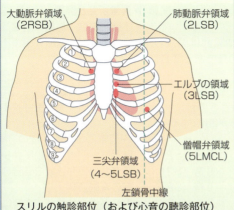 スリルの触診部位（および心音の聴診部位）	▶通常は，スリルは触診できない． ▶異常所見と評価： ・スリルを触診できた場合は心雑音の可能性がある． ・三尖弁領域で触れ，持続時間が短い場合は，甲状腺機能亢進症や貧血などが疑われる． ・持続時間が長い場合は，心房中隔欠損症が疑われる． ・肺動脈弁領域で認めた場合は肺動脈狭窄，大動脈開存症，肺高血圧などを疑う．

5．心尖拍動（最大拍動点，point of maximum impulse：PMI）のアセスメント

（視診による） 位置 大きさ	**視　診** 座位か仰臥位，左側臥位をとらせ，左第5肋間鎖骨中線のやや内側の位置に，拍動を認めるか観察する．根拠 左側臥位は乳房や脂肪があっても観察しやすい体位である． 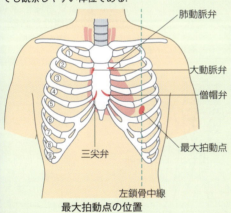 最大拍動点の位置	▶正常では，左第5肋間鎖骨中線のやや内側の位置に拍動を認める．
（触診による） 位置 大きさ 振幅 強さ 持続時間 左心室拡大の有無	**触　診** 視診後，引き続き，検者は指の付け根の部分を左第5肋間鎖骨中線のやや内側に当て，位置，大きさ，範囲，強さ，持続時間，左心室拡大の有無を確認する．	▶異常所見と評価： ・PMIが鎖骨中線の外方，下方へ広がっている場合は，心肥大，左室の拡大を疑う． ・振幅は，正常では2cm以内だが，それ以上になる場合は拍動異常を疑う．

6．心音の聴診

Ⅰ音とⅡ音の鑑別 音の強さ・速さ・高さ 雑音の有無	❶患者に仰臥位をとってもらい，心拍数，リズム，速さ，強さ，高さ，音質，心雑音の有無を聴診器のベル側で聴取する． ❷スリルの触診部位と同じ部位を「僧帽弁領域→三尖弁領域→エルブ領域→肺動脈弁領域	

Ⅲ音・Ⅳ音の有無	→大動脈弁領域」の順に聴診する．各部位でⅠ音（S₁）とⅡ音（S₂）の関係性が聴取でき，音の強弱の種類が各部位で異なる． **Ⅰ～Ⅳ音が表すもの** Ⅰ音：房室弁（三尖弁，僧帽弁）が閉鎖するときの音． Ⅱ音：動脈弁（大動脈弁，肺動脈弁）が閉鎖するときの音． Ⅲ音：心室の拡張早期に，僧帽弁は開放し，心室に血液がたまるときの音であるⅡ音に接近して生じる低い音． Ⅳ音：心室の拡張晩期に，左室の血液充満と伸展によって振動が生じるときの音． 注意 Ⅲ，Ⅳ音はベル側でしか聴取が困難である． **正常な心音** ・僧帽弁領域：　　Ⅰ音（S1）＞Ⅱ音（S2） ・三尖弁領域：　　Ⅰ音（S1）＞Ⅱ音（S2） ・エルブ領域：　　Ⅰ音（S1）＝Ⅱ音（S2） ・肺動脈弁領域：Ⅰ音（S1）＜Ⅱ音（S2） ・大動脈弁領域：Ⅰ音（S1）＜Ⅱ音（S2）	▶正常時は，Ⅰ音，Ⅱ音のみが心音として聴かれ，過剰心音（Ⅲ音，Ⅳ音の出現）や雑音は聴かれない． ▶異常所見と評価： ・Ⅰ音の亢進：僧帽弁狭窄，三尖弁狭窄など． ・Ⅰ音の減弱：僧帽弁閉鎖不全，三尖弁閉鎖不全，ブロックなど． ・Ⅰ音の分裂：右脚ブロックなど． ・Ⅱ音の亢進：肺動脈圧上昇など． ・Ⅱ音の減弱：大動脈弁狭窄や肺動脈弁狭窄など． ・呼気時におけるⅡ音の分裂：肺高血圧症，肺動脈弁閉鎖，大動脈狭窄など． ・Ⅲ音が僧帽弁領域でⅡ音ののちに聴取：心室の緊張過剰． ・Ⅳ音が僧帽弁領域でⅠ音に先行して聴取：肺動脈狭窄，高血圧症など．

7．リンパ節の触診

浅部リンパ節の腫脹，圧痛，可動性の有無	手の指腹部を使い，頭頸部および全身のリンパ節を触診する．	▶異常所見と評価： ・可動性のないリンパ節腫脹は悪性腫瘍の可能性もあり，注意が必要である． ・全身にわたる複数のリンパ節腫脹では，悪性リンパ腫や免疫不全による感染，自己免疫異常の可能性がある．

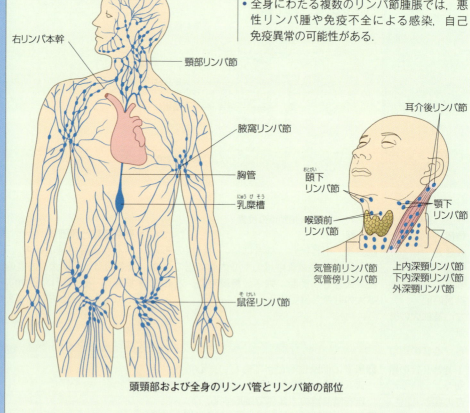

頭頸部および全身のリンパ管とリンパ節の部位

Skill⑥「(ホルモン/神経が) 恒常性を保つ機構」からみるフィジカルアセスメント

目的 ▶ 身体は恒常性を保つために神経やホルモン機能を使っている．ここでは主に神経系と内分泌器官の甲状腺の観察，査定を行う．

●必要物品
①打腱器　②安全ピン　③コイン　④二点識別用コンパス　⑤ペンライト　⑥瞳孔計　⑦眼底鏡
⑧芳香性のある物　⑨鉛筆　⑩綿　⑪砂糖水　⑫冷水　⑬温水

アセスメント項目	アセスメント方法・手順	所見・評価
1．意識レベルのアセスメント		
覚醒状態の判別	覚醒状態の判別としては，ジャパン・コーマ・スケール，グラスゴー・コーマ・スケールを用いる．	☞p.134(表Ⅲ-12, 13)，135(表Ⅲ-14)
認知症の判別	認知症の判別としては，改訂長谷川式簡易知能評価スケールを用いる．	
2．脳神経（12神経）のアセスメント		
第Ⅰ神経 （嗅神経）	❶片方の外鼻孔をふさいでもらい，レモンやジャスミンなど刺激の強すぎない芳香物を近づけ，においがわかるかどうかたずねる． ❷わかればどのような香りか答えてもらう．わからなければ，香りの名称は3択程度の質問形式にする． もう一方の鼻も同じように検査する．	▶異常所見と評価： 片方の嗅覚が障害されている場合は，左右のどちらかの嗅神経障害，圧迫の可能性が高い．
第Ⅱ神経 （視神経）	**視　力** ❶一般によく用いられている視力表を用いて，6 mの位置に立ち，片眼を遮蔽器具でおおい，指示した文字を読んでもらう． ❷徐々に小さい文字に進み，読みとれなくなった箇所を視力とする．反対側の眼も同様に行う． **視　野** ❶患者と対面式で座り，両者が同じ目線の位置になるようにする． ❷向かい合った同側の眼をおおい，視線は1点を見つめてもらい，鉛筆などを上下，左右，斜めの方向に動かしながら視野範囲を確認する． **眼底検査** 眼底鏡を用いて，網膜の構造を確認する． 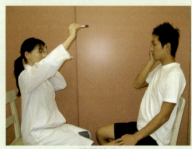 視野検査	▶異常所見と評価： ・視野：検者と視野範囲が異なる場合（視野狭窄，両耳側半盲，両鼻側半盲）は，視神経の圧迫，障害の可能性が高い． ・眼底検査：視神経乳頭のなかで視神経が途切れて映るのは，視神経乳頭で視神経が圧迫されていることを表しており，眼圧が高い疑いがある．

	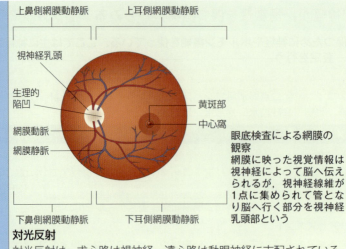　　眼底検査による網膜の観察 網膜に映った視覚情報は視神経によって脳へ伝えられるが、視神経線維が1点に集められて管となり脳へ行く部分を視神経乳頭部という **対光反射** 対光反射は、求心路は視神経、遠心路は動眼神経に支配されている。	
第Ⅲ神経 （動眼神経）	**瞳孔の大きさ，形状** 瞳孔計を用いて片眼ずつ観察する． **対光反射の有無** 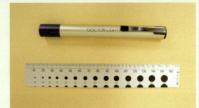 ペンライト（上）と瞳孔計（下） ・間接対光反射と直接対光反射があるが、直接の光で収縮するのが直接対光反射、光が当たっていないほうが収縮するのが間接対光反射である． ・光刺激は、反対側の動眼神経核にも伝達されるので、間接的に瞳孔が収縮する． ・ペンライトの光は、素早く瞳孔に当てることが重要である． **注意** ゆっくりと当ててしまうといつ収縮したのかわからない．蛍光灯の光が直接眼に入っている場合はすでに収縮している場合もあるので、環境にも気をつける．	▶正常の場合、瞳孔は左右同じ大きさで円形、瞳孔の直径は 2.5～4.0 mm の範囲で、光を見ると縮瞳（瞳孔が小さくなる）する． ▶異常所見： ・光を当てなくても縮瞳する． ・異常な散瞳（瞳孔が大きくなる）がみられる．
第Ⅲ神経 （動眼神経） 第Ⅳ神経 （滑車神経） 第Ⅵ神経 （外転神経）	第Ⅲ・Ⅳ・Ⅵの3つの神経の協調機能として、外眼筋の運動を観察する． **外眼筋の運動** 眼球運動を検査するため、片眼ずつ左右、上下、斜めの動きを確認する．	▶異常所見と評価： 眼球運動時に斜視や眼振が認められる場合は、神経障害を疑う．
第Ⅴ神経 （三叉神経）	**顔面の知覚** 三叉神経は頬、上顎、下顎部に神経が走行しているので、その部分の近くを綿を用いて左右対称か確認する．次に安全ピンなどの鋭利なものを使って感覚の差を確認する． **咬筋，側頭筋の働き** 口をすぼめたり、横方向へ動かすさいに、口すぼめが完全にできるか左右対称に横に動かせるか観察する． **角膜反射** 綿で角膜を軽く刺激したさいに、角膜反射が起こるか確認する．	▶異常所見と評価： ・綿での知覚が左右対称でない場合、口すぼめができない場合、横への動きに左右差がある場合、角膜反射が両側に起こらない場合、反射が遅れる場合は、三叉神経障害を疑う． ・角膜反射が一側性の場合は、顔面神経障害を疑う．

第Ⅶ神経 （顔面神経）	●**顔面筋の運動** 前額にしわをつくる，両目をしっかりと閉眼する，頰を膨らませる，眉毛を上下に動かす，などの動きが左右対称に行えるか確認する．鼻唇溝の深さ，両口角の位置も確認する． ●**味覚検査** 舌の前2/3の味覚を顔面神経が司っているので，砂糖水を舌前2/3につけ，味が左右対称にわかるか確認する．**根拠** 舌前2/3は甘味に，舌後は苦味に敏感である．	▶異常所見と評価： **顔面筋の運動**：左右対称でない場合や閉眼を完全にできない場合，鼻唇溝が浅い場合，口角が片方下がっている場合は，顔面神経麻痺，障害を疑う．
第Ⅷ神経 （内耳神経）	**聴力検査** ❶片耳ずつ塞いでもらい，検者は30～60cm程度離れたところから2本の指で指をこする音を出す． ❷聞こえなければ距離を短くして，聞こえた距離を確認する． ❸ウェーバーテスト，リンネテストも行う（☞p.161，162）． **眩暈，平衡感覚，浮動感の有無** ❶眼を閉じ立位になってもらいふらつきを観察する． ❷眩暈や浮動感は本人の自覚があるので問診してみる．	▶異常所見と評価： 眼を閉じ立位になるとふらつき安定感がなくなる，または自覚症状として眩暈や浮動感がある場合は，内耳神経障害を疑う余地がある．
第Ⅸ神経 （舌咽神経） 第Ⅹ神経 （迷走神経）	**発声の確認** 発声をしてもらい，嗄声，鼻声の有無を聞き分ける． **咽頭反射の確認** 患者に口をあけてもらい，「あー」と言いながら，軟口蓋の動きをみる．また咽頭後壁の動きが左右対称であるか観察する． 上口唇の舌小帯／ステンセン管／硬口蓋／軟口蓋／後小柱／口蓋垂／扁桃腺／咽頭後壁／舌背部／舌下腺管／歯肉／ワルトン管／下口唇の舌小帯	▶正常の場合，軟口蓋や咽頭後壁の動きは左右対称であり，口蓋垂は正中にある． ▶異常所見と評価： 神経障害がある場合は，軟口蓋は左右対称ではなく健側に偏る．
第Ⅺ神経 （副神経）	**僧帽筋の強さ** 検者は両手で患者の両肩を上から下へ押し，その抵抗を調べる．肩の強さと左右対称性をみる． **頸部筋の強さ** 患者に左右に頭を向けてもらい，検者は正中位に戻すように仕向け，その抵抗をみる．胸鎖乳突筋を視診しながら頸部筋の評価を左右とも行う．	▶異常所見と評価： 左右差を認める場合，筋力の弱さがある場合は，神経障害を疑う．
第Ⅻ神経 （舌下神経）	**舌の位置・運動** ❶患者に舌を外に突き出してもらい，正中位からの偏位，萎縮，不随意運動をみる． ❷舌を動かしてもらい，左右差がないか，動きが悪くないか確認する． ❸舌圧子で舌を押し，その抵抗をみて，舌の筋力をみる． 舌圧子 **発声の確認** 舌を動かすような発音をしてもらい，不明瞭な音でないか確認する．	▶異常所見と評価： 舌の位置の偏位，萎縮，不随意運動，動かし方の左右差，舌筋の減弱，不明瞭な発声がある場合は，神経障害を疑う．

3. 反射のアセスメント

深部腱反射
- 強さ
- 反応速度
- 左右差

上腕二頭筋反射（1）
1. 検者は，患者と向かい合って立ち，患者の肘関節に検者の母指を置くようにして腕を持つ．
2. 自分の親指を打腱器の鋭端部でたたき，肘関節の屈曲を確認する．
3. 打腱器でスナップを利かせるようにしてたたくと反射が出やすい．

上腕三頭筋反射（2）
1. 患者の肘関節の内側に検者の腕を入れ，肘関節の下から保持する．
2. 患者の肘関節を90度に屈曲し，肩関節を内旋し，手掌を体幹に向ける．
3. 肘頭より約3cm上の上腕三頭筋腱の上を打腱器で軽くたたく．

膝蓋腱反射（3）
1. 患者は座位姿勢で，検者は膝蓋骨の下を打腱器の鈍端部でたたき，膝関節の伸展を観察する．
2. 反射が出にくい場合は，患者に手を組んでもらい左右に引いてもらう．

アキレス腱反射（4）
1. 患者の足部を背屈してもらうように手で保持する．
2. アキレス腱を打腱器の鈍端部でたたき，足の底屈を観察する．

橈骨腱反射（5）
1. 患者の前腕をテーブルの上にリラックスさせて置くか検者の手で支える．
2. 橈骨側の手首から2.5～3cm上を打腱器の鋭端部でたたく．
3. 手首屈曲，肘関節屈曲，手関節の回内を観察する．

打腱器

▶ 異常所見と評価：
- 反射の亢進の場合，錐体路障害が考えられる．根拠 反射弓より上位の脳や脊髄損傷の場合，反射弓の抑制がとれ，反射が亢進する．

- 反射の減弱の場合，脊髄より末梢神経の損傷，脊髄損傷，筋ジストロフィーなどを疑う．根拠 反射弓や末梢神経の遮断や障害により反射が減弱する．

▶ 深部腱反射の程度は，
- 著明な亢進（4＋）
- 亢進（3＋）
- 正常（2＋）
- 弱い（1＋）
- 消失（0＋）

の5段階で示す．

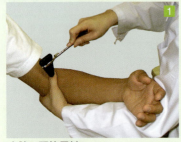
上腕二頭筋反射

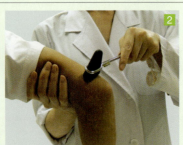
上腕三頭筋反射

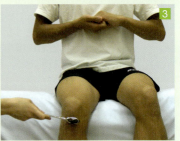
膝蓋腱反射

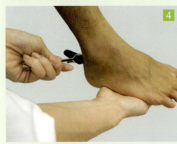
アキレス腱反射

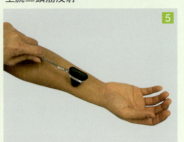
橈骨腱反射

4. ヘルスアセスメント　145

表在性反射 • 有無 • 左右差	腹壁反射——上方（6） ❶患者は仰臥位になり，検者は患者の上腹部を軽く素早く，側腹部から臍部に向かって打腱器の柄の部分でなぞる． ❷臍が刺激されたほうの側腹部に偏位することを観察する（正常所見）． 腹壁反射——下方 方法は上方の場合と同様であるが，観察部位が違う．男性の場合は，精巣が下方へ偏位するのを観察する（正常所見）． バビンスキー反射（7） ❶患者は仰臥位になり，検者は打腱器の柄で足底の外側を踵から母指球へなぞる． ❷指が足底側に屈曲することを確認する（陰性）． 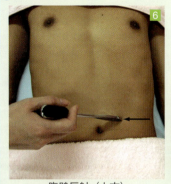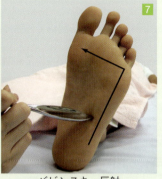 　　腹壁反射（上方）　　　バビンスキー反射 クローヌス反射 患者は仰臥位で膝を曲げる．検者の左手で患者の膝下を支え，右手を患者の足底をつかむように当て，検者は足底を背屈するように押し，そのまま保持する．足に振戦のふるえがないか確認する．	▶異常所見と評価： • 腹壁反射：一側性に消失している場合，皮質脊髄路の病変，脊髄内の障害がある可能性がある． • バビンスキー反射：母指が背屈し，他の指が外側に開くと陽性．乳幼児では錐体路の未発達により陽性になり，生後約1年で陰性になる．成人で陽性の場合は，脳出血などの錐体路障害の可能性を疑う． • クローヌス反射：陽性の場合は，足に振戦やふるえが認められ，錐体路の障害が疑われる．
4．表在知覚のアセスメント		
温度覚 （上下肢・左右差）	患者は閉眼し，検者は温水と冷水を準備し，患者の顔，左右の腕や下腿にそれらを当てる．冷たいか温かいかを判断する．	▶全身の皮膚に分布している神経の障害がわかる．
触覚 （上下肢・左右差）	患者に閉眼してもらい，綿を使って患者の両上肢，両下肢を交互に触れる．いつ触れたのか，何が触れたのか，どこに触れたのかなどを確認する．	
痛覚 （上下肢・左右差）	安全ピンを使って痛みを確認する．そのさいに肌に安全ピンが深く刺さらないように安全ピンの扱いに注意する．	
5．深部知覚のアセスメント		
振動覚 （上下肢・左右差）	振動させた音叉を患者の手背と下肢（踝部）に当て，振動を感じるか確認する．	▶異常所見と評価： 正常では，振動を感じるが，加齢とともに感じ方が鈍くなる．
位置覚・固有感覚	患者の指を検者の母指と示指でつかみ，左右，上下に動かす．患者には閉眼してもらい，指がどの方向に動いたかを言ってもらう．	▶異常所見と評価： 空間認知や位置感覚を観察しており，指を動かしているのがわからない場合は，深部知覚路の障害がある．

6. 複合知覚のアセスメント

立体認知 (左右差)	❶検者は，患者の両手の手掌によく知っている物（安全ピン，コインなど）を，片手ずつ異なる物を乗せる． ❷手に何を乗せられたかを聞く．	▶異常所見と評価： 物を乗せられた感覚はあっても，何を乗せられたか不明な場合は，大脳（頭頂葉）の障害を疑う．
書画感覚 (左右差)	検者は患者の手掌に1文字書き，何を書いたかを聞く．	▶異常所見と評価： わからない場合は，大脳（頭頂葉，側頭葉，前頭葉）の障害を疑う．
2点識別覚 (上下肢・左右差)	❶2点識別用のコンパスを用いて患者の前腕に2点触れ，触れているのが1点か2点かを聞く． ❷2点間を段々と狭くしていき，2点触れていることがわからなくなったときの2点間の距離を測る． ❸左右の上下肢で行う．	▶正常の場合，成人が2点間を識別できる距離は，指先で約3mm，手掌で7～10mm，前腕，胸で40mm，背部で65mm，上腕，大腿で75mm程度である．

7. 小脳機能のアセスメント

動作 • 正確さ • スムーズさ 　（ぎこちなさ， 　振戦の有無） • 左右差	**指鼻指試験** ❶患者に示指を鼻先につけてもらい，検者が差し出した示指に患者の示指をつけてもらう．検者の示指につけたあとは，また患者の鼻先に示指を戻してもらう． ❷検者は，自分の示指の位置を上下左右と移動させ，患者は検者の示指の位置まで自分の示指をもっていく． 患者の示指を「自分の鼻先→検者の示指→自分の鼻先→検者の示指」という順序で移動させる． ❸だんだん速度を速めていき，また両方の手で行う． **指鼻試験** ❶患者に開眼のまま，左右の示指で患者自身の鼻先を交互に触れてもらう． ❷片方の示指が鼻先に触れているときは，もう一方の手は下方にまっすぐ伸ばす．可能なかぎり速い動きで行う． ❸閉眼時の指鼻試験も行う． **回内回外試験** 患者は，開眼しながら両膝上で患者の両手を裏表（手掌，手背）に回内・回外させる． 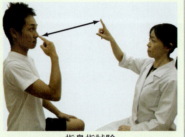指鼻指試験 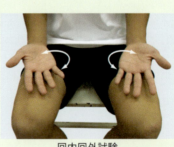回内回外試験	▶異常所見と評価： • 指鼻指試験，指鼻試験，回内回外試験：動作がスムーズでなかったり，左右差を認めたり，素早く行えなかったり，振戦を認めながら動いていたりする場合には小脳障害の可能性がある．

4. ヘルスアセスメント 147

| | 脛踵試験
患者は仰臥位になって，片足の踵部でもう片方の足の膝から足首までの脛に沿うように動かしてもらう． | 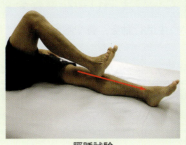
脛踵試験 | ・指脛踵試験：異常の場合は，脛の上を沿うことができない．その場合も小脳障害を疑う． |

8. 甲状腺のアセスメント

（視診による） 位置 動き	視　診 甲状腺のある位置をイメージして，患者に嚥下をしてもらい，甲状腺が上下に移動するのを観察する．▶正常の甲状腺の場合，人によっては観察できない場合もある．甲状腺が肥大している場合は，視診が可能である．	▶正常の場合，甲状腺に左右差はなく，痛み，腫瘤，結節などは認めない．
（触診による） 位置・大きさ 左右差 腫脹の有無 痛みの有無 結節・腫瘤の有無	触　診 前方からと後方からの触診方法がある．検者が患者の前方から甲状腺を触診する方法（１）よりも，検者が患者の後ろに回り，示指と中指で甲状腺を触診する方法（２）のほうが触診しやすい． ❶胸鎖乳突筋の下に指を入れるようにして，甲状腺を触知する． ❷触知時は，甲状腺の大きさ，左右差，腫脹の有無，痛みの有無，結節や腫瘤の有無をみる．	▶異常所見と評価： ・視診や触診時に肥大，左右差，腫脹を認めた場合は，甲状腺機能亢進の症状の可能性がある． ・腫瘤や結節が認められた場合は，甲状腺異常の可能性がある．

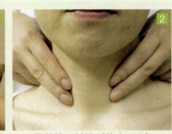

甲状腺の触診（前方から）　　甲状腺の触診（後方から）

Skill ⑦ 「息をする」という生活行動からみるフィジカルアセスメント

目的 ▶「息をする」という生活行動を，鼻や咽喉，気管，胸郭，呼吸の状態から査定する．

●必要物品
①聴診器　②鼻腔鏡　③舌圧子　④ペンライト　⑤手袋　⑥印をつけるテープ

アセスメント項目	アセスメント方法・手順	所見・評価
1．鼻の視診		
鼻の外観 ・形 ・大きさ ・色調	検者は患者と対面して向き合い，患者の鼻部を真正面から観察する．	▶ 異常所見と評価： ・外鼻孔の鼻翼の動きが認められる場合は，気道閉塞などを疑う． ・正常の場合は，鼻尖が正中位にあり，外鼻孔は左右対称であるが，左右差がある場合は，鼻中隔の彎曲に由来する．
鼻腔 ・開通性 ・腫瘤の有無 ・創の有無 ・鼻出血の有無 ・粘膜変調の有無 ・分泌物の有無	鼻腔は，鼻腔鏡を使って片方ずつ鼻孔に挿入する．鼻孔を広げ，ペンライトを当てて鼻腔を観察する． 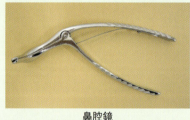 鼻腔鏡	▶ 異常所見と評価： ・鼻粘膜は，ピンク色が正常．青色がかった鼻甲介は，アレルギー症状を疑う． ・分泌物の増量がある場合は，慢性の鼻瘙痒症やアレルギー性鼻炎，感冒症状などを疑う．
2．口腔，咽喉の視診		
口腔粘膜 ・口内炎の有無 ・粘膜損傷や炎症の有無	患者に口を開けてもらい，舌圧子とペンライトを用いて，舌上に舌圧子を当て，口腔粘膜（口内炎，潰瘍形成，腫脹，出血，粘膜損傷など）を観察する．	▶ 正常な口腔粘膜は，ピンク色で平滑，湿潤性をもっている．
舌 ・舌の腫脹や炎症の有無 ・舌苔の有無 ・色調変化の有無 ・運動性 ・位置	❶患者に舌をなるべく前に突き出してもらうように説明する． ❷腫脹，色調の変化，苔状付着物，潰瘍形成などを観察する． ❸舌の動きに異常はないか，舌の位置が偏位していないか確認する． ❹舌先を口蓋につけてもらうように説明し，舌の腹側面と口蓋底を観察する． ❺両側の舌縁部も潰瘍，小結節，苔付着の有無を視診する．	▶ 正常な舌は，やや鈍い紅色で，湿潤している．前方の表面は，少しザラザラと粗糙しており，舌乳頭と小溝を認める．後方表面は平滑で軽度凸凹がある．舌の腹側面は，ピンク色，平滑で，舌小帯と房状のひだの間には静脈が見える． ▶ 異常所見と評価： 舌の動きや位置が異常の場合は，舌下神経障害が疑われる．
咽頭 ・咽頭粘膜の発赤・腫脹の有無 ・口蓋の色や形 ・口蓋垂の位置 ・軟口蓋の左右対称性 ・扁桃腺の位置 ・咽頭壁の異常の有無	❶患者に口を開けてもらうよう説明する． ❷ペンライトと舌圧子を使い，口蓋の色・形，口蓋の硬い隆起の位置などを確認する． ❸さらに，舌圧子で舌を押し下げ，声を「あーあー」と出してもらい，軟口蓋と口蓋垂の動きを確認する． ❹咽頭左右の扁桃腺，咽頭壁の発赤，腫脹，滲出物の有無を確認する． ❺舌圧子で咽頭後部を軽く刺激するように触り，咽頭反射の有無を確認する．	▶ 正常の場合，口蓋は，ドーム状の形状をしており，前方が横走するひだで，白色に近いピンク色である．後方はピンク色をしている． ▶ 異常所見と評価： ・硬い隆起が正中になく偏位している場合は，腫瘍などを疑う． ・口蓋垂は正中に残ったままで，軟口蓋が左右対称に上方に動く．偏位する場合は，舌咽神経や迷走神経障害を疑う．

4. ヘルスアセスメント　149

		・扁桃腺や咽頭壁に発赤や腫脹があれば感染を疑う． ・咽頭反射の低下があれば舌咽神経，迷走神経障害を疑う．
3．気管の触診 ・左右差 ・位置	検者は，示指を患者の気管と胸鎖乳突筋との隙間に入れ，気管の左右差，位置を確認する．▶咽頭を圧迫して患者の不快にならないように留意する．	▶異常所見と評価： 左右差や位置の偏位は，呼吸障害をまねくおそれがある．
4．胸郭の打診		
打診音 ・左右差 ・異常音の有無	下図の順番で打診を行う（前面，後面）． 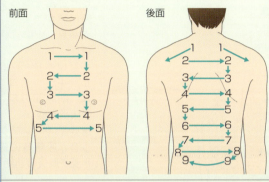	▶正常では，左右対称に共鳴音が聴かれる． ▶異常所見と評価： ・濁音の場合は，炎症，胸水貯留，腫瘍，腹水を疑う． ・過共鳴音の場合は，肺気腫，気胸の可能性もある．
横隔膜 （肺の下界） ・位置 ・可動域	❶横隔膜の位置の確認と可動域の確認は，背部の打診をして確認する． ❷肩甲骨下付近から肋間を下方向へ徐々に打診していく． ❸打診音が共鳴音から濁音に変わる部位があり，その部分が横隔膜の位置であり，肺の下界でもある． ❹呼気時の横隔膜の位置にテープなどで印をつけ，吸気時にも横隔膜の位置に印をつける． 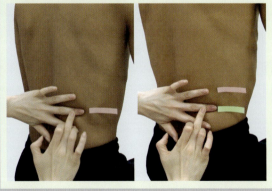	▶正常の場合，横隔膜の位置は，通常の呼吸時で第10肋骨付近にある．肝臓があるため，右側がやや高い位置にある場合もあるが，基本的にはほとんど左右差はない．また可動域は，正常では3〜5cm（女性3〜4cm，男性5〜6cm）である． ▶異常所見と評価： 可動域が3cm以下の場合は，炎症，無気肺，肺気腫などが疑われる．
5．呼吸の視診，聴診		
呼吸の外観・様子	☞p.116，第Ⅲ章3「バイタルサインズ」	
呼吸音 ・左右差 ・音の高低，強弱 ・副雑音の有無	●聴　診 呼吸音の聴診は，前面と後面の両方を行い，聴診器は膜型を使う．肋骨が浮き出るほどやせている患者には小児用聴診器で行うと聴取しやすい．次の順番で聴診を行う．	▶異常所見と評価： ・主気管支以外の肺野で気管支呼吸音が聴取されることを気管支呼吸音の過剰聴取という．音の伝導が過剰になることにより聴取され，肺炎などの炎症を疑う．

- 呼気の延長の有無
- 気管支呼吸音の過剰聴取の有無

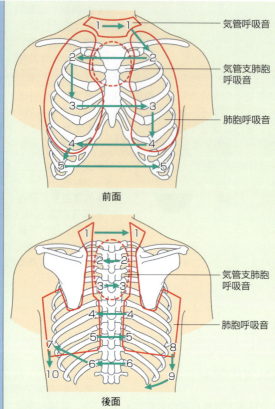

副雑音の評価：
- 水泡音（粗い断続性ラ音．微細な水泡音，ブクブク，ブツブツ）は，心不全，肺水腫を疑う．
- 喘鳴音（ゼイゼイ，ヒューヒュー）は，気管支喘息などを疑う．
- いびき音（低音性の連続性ラ音．いびき様の音で低い音が呼気時に聴かれる）は，太い気管支の狭窄や分泌物の貯留などを疑う．
- 笛声音（高音性の連続性ラ音．ピーピーと笛を鳴らすような音が呼気時に聴かれる）は，肺気腫，気管支喘息，細い気管支の狭窄などを疑う．
- 胸膜摩擦音（靴底のきしむ音，ギュッギュッと雪を握るような音）は，胸膜面の粗さを表しており，胸膜炎を疑う．
- 捻髪音（ブクブク，ブツブツという音が吸気時に聴かれる）は，肺水腫や肺炎の初期を疑う．

吸気時間と呼気時間の割合で判断する正常な呼吸

呼吸が正常か否かは，肺胞呼吸音，気管支肺胞呼吸音，気管（支）呼吸音の3つにおける吸気時間と呼気時間の割合によっても評価でき，吸気・呼気時間の割合が次のような場合に正常と判断される．

肺胞呼吸音	吸気：呼気＝3：1
気管支肺胞呼吸音	吸気：呼気＝1：1（肺胞呼吸音より高めの音）
気管支呼吸音	吸気：呼気＝2：3

Skill⑧ 「食べる」という生活行動からみるフィジカルアセスメント

目的 ▶ 「食べる」という生活行動を，口や歯，咽喉，気管，腹部内臓器の状態から査定する．

● 必要物品
①聴診器　②舌圧子　③ペンライト　④印をつけるテープ　⑤定規

アセスメント項目	アセスメント方法・手順	所見・評価
1．口の視診		
口唇の外観 • 色 • 形状 • 乾燥状態 • 腫瘤の有無	女性患者であれば口紅をとってもらい，口唇の外観を視診する．	▶ 異常所見と評価： • 口唇の蒼白色は貧血を疑う． • 口唇の乾燥がある場合は，脱水を疑う． • 口角のひび割れはビタミンなどの栄養不足が疑われる．
2．口腔，咽喉の視診		
☞ p.148 の Skill⑦ 参照		
3．歯，歯肉の視診		
歯 （う歯の状態，歯の変色，義歯の有無，かみ合わせの状態） 歯肉 （歯槽膿漏・出血・炎症の有無）	❶患者に口を開けてもらうように説明し，う歯の状態，歯の変色の有無，さらに歯肉の状態（歯槽膿漏や出血など）をみる． ❷また，義歯装着の有無を問診にて確認する． ❸次に歯を食いしばってもらい，歯のかみ合わせをみる．	▶ 異常所見と評価： • うまく食いしばれない場合は，歯のかみ合わせが悪いか，顔面神経の障害が疑われる． • 歯肉に異常がある場合は，食べる行為に障害が起こる可能性があるため，主治医に相談し，歯科，口腔外科に相談するようにする．
4．腹部の視診		
腹部の形 左右対称性 発疹・腫瘤の有無 臍の位置 皮膚の色，状態	腹部を4つに分け，腹部を全体的に視診する． 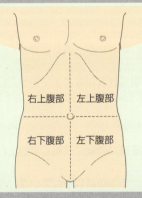	▶ 正常では，腹部大動脈の拍動が見える． ▶ 異常所見と評価： • 臍が偏位している場合は，腫瘍やヘルニアの可能性もある． • 腫瘤がある場合は，妊婦，腹部や子宮など生殖器の腫瘍，ヘルニア，肝肥大などが疑われる．
5．腹部の聴診		
腸内音 （腸蠕動音）	聴診器の膜側を使って，上図の腹部の4区分を見本に腸の走行に沿いながら，時計回りに聴診する．	▶ 異常所見と評価： • 腸音の亢進は，ゴロゴロとした音の連続であり，全体的に高音として聴取できる．激しい蠕動亢進時は，雷鳴音，金属音として聞こえる場合もある．閉塞性イレウスなど腸管の閉塞や狭窄時に認められる． • 腸音の消失・減弱は，腹部膨満・緊満を認めるにもかかわらず，腸音が弱いか聴取できない場合のことである．一度の聴診では判断できず，何度か時間差で聴診したうえ

		で同所見が得られる場合は，腸音の減弱・消失と判断する．この場合は，蠕動運動の低下が原因の麻痺性イレウスや腹膜炎などを疑う．
6．腹部の打診		
腹部臓器の位置	腹部の4区分に従い，時計回りに打診をしていく．打診時は腹部臓器を頭に描きながら行う．	▶正常時では，胃，腸，空の膀胱，胆嚢や大動脈などの管腔の臓器では「鼓音」が，肝臓，脾臓，膵臓，腎臓，子宮など中身が充実している実質臓器では「濁音」が聞かれる． ▶異常所見と評価： ・異常濁音を認める場合は，腹部の腫瘍を疑う． ・腹部で鼓音を，背部で濁音を認める場合は，腹水を疑う．
肝臓の位置，大きさ	❶右鎖骨中線上で乳頭下2横指のところから下方に向かって打診する． ❷肺の打診では共鳴音が聞こえるが，下方に行くと共鳴音から濁音に変わる箇所がある．その箇所が肝臓の上縁にあたり，印をつける． ❸次に，臍下3横指のあたりから打診を始め，上方に向かって打診をしていくと鼓音（腸の内腔）から濁音（肝臓の下縁）に変わる．その箇所に印をつける． ❹2つの印の間の距離を測定し，肝臓の大きさとする．	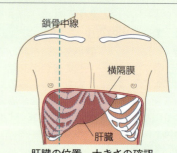 肝臓の位置，大きさの確認 ▶異常所見と評価： 肝臓の大きさは，正常で6〜13cmである．それ以上になると肝肥大も疑われる．
脾臓の位置，大きさ	❶患者を側臥位にさせ，中腋窩線上第6肋骨から下方に打診をしていく． ❷背部の共鳴音から脾臓の鼓音になるまで行う．打診時に吸気を促す． 根拠 脾臓を大腸がおおっていることで鼓音になる．	▶吸気時に脾臓は通常，前方下方に移動するので，打診時に鼓音ではなく濁音を認める場合は脾腫大を疑う．
7．腹部の触診		
肝臓 ・位置 ・大きさ・形状 ・圧痛の有無	❶検者の左手を背部の肝臓の位置で，軽く持ち上げるように置く． ❷右手は，肝臓の下縁がある位置にもっていき，指で下縁を触診する． ❸患者の呼吸に合わせて下縁が動くため，吸気時に弾性，丸み，表面のなめらかさを確認する．	▶正常の場合，肝臓の弾性，丸み，表面のなめらかさを触診できる． ▶異常所見と評価： ゴツゴツした感触がある場合，なめらかさが欠如していた場合は，腫瘍や肝硬変などを疑う．

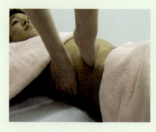 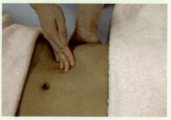

4. ヘルスアセスメント　153

胆嚢 • 位置 • 大きさ・形状 • 圧痛の有無	肝臓の触診のさいに確認するが，正常の場合は触れない．		▶異常所見と評価： 胆嚢が触診できた場合は，胆嚢の腫大があり，胆嚢炎などの可能性がある．
脾臓 • 位置 • 大きさ・形状 • 圧痛の有無	検者が患者の右側から，左手で患者の左側腹から背部にかけて支える．右手の指先を脾臓付近（左肋骨下縁）に入れ，触診する．	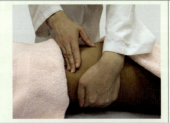	▶正常の場合は触れない． ▶異常所見と評価： 触診できれば脾腫を疑う．脾腫の程度は，肋骨下縁より測定し，1〜4 cmを「軽度」，4〜8 cmを「中等度」，8 cm以上を「重度」の脾腫と判断する．
8. 高度な腹水の触診			
腹部の波動の有無	❶腹部正中線上に検者ではない補助者の手を置く． ❷検者は片手を腹壁の側面（側腹部）に添わせ，もう一方の手は，反対側の側腹部のほうから軽くたたく． ❸左右の側腹部をそれぞれたたいて確認する．	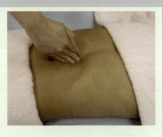	▶異常所見と評価： たたいたとき，波動が補助者の手を越えて反対側の側腹部まで伝わってきた場合，腹水を疑う．
9. 腹膜炎の有無のアセスメント			
反動痛の有無	❶腹部に対して，検者の手を90度の角度に当てる． ❷痛みを感じない程度に腹部を圧迫し，素早く解除する． ❸圧迫した部位の跳ね返り（反跳）の程度をみる．		▶異常所見と評価： 圧迫時に，鋭く，刺すような痛みを引き起こす場合は，腹膜の炎症を疑う．注意 この技術は，炎症が強い場合には痛みが強く，けいれんを起こす場合もあるので，最後のアセスメント手段として慎重に実施する．
10. 虫垂のアセスメント			
下肢の挙上に伴う下腹部痛の有無	●腸腰筋検査 ❶患者に仰臥位をとってもらい，検者の手を患者の右大腿下部前面に置く． ❷膝を伸展したまま右下肢を挙上してもらう． ❸挙上のさいに検者は軽度の抵抗を加える．	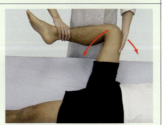	▶異常所見と評価： 患者が下肢の挙上のさいに下腹部に痛みを感じる場合には，虫垂の炎症が疑われる．
下肢の回旋に伴う心窩部痛の有無	●閉鎖孔筋検査 患者に仰臥位になってもらい，患者の膝関節，足関節を支持し，内側または外側に回旋させる．		▶異常所見と評価： 患者の下肢を回旋させたさいに心窩部痛を認めた場合は，虫垂の穿孔や骨盤の膿瘍を疑う．

Skill ⑨ 「トイレに行く」という生活行動からみるフィジカルアセスメント

目的 ▶ 「トイレに行く」という生活行動は，尿と便の生成と排出の両方がある．「排尿をする」という生活行動を，腎臓，尿管，膀胱の状態から査定し，さらに「食べる」という生活行動からみるフィジカルアセスメント（☞p.151の Skill⑧）で得られた結果と直腸診の結果をもとに「排便する」生活行動を査定する．

● 必要物品
（直腸診を行う場合）手袋

アセスメント項目	アセスメント方法・手順	所見・評価
1．下腹部の視診		
下腹部の膨隆・緊満の有無	膀胱の充満の程度を確認するために下腹部の膨隆，緊満の有無を観察する．▶膀胱瘻や尿道留置カテーテルを挿入している場合は，尿の流出状態，性状，量などを観察する．	▶下腹部の膨隆，筋肉の伸展，緊満があれば，膀胱に多量の尿が充満していることがわかる．
2．膀胱の触診		
下腹部の膨隆筋満 下腹部の腫瘍腫瘤の有無 尿意や不快症状の有無	膀胱の触診時は，両膝を立ててもらうことで下腹部の筋緊張が緩和される．膀胱の位置と予測できる下腹部を指腹部を使ってやさしく触診する．	▶（異常）所見と評価 ・触診時に抵抗があれば，膀胱に多量の尿が充満していることがわかる． ・触診時に尿意や不快症状がある場合は，膀胱炎症状を疑う． ・硬く触れる場合は，腫瘤や腫瘍を疑う．
3．膀胱の打診		
膀胱内の尿の充満の程度 膀胱腫瘍や腫瘤の有無	腹部の打診（☞p.152の Skill⑧）のさいに，下腹部まで打診するのが好ましい．	▶打診音が濁音であれば尿が充満していることを示し，鼓音であれば尿が充満しておらず空に近いことを示す．**注意** 腫瘍や腫瘤の部位への打診も濁音が聴取される．
4．腎臓，尿管の打診（叩打診）		
腎臓の腫大，圧痛の有無 尿管の炎症，閉塞の有無	①患者を座位か側臥位にさせ，検者は片手の手掌を片方の腎臓が位置する第12肋骨付近に置く． ②その手背をもう一方の手を握りこぶしにしてたたく． ③左右の腎臓を交互にたたく．	▶異常所見と評価： たたいたさいに，痛みを認める場合には，腎臓の炎症，尿管の炎症や閉塞，もしくは肝臓や胆嚢の炎症を疑う．
5．腎臓の触診		
腎肥大，腫瘤，腫瘍の有無	①患者に仰臥位になってもらい，片手で側腹部を持ち上げるように手を添える． ②もう一方の手で第12肋骨下縁付近を触診する． ③患者に深呼吸をしてもらい吸気時に深く触診する． ④左右の腎臓で触診を行う．	▶異常所見と評価： 腎臓は呼吸時に移動する．吸気時の触診で，大きく腎臓を触れる場合は，肥大，腫瘤，腫瘍などを疑う．**注意** 脾臓の触診と同じ手技のため，この手技だけで腎臓の肥大や腫瘤などの所見を判断するのは難しい．

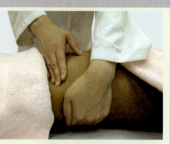

6. 直腸診

痔核の有無 前立腺肥大の有無 直腸内の腫瘤や 粘膜異常の有無	❶患者に両膝を曲げてもらい，両足を抱え込むようにして側臥位をとってもらう． ❷検者は十分患者に説明し，示指を直腸に挿入する． ❸出血の有無も確認する． 注意 直腸診は，他のフィジカルアセスメント以上に羞恥心を伴う技術であるため，施行するかは，その患者の既往歴や現病歴，医師と相談したうえで決定する．	▶異常所見と評価： ・前立腺の肥大を触知した場合は，前立腺肥大症の可能性がある． ・前立腺に凸凹が触れる場合は，前立腺がんを疑う． ・内痔核がある場合は，挿入時に痛みがあるか，または痔核に直接触れる．

コラム　腸蠕動音とは，回数として数えられるのか

　腹部のフィジカルアセスメントとして第一に挙げられるのが，腸蠕動音の聴診である．腸蠕動音の正常所見は，聴診器を腹部に置いて，約1分間に5〜34回聴取できるとするものが多い．しかし，演習や臨床で腸蠕動音を聴取してみると，「どこからどこまでが1回なのか　5〜34回と幅の広い回数を数える意味はあるのか」という疑問をもつのが実情である．

　蠕動とは，「消化管の筋肉の収縮が連続することで管内の物質を肛門側へと一定方向に動かす運動」のことで，消化管の筋肉の動きを示している[i]．また，洋書では，消化器系（腹部）の音の聴診をbowel soundと記し，bowel（腸，腸の内部）の音を示している．蠕動は英語で，peristalsisなので，洋書で示す消化器系の聴診の音は，蠕動の音を率直に示していない．臨床で「グル音」とも表現するが，このグル（glub）も「ゴボゴボ音を立てる」[ii]の意味であり，蠕動音とイコールではない．われわれが聴診しているのは，筋肉運動の音（蠕動音）だけではなく，消化管内の内容物の流れる音・動きも含まれている．つまりグルグル，ゴボゴボという音は，蠕動の筋肉運動の音ではなく，内容物の流れを聞いていると推測される．さらに参考書で，正常な蠕動は，50〜60分間隔のサイクルでピークがあること，正常な人でも4分間にわたり蠕動がない場合や強い蠕動が1分間以上も続く場合もあり，蠕動の強さ，頻度は刻々と変化するものであること，右下腹部で音が聞かれても胃の運動の音が放散して聴取できる場合もあること[iii]，腸（内）音の亢進と消失の所見は書かれているが，正常な回数は書かれておらず，正常でも腸（内）音が亢進している場合があるという著書も認める[iv]．ベッドサイドでの数分の腹部聴診では解釈は不完全であり，4分割で聴診しても，その部位の音ととらえるのは難しいとも書かれている[iii]．

　以上から，腹部で聴診している音は，「腸蠕動音」と呼称するよりも「腸（内）音」とするほうが妥当であること，1分間，音を聴診し回数を数えているが，それは蠕動と内容物の流れる音をとらえていること，1回の聴診で音の消失や減退，亢進等は判断できず，何度かベッドサイドで聴診して判断できるものであると考える．

【参考文献】
ⅰ）医学大辞典，第19版，南山堂，2006
ⅱ）リーダーズ英和辞典，第2版，研究社，1999
ⅲ）柴田寿彦（訳）：マクギーの身体診断学，エビデンスにもとづくグローバル・スタンダード，原著第2版，診断と治療社，2009
ⅳ）日野原重明（編）：フィジカルアセスメント　ナースに必要な診断の知識と技術，第4版，医学書院，2006

Skill⑩ 「動く」という生活行動からみるフィジカルアセスメント

目的▶ 「動く」ことは，生活行動を行うための基盤であり，骨と筋肉，中枢神経と体性神経の連携で成り立っている．ここでは，主に骨と筋肉の状態を査定することを目的とするが，「動く」を総合的に評価するには，「（ホルモン/神経が）恒常性を保つ機構」からみるフィジカルアセスメント（☞ p.141 の Skill⑥）で記した反射や神経障害の査定結果も合わせて評価していく必要がある．

● **必要物品**
関節角度計

アセスメント項目	アセスメント方法・手順	所見・評価
1．関節（肩関節，肘関節，手関節，股関節，膝関節，足関節）の視診，触診，可動域の測定		
（視診より） 形 左右対称性 皮膚色の有無・程度 炎症の有無	**視 診** 各関節の形，左右対称性，炎症，皮膚色の有無，程度を確認する．	▶異常所見と評価： 皮膚の変色，圧痛や腫脹がある場合は，関節の炎症，滑液包の炎症や感染，異常などを疑う．
（触診より） 形 圧痛の有無 腫脹・膨隆の有無	**触 診** 各関節の形，圧痛，腫脹，膨隆の有無を触診で確認する．	▶異常所見と評価： 関節の膨隆，腫脹，痛みがある場合は，関節リウマチ，炎症などを疑う．
関節可動域	**関節可動域の測定** 検者がまず見本を患者に見せて，同じようにしてもらう．正確な角度が必要な場合は，関節角度計を用いて測定する．各関節運動と可動域は付録2（☞ p.496）を参照する． 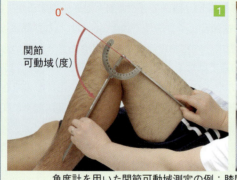 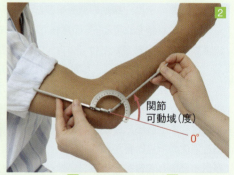 角度計を用いた関節可動域測定の例：膝関節・屈曲（①），肘関節・屈曲（②）	▶異常所見と評価： 関節可動域の制限がある場合は，関節リウマチ，関節炎，拘縮などを疑う．
2．四肢の筋力のアセスメント（徒手筋力テスト，manual muscle test：MMT）		
手指の外転	❶患者に両手の指を外側全開に広げてもらう． ❷検者は，全開させている指に抵抗を加えるように患者の手の上からおおう．	▶異常所見と評価： 左右の指の全開度，抵抗力が弱ければ，背側骨間筋，第8頸神経，第1胸神経の障害を疑う．
手首の掌屈，背屈	❶患者に手首を背屈，掌屈してもらう． ❷検者は，患者の両手を握るようにして，背屈，掌屈に抵抗を加える．	▶異常所見と評価： 両手の左右差や，抵抗に対する弱さがある場合は，手根屈筋，伸筋群，指伸筋，第6～8頸神経の障害を疑う．

肘の屈曲 (上腕二頭筋)	❶患者に肘を90度に曲げてもらう. ❷屈曲するさいに,検者は患者の前腕をつかんで,抵抗を加える.	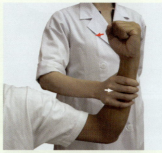	▶異常所見と評価: 肘の屈曲力,抵抗力が弱い場合は,上腕二頭筋,第5～6頸神経の障害を疑う.
肘の伸展 (上腕三頭筋)	❶肘の屈曲ののち,患者に肘を伸展してもらう. ❷伸展するさいに,検者は抵抗を加える.	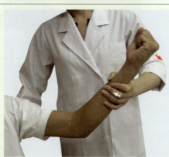	▶異常所見と評価: 肘の伸展力,抵抗力が弱い場合は,上腕三頭筋,第6～8頸神経の障害を疑う.
肩関節の外転 (三角筋)	❶患者に肩関節を外転してもらう. ❷外転のさいに,検者が上腕をつかんで抵抗を加える.	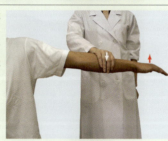	▶異常所見と評価: 肩関節の外転が弱い場合は,三角筋,第5～7頸神経の障害を疑う.
肩の挙上 (僧帽筋)	❶患者に両肩を挙上してもらう. ❷挙上のさいに,検者は両手を患者の両肩に当て,抵抗を加える.	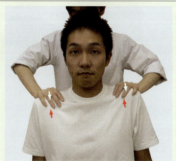	▶異常所見と評価: 肩関節の外転が弱い場合は,三角筋,第5～7頸神経の障害を疑う.

注:徒手筋力テストによる四肢の筋力のアセスメントは,以下の評価基準によって判定する.

徒手筋力テスト評価基準

- 5(normal)　強い抵抗を加えても自動運動ができる
- 4(good)　　ある程度の抵抗を加えても自動運動ができる
- 3(fair)　　抵抗を加えなければ,重力に打ち勝って動かせる
- 2(poor)　　重力を解除した状態で動かせる
- 1(trace)　　筋肉収縮が確認できる
- 0(zero)　　筋肉収縮が確認できない

股関節の内転 （股関節の内転筋群）	座位で行う場合 ❶患者を座位にさせて，両膝を閉じるように動いてもらう． ❷検者の手を患者の大腿部の内側に当て，抵抗を加える．	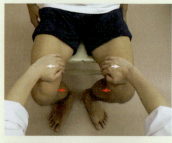	▶異常所見と評価： 内転力が弱い場合は，内転筋群，第2～4腰神経の障害を疑う．
	仰臥位で行う場合 ❶患者を仰臥位にさせて，下肢を開いた状態から閉じるように動いてもらう． ❷検者の手を患者の膝関節と距腿関節の内側に当て，抵抗を加える．	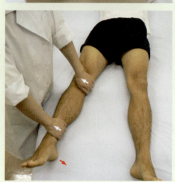	
股関節の外転 （中殿筋，小殿筋）	座位で行う場合 ❶患者は座位のままで，両膝を開くように動いてもらう． ❷検者の手は患者の大腿部の外側に当て，抵抗を加える．	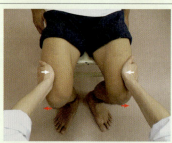	▶異常所見と評価： 外転力が弱い場合は，中殿筋，小殿筋，第4，5腰神経，第1仙骨神経の障害を疑う．
	仰臥位で行う場合 ❶患者は仰臥位のままで，下腿をやや開いた状態からさらに開くように動いてもらう． ❷検者の手は患者の膝関節と距腿関節の外側に当て，抵抗を加える．	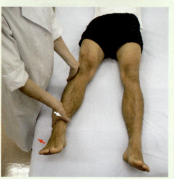	
股関節の屈曲 （大腿四頭筋，腸腰筋）	❶患者は座位のままで，両大腿部を片方ずつ上に挙げてもらう． ❷検者は両手を患者の大腿部の上に置き，抵抗を加える．		▶異常所見と評価： 大腿部の挙上が不完全だったり，抵抗に対して弱かったりする場合は，大腿四頭筋力，腸腰筋力の低下，第1，3，4腰神経の障害を疑う．

膝関節の伸展 （大腿四頭筋）	❶患者は座位のままで，下腿を片方ずつ前方に押し出してもらう． ❷検者は患者の下腿に手を当て，抵抗を加える．	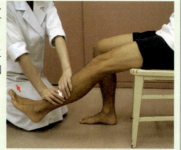	▶異常所見と評価： 膝関節の伸展力が弱い場合は，大腿四頭筋，第2～4腰神経の障害を疑う．
膝関節の屈曲 （大腿二頭筋，下腿三頭筋）	❶膝関節の伸展ののち，下腿を片方ずつ後方に動かしてもらう． ❷検者は患者の腓腹部に手を当て，抵抗を加える．	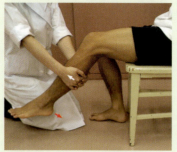	▶異常所見と評価： 膝関節の屈曲力が弱いときは，大腿二頭筋，下腿三頭筋，第4，5腰神経，第1，2仙骨神経の障害を疑う．
足の背屈 （下腿伸筋群）	❶患者を座位のまま，床に両足底をつかせる． ❷検者の手を患者の足背に当て，患者に抵抗するように動かしてもらう． ❸検者も抵抗を加える．	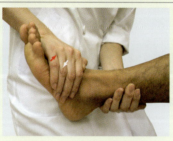	▶異常所見と評価： 背屈力が弱い場合は，下腿伸筋群，第4，5腰神経の障害が疑われる．
足の底屈 （腓腹筋，ヒラメ筋，足底筋）	❶患者に両足を床から浮かせてもらう． ❷検者の手を患者の足底に当て，検者の手に抵抗するように動かしてもらう． ❸検者も抵抗を加える．	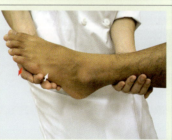	▶異常所見と評価： 底屈力が弱い場合は，下腿屈筋群，腓骨筋群，第4，5腰神経や脛骨神経の障害を疑う．

3．脊柱，姿勢の形態のアセスメント

脊柱 • 左右対称性 • 彎曲	❶患者に立位になってもらい，脊柱の視診をする． ❷また脊柱の走行に沿って手を当て，脊柱の左右対称，彎曲を触診する． ❸患者に立位から前屈してもらい，そのさいに前屈姿勢に左右対称性があるか確認する．	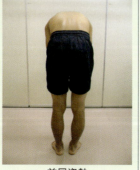 前屈姿勢	▶異常所見と評価： 左右対称でない場合や彎曲がある場合は，側彎症などを疑う．

姿勢	患者に立位になってもらい，股関節を触診し，ゆがみを確認する．立位時に両足の長さ（足底の床へのつき具合），下肢の骨の曲がり具合，膝の曲がり具合を確認する．	▶異常所見と評価：
• 股関節の左右対称性，ゆがみ • 両下肢の骨の曲がり具合 • 膝の曲がり具合		• 膝の曲がりなどは，Ｏ脚やＸ脚などの疑いもある． • 股関節のゆがみや立位時の足の長さの違いは，疾患の有無のアセスメントに加え，歩行や動作時に支障はないか，痛みはないかまで確認することが重要である．

4．歩行状態のアセスメント

歩行の安定性，ふらつき，速さ	可能であれば患者にはだしで床を歩いてもらう．	▶異常所見と評価： • 歩行にふらつき，安定の悪さなどがあれば，筋力の左右差や低下，脊柱，股関節，下肢の骨の異常，脳・神経障害などの可能性がある． • 歩行時の痛み，疲労，歩行や動作時に対する支障はないか確認することが重要である．

Skill⑪「コミュニケーションをとる」という生活行動からみるフィジカルアセスメント

目的 ▶ 人がコミュニケーションをとるさいには，多様な手段を用いるが，主な手段として「見る」「聞く」「話す」がある．ここでは，これらの状態を査定し，「コミュニケーションをとる」の生活行動を評価する．

●必要物品
①眼底鏡　②ペンライト　③音叉　④耳鏡

アセスメント項目	アセスメント方法・手順	所見・評価
1．「見る」に関するアセスメント		
目の外観	❶眼瞼の観察：閉眼の状態と開眼の状態の両方で，腫脹，浮腫，下垂の程度や有無を確認． ❷睫毛の観察：閉眼の状態と開眼の状態の両方で，睫毛の生え方（逆睫毛など）を確認． ❸閉眼の状態：閉眼できるか．	▶異常所見と評価： • 眼瞼下垂や閉眼の不完全が認められる場合，顔面神経麻痺を疑う．▶顔面神経麻痺は，第Ⅲ，Ⅷ神経の障害の可能性がある．
第Ⅱ神経 （視神経：視力，視野，網膜，対光反射） 第Ⅲ神経 （動眼神経） 第Ⅳ神経 （滑車神経） 第Ⅵ神経 （外転神経：瞳孔・対光反射，外眼筋の運動）	☞p.141の Skill⑥ 「脳神経」参照	• 逆睫毛がある場合，眼球結膜の損傷の可能性や痛みなどの苦痛を強いられている可能性がある． • 眼瞼の腫脹や浮腫は，甲状腺機能の障害の可能性がある．

4. ヘルスアセスメント　161

2.「聞く」に関するアセスメント

耳の外観	左右対称性, 形, 大きさ, 外耳道口の障害, 腫瘍や浮腫, 耳全体の汚染度, 痛みの有無, リンパ節の腫脹の有無を観察する.	▶異常所見と評価: • リンパ節の腫脹がある場合, 感染や疾患の可能性がある. • 外耳道の入り口の障害や腫瘍や浮腫を認める場合, 聞くことに障害が生じている場合があるため, リンネテスト, ウェーバーテストの結果と統合して評価する必要がある.
外耳道, 鼓膜の観察	• 外耳道: 耳鏡を使う. 耳垢の程度, 外耳道粘膜の発赤や腫瘍の有無, 粘膜損傷の有無を観察する. 注意 外耳道の観察で, 耳垢を多量に認める場合, 鼓膜の観察が困難になるため除去しておく. • 鼓膜: 耳鏡を挿入して外耳道を観察したあとに, その奥にある鼓膜を観察し, 分泌物の付着や発赤, 白色の斑点の有無を確認する. 注意 鼓膜は, 外耳道の奥にあり, 耳鏡の入れすぎで損傷しないよう注意する. **耳鏡の使い方** ❶患者の外耳道の大きさに合った耳鏡アタッチメントを耳鏡頭部に装着する. ❷外耳道が大きく開くように耳輪をひっぱり, 耳鏡のライトをオンにして外耳道に挿入する. 注意 外耳道が発赤していたり, 粘膜損傷がある場合は, 挿入時に痛みを感じるので注意する. ❸外耳道に沿ってアタッチメントを挿入する. 注意 患者が顔を動かしたさいに, アタッチメントが外耳道のなかで揺れて, 粘膜損傷や鼓膜損傷をしないように, 耳鏡を持った検者の手を患者の頬のところで固定させ, 耳鏡を持っていない検者の手で耳輪をひっぱりながら, 測定時に耳鏡が動かないようにしっかりと固定する.	▶異常所見と評価: • 外耳道には通常, 分泌物, 粘膜の発赤はないため, 認められた場合は, 感染などの可能性がある. • 鼓膜は, 通常, 耳鏡の光が当たって, 光反射が見える. 見えない場合は, 鼓膜の異常があると考えられる. • 鼓膜が赤い場合, 分泌物の付着がある場合は, 感染や裂孔などの異常を疑う. 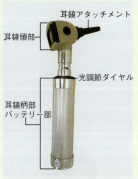 耳鏡 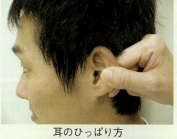 耳のひっぱり方 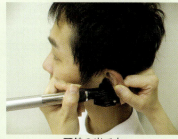 耳鏡の当て方
第Ⅷ神経 (内耳神経) • 聴力検査	音叉を用いて, リンネテスト, ウェーバーテストを行う. **リンネテスト** リンネテストでは, 骨伝導時間と空気伝導時間を検査する. リンネテストにおける骨伝導とは,「乳様突起から骨を伝導して内耳に音が届くこと」であり, また空気伝導とは,「外耳道から鼓膜を介して音が届くこと」である. 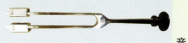 音叉	▶リンネテストの評価: • 正常の場合, 空気伝導時間が骨伝導時間のほぼ2倍となる. ▶異常所見と評価: • 空気伝導と骨伝導の時間が等しい, または骨伝導のほうが長く聞こえる場合は, 空気伝導の障害が考えられ, 伝音性難聴を疑う. • 空気伝導のほうが長く聞こえる場合は, 感音性難聴を疑う.

❶まずは，骨伝導時間の測定から行う．
a) 音叉を検者の手の甲に打ちつけ，音叉を振動させる．
b) 振動させた音叉を患者の乳様突起に当てる．
c) 患者に音が聞こえなくなったら合図してもらい，聞こえなくなるまでの時間（骨伝導時間）を測定する．

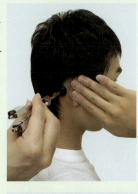

骨伝導時間の測定
乳様突起に音叉を当てる

❷次に空気伝導時間を測定する．
a) 骨伝導時間の測定が終わったら，素早く音叉を外耳道口に持っていく．
b) 患者に音が聞こえなくなったら合図してもらい，聞こえなくなるまでの時間（空気伝導時間）を測定する．
❸骨伝導，空気伝導とも，反対の耳についても行う．

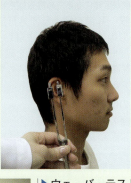

空気伝導時間の測定
音叉のU字部分を外耳道口部分にかざす

ウェーバーテスト
ウェーバーテストでは，両耳で同じように音が聞こえるか検査する．
❶リンネテストと同様，音叉を振動させ，音叉を頭頂部の中央，もしくは前額部の中央に置く．
❷患者に両耳で均等に聞こえるのか，片耳で聞こえるのか確認する．

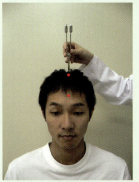

音叉の柄部分を頭頂部の中央，もしくは前額部の中央に当てる

▶ウェーバーテストの評価：
- ウェーバーテストでは，音が空気伝導よりも骨伝導で伝わる．

▶異常所見と評価：
- 片耳の伝音性難聴の場合は，患側の耳に骨伝導が偏る．
- 片耳の感音性難聴の場合は，健側の耳に骨伝導が伝わる．
- どちらの耳が伝音性難聴もしくは感音性難聴であるかは，ウェーバーテストのみでは判断できない．

3.「話す」に関するアセスメント

脳障害の有無

❶患者が罹患している病態のなかで，脳障害があるか診療記録で確認をする．
❷患者の話しかたの観察，検者の話しかけに対する返答のしかたを観察する．
ウェルニッケ失語
感覚性失語のことで，他者が話した言葉や書字の意味を理解できない．言葉はスムーズに話すが，他者の話しかけに対して適した返答ができない場合が多い．話すことのつじつまが合わない．側頭葉にウェルニッケの言語野があり，この部位の障害で起こる．

▶診療記録・異常所見と評価：
- 脳内出血やくも膜下出血，頭部外傷，脳腫瘍など脳疾患の既往がある場合，言語機能をになっている部位の脳が障害されている可能性がある．
- 左記の症状が出現している場合は，ウェルニッケ失語を疑う．注意 難聴や認知症，精神疾患の可能性もあるので，脳障害部位の所見と必ず統合して判断する．

	ブローカ失語 前頭葉にブローカ言語野があり，この部位の障害で起こり，運動性失語という．他者の言葉は理解できるが，自分が話そうとすると言葉がスムーズに出なかったり，話せなかったりする．	•左記の症状が出現した場合は，ブローカ失語を疑う． ▶診療記録などで脳障害部位の所見と統合して判断する．
第Ⅴ神経 （三叉神経） **第Ⅶ神経** （顔面神経）	☞p.141 の Skill⑥ 参照	▶異常所見と評価： •舌の動きの障害があったり，口唇，頬の運動がスムーズでなかったりすると，構音障害の可能性があり，三叉神経および顔面神経の障害を疑う． •口唇や頬の筋肉の麻痺で，パ行やバ行がうまく言えない場合がある． •舌運動の障害では，長い文章を話すことや素早く話すことが難しい．
第Ⅸ神経 （舌咽神経） **第Ⅹ神経** （迷走神経）	☞p.141 の Skill⑥ 参照	▶異常所見と評価： 声がうまく出ず，声の質が変調してしまう場合，また嗄声や鼻声などのような変調がある場合は，舌咽神経や迷走神経の障害を疑う．
第Ⅻ神経 （舌下神経）	☞p.141 の Skill⑥ 参照	▶異常所見と評価： 舌の動きがなめらかでなく，話すのに困難を伴う場合は，舌下神経の障害を疑う．
口	☞p.151 の Skill⑧ 参照	▶異常所見と生活への影響： 口角のひびわれ，口唇の乾燥などにより話すことが困難になる場合がある．とくに高齢者は，話すのがおっくうになることがある．
舌	☞p.148 の Skill⑦ 参照	▶異常所見と生活への影響： 舌に腫脹や潰瘍などがあると，話すことが困難になる場合がある．
口腔，咽喉	☞p.148 の Skill⑦ 参照	▶異常所見と生活への影響： 咽頭の炎症や口内炎があると，また，口蓋の異常により話すさいに空気もれがあると，話すことが困難になる場合がある．
気管	☞p.148 の Skill⑦ 参照	▶異常所見と生活への影響： 気管の狭窄で発声に障害が出る可能性がある．

164 第Ⅲ章 看護実践に統合される基本的看護技術

●引用文献

1) 厚生省大臣官房国際課（監）：世界保健機関憲章（前文）．WHO と地球（'96），12 頁，メヂカルフレンド社，1996
2) 日本看護協会（監）：看護の概念／看護の本質的な機能．新版 看護者の基本的責務—定義・概念／基本法／倫理，5 頁，日本看護協会出版会，2006
3) Yura H, Walch MB：The Nursing Process，3rd ed，p.76，Appleton-Century-Crofts，1978
4) 日本看護科学学会学術用語検討委員会：1995 年日本看護科学学会学術用語検討委員会報告，1995
5) 白石大介：対人援助技術の実際—面接技法を中心に，17–22 頁，創元社，1988
6) 菱沼典子：看護形態機能学—生活行動からみるからだ，日本看護協会出版会，2006
7) ビリングス JA，ストックル JD：面接を開始し，患者との関係を築く．臨床面接技法—患者との出会いの技（日野原重明，福井次矢監訳），9–13 頁，医学書院，2001

学習課題

1. 看護におけるヘルスアセスメントおよびフィジカルアセスメントの重要性を説明してみよう
2. フィジカルアセスメントの基本原則を説明してみよう
3. 入院時のアセスメントの必要性と内容を説明してみよう
4. 生活行動別のフィジカルアセスメントの重要性を説明してみよう
5. 生活行動別のフィジカルアセスメント技術を行い，その結果を分析してみよう

5 与薬にかかわる技術

> **この節で学ぶこと**
> 1. 安全な与薬のための注意点を理解でき，安全な与薬ができる能力を養う
> 2. 与薬の方法を理解する
> 3. 与薬の方法の違いを理解する
> 4. 与薬における看護職の役割を理解する
> 5. 注射器の扱い方を習得する

与薬とは，治療・医学診断および疾病予防のために薬物を人体に導入することをいう．与薬にかかわる看護技術とは，医師の指示の下に行われる**診療の看護援助**[*]として行う技術である．看護師としての役割を理解し，その薬物療法がその**対象者に適合**しているか，その**薬物を理解**し，対象者にとって**安全**で，**安楽**をもたらすよう，また，患者が薬物療法の意義を理解し，主体的に治療に参加できるように看護師として援助する．

A. 基礎知識

1 ● 薬物の吸収速度と薬物動態

薬物の吸収速度は，投与経路ごとに異なっており，投与経路による吸収速度の違いは図Ⅲ-9のとおりである．静脈内投与，筋肉内投与，経口投与の順で吸収速度が速いことが

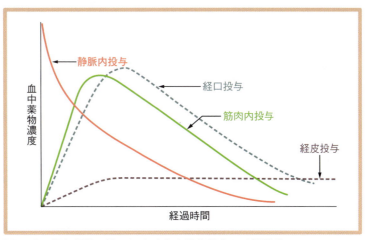

図Ⅲ-9 投与経路の違いによる血中薬物濃度の時間推移
静脈内投与，筋肉内投与，経口投与の順で，吸収速度が速いことがわかる．
[大橋京一，立石正登：からだの中の薬の働き．薬とのかかわり 臨床薬理学（中谷晴昭，大橋京一編著），p.38，日本看護協会出版会，2001 より改変し許諾を得て転載]

---
[*] 保健師助産師看護師法 第37条：保健師，助産師，看護師又は准看護師は，主治の医師又は歯科医師の指示があった場合を除くほか，診療機械を使用し，医薬品を授与し，医薬品について指示をしその他医師又は歯科医師が行うのでなければ衛生上危害を生ずるおそれのある行為をしてはならない．（以下略）

わかる．経皮投与は，薬を含んでいる膏薬を皮膚に貼付することで，ゆるやかに薬を吸収させ，作用持続時間を長くすることができる．

投与した薬物が生体内に吸収され，各組織に分布したあとに代謝を受け，体外へ排泄されるまでの過程を薬物動態という．

2 ● 薬物相互作用

血中に複数の種類の薬物が存在することにより，薬物の作用に対して影響を与えることである．作用が増強したり減弱したり，新たな副作用が出現する場合がある．これが薬物相互作用であり，薬の血中濃度の変化を伴う薬物動態学的相互作用と血中濃度の変化を伴わない薬力学的相互作用がある．また，食品なども薬物の作用に影響を及ぼすことがあり，これらも薬物相互作用の一種である．

3 ● 与薬管理の実際

a. 毒薬および劇薬の取り扱い

毒薬は，黒地に白枠・白字で"毒"の文字を表示し，劇薬は，白地に赤枠・赤字で"劇"と文字が記載されていなければならない（図Ⅲ-10）．毒薬および劇薬は他の医薬品と区別して保管しなければならず，毒薬については施錠して保管しなければならない．

b. 麻 薬

麻薬は，麻薬及び向精神薬取締法でその取り扱いが厳しく規定されている．麻薬の取り扱いは，その免許を受けた医師，歯科医師，獣医師または薬剤師に限られ，保管・収支記録が厳しく義務づけられている．

c. 薬物の保管

医薬品は，紫外線，温度，湿度，微生物などによって有効成分が変質しやすい．看護師は日本薬局方に記載されている方法に沿って管理し，自己管理する患者へは保管方法について説明する．

4 ● 看護職の役割

a. 患者が主体的に治療に参加できるよう援助

医師から指示された治療およびその対象となる患者の状態を理解し，患者の状況に応じた安全・安楽な薬物療法を受けることができるように援助する．

その方法として，医療者を主体としたコンプライアンス（医療者の指示に患者が応じ遵守すること）の考え方から，現在は，患者を主体におくアドヒアランス（患者が治療方針の決定に積極的に参加し，治療を受けること）の考え方となり，アドヒアランスを良好に維持するためにその治療法が患者にとって実行可能かどうか，実行するために必要なことを患者とともに考え，主体的に治療に参加できるように援助する．

b. 安全・安楽な与薬と観察

安全な与薬のために本人確認し，患者誤認を防止する．薬物療法による効果や副作用など，薬物が患者に及ぼす影響を観察し，それに対処したり予防することで患者の安全と安楽をはかる．

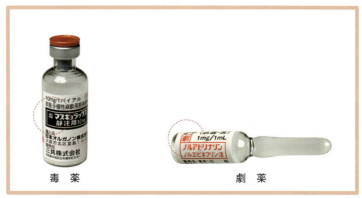

図Ⅲ-10 毒薬，劇薬のラベル表示

対象者に必要な薬物療法が適切に行われるように準備し，実施または医師の介助を行い，その後の観察を行って事故の**早期発見**や**予防**に努める．また，予防すべきことについて患者に説明する．

c．関連職種との連携

他職種との連携をはかる．近年は薬剤師が患者へ服薬指導を行う場面が増えてきているが，関連職種との連携を深めて患者がより効果的な治療が受けられるように配慮する．

d．リスクマネジメント

<u>リスクマネジメント</u>に努める．与薬は医師の指示に基づいて行われる診療の補助業務である．看護師は専門職者として安全に与薬を実施するための**注意義務**がある（注意義務には結果予見義務[*1]と結果回避義務[*2]がある）．つまり，看護師は事故が発生する可能性を前もって認識し，それを防止する必要があり，万一，事故が起こった場合は医師へ速やかに報告し，早期に適切な処置や治療を行い，その改善に努めなければならない．

B．看護実践の展開

1● アセスメント

表Ⅲ-15に与薬に共通するアセスメント事項をまとめた．

2● 看護診断（看護上の問題・ニーズ）

与薬に関する看護診断には，薬物療法へのアドヒアランスに関することやセルフケアの観点から，以下のものが考えられる．

①**治療の理解不足に関連する誤った服薬行動**：治療について混乱していると言葉に表し，治療の遵守が困難であり，指示通りの服薬を行わず，症状が悪化している．

②**薬物療法に関連する排泄セルフケア不足**：薬物療法（たとえば副作用の発現が予想される抗がん剤の点滴静脈内注射）により治療中はできるだけ安静臥床が求められる場合．

[*1] 結果予見義務：ある行為（ここでは診療の補助行為）を行うことで導かれる結果を予見しなければならない義務
[*2] 結果回避義務：損害が起きることが予測できたときに，その損害の危険を回避しなければならない義務

表Ⅲ-15 与薬に共通するアセスメント項目

	主な観察項目		アセスメント内容
	客観的情報	主観的情報	
使用される薬物の薬理作用	使用される薬物の作用・副作用とその出現状況	薬物の作用・副作用に関する患者からの発言があるか	使用される薬物の薬理作用と，患者の状態がその薬物を使用する状態であるか，投与方法や投与量は適切か，副作用としてどんなことが考えられるか
・患者が薬物を使用できる状態か ・薬物の投与方法や量は適切か	バイタルサイン，症状，顔色，表情 薬物の投与方法・量・年齢・体格	患者の訴え	
患者の日常生活動作（activities of daily living: ADL）	年齢，体格，疾患名，既往歴，ADLの制限	ADLの制限に対する苦痛の表現等	年齢，体格，疾患名，既往歴，ADLの制限から必要とされる日常生活援助について
患者のアレルギーの有無		体質，薬物などへのアレルギーの有無	体質，薬物などへのアレルギーの有無
患者の薬物療法に対する理解度	疾患や薬物についての医師からの説明内容	疾患や薬物療法についての医師からの説明を理解しているか	疾患や薬物療法についての医師からの説明を理解しているか
薬物管理のセルフケア能力	・薬物管理のセルフケア能力 ・自ら薬物管理をしようとしているか	薬物管理についての意欲	患者は自分で薬物を管理できるか
併用している薬剤の有無	併用している薬剤の有無の情報	併用している薬剤の有無の発言	併用している薬剤の有無

3 ● 計画立案・実施

目標/成果

目標は個別の状況に応じて設定され，計画が立案される．次に例を挙げる．

①主体的に薬物治療に参加できる：薬物治療についての疑問点や困難点について相談を受け，実行するために必要なことを患者とともに考え，患者が主体的に治療を受けることができるように援助する．

②安全に排泄行動ができる：副作用の発現の有無を観察し，できるだけ安静を保持できるような排泄手段を工夫し援助する．

実　施

a．与薬に共通する留意点

いずれの与薬方法においても，原則，以下の手順を踏んで行う．

> **与薬に共通する必須手順**
> 1. 薬物療法の目的，方法，副作用を患者に説明し，主体的に薬物治療へ参加できるよう援助し，実施の同意を得る．
> 2. 自分で名前の言える患者には自分の名前を名乗ってもらう．
> 3. 薬剤の準備の際に，外観，色，破損などや有効期限を確認する．
> 4. 間違いが起こらないように，薬剤の準備から実施までに処方箋や，指示書と患者の氏名，薬剤名，目的，用量，用法，時間（6R*）を指さし，声出しにより3回確認する．薬剤

---

* 6R：正しい患者（Right patient），正しい薬剤（Right drug），正しい目的（Right purpose），正しい用量（Right dose），正しい用法（Right route），正しい時間（Right time）

の準備は，準備した看護師と他の看護師でダブルチェックを行う．
5. 使用済み物品は医療廃棄物（患者に使用した注射用物品，血液の付着したものなど）として医療廃棄物用のゴミ箱に捨てる．その他の物品はビニール袋などに入れ，汚染物を封じ込めて廃棄する．
6. 処方箋の実施欄に実施者の名前をサインし，看護記録に投与した薬剤名，量，投与時間，与薬方法，患者の状態および反応，その他観察事項と今後の観察を要する点，援助内容を記録する．
7. セルフケア不足が生じている場合は援助する．

b．各与薬方法の実際

1) 経口的与薬（内服） ☞p.176の Skill⑫ 参照

内服薬とは，経口的に投与される薬物である．嚥下服用することにより，消化管からの吸収を目的とする．**経口的与薬**によって，薬物は消化管で吸収されたあと，門脈を経て全身に運ばれる．

与薬時間によって次の種類がある．

- **食前薬**：食前30分前に服用．鎮吐薬，鎮咳薬，食欲増進薬など．
- **食後薬**：食直後または食後30分に服用．消化を助ける薬剤，胃腸に障害を与えやすい薬剤．
- **食間薬**：食後2～3時間に服用．食物の影響を避けたい薬剤．直接，胃壁や腸壁に作用させる薬剤．胃腸を障害しにくい薬剤など．
- **就寝前**：就寝時に服用．睡眠薬，下剤など．
- **指定された時間**：血液中の薬物濃度を一定にするために指定された時間に服薬．ジギタリスや抗けいれん薬，抗菌薬など．

2) 口腔内与薬 ☞p.177の Skill⑬ 参照

口腔内与薬とは，飲み込ませないで口腔内に保たせて作用させる薬の与薬法である．

薬剤を口腔粘膜の毛細血管から吸収させ，作用させる目的で使用する場合と，口腔粘膜や咽頭部に直接作用させる目的で使用する場合がある．肝臓での代謝を受けず，経口的与薬よりも効果の発現が早い．

口腔内与薬の薬剤
- **舌下錠**：舌の下に挿入し，唾液で溶解させ，口腔粘膜から速やかに吸収させる．ニトログリセリンなどがある．
- **バッカル錠**：臼歯と頬の粘膜の間に挟み，唾液でゆっくり溶解させる．抗炎症薬やステロイド薬などがある．
- **トローチ**：口腔内に長い時間含みながら，ゆっくりと溶解させる．口腔・咽頭の殺菌・消炎薬などがある．

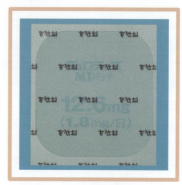

図Ⅲ-11 パッチ剤の例

点鼻・点耳・点眼薬 ☞ p.178〜の Skill ⑭-⑯ 参照

鼻腔・外耳道・結膜嚢に与薬する薬を，それぞれ点鼻，点耳，点眼薬という．

貼付薬・軟膏薬 ☞ p.180〜の Skill ⑰⑱ 参照

皮膚に貼って作用させる薬を貼付薬といい，皮膚に貼って，全身または局所に作用させる目的で使用される．軟膏薬は皮膚，咽頭，粘膜などの局所に塗擦する薬で，皮膚，粘膜などの局所に塗擦して，全身または局所に作用させる目的で使用される．薬剤の経皮投与は，皮下の血流が肝臓を通らないことにより長時間にわたり薬物血中濃度を持続できる．

貼付薬には剤形によって湿布，テープ剤，パッチ剤などがある（**図Ⅲ-11**）．テープ剤ではニトログリセリンを含有したものなどがあり，パッチ剤ではフェンタニルを含有したものなどがある．

坐薬 ☞ p.181 の Skill ⑲ 参照

肛門や腟から挿入する薬を坐薬という．坐薬を肛門から直腸内に挿入することを直腸内与薬といい，直腸粘膜からの吸収により薬効を期待する目的で使用する．吸収された大部分が門脈系に入らないで全身循環系に入るので，内服に比べて少量で効果が現れる．また作用発現が早い．

注射（皮内，皮下，筋肉内，静脈内）

注射器具を用いて皮膚や血管を通して薬液を体内へ注入することを注射という．経口与薬が困難であったり，速やかな薬効を期待したいときに行われる．

注射は，皮内注射，皮下注射，筋肉内注射，静脈内注射（点滴静脈内注射），動脈内注射，脊髄腔内注射などに分けられる．吸収速度は，静脈内注射，筋肉内注射，皮下注射の順に速く，持続時間は，皮下注射，筋肉内注射，静脈内注射の順に長くなる．

1）注射に関する基礎知識

（1）注射器，注射針の構造

注射器の構造，注射針と刃先の構造を**図Ⅲ-12**に示す．翼状針は針を静脈内に残すため

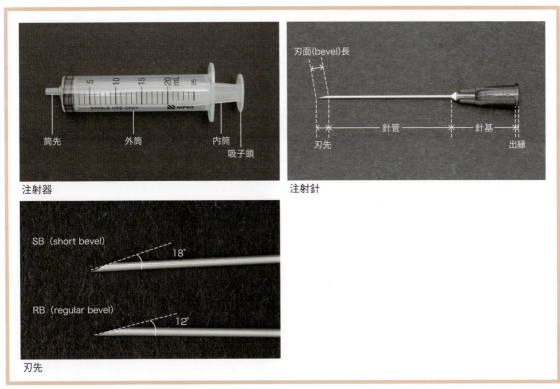

図Ⅲ-12 注射器，注射針，刃先の構造

短時間の留置の場合に用いられ，留置針は血管内に挿入後，内針を抜きカテーテルを留置するため長時間の留置の場合に用いられる．注射針は**表Ⅲ-16**に示すようにゲージ（G）によって太さと長さが異なる．使用用途によってゲージを選択する．

(2) 注射器の準備の仕方

動画04-A

滅菌包装されたディスポーザブル注射器が使われる．包装紙に破れがないか，また使用期限が切れていないかを確認し，注射器の筒先と注射針の針基の接続部を不潔にせずに取り出し接続する（**図Ⅲ-13**）．

(3) アンプル・バイアルからの薬液の吸い上げ

動画04-A

アンプルの場合：注射針をアンプルに入れるときは，アンプルの切り口に触れないようにする（触れることで不潔になる場合がある）．また，薬液を吸い上げる間は，針先が薬液から出ないようにする（薬液から出ると空気を吸うことになる）（**図Ⅲ-14**）．写真で示す方法以外に，注射器を左手で固定し，吸い上げる方法もある．

動画05-A

バイアルの場合：バイアルは，逆さにして垂直とし，薬液を吸い上げる．吸い上げる間は，針先が薬液から出ないようにする（薬液から出ると空気を吸うことになる）（**図Ⅲ-15**）．

(4) 薬液量の計算

薬液量を計算する機会がある．正確な投与のためにその考え方を十分に理解しておく必要がある．

表Ⅲ-16 注射針の太さ，長さと主な用途

ゲージ（G）	内径（mm）	外径（mm）	刃形と長さ（インチ）	主な用途
27	0.21	0.42	SB 3/4	皮内注射
26	0.24	0.47	RB, SB 1/2	皮内注射
25	0.28	0.52	RB 5/8, 1	皮下注射
24	0.32	0.57	RB 1, 1 1/4	皮下注射
23	0.35	0.66	RB 1, 1 1/4 SB 1 1/4	皮下・筋肉内注射 静脈内注射
22	0.42	0.72	RB 1, 1 1/4, 1 1/2 SB 1 1/4, 1 1/2	皮下・筋肉内注射 静脈内注射
21	0.53	0.82	RB, SB 1 1/2	RB：油性薬剤筋肉内注射 SB：静脈内注射
20	0.60	0.91	RB, SB 1 1/2	輸血
19	0.77	1.07	RB, SB 1 1/2	
18	0.95	1.26	RB, SB 1 1/2	
17	1.13	1.50	RB, SB 1 1/2	
16	1.31	1.67	RB, SB 1 1/2	

ゲージ数は米国連邦規格による．1インチ＝2.54cm，RB: regular bevel，SB: short bevel

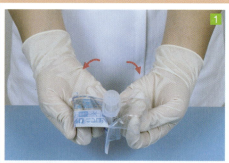

注射器を袋から取り出す．針との接続部に触れないように注意する

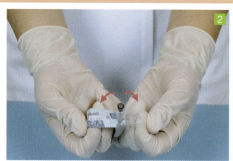

注射針を袋から取り出す．開封は半分ほどとし，注射針に触れないように注意しながら針基を露出させる

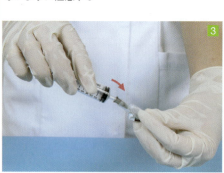

注射器と注射針を接続する

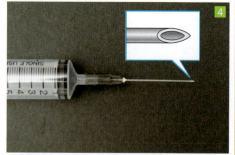

接続完了．注射針の刃断面と注射器の目盛の向きを合わせる

図Ⅲ-13　注射器の準備

5. 与薬にかかわる技術　173

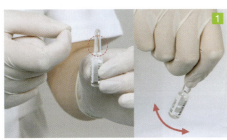
アンプルの頭部にたまった薬液を落とす．頭部を指ではじく方法（左）と頭部をもって振る方法（右）がある

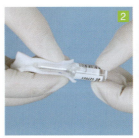
アンプル頭部のくびれ部分をアルコール綿で拭く

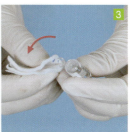
アルコール綿で頭部を把持し，印の箇所でアンプルを折る

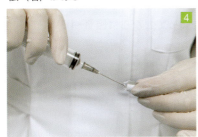
アンプル内の薬液を吸い上げる

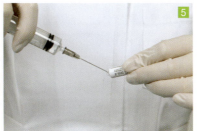
アンプルを傾け，アンプルの薬液を残らず吸い上げる

図Ⅲ-14　アンプル内の薬液の吸い上げ

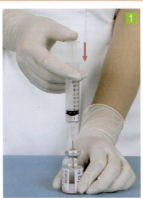
必要な薬液量と同量の空気または溶解液をバイアルに注入する

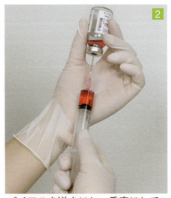
バイアルを逆さにし，垂直にして薬液を吸い上げる

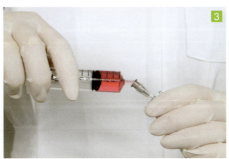
患者に直接注射する場合は，新しい注射針に取り換える

図Ⅲ-15　バイアル内の薬液の吸い上げ

> 例　医師から鎮痛薬（1アンプル 50 mg で 1 mL）を 20 mg 投与するように指示があった．何 mL 投与すればよいか．
> [考え方]　1アンプルの質量と投与する質量の比より mL 量を確定する．
> [計　算]　50：20 ＝ 1：X　　　50X ＝ 20　　　X ＝ 0.4
> [答　え]　0.4 mL

2）各注射法の実際

以下，主な注射方法として，皮下注射，皮内注射，筋肉内注射，静脈内注射，点滴静脈内注射を紹介する．

注射器の刺入角度，薬液の注入部は各注射法によって異なる（**図Ⅲ-16**）．

(1) 皮下注射　☞p.183 の Skill⑳ 参照

皮下注射は皮下組織内に薬液を注入し，筋肉内注射や静脈内注射より長く薬効を持続させる．吸収速度は静脈内注射や筋肉内注射よりも遅い．

(2) 皮内注射　☞p.185 の Skill㉑ 参照

皮内注射は，表皮と真皮の間の皮内に微量の薬液を注入する方法である．ツベルクリン反応などの皮膚反応を確認する場合に用いられる．

(3) 筋肉内注射　☞p.186 の Skill㉒ 参照

筋肉内注射は筋層内に薬液を注入する方法であり，筋層は血管が豊富なため，皮下注射よりも速く，静脈内注射よりも遅い薬液の吸収をはかる．

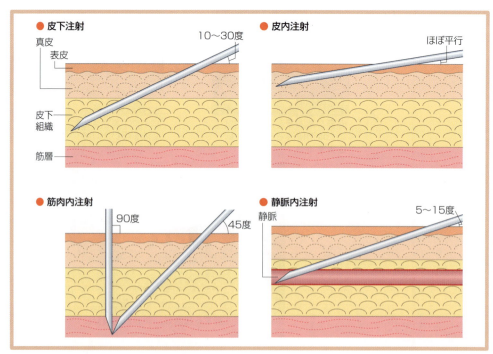

図Ⅲ-16　各注射法の刺入方法の概要

（4）静脈内注射 ☞p.188の **Skill㉓** 参照

静脈内注射は，静脈内に直接薬液を注入し，迅速な吸収，効果をはかる．

　看護師による静脈内注射は，医師の行う行為として法解釈がなされてきたが，医療現場の実態や，時代の変化によるニーズに伴い，2002（平成14）年に厚生労働省通達により「医師又は歯科医師の指示の下に保健師，助産師，看護師および准看護師が行う静脈注射は，保健師助産師看護師法第5条に規定する診療の補助行為の範疇として取り扱うものとする」とされた．

（5）点滴静脈内注射 ☞p.190の **Skill㉔** 参照

点滴静脈内注射とは，輸液セットなどを用いて薬液を持続的に静脈内に注射する方法をいう．脱水症状，栄養低下，出血時などのさいの水・電解質・栄養補給や，治療薬剤の持続投与などを目的に行う．

4 ● 評　価

①治療に主体的に参加し，アドヒアランスが維持され，症状が悪化しないかを評価する．
②与薬による患者の日常生活動作への制限が最小限で安全に日常生活行動が行えているかを評価する．

176　第Ⅲ章　看護実践に統合される基本的看護技術

Skill⑫ 経口的与薬

目的 ▶ 嚥下服用することにより，消化管からの吸収を目的とする．

●必要物品
①処方箋　②指示薬　③水または湯ざまし　④コップ　⑤廃棄物用ビニール袋

アセスメント	根拠/ポイント/注意
・与薬に共通するアセスメントを行う（☞ p.168，**表Ⅲ-15**）. ・食物との併用で吸収に影響を受ける薬剤か確かめる.	根拠 食物によって吸収が促進したり低下するものがある.

実　施	根拠/ポイント/注意
❶処方箋と患者の氏名，薬剤名，時間，方法を確認する. ❷薬物療法の目的，方法，副作用を説明し，実施の了解を得る. ❸手洗いをする. ❹処方箋と患者の氏名，薬剤名，目的，1回量，用法，時間を確認する（6Rの確認）. 薬剤は3回確認し（薬袋から手にしたとき，薬袋から薬剤を取り出すとき，薬袋を戻すとき）準備する. ❺患者の氏名を確認し，リストバンドとの照合を行う. 名乗れる患者には名乗ってもらう. ❻患者の状態を考えて適切な体位をとる. 　・座位または半座位頭部前屈位とする. 　・座位がとれない場合は，仰臥位のまま顔を横に向ける. ❼与薬する. 　・水分制限のない場合は，約100 mLの水またはぬるま湯で服用する. 　・薬の形状を変えない（錠剤を砕かない，カプセルの中身を取り出さない）. ❽後片づけをする.	根拠 患者が薬物療法に主体的にかかわれるようにする. 注意 誤薬のないように確認する. 注意 誤嚥しないように体位に留意する. 根拠 一定量の水は胃粘膜などの刺激を避けるとともに錠剤の崩壊を促進するために必要である. 根拠 薬の作用時間が変化したり，有害作用が起こったり，効果の減弱や胃の障害を起こすことがある.

副作用・合併症と対応	根拠/ポイント/注意
・薬物の効果は現れているか. ・起こりうる副作用は現れていないか. ・アレルギー反応はないか.	根拠 薬剤の吸収速度を目安に観察する（☞ p.165，**図Ⅲ-9**）.

記録・報告	
・処方箋の実施欄に実施者のサイン. ・患者の状態および反応を記録する.	・投与した薬剤名，量，時間，与薬方法を記録する. ・今後の観察点や援助内容を記録する.

コラム　**内服薬に関するインシデント・アクシデントレポート**

　自己管理のもとに過剰に服薬することがあるため，服薬確認が必要である. また，高齢者が包装シートごと薬剤を飲み込み，粘膜を損傷する事故が報告されているため，十分な注意が必要である. 服薬について説明し，対象者の状況によっては服薬時に立ち会う必要がある.

Skill⑬ 口腔内与薬

目的 ▶ 口腔粘膜の毛細血管から吸収させて作用させる目的で使用する場合と，口腔粘膜や咽頭部に作用させる目的で使用する場合がある．

● 必要物品
①処方箋　②指示薬　③手袋　④廃棄物用ビニール袋

アセスメント	根拠/ポイント/注意
・与薬に共通するアセスメントを行う(☞p.168，表Ⅲ-15).	

実　施	根拠/ポイント/注意
❶手洗いをする． ❷処方箋と患者の氏名，薬剤名，目的，1回量，用法，時間を確認する（6Rの確認：薬剤は3回確認，☞p.176の Skill⑫）． ❸患者の氏名を確認し，リストバンドとの照合を行う．名乗れる患者には名乗ってもらう． ❹与薬する（自分で行えない場合）． 　・舌下錠は舌下中央部付近に（ 1 ），バッカル錠は臼歯と頬の間に（ 2 ）挿入する． 　・服用方法どおり投与する．飲み込まないで，自然に溶解するのを待つように説明する． 　・舌下錠の場合では，唾液が出てもできるだけ飲み込まないように説明する． ❺後片づけをする．	注意 誤薬のないように確認する． 根拠 唾液（水分）を飲み込むと内服と同様の作用となる可能性があり効果的でない．

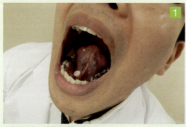
舌下錠の挿入箇所

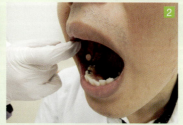
バッカル錠の挿入箇所

副作用・合併症と対応／記録・報告	
Skill⑫ (☞p.176) に同じ． 飲み込むと作用の発現が遅れたり，無効になったりするため注意する．	

Skill⑭ 点 鼻

目的 ▶ 鼻腔に薬剤を滴下もしくは噴霧して作用させる．

●必要物品
①処方箋　②指示の点鼻薬（薬液を滴下するものと噴霧するエアロゾルタイプのものがある）　③手袋
④ティッシュペーパー　⑤廃棄物用ビニール袋

アセスメント
・与薬に共通するアセスメントを行う（☞ p.168，表Ⅲ-15）．

実　施

滴下タイプのもの
Skill⑫ 経口的与薬❶〜❺
❻鼻を上に向けて容器が鼻につかないように注意して滴下する．
❼仰臥位では頭を後屈させ，肩枕で支える体位をとる．

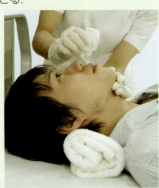

噴霧タイプのもの
Skill⑫ 経口的与薬❶〜❺
❻うつむくようにして片方の鼻腔をふさぐ．
❼他方の鼻から息を吸い込むようにして薬液を噴霧する．

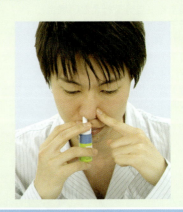

副作用・合併症と対応

・血管収縮薬入りの点鼻薬の場合，ショックを起こすことがあるので注意する．
・その他の副作用・合併症と対応，記録・報告は，Skill⑫（☞ p.176）に同じ．

5．与薬にかかわる技術　179

Skill⑮ 点　耳

目的 ▶ 外耳道に薬液を滴下して作用させる．

●必要物品
①処方箋　②指示薬　③手袋　④廃棄物用ビニール袋

アセスメント	根拠/ポイント/注意
・与薬に共通するアセスメントを行う（☞p.168，表Ⅲ-15）．	

実　施	根拠/ポイント/注意

Skill⑫ 経口的与薬❶〜❺
❻患耳を上にして側臥位をとらせる．
❼あるいは座位で患耳が上になるように頭を傾けさせる．
❽スポイトに吸い上げた液が耳介後壁を伝わって静かに入るように滴下する．
❾しばらくその姿勢を保たせる．

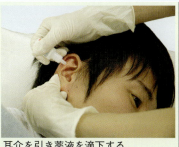
耳介を引き薬液を滴下する

注意 スポイトの先端が外耳に触れると，瓶のなかの薬液まで汚染してしまうので触れないように滴下する．

副作用・合併症と対応／記録・報告

Skill⑫（☞p.176）に同じ．
・冷たい薬液を点耳するとめまいを起こすことがあるので注意する．

Skill⑯ 点　眼

目的 ▶ 結膜嚢に薬液を滴下して作用させる．

●必要物品
①処方箋　②指示された点眼薬　③拭き綿　④手袋　⑤廃棄物用ビニール袋

アセスメント	根拠/ポイント/注意
・与薬に共通するアセスメントを行う（☞p.168，表Ⅲ-15）．	

実　施	根拠/ポイント/注意

Skill⑫ 経口的与薬❶〜❺
❻体位は仰臥位または半座位で顔を真上に向ける．
❼患者に開眼し上方を見てもらい，拭き綿を患者の下眼瞼に当てて下方に引く．
❽点眼びんの先端が眼瞼結膜や睫毛に触れないようにして，下眼瞼粘膜の中央に1滴滴下する（ 1 ）．
❾数回まばたきをするように促し，薬液が粘膜・角膜全体に広がるようにする．
❿内眼角（目頭）に拭き綿を当てて軽く圧迫し，鼻涙管へ流出するのを防ぐ（ 2 ）．
⓫2種類以上の薬を点眼する場合は，5分以上の間隔をあける．
⓬自分で管理できる患者へは点眼方法を指導する．
⓭終了後手洗い，手指消毒を行う．

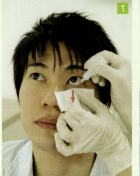
下眼瞼を下方に引きながら滴下．患者には上を見てもらう

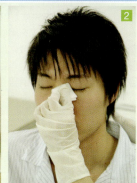
内眼角に拭き綿を当てる

注意 感染性疾患の場合，看護師が感染源にならないように注意する．

副作用・合併症と対応／記録・報告

Skill⑫（☞p.176）に同じ．
・散瞳薬を点眼した場合は，物がぼやけて見える状態が回復するまで注意が必要なことを説明する．

180　第Ⅲ章　看護実践に統合される基本的看護技術

Skill⑰ 貼　付

目的 ▶ 貼付薬を皮膚に貼って，全身または局所に作用させる．

●必要物品
①処方箋　②指示の貼付薬　③手袋　④ティッシュペーパー　⑤廃棄物用ビニール袋

アセスメント	根拠/ポイント/注意
・与薬に共通するアセスメントを行う（☞ p.168，**表Ⅲ-15**）． ・貼付する部位の皮膚の観察（発赤，かぶれ，瘙痒感の有無）．	

実　施	根拠/ポイント/注意
Skill⑫ 経口的与薬❶〜❺ ❻貼付薬を貼る部位を清潔にする． ❼貼付薬の表面に貼付する日時を書く． ❽しわにならないように貼付薬を貼り，皮膚に密着させる． ❾貼付薬を貼りかえるさいには，場所を変えて貼る． ❿終了後手洗い，手指消毒を行う．	根拠 貼付薬を貼りかえる日時を間違えないようにするため． 根拠 同じ場所に貼ると貼付部位に発赤，かぶれ，瘙痒感が出現することがあるため．

副作用・合併症と対応／記録・報告	
Skill⑫（☞ p.176）に同じ． ・貼付した部位の観察（発赤，かぶれ，瘙痒感の有無）．	

Skill⑱ 軟膏塗布

目的 ▶ 軟膏を皮膚，粘膜などの局所に塗擦して，全身または局所に作用させる．

●必要物品
①処方箋　②指示の軟膏　③手袋　④ティッシュペーパー　⑤廃棄物用ビニール袋
⑥必要時，綿棒や綿球，ガーゼや包帯

アセスメント	根拠/ポイント/注意
・与薬に共通するアセスメントを行う（☞ p.168，**表Ⅲ-15**）．	

実　施	根拠/ポイント/注意
Skill⑫ 経口的与薬❶〜❺ ❻指示量の軟膏を指先または指腹につけ，薄くのばす要領で塗擦する．必要時，綿棒や綿球を用いる． ❼軟膏が衣類につく場合には，ガーゼや包帯でおおう． ❽自分で管理できる患者へは塗布方法を指導する． ❾終了後手洗い，手指消毒を行う．	根拠 ステロイド薬の軟膏のように，多量に塗布すると副作用が現れる可能性があり薄くのばして塗布する軟膏や，厚く塗布し外界からの刺激を防ぐための軟膏，1日の使用量が決まっている軟膏もあるため，医師の指示量を確認する． 根拠 軟膏の量は，口径5mmのチューブ入りの軟膏を第2指の先端から第1関節部までしぼり出すと約0.5gであり，この量を1FTU（finger-tip unit フィンガー・ティップ・ユニット）と表す．1FTUは成人の両手の手掌分の塗布量に相当する．

副作用・合併症と対応／記録・報告	
Skill⑫（☞ p.176）に同じ． ・塗布する局所に傷がある場合には，薬剤が血中に移行することがあるため，副作用の出現に注意する．	

Skill⑲ 直腸内与薬

目的 ▶ 薬剤（坐薬）を肛門から直腸内に挿入し，直腸粘膜から吸収させる．

●必要物品

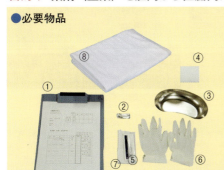

①処方箋
②指示薬
③膿盆
④ガーゼ
⑤潤滑剤（ワセリンなど）
⑥手袋
⑦廃棄物用ビニール袋
⑧綿毛布

アセスメント	根拠/ポイント/注意
・与薬に共通するアセスメントを行う（☞p.168，**表Ⅲ-15**）． ・肛門や直腸の疾患の有無．	注意 肛門や直腸の疾患がある場合は，坐薬の挿入のさいに疾患部を損傷しないように注意する．

実　施	根拠/ポイント/注意
❶処方箋と対象者の氏名，薬剤名，時間，方法を確認する． ❷患者の氏名を確認し，リストバンドと照合する．名乗れる患者には名乗ってもらう． ❸患者に説明し同意を得る． 　・目的，方法，副作用を説明する．羞恥心を伴う与薬方法であるため，十分に説明する． 　・排便の目的以外ではあらかじめ便意のないことを確認する． 　・坐薬挿入後，刺激のために便意を催すことがあるがしばらくすると落ち着くことを説明する． 　・挿入後，便意をがまんするように説明し，実施の了解を得る． ❹実施中，スクリーンやカーテンを使用する． ❺手洗いをする． ❻処方箋と患者の氏名，薬剤名，目的，1回量，用法，時間（6R）を確認する（薬剤は3回確認する☞p.176の Skill⑫ ）． ❼与薬する． 　a）坐薬を挿入しやすい体位をとる．効率的な溶液流入をはかるためには左側臥位が望ましい（**1**）． 　b）下肢に綿毛布をかけ，不必要な露出を避ける． 　c）手袋を装着し，坐薬を開封する（**2**）． 　d）清潔なガーゼで坐薬を持ち，先端に潤滑油をつける（**3**）． 　e）腹圧がかからないように足を軽く曲げ，口呼吸をしてもらう． 　f）先がとがっているほうから静かに挿入し（**4**）肛門括約筋より内側まで通常約4cm挿入する（**5**）． ❽挿入後ガーゼの上から1～2分押さえ，坐薬が完全に挿入されたことを確認後ガーゼを外す（**6**）．	根拠 患者が薬物療法に主体的にかかわれるようにする． 注意 誤薬のないように確認する． 注意 坐薬は体温で簡単に溶けるので素手で触らないように注意する． 根拠 坐薬の最大径部分が肛門括約筋よりも内側に入らなければ，肛門の外に押し出されることがある．

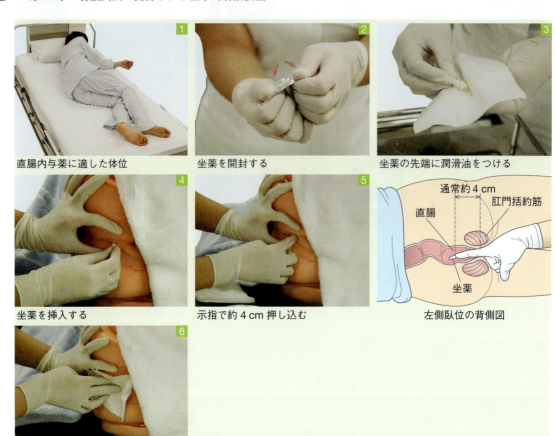

挿入後ガーゼで1～2分押さえる

⑨患者の衣服を整える．
⑩排便を目的に挿入した場合は15分以上待って排便するように説明する．
⑪後片づけをする．

副作用・合併症と対応／記録・報告

Skill⑫（☞p.176）に同じ．
・解熱鎮痛消炎剤の坐薬では，体温の下がりすぎやショック症状に注意する．

Skill⑳ 皮下注射

目的 ▶ 皮下組織内に薬液を注入し，筋肉内注射や静脈内注射より長く薬効を持続させる．

●必要物品

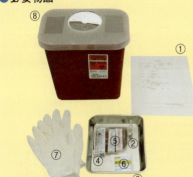

①注射処方箋
②指示注射薬
③トレイ
④注射器
⑤注射針（22～25 G）
⑥アルコール綿：アレルギーがある場合は他の消毒綿を使用
⑦手袋
⑧耐貫通性医療廃棄容器

アセスメント	根拠/ポイント/注意
・与薬に共通するアセスメントを行う（☞p.168，表Ⅲ-15）． ・注射部位の皮下組織をつまんでその厚さをアセスメントする． ・アセスメントの結果に基づき，注射部位と注射針の刺入深度を決定する．	根拠 皮下注射は，神経と血管の少ない皮膚と筋肉の間の皮下組織に注射する．

実　施	根拠/ポイント/注意
❶注射処方箋と患者の氏名，薬剤名，量，時間，方法を確認する． ❷注射の目的，方法，副作用を説明し，実施の了解を得る． ❸手洗いをする． ❹与薬の準備をする． ・処方箋と患者の氏名，薬剤名，目的，1回量，用法，時間（6R）を確認する．薬液の確認は「取り出すとき」「注射液を吸い上げるとき」「吸い上げたあと」の3回行う． ❺患者の氏名を確認し，リストバンドと照合する．名乗れる患者には名乗ってもらう． ❻与薬する． 　a）手袋を装着する． 　b）注射部位を選定し，つまんだり弾力を確認し，皮下組織厚をアセスメントする． 　c）アルコール綿で，注射部位を中心に外側へ円を描くように消毒する（**1**）． 　d）注射部位の皮膚をつまみ上げ注射針を皮膚に対して10～30度の角度で刺入する（**2 3**）．刺入の深さはアセスメントした皮下組織厚を考慮し，皮下内にとどめる．	根拠 患者が薬物療法に主体的にかかわれるようにする． 注意 誤薬のないように確認する． 根拠 外側へ円を描くように消毒することで，一度消毒した部位に戻らず，同じアルコール綿での2度拭きを避けることができる．

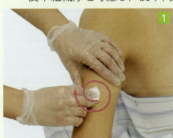

1 アルコール綿で内から外へ円を描くように消毒

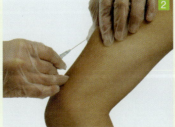

2 皮膚をつまむ

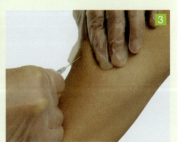

3 10～30度の角度で刺入

　e）注射器を固定し，内筒を引いて血液の逆流がないことを確かめる．激痛やしびれがないことを確認し，薬液をゆっくり注入する．

根拠 上腕部に行った場合，腋窩神経麻痺や橈骨神経麻痺の危険があるため，激痛やしびれを確認する．

注射部位の選定

1. 上腕後側正中線上の下1/3の部位
- 肘頭と肩峰を結んだ線上の肘頭側から1/3の部位を選ぶ．　**根拠** 橈骨神経の走行部位を避ける．
- 写真のように，両手を使い部位を確定する．

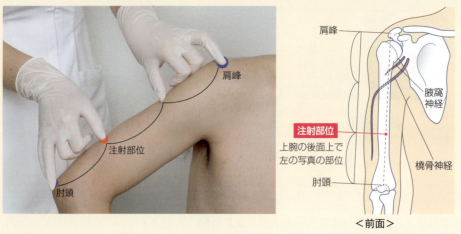

2. 肩峰3横指下部
- 写真のように，示指，中指，薬指を使い，薬指を肩峰に当て，示指のすぐ下部を選定する．
  根拠 腋窩神経の走行部位を避ける．肩峰と大結節を間違えないように注意する．

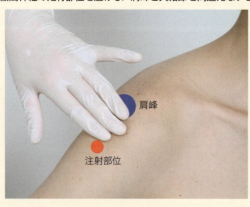
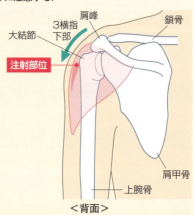

3. 大転子と膝蓋骨中央を結ぶ線上の中央
- 写真のように，両手の指を使い，大転子と膝蓋骨中央部を結ぶ線上の中央部を選定する．
  根拠 大腿神経の走行部位を避ける．

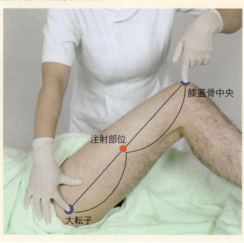
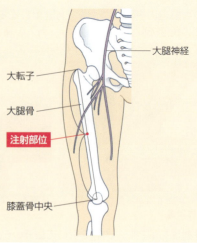

5. 与薬にかかわる技術　185

f) 注入中は刺入部の皮膚や全身状態を観察する.	
g) 注入後速やかに針を抜き, アルコール綿で押さえて止血し, 薬剤によっては軽くマッサージを行う.	**根拠** 薬剤によってはゆっくり吸収させるためにマッサージを行わない場合がある（例：インスリン）.
h) 頻回に注射を行う場合は注射部位を変えて実施する.	**根拠** 同一部位に頻回に注射するとその部位に硬結を生じることがある.
i) 後片づけをする. ・使用した注射針は専用の耐貫通性医療廃棄容器に捨て, 針刺し事故防止のためリキャップしない. ・他の物品は所定の方法で後始末する.	

副作用・合併症と対応／記録・報告

Skill⑫（☞p.176）に同じ.

Skill㉑ 皮内注射

目的 ▶ 表皮と真皮の間に薬液を注入し, 抗原抗体反応を調べ, また吸収を遅くし薬効の長時間持続をはかる.

● 必要物品
　Skill⑳ 皮下注射に同じ. ただし皮内注射では,
　　・ブルーシリンジ注射器（1 mL/2 mL）　・注射針（26～27 G）を使用する.

アセスメント	根拠/ポイント/注意
・与薬に共通するアセスメントを行う（☞p.168, 表Ⅲ-15）. ・注射部位の皮膚の状態を観察し, 皮膚反応を観察できる部位を選定する.	▶安全な注射部位を選定する. 前腕内側に施行されることが多い.

実　施	根拠/ポイント/注意
❶～❻-a, c）**Skill⑳** 皮下注射（☞p.183）に同じ. d) 注射する部位の皮膚を, 利き手の反対の手でひっぱるように十分伸展する（❶）. e) 刃断面を上に向け, 針を皮膚面にほぼ平行に刺入する（❷）. f) 表皮と真皮の間に刃断面が入ってから, さらに1～3 mm程度皮膚をすくうようにして浅く刺す. g) 薬液を注入し, 皮膚の膨らみ（膨疹）を確認する（❸）. h) 注射後, 注射部位へのマッサージや圧迫をしないよう説明する. i) 実施後の観察をする. j) 後片づけをする（**Skill⑳** に同じ）.	**根拠** 皮下に入ると, 薬液注入後の膨疹が小さく輪郭も明瞭でない. **根拠** マッサージや圧迫をすると刺激により発赤が出現し, 皮膚反応に影響を及ぼす.

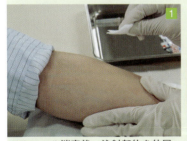
アルコール消毒後, 注射部位を伸展する

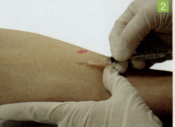
刃断面を上に, ほぼ平行に刺入

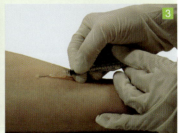
薬液注入. 膨疹を確認する

副作用・合併症と対応／記録・報告

Skill⑫（☞p.176）に同じ.
・薬物の過敏性テストの場合, アナフィラキシーショックを起こす危険性があるため注意する.

Skill㉒ 筋肉内注射

目的 ▶ 筋層内に薬液を注入し，皮下注射よりも早く，静脈内注射よりも遅い薬液の吸収をはかる．

●必要物品
Skill⑳ 皮下注射に同じ．

アセスメント
- 与薬に共通するアセスメントを行う（☞p.168，表Ⅲ-15）．
- 注射部位の皮下組織と筋肉の厚さをアセスメントする（皮下組織は通常，つまむと可動し，痛みを感じない）．
- 注射部位と注射針の刺入深度を決定する．

実 施

❶〜❻-c） Skill⑳ 皮下注射（☞p.183）に同じ．

注射部位の選定

1. **肩峰3横指下部**（☞p.184の Skill⑳）：三角筋の注射部位
2. **クラークの点**：中殿筋の注射部位
- 上前腸骨棘と上後腸骨棘を結んだ線上の前1/3の部位を**クラークの点**といい，写真のように両手の母指と示指を使い選定する． 根拠 坐骨神経の走行部位を避ける．

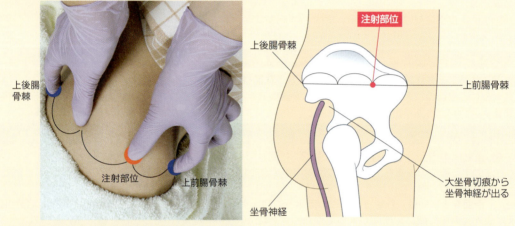

3. **ホッホシュテッターの部位**：中殿筋の注射部位
- 写真のように手掌中央を大転子部に当て，示指の先端を上前腸骨棘に当て，中指を示指に対してＶ字型にいっぱいに開き，示指，中指，腸骨稜に囲まれた中央部，または中指の近位関節に近い部位（**ホッホシュテッターの部位**）を選定する． 根拠 坐骨神経の走行部位を避ける．

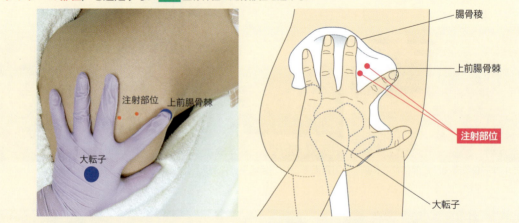

4. **大転子と膝蓋骨中央を結ぶ線上の中央**（☞p.184の Skill⑳）：大腿四頭筋外側広筋の注射部位

5. 与薬にかかわる技術　**187**

d) 中殿筋や大腿四頭筋外側広筋に注射を行う場合は不必要な露出を避ける．
e) 刺入の深さはアセスメントした皮下組織厚を越えて筋肉内に到達させるために，注射部位を伸展（**1**）させるかまたはつまみ，注射針を皮膚に対して 90 度の角度で刺入する（**2**）．皮下組織厚が薄い場合は，45～60 度の角度で刺入する．
f) 注射器を固定し，内筒を引いて血液の逆流がないことを確かめる．
g) 激痛やしびれがないか（肩峰 3 横指下部では注射部位に激痛がないか，中殿筋部，大腿四頭筋外側広筋部ではしびれがないか）を確認し，ない場合には薬液をゆっくり注入する．
h) 注入中は刺入部の皮膚や全身状態を観察する．
i) 注入終了後，速やかに針を抜き，アルコール綿で押さえて止血し，マッサージを行うが，薬剤によっては，マッサージを行ってはいけないものもあるため，添付文書を確認する（**3**）．
j) 頻回に注射を行う場合は，同一部位とすると硬結を生じることがあるため，注射部位を変えて実施する．

根拠 肩峰 3 横指下部に刺入した場合，腋窩神経麻痺の危険があるため，注射部位の激痛を確認する．

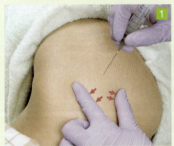
注射部位を伸展する

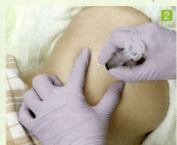
45～90 度の角度で刺入

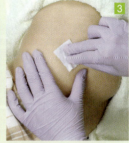
注入後，アルコール綿で軽くもむ

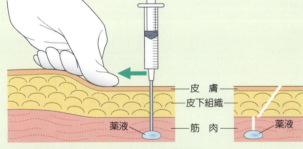
皮　膚
皮下組織
薬液　　筋　肉　　薬液

Z 字型法：
注射部位の横へ皮膚と皮下組織を引き寄せてから刺入し，薬液注入後に引き寄せていた皮膚と皮下組織を元に戻し，薬液を筋肉内に密閉する方法．

k) 後片づけをする（☞ p.185 の **Skill㉑** に同じ）．

副作用・合併症と対応／記録・報告

Skill⑫（☞p.176）に同じ．

Skill㉓ 静脈内注射

目的 ▶ 静脈内に薬液を注入し，迅速な吸収，効果をはかる．

●必要物品

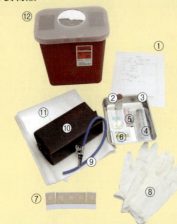

① 注射処方箋
② 指示注射薬
③ トレイ
④ 注射器（薬液の量により大きさを決める）
⑤ 注射器（薬液の量により大きさを決める）
⑥ アルコール綿：アレルギーがある場合は他の消毒綿を使用
⑦ 絆創膏
⑧ 手袋
⑨ 駆血帯
⑩ 肘枕
⑪ 処置用シーツ
⑫ 耐貫通性医療廃棄容器

アセスメント	根拠/ポイント/注意
・与薬に共通するアセスメントを行う（☞p.168，表Ⅲ-15）． ・刺入静脈を選定する．注射部位近くにある動脈に誤刺入しないような部位を選定する．	根拠 注射部位は一般的に肘関節部に行い，肘正中皮静脈，前腕正中皮静脈，尺側皮静脈，橈側皮静脈などが選定される．

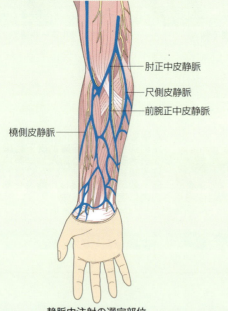

静脈内注射の選定部位

実　施	根拠/ポイント/注意
❶～❻-a）Skill⑳ 皮下注射（☞p.183）に同じ． 　b）注射部位に処置用シーツを敷く．必要時肘関節部の下に肘枕を置く． 　c）駆血帯を装着する（**1**）． ・母指を中にして握らせる． ・注射部位より約10cm中枢側に，駆血帯を締めすぎない程度に結ぶ．	注意 動脈の流入を妨げず，静脈の還流を遮断する．うっ血するため，駆血帯は長時間装着してはいけない．

- 駆血帯の端は中枢側にくるように，また，ほどきやすいように結ぶ．
- d) 血管の走行を確認し（ 2 ）アルコール綿で注射部位を中心に，外側へ円を描くように消毒する（ 3 ）．
- e) 利き手に注射器を持つ．
- f) 刃断面を上に向け，針を注射部位よりやや手前（1 cm程度末梢側）から角度をつけずに皮膚に平行に刺入する．

根拠 血管の貫通を防ぐための角度である．

- g) 5～15度の角度で静脈に刺入する（ 4 ）．
- h) 静脈刺入後，針を静脈の走行と平行に進める．
- i) 血液の逆流を確かめ，静脈内に入ったことを確認する（ 5 ）．
- j) しびれや激痛のないことを確認してから注射器を固定する．
- k) 駆血帯を外し，患者に握った手を開いてもらう．
- l) 注射液は患者の反応をみながらゆっくり注入する（ 6 ）．
- m) 注射部位の疼痛や腫脹を観察する．
- n) 薬液を全部注入し終えたら，注射部位にアルコール綿を当てて素早く針を抜去する．
- o) 針の抜去部は，もまずにアルコール綿で圧迫するように患者に説明する．

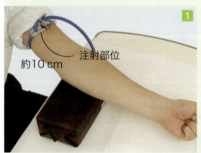

駆血帯装着．母指を中にして手を握ってもらう

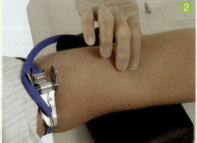

血管の走行を確認

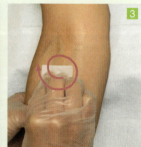

アルコール綿で消毒

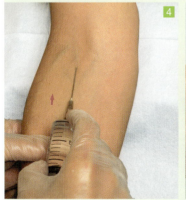

5～15度の角度で静脈に刺入

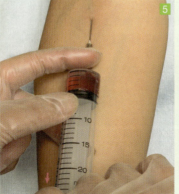

血液の逆流を確認

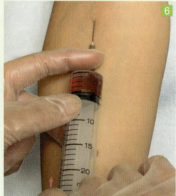

薬液を注入

❼ 止血を確認してから患者の衣服を整える．
❽ 後片づけをする（☞p.185の Skill⑳ に同じ）．
❾ 注射後10～30分は安静にし，異常の有無を確かめる．

副作用・合併症と対応／記録・報告

Skill⑫ 経口的与薬（☞p.176）に同じ．
- 吸収速度が速いため薬剤の副作用を充分に観察する．

Skill㉔ 点滴静脈内注射

目的 ▶ 持続的に静脈内に薬液を注入し，迅速な吸収，効果をはかる．

●必要物品

①注射処方箋
②指示注射薬
③トレイ
④輸液セット
⑤翼状針
⑥アルコール綿：アレルギーがある場合は他の消毒綿を使用
⑦手袋
⑧駆血帯
⑨肘枕
⑩処置用シーツ
⑪テープ
⑫フィルムドレッシング材
⑬はさみ
⑭滅菌ガーゼ
⑮膿盆
⑯耐貫通性医療廃棄容器
その他，点滴スタンド

アセスメント	根拠/ポイント/注意
・与薬に共通するアセスメントを行う（☞ p.168, 表Ⅲ-15）． ・刺入静脈を選定する．	**根拠** 選定にあたっては患者のADLの制限をきたさないような部位で，体動によって点滴がもれないような部位を選ぶ．

実　施	根拠/ポイント/注意
❶注射処方箋と患者の氏名，薬剤名，目的，用量，用法，時間（6R）を確認する．薬剤の確認は「取り出すとき」「注射器に吸い上げるとき」「吸い上げたあと」の3回行う． ❷点滴静脈内注射用セットと薬液を準備する． ❸手袋を装着する． ❹薬液ボトルの外ぶたを外し（**1**），ゴム栓をアルコール綿で拭く（**2**）． ❺薬液ボトルと点滴セットを接続する． 　a）セットを包装から取り出す． 　b）ゴム栓の表示どおりに針を刺す（**3**）． 　c）点滴セット管内に空気が入らないように薬液を満たしながら針先まで薬液を入れ，クレンメで管を止める（**4**）．タコ管のある点滴セット使用時は，タコ管も薬液で満たす． 　d）点滴筒にためる薬液を1/3～1/2程度とし，滴下数（速度）を見やすくする（**5**）． ❻薬液をスタンドにつるし滴下数の調節をする． ❼患者の氏名を確認し，リストバンドとの照合を行う．名乗れる患者には名乗ってもらう． ❽施行前に排泄の必要があるか確かめ，促す． ❾点滴静脈内注射の目的，方法，副作用を説明し，実施の了解を得る． ❿点滴の所要時間を知らせておく．	▶誤薬のないように確認する． **根拠** 患者が薬物療法に主体的にかかわれるようにする．

5. 与薬にかかわる技術　191

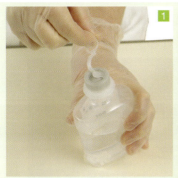
外ぶたを外す

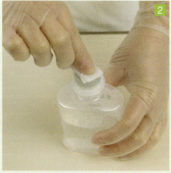
ゴム栓を消毒

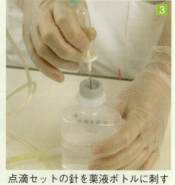
点滴セットの針を薬液ボトルに刺す

⓫与薬する.
a) 翼状針刺入部位に処置用シーツを敷き，刺入部位より約10 cm上中枢部に駆血帯を締めすぎないように結ぶ．駆血帯の端は中枢側にくるように，また，ほどきやすいように結ぶ．注意 動脈の流入を妨げず，静脈の還流を遮断する．うっ血するため，駆血帯は長時間装着してはいけない．
b) アルコール綿で注射部位を中心に外側へ円を描くように消毒する（6）．
c) 利き手に刃断面を上に向けて翼状針を持つ．
d) 針を穿刺部位よりやや手前から，角度をつけず皮膚に平行に刺入する．
e) 皮膚に刺入直後，5～15度の角度に変えて静脈に刺入する（7）．
f) 静脈刺入後，静脈の走行と平行に針を進める．
g) 血液の逆流を確かめ，静脈内に入ったことを確認する．
h) 駆血帯を外す．
i) 薬液を滴下し，針の刺入部位に疼痛，腫脹やしびれがないことを確認し，翼状針をテープで固定する（8 9）．

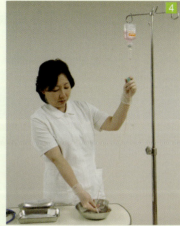
点滴セット管内に薬液を満たす

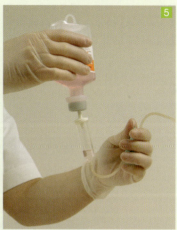
点滴筒に薬液を1/3～1/2程度満たす

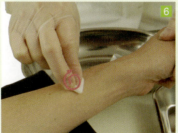
アルコール綿で消毒

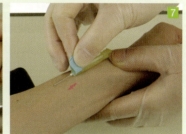
皮膚に5～15度の角度で刺入

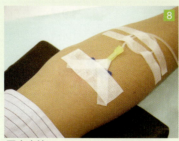
固定方法1

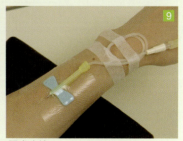
固定方法2

・患者の反応をみながらゆっくり滴下する．
・滴下数を調整する．▶1分間の滴下数は以下の式で求められる．

$$1分間の滴下数 = \frac{1\,mLの滴数 \times 必要な輸液量（mL）}{指示所要時間（分）}$$

安全装置付き翼状針
抜針後の針刺し事故防止のために，安全装置のついた翼状針がある．筒状のプロテクターを針の根元からスライドさせ，針を完全におおった箇所でロックがかかり元に戻らなくなる．

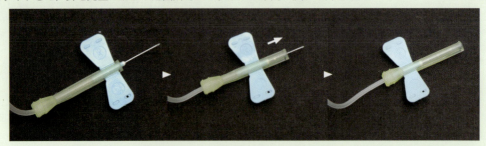

⑫ナースコールの位置を確かめ，患者に説明して安楽な体位をとらせる．
⑬ときどき訪室し，患者の一般状態や訴え，針刺入部の疼痛や腫脹，点滴の滴下状態を観察する．
⑭点滴終了時は，管内に薬液がなくならないうちにクレンメで止め，テープをはがし注射部位に滅菌ガーゼを当て，テープでしばらく圧迫して止血する．
⑮患者の衣服を整え，安楽な体位とし，状態を観察する．
⑯後片付けをする（☞p.185の Skill ㉑ に同じ）．

副作用・合併症と対応／記録・報告

Skill ⑫（☞p.176）に同じ．
- 静脈炎，血管外漏出，感染に注意し，注射部位の疼痛，発赤，腫脹等の観察を行う．

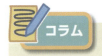 **コラム　筋肉内注射と皮下組織厚**

　筋肉内へ注射するためには，対象者の皮下組織厚（皮下脂肪厚）をアセスメントし皮下を越えて筋肉内へ注射針を刺入する必要がある．
　下の表は，筆者らが，330名（男性174名，女性156名）を対象として，筋肉内注射部位の皮下組織厚を超音波診断装置で測定した結果である．

筋肉内注射部位の皮下組織厚の年代別の平均値（標準偏差）

［単位：cm］

注射部位		年代区分	男性	女性
肩峰3横指下部		18～29歳	0.54 (0.17)	0.71 (0.23)
		30～64歳	0.61 (0.18)	0.74 (0.24)
		65歳以上	0.55 (0.18)	0.70 (0.21)
中殿筋	ホッホシュテッターの部位	18～29歳	0.80 (0.35)	1.06 (0.40)
		30～64歳	0.79 (0.29)	1.01 (0.44)
		65歳以上	0.58 (0.28)	0.76 (0.29)
	クラークの点	18～29歳	0.82 (0.32)	1.17 (0.42)
		30～64歳	0.87 (0.34)	1.10 (0.40)
		65歳以上	0.63 (0.25)	0.92 (0.43)

【参考文献】
菊池和子，高橋有里，小山奈都子ほか：科学的根拠に基づく筋肉内注射の注射針刺入深度に関する研究．日本看護技術学会誌 8(1)：66-75，2009

学習課題

1. 学生どうしで皮下注射部位，筋肉内注射部位を選定して皮膚の状態や皮下組織厚，筋肉の状態を観察し，静脈内注射部位については静脈の走行や弾力を観察してみよう
2. 医療事故の実例を調べ，安全な与薬のための注意点を説明してみよう
3. 与薬における看護師の役割を説明してみよう
4. 注射器で，バイアルやアンプルからの吸い上げを行い，薬液の準備をしてみよう
5. 与薬の方法とその違いについて説明してみよう

治療・検査にかかわる技術

> **この節で学ぶこと**
> 1. 検査の種類とその内容を理解する
> 2. 検体の適切な採取方法を理解する
> 3. 治療・検査のときの看護師の役割を理解する
> 4. 安全に検査を受けられるように援助する能力を養う

A. 基礎知識

1 ● 診療の位置づけ

医療構造の変化に伴い看護師の役割である診療の補助について期待が高まっている．診療とは，診察，検査，治療・処置を指す．患者がなんらかの健康上の不調を抱えて病院を訪れ，検査して原因を突き止め，治療するという過程は医療現場で行われる中心的な活動といえる．

診察，検査は，病気の有無や病状を判断するために，医師が患者の身体を調べ，質問することを指す．診察には，問診，視診，触診，聴診，打診などがある．検査は，基本的検査，スクリーニング検査，精密検査，特殊検査として身体に関するデータを収集する．治療は，病気や症状を治癒あるいは軽快させるための医療行為を指す．治療には手術操作を加える外科的療法と保存的に対処する内科的療法がある．本項では検査・治療に焦点を当てて説明する．

2 ● 検査・治療の実際

近年では平均在院日数の短縮化，在宅医療への移行などを受け，外来で検査，治療が行われることが増えてきた．手術の直前まで外来で準備を整え，術後早期に退院することが一般的であり，外来手術，日帰り手術なども頻繁に行われるようになった．鏡視下手術など身体侵襲の少ない方法が開発されていることも影響している．入院して管理下で行われる診療と異なり，短期間で把握し，見通しを立てて対処することが求められる．

また，内視鏡検査中に生検，切除，焼灼，洗浄するなど，検査と治療を同時に講じる場合も少なくない．

3 ● 検査の分類と種類（表Ⅲ-17）

臨床検査には，検体検査と生体検査がある．検体検査は身体から採取した血液，尿，便などを調べる検査である．生体検査は患者の身体に触れて，呼吸機能，循環機能など生命維持に重要な機能がどのように働いているかを把握する検査である．

表Ⅲ-17　臨床検査の種類

分類	特徴および留意点	検査名
検体検査	身体から採取した血液，尿，便，痰などを調べる．検体を採取するために，自然排出したものを用いるほかに，穿刺するなど身体侵襲を伴うこともある．これら検体は湿性生体物であるため，スタンダード・プリコーションを遵守して対応する	一般血液検査 血液生化学検査 免疫血清学的検査 尿検査 糞便検査 胃液，十二指腸液（胆汁，膵液）検査 骨髄検査 髄液検査（腰椎検査） 喀痰 胸水，腹水，心囊液 組織診，細胞診 その他
生体検査	身体に触れて機能を調べる．身体侵襲は比較的少ない	生理機能検査 ・呼吸機能検査（パルスオキシメータ，スパイロメータ，血液ガス検査） ・循環機能検査（標準12誘導心電図検査） ・脳波 ・聴力検査 ・視力検査 ・その他
	身体の機能を調べるために医療機器（カテーテル，内視鏡）を体内に挿入する．造影剤を注入するなど身体侵襲を伴うことがある	画像診断 ・放射線検査（X線単純，X線造影，X線透視，血管造影） ・超音波検査 ・CT ・MRI ・核医学検査 内視鏡検査 その他

4 ● 基本となる看護師の役割

　この診療の過程において主導権を握るのは医師であるが，看護師は患者の傍らに存在し，医師を補助しながら，ともに患者にとって安全・安楽な診療を作っていく役割があるといえる．

a. 検査・治療を受ける患者への看護援助

　不安の軽減とともに，検査・治療の精度を上げることに貢献する．検査においては，患者の受検準備が適切に整わないことで適正なデータを得ることができない場合がある．また，看護師が検体を適切に取り扱わなかったために正確な検査値を得ることができない場合がある．元来，人間はさまざまな要因の影響を受けて，個体間のみならず個体内でも変動する可能性をもっている．変動要因を**表Ⅲ-18**に示す．検査の前中後の各段階で起こりうる変動因子を排除し，適切に検査を受けられるように心身ともに整えるよう援助する必要がある．

　治療においては，治療についてのイメージがわかず，必要以上に不安が増す場合がある．事前準備が適切に行われないために，期待される効果が得られない場合，合併症や副作用を引き起こすことがある．また，目的を正しく理解していないために，期待と現実に齟齬

表Ⅲ-18 個体間・個体内変動要因

個体間変動要因	時間要因	年齢（新生児期，小児期，思春期，成人期，老年期）
	遺伝要因	個人差，性差，人種差など
	生活環境要因	地域差，標高差，食事，喫煙，飲酒，薬物，職業など
個体内変動要因	時間要因	日内サイクル，月内サイクル，季節的リズムなど
	行動要因	食事，体位，運動など
	生理的要因	検体採取部位，性周期，妊娠

[北村　聖（編）：検査結果の読み方，考え方，p.20-21，メジカルビュー社，2006 より引用]

が生じ，医療への不満につながることがある．

　検査，治療における看護援助として，第1に検査・治療の目的，方法，留意事項などを説明し納得してもらうこと，第2に事前に心身ともに準備を整えること，第3に異常を早期発見，早期対処することなどが求められる．

b．安全・安楽な検査・治療と観察

　診療（診察，検査，治療/処置）の補助時における看護職の役割は，診療が安全に的確に遂行され，患者の安楽が守られるように援助することである．安全に検査，治療が終了するように介助する．採取したデータを適切に扱い，保管する．また，医療従事者の安全も守らなければならない．

c．関連職種との連携

　検査，治療には医師，臨床検査技師，放射線技師，臨床工学士（ME）など多職種が関与する．指示書（伝票）などから指示内容を確認し，関連する職種とコミュニケーションを図り，円滑な協力体制ができるよう努める必要がある．

　たとえば，病棟で医師が検査を進める過程のなかで検体を採取した場合は，適切な方法で検体を検査科に運搬し，指示書（伝票）とともに提出する．この役割を看護補助者が代行する場合でも，適切な状態が維持され，確実に提出されるよう指示する必要がある．また，造影検査のように検査室で検査，治療が行われる場合，病棟-検査室間で情報共有し継続的な援助ができることが望ましい．検査前には臨床検査技師に患者本人とその情報を確実に引き継ぎ，検査後は臨床検査技師から検査中の状況と患者本人を引き継ぐ必要がある．フルネームで名乗ってもらい，指示書（伝票）と照合するなど本人確認を確実に行うことが求められる．

d．リスクマネジメント

　検査，治療の過程において，患者本人および医療従事者にリスクが存在する．

　患者側のリスクとして，検査前の禁飲食が守られていない場合，検査が受けられない，嘔吐，誤飲などの事態を招くことがある．検査・処置の手技によっては生体に傷をつける，出血する，髄液が漏出するなどのリスクもある．止血がうまくいかずに大量に出血するリスクもある．消毒薬，造影剤，麻酔薬など薬剤を使用する場合は，副作用が出現し生命の危険に遭遇することもある．MRIなどの検査室に禁じられている金属類を持ち込むことで金属類が磁気に反応して飛び交う危険な状況を招きかねない．放射線を必要以上に被曝するリスクもはらんでいる．器械・器具，局所および手順の清潔が守られていないことで感染を招く場合もある．異常の早期発見，早期対処は非常に大切である．

6. 治療・検査にかかわる技術　**197**

表Ⅲ-19　診療の補助に共通するアセスメント項目

検査・治療段階	主な観察項目		アセスメント内容
	客観的情報	主観的情報	
検査・治療前（事前準備，前処置）	バイタルサイン，痛み，最後の飲食はいつしたか，排泄は済ませたか	主訴，不安，疑問，質問，緊張	1. 検査・治療が適切に受けられる身体的な状態か ①痛みの範囲，性質，程度，我慢できる範囲か ②指示通りの禁飲食が守られているか ③尿意・便意を催さずに検査・治療を受けられるか，また，尿・便によって所見に影響を与えないか 2. ①検査・治療の目的を理解し，最大限の協力は得られるか，②不安は強くないか
検査・治療中	バイタルサイン，息苦しさ・呼吸困難，脈拍異常，血圧低下，悪心・嘔吐，顔面蒼白，痛み，気分不良，発疹，熱感，しびれ	不安，羞恥心	1. 適切な体位・動作で検査を受けているか 2. 手技による合併症はないか（放射線防護含む） 3. 薬剤の副作用，アレルギー反応の出現はないか 4. 不安や痛みは増強していないか
検査・治療後	バイタルサイン，痛み，悪心・嘔吐，頭痛，気分不良，ふらつき，発疹	不安	1. 薬剤の副作用の出現はないか 2. 手技による合併症の出現はないか

　医療従事者側のリスクとして，感染するリスク，放射線に被曝するリスク，けがをするリスクがある．

B. 看護実践の展開

1 ● アセスメント

　患者の状態を把握し問題を見極めるために，看護師は検査・治療の段階に応じて，**表Ⅲ-19**の項目をアセスメントする．

2 ● 看護診断（看護上の問題・ニーズ）

　看護師は検査・治療の前・中・後において，次のような看護上の問題を把握する．
①患者がこれから受ける検査・治療の目的を理解できない．
②検査・治療を自分のこととして受け止められない．
③検査・治療のイメージがつかめず不安が増大する．
④検査・治療に関する苦痛が増大し，協力できない（不穏な動きをしてしまう）．
⑤検査・治療後に副作用，合併症が出現する．

3 ● 計画立案・実施

　看護師は患者の看護上の問題を解決するよう目標を立て，援助計画を立案し，実施すなわち検査・治療時の援助を実施する．

198 第Ⅲ章　看護実践に統合される基本的看護技術

目標／成果

　看護師は看護援助の成果が上がり，看護上の問題が解決された状態を想定して，次のような援助目標を立てる．

①患者がこれから受ける検査・治療の目的，方法を理解・納得している．

②検査・治療に当事者として参加する．

③苦痛を最小限に抑え，円滑に検査・処置が遂行される．

④検査・治療が安全に遂行され，目的であるデータおよび効果を最大限得る．

⑤異常を早期発見，早期対処し，身体侵襲を最小限にとどめる．

　いずれの検査，処置においても，次の原則を遵守する．

> **診療の補助に共通する必須手順**
> ①医療従事者の指示を患者に説明し，患者の意思・疑問を医療従事者に伝達する．
> ②検査・処置に適切な準備状態を整え，確認する．
> ③検査・処置を受けるのに適切な体位や動作を支持し，必要に応じて補助する．
> ④異常を早期に発見し，早期に対処する．
> ⑤検査・処置中の苦痛が軽減し，プライバシーが保持されるよう努める．
> ⑥検査・処置後の生活を送るうえでの注意事項に関する情報を把握し，患者に説明する．

4 ● 評価（診察結果・検査データ・治療／処置の結果の解釈）

　患者が受けた検査・治療について振り返り，援助が適切であったか評価する．主な視点を述べる．

①適切に検査が受けられたか，正確なデータ（検査値）が得られたか評価する．

②適切な治療が受けられたか，目的とする効果が得られたか評価する．

③起こりうる合併症や副作用の有無の観察，異常の早期発見と早期対処ができたか評価する．

④検査・治療による日常生活への制限が最小限に抑えられたか評価する．

C. 各検査の実際

　検体検査，生体検査について述べる．

1 ● 検体検査

　血液，尿，糞便，痰，その他，身体から採取した検体を検査する．

血液検査

　測定する項目に応じて，一般血液検査，凝固・線溶系検査，血液生化学検査，免疫血清学的検査に大別される．

> **血液検査の種類**
> ・**一般血液検査**：血球算定検査

> ・**凝固・線溶系検査**：血小板，血液凝固，線維素溶解に関する検査
> ・**血液生化学検査**：血清酵素類検査，血清タンパク・アミノ酸および窒素化合物，血中脂質・
> 　　　　　　　　　胆汁色素関連，電解質・金属関連，糖代謝異常の検査
> ・**免疫血清学的検査**：感染症関連，自己抗体検査，腫瘍マーカー
> ・**その他**：血液型など

● 採取方法（末梢静脈採血）

　一般的に採血部位として，表在にある血管のなかから，①まっすぐである，②太い，③使っていない静脈を選ぶ．したがって，前腕にある皮静脈もしくは手背の静脈がよく用いられる．そのなかから，患者にとって苦痛の少なく必要な血液量を採取できる部位（血管）を選ぶ．輸液を行っている側，人工透析のためのシャント側，乳房切除している場合の患側，麻痺側の四肢，リンパ浮腫のある側の四肢などは避ける．

尿検査

　尿は腎臓のネフロン（糸球体と尿細管）で血液成分を濾過・再吸収することで生成される．血液の成分を多く含んでいるため，尿を検査することで血液の状態を間接的に知ることができる．通常，健康成人の1日尿量は1,000〜1,500 mLであり，尿道口から自然に排泄されたものを用い，苦痛を伴わない非侵襲的な検査である．また，簡便でありながら，尿検査は腎臓や泌尿器系の疾患のみならず，代謝系の異常など種々の病気の早期発見や病態の把握に必要不可欠となっている．

　尿検査の種類は，尿量や性状（色，混濁の有無，浮遊物の有無，におい）の肉眼的な観察，pH，尿比重などの尿一般検査，尿の生化学的検査（尿タンパク，尿沈渣，尿糖，ケトン体，ビリルビン，ウロビリノーゲン，潜血反応など），尿細菌，尿細胞診，尿培養などがあり，簡易的な方法で検査が可能な項目がある．検査の目的に応じて，24時間尿，中間尿，早朝尿などを採取する．尿は採取のタイミングによって，採取した直後の新鮮尿，ためておいた蓄尿，導尿によって得たカテーテル尿（無菌尿）など，区別して扱う．

● 採取方法

1）24時間蓄尿

　24時間の間に排出された尿量，尿中成分（タンパク，ホルモン，電解質，糖）などの定量を目的とする．

（1）必要物品

　ふた付き蓄尿容器（患者氏名ラベル貼付），防腐剤，採尿コップ，検査室提出用コップ（患者氏名ラベル貼付）

（2）手　順

①患者に検査の目的，方法，注意事項を説明する．

- ・いつからいつまでの尿をためるという期限を告げる．採取できなかった場合は看護師に伝えるよう指示する．
- ・毎回，採尿コップに尿を採取し，蓄尿容器に入れる．
- ・24時間目にあたる時間には，最後に排尿を試みる．

②24時間蓄尿した後，尿量・性状（色，におい，混濁の有無，浮遊物の有無，比重など）を観察する．

③蓄尿容器のなかの尿を撹拌^{かくはん}してから検査室提出用コップに必要量を採取し，検査室に提出する．

2）中間尿，2分杯尿法

尿道口には細菌と少数の白血球が存在する．中間尿とは，排尿し始めの尿を放尿して尿道口の細菌などを洗い流してから，採尿する方法をいう．2分杯尿は前半（排尿し始め）から途中と後半（排尿の最後）を2つのコップに分けて採取する方法をいう．尿中細菌の特定（尿細菌検査）や尿を生化学的に検査することを目的とする．

（1）必要物品

手袋，検査室提出用コップ（患者氏名ラベル貼付），消毒用アルコール綿

（2）手　順

①患者に必要物品を渡し，採尿方法を説明する．

②採尿する．

女性の場合，採尿時に尿が飛散する可能性があるため，処置用手袋をはめ，小陰唇を開いて尿道口と尿道口周囲を消毒もしくは微温湯と石けんで洗浄する．排尿し始めの尿は少し捨て，陰部にふれないように採尿コップを近づけ，必要量採尿する．

③尿量・性状を観察し，ふたをして検査室に提出する．

3）早朝に採取する尿

早朝に採取する尿には2種類ある．早期第1尿と早朝尿である．

早期第1尿は，就寝後の翌朝起きて最初の尿を採取することである．尿一般検査に用いる．採取方法は中間尿採取に準ずる．

早朝尿は尿タンパクや尿糖測定などの検査に用いられる．夜間膀胱内にたまっていた尿を測定しても，現在の尿タンパクや血糖の状態は反映されない．そこで，まず起床後，排尿して膀胱を空にしてから，30〜60分後にたまった尿を測定するものである．採取方法は中間尿採取に準ずる．

糞便検査

便は，水分と摂取された食物が消化管で消化されたもの，脱落した腸管の膜，腸管内細菌の死骸などからなる．消化器系に異常があれば，その部分からの滲出物^{しんしゅつ}や組織片などが混入したり，便の性状が変化する．

便検査は，まず，便の一般的な観察（形，硬さ，回数，量，粘液・膿汁の有無，異物の有無，色）を行う．検査科において，潜血反応検査（ヒトヘモグロビンの有無），虫卵検査（回虫卵^{こうちゅう}，鉤虫卵などの有無），蟯虫卵検査^{ぎょうちゅう}，脂肪検査（便中の脂肪量と種類），細菌検査（下痢や食中毒の原因菌の有無），培養検査（細菌の種類を同定）などがある．蟯虫卵検査以外は，採便法で行う．蟯虫は夜間に腸内から出てきて肛門周囲に産卵するため，排便前の肛門に直接，検査用キットのテープを貼付して採取する．採便法について述べる．

6．治療・検査にかかわる技術　**201**

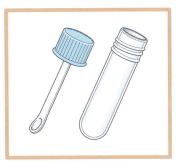

図Ⅲ-17　採便容器

●採取方法

(1) 必要物品

採便容器（患者氏名ラベル貼付，図Ⅲ-17），手袋（必要時）

(2) 手　順

・患者本人が採取する場合：採便容器を渡し，以下の採取方法を説明する．指定された日に採取したものを持ってくるよう指導する．
　①水洗トイレでは後ろ向きに座り，便が落ちる部分にペーパーを敷くなどして便が水中に沈まないようにする．
　②採便容器のふたをはずし，ふたについているスプーン状の部分で便を直径1cm程度すくい取り，そのまま容器に戻してきちんとふたをする．

・患者自身で採取できない場合：看護師が処置用手袋をして，上記同様に採取する．トイレで排便できない場合は，床上便器，オムツ，ポータブルトイレで排便してから採取する．

喀痰検査

　痰は，主に気道（肺，気管支，気管，口腔，鼻腔，咽頭）からの分泌物，炎症やうっ血による滲出物，細胞，常在細菌，外界から進入した異物などからなる．

　喀痰検査は，呼吸器疾患の診断と治療の効果を判定するために行われる．検査の種類には，痰の性状（色，粘ちょう度，量，臭気，血液混入の有無など）の観察，一般細菌（グラム染色によるグラム陽性・陰性の区別，球菌・桿菌の分類），結核菌，薬剤感受性などの細菌学的検査，細胞診検査がある．喀痰採取は，早朝がもっとも適している．それは，就寝中安静によって気道内に貯留した分泌物が，起床後は身体活動を始めることで出やすくなるからである．

●採取方法

(1) 必要物品

滅菌容器（患者氏名ラベル貼付），滅菌喀痰採取キット（必要時），滅菌手袋，超音波ネブライザー，生理食塩水（日本薬局方・処方せん医薬品では生理食塩液という）など．

(2) 手　順

・自力で喀出できる場合：
　①起床後，歯磨きやうがいを行い，その後，大きな咳をして痰を出す（痰が出にくい場合は，体位ドレナージや深呼吸，または超音波ネブライザーで吸入し，咳を試みる）．

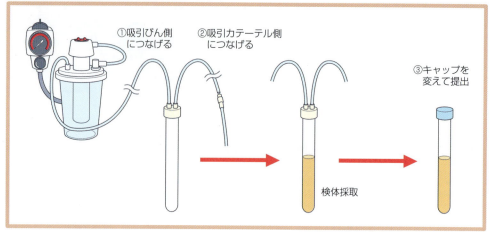

図Ⅲ-18 喀痰採取キットの使い方

②唾液を入れないように注意しながら，滅菌容器に痰を入れる．
③容器のふたの内側に触れないようにしてふたを閉める．
・痰の吸引を行っている場合：
①喀痰採取キットを吸引器と吸引カテーテルに接続する（図Ⅲ-18）．
②看護師は滅菌手袋を装着して吸引する．
③採痰後，喀痰採取キットにふたをして検査室に提出する．

穿刺液検査

　脳脊髄液，心嚢液，腹水，胸水，関節液，羊水，嚢胞液（卵巣嚢腫，膵嚢腫，腎嚢腫，肝嚢腫など）は穿刺によって採取される．穿刺部位によって穿刺針および手順に違いがあるが，基本的には無菌的に行うことは同じである．患者の協力が不可欠であるため，看護師は患者が医師からの説明に納得しているか確認し，理解を深めるよう援助する．また，看護師は適切な体位の保持を促しつつ，異常の早期発見，不安の軽減に努める．

髄液検査（腰椎穿刺）

　腰椎穿刺，後頭下穿刺，脳室穿刺など脊髄腔に針を刺入し，脳脊髄液（髄液）圧を計測するとともに，脳脊髄液（髄液）を採取して中枢神経組織の病変を知る（表Ⅲ-20）．なかでも腰椎穿刺がもっとも脳実質や神経を損傷する危険が低い．

胸水検査（胸腔穿刺）

　胸腔は漿膜に覆われた空間であり，ごく少量の液（漿液など）で潤っている．循環障害，栄養障害，炎症，がんなど分泌と吸収の均衡が崩れた場合に，多量の液が貯留する場合がある．胸腔に貯留するものを胸水という．検査することで，うっ血性心不全，肝硬変，がん性胸膜炎，外傷性血胸，膿胸など疾患の診断，病態の把握が可能になる．
　胸水を採取するには，第5〜8肋間を穿刺する必要があり，局所麻酔を施行し，無菌的に行う．

表Ⅲ-20　髄液検査でわかること

髄液の所見	わかること（病変）
髄液タンパクの増加	髄膜炎，脳炎，脊髄腫瘍など
髄液タンパクの組成異常	多発性硬化症や中枢性の炎症疾患
髄液糖濃度の上昇	頭蓋内圧亢進，尿毒症など
髄液糖濃度の低下	細菌性・真菌性・がん性髄膜炎など
髄液細胞数の増加	髄膜炎，脳炎
髄液の異常細胞の出現	腫瘍細胞の中枢神経浸潤など

腹水検査（腹腔穿刺）

　腹腔は胸腔同様，ごく少量の液（漿液など）で潤っている．循環障害，栄養障害，炎症，がんなど分泌と吸収の均衡が崩れた場合に，多量の液が貯留する場合がある．腹腔に貯留するものを腹水という．検査することで，肝硬変，うっ血性心不全，がん性腹膜炎，ネフローゼ症候群，消化管の穿孔など疾患の診断，病態の把握が可能になる．

　腹水を採取するには，適切な穿刺部位を選択する必要があり，①モンローリヒター（Monro-Richter）線上の左腸骨前上棘側1/3の点，②臍下正中線上の点，③マックバーネー（McBurney）点が用いられる．局所麻酔を施行したうえで，無菌的に採取される．

　看護師は適切な体位の保持を促しつつ，異常の早期発見，不安の軽減に努める．また，検査前後の腹囲を測定しておく．

骨髄検査（骨髄穿刺）

　骨髄は造血組織であるため血液病態を反映する．原因不明の血球減少や血球増加があるとき，末梢血中に異常な細胞が出現したときは骨髄検査の適応となる．骨髄はしばしば悪性腫瘍の転移巣となるため，腫瘍の進展度の評価にも骨髄検査が用いられる．

組織診，細胞診

　組織診・細胞診（生検）ともに腫瘍や炎症性疾患の病変を顕微鏡下で観察する検査である．

1）組織診

　「腫瘍の良性・悪性を含めた確定診断」のためにもっとも多く用いられ，次いで「炎症性疾患の診断」のほか，心臓移植をはじめとした移植手術後の拒絶反応の評価のためにも用いられる．いずれも，診断には生検すなわち内視鏡や穿刺針などで病変の一部を採取することが多い．

2）細胞診

　組織診に比べて検体の採取が容易で，標本作製も簡便かつ短時間で済むため，がんなどの診断やスクリーニングに用いられる．また，さまざまながんの検索によく用いられる．甲状腺乳頭がんなど，細胞形態のみで診断が決定できる領域では確定診断にも利用されている．

第III章　看護実践に統合される基本的看護技術

その他：簡易検査

1）尿のスティック検査

尿のスティック検査は，試験紙により尿中の所定の項目について定性分析する方法である．尿を十分に撹拌させ，試験紙の試薬部分を尿に浸し，ただちに引き上げる．試験紙容器に貼ってある比色表と照らし合わせて判定する．すなわち試験紙が呈している色と比色表の同じ色を見極めるのである．簡便で，身体侵襲が少ないのでスクリーニングとしてよく用いられている．なお，色を見極めるため，自然な照明のなか，たとえば昼光色蛍光灯下（1,000 lx前後）で行うことが望ましい．また，呈する色が変化し続けるため，判定するタイミングも重要である．pHはただちに判定し，タンパク質は60秒後に判定する．

2）簡易血糖測定

血糖自己測定（self-monitoring of blood glucose：SMBG）とは，患者が，簡易血糖測定器を用いて自分の血糖を測定することをいう．患者は，血糖自己測定を行うことにより，日常の生活のなかで変動する血糖値を自分自身で把握でき，自分でインスリン注射量を決められた範囲内で調整し，血糖コントロールを可能にする．看護師は，血糖自己測定の手順のみならず，患者自身が測定結果を有効に活用できるようになることを目標として指導することが重要となる．測定器によって測定原理や採血量，測定時間などが異なるので，各測定器の特徴をふまえて指導することが望ましい．

2 ● 生体検査

a．生理機能検査

呼吸機能検査（パルスオキシメーター，スパイロメーター，血液ガス検査）

呼吸機能検査は，呼吸機能すなわちガス交換が順調に行われているかどうかを知るための検査である．

パルスオキシメーターは，プローブを指（趾）先，耳，前額部などにつけることによって，発光部が発する赤色光が指先などを透過したもの（または反射したもの）を受光部（センサー）で測定する．酸素化ヘモグロビンと還元ヘモグロビンの特性の違いにより，動脈血酸素飽和度（SpO_2）を算出している．同時に，拍動のある脈波成分から脈拍数を計測することもできる．

スパイロメーターにより肺に出入りする空気の量を時間記録した曲線をスパイログラムとよび，スパイログラムの肺気量分画は4つの呼吸の深さを示す位置（最大吸気位，安静吸気位，安静呼気位，最大呼気位）から算出する．換気状態を計測して換気状態を把握することをスパイロメトリという．

患者の鼻をノーズクリップでとめ，スパイロメーターに取りつけられたマウスピースで口呼吸させる．患者の努力を要するため，検査方法に対して十分に説明し，患者の協力を得ることが必要となる．

血液ガス検査は，動脈血中の酸素分圧，二酸化炭素分圧，酸素飽和度，重炭酸イオン濃度，pHなどを測定することにより，肺の機能障害（とくに肺胞低換気）の有無や体内の

酸塩基平衡の状態を評価する検査である．呼吸機能であるガス交換の程度を知るために，よく用いられる．

循環機能検査（標準 12 誘導心電図検査）

心電図検査は通常，陽極，陰極，アースの3つの電極を胸壁に貼りつけて観察される．さらに心筋障害の程度や部位，心筋梗塞発症の時期などを把握するためには，標準12誘導心電図検査を用いて，異常波形の観察を行う．

両手首と左足首，胸部の6ヵ所，計9つの電極を装着し，心臓に流れる電流をさまざまな角度（合計12種類）から受信して，描かれた波形から異常がないか調べる．

四肢誘導には，標準肢誘導として，以下の3つがある．第I誘導：左室の側壁を見る．第II誘導：心臓を心尖部から見る．波形がもっとも明瞭に描かれる．第III誘導：右室側面と左室下壁を見る．

増大単極肢誘導として，以下の3つがある．aVR誘導：右肩から心臓を見る．逆転した波形が見られる．aVL誘導：左肩から心臓を見る．aVF誘導：心臓をほぼ真下から見る．

単極胸部誘導には，以下の6つがある．V1誘導：主に右室側から心臓を見る．V2誘導：右室と左室前壁側から心臓を見る．V3誘導：心室中隔と左室前壁から心臓を見る．移行帯が見られる．V4誘導：心室中隔と左室前壁方向を見る．V5誘導：左室前壁と側壁を見る．V6誘導：左室側壁を見る．

心電図検査は体表面に電極を貼るために胸部を露出するので，不必要な露出は避け，保温に注意する．呼吸や体動によって交流障害（ハム）を生じやすいので，排泄を確認した後，検査台に安静臥床してもらい，検査中は会話を避け，リラックスするよう促す．生命の危機に直結する心機能の検査ということで，不安を抱えていることが多いので，気持ちをくみとり言葉かけをする．検査後はペーストを拭きとり，身支度を整え，労をねぎらう．

脳 波

脳波検査は，大脳皮質の神経細胞群から発生する電気活動を頭皮上から記録する検査である．てんかんや意識障害の診断，脳の病変部位，治療効果の判定，脳死判定などの評価に用いられる．MRIやPETなどの画像診断法の進歩により，脳腫瘍や脳血管障害の診断における脳波の有用性は低下したともいわれるが，てんかん，脳炎，意識障害，脳死判定，代謝性脳症，ナルコレプシー，睡眠時無呼吸症候群などの診断・状態把握などにおいては，現在でも重要な検査として位置づけられている．

聴力検査，視力検査

聴力検査は，聞く力を評価することであり，音叉を用いた聴力検査，純音聴力検査，語音聴力検査，ティンパノメトリがある．音叉を用いた聴力検査は，C（128 Hz）の音叉を用いて行われる．音叉を当てる部位とタイミングの違いによって，ウェーバー（Weber）法，リンネ（Rinne）法，シュワバッハ（Schwabach）法に分けられる．伝音性難聴と感音性難聴との鑑別に用いられる．純音聴力検査は，さまざまな周波数，さまざまな音圧の音（純音）を発するオージオメーターと受話器を用いて聴力図（オージオグラム）を作成す

206 第Ⅲ章　看護実践に統合される基本的看護技術

る方法である．語音聴力検査は言葉の聞きとり能力を評価し，ティンパノメトリは鼓膜の動きやすさを評価する検査である．

　視機能を評価するために，視力検査がよく行われる．ランドルト（Landolt）環を用いて裸眼視力と矯正視力を測定することが多い．他には，視野検査，眼底検査，眼圧検査，眼球突出度検査，瞳孔検査，色覚検査などがある．視野検査は，動的視野計，静的視野計，アムスラー（Amsler）チャート，中心フリッカー（Flicker）視野計などを用いて見え方を評価する．網膜から視神経までの視路において，障害部位によって特有の視野の異常が現れる．眼底検査は，検眼鏡，細隙灯顕微鏡や眼底カメラを用いて，網膜，脈絡膜，視神経乳頭，硝子体を観察する．散瞳させる場合があり，看護師は患者にとって見えにくい間の安全確保に心がける．眼圧検査は，眼圧計を用いて眼球内の房水の産生と流出の均衡を反映する．緑内障の診断に用いられる．

b．画像診断

放射線検査（X線単純，X線造影，X線透視，血管造影）

　X線単純：X線単純撮影検査とは，放射線の一種であるX線を照射し，内部の様子を陰影として可視化する検査法である．X線単純撮影検査は多くの病院で簡便に施行でき，かつ比較的安全で経済的であることからよく用いられる．

　X線造影：X線造影剤を用いて行うX線撮影検査のことである．X線透視撮影で行う場合とCTで行う場合（造影CT）とがある．検査方法や検査目的（撮影する臓器や病変）に応じて適切なX線造影剤を使い分ける．

　血管造影：血管造影検査（アンギオグラフィ，angiography）とはX線を用いた検査である．患者の動脈・静脈や心臓などにカテーテルを挿入し，造影剤を注入しながら連続的に撮影を行うことで造影剤の流れ方を評価する．さらには，血管の狭窄や閉塞，動脈瘤や静脈瘤の有無，腫瘍の同定などを行う．

超音波検査

　超音波検査は，実際の臓器の動きや形を可視化する検査である．超音波とは，16〜2,000 Hz以上の高い周波数をもつ音波である．その超音波を経皮的に標的臓器に当て，戻ってきた反射波から，組織の構造や形態を把握するものである．ゼリーを塗布してプローベを患部に当てるだけなので侵襲性が低く簡便性が高い．超音波で画像を見ながら，患部に穿刺し，同時に治療するといった方法も行われる．臓器の形態だけでなく，血流動態のカラー表示や3次元の超音波装置も開発され，診断・治療に役立っている．

ＣＴ

　CTとはコンピュータ断層撮影のことである．X線を利用して人体の内部構造を画像化する検査である．CT装置の本体は環状でX線を発生するX線管球と患者を透過したX線を受け取る検出器からなる．本体の中央部に臥床した患者のまわりを高速で回転しながら撮影していく．X線の吸収値（CT値）の強さと方向値により，基本的には人体を輪切りにした断層面の構造を示すが，3次元画像として立体的に表すことも可能となった．造影剤を使用しな

い単純CTと，画像に十分なコントラストを与えるために造影剤を使用する造影CTがある．

核磁気共鳴画像検査（MRI）

MRI（magnetic resonance imaging）は，X線のように被曝することなく，侵襲なく脳・腹部臓器，椎間板などの軟部組織をコントラストよく映し出す．また，造影剤を使用せず血流の情報が得られる場合もある．金属類を持ち込むことは厳禁であり，動脈瘤のクリップやペースメーカーなど体内に金属類を入れている場合は禁忌となる．装置が大きいこと，一定時間，狭い空間で待機するため圧迫感や閉塞感を与えること，大きな音がするため恐怖心を与えることも課題である．

核医学検査

放射性同位元素（ラジオアイソトープ）が特定の臓器や組織に集まる性質を用いて，放射性同位元素の分布像を画像（シンチグラム）として描出することで，各臓器の形態・機能あるいは物質代謝の状態などを調べる．直接患者に経静脈的，吸入，経口的に放射性同位元素を投与して行うインビボ（*in vivo*，生体内で行うこと）検査と，患者から得た試料に放射性同位元素を加えて行うインビトロ（*in vitro*，試験管内で行うこと）検査がある．具体的には，脳血流シンチグラフィ，心臓核医学検査，肺血流シンチグラフィ，骨シンチグラフィ，ガリウムシンチグラフィ，甲状腺シンチグラフィなどがある．投与された放射性同位元素は細胞内まで取り込まれ，尿または便に混ざって体外へ排出される．患者への放射性同位元素の投与と測定は管理区域内で行う．とくに，投与する際は，放射線汚染防止用の手袋を着用し，使用物品は決められた方法で処理する．

PET（positron emission tomography）は，陽電子放射断層撮影のことであり，がん細胞が正常細胞に比べて3〜8倍のブドウ糖を取り込むという性質を利用する．ブドウ糖に近い成分（FDG）を体内に注射した後，全身をPETで撮影し，FDGが多く集まる箇所を見極め，がんを発見する手がかりとする．注射後撮影までの時間は部位によって異なるので，待機時間を間違えないように管理する．

内視鏡検査

内視鏡検査は，対象となる腔内を観察し，診断に有用な所見を得るための検査である．観察のみならず，内視鏡下での生検，切除，焼灼，洗浄など，さまざまな治療・処置を同時に行うこともある．たとえば，胃や大腸ポリープ切除，肺部分切除，胆嚢切除，卵巣摘出，食道静脈瘤患者の止血などがある．消化管に未消化物などがあると逆流，誤嚥の原因となり危険であるため，所定の時間以降の禁飲食を徹底するなど，事前準備が大切である．内視鏡は身体にとって異物であり，その異物を口や鼻から体内に挿入させるために，患者はある程度の苦痛を伴うことになる．看護師は不安の軽減と苦痛の除去に努める必要がある．場合によっては麻酔下で行われることもあり，異常の早期発見に努めなければならない．また内視鏡はその器械に患者の血液などの体液や排泄物が付着すること，外来において複数の患者が検査を受けることなどから，患者本人であることの確認と感染管理が重要となる．

Skill㉕ 採血：注射器使用の場合

目的 ▶ 血液検査に使用する血液を注射器を用いて採取する．

● 必要物品

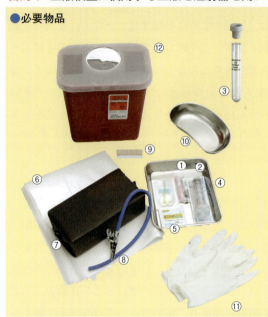

①注射針（直針もしくは翼状針，太さ21〜23 G）
②注射器（1〜20 mL：検査内容による）
③採血管［写真提供：日本ベクトン・ディッキンソン］
④トレイ
⑤消毒用アルコール綿
⑥処置用シーツ（ディスポーザブル）
⑦肘枕
⑧駆血帯
⑨絆創膏
⑩膿盆
⑪手袋
⑫耐貫通性医療廃棄容器
・試験管立て
・指示書（処置伝票）
・ラベル（患者氏名，採血日等記載済）
その他，必要に応じて温タオル

アセスメント	根拠/ポイント/注意
・患者への説明と同意を得る．医師より採血の内容，必要性，予想される問題点などについて説明を受け，同意しているか確認する． ・本人に氏名（フルネーム）を名乗ってもらい，指示書の検査項目，採血方法，採血量を確認する．	根拠 採血は少なからず身体侵襲を与える検査であり，患者本人の同意と協力が不可欠であるため． 根拠 患者誤認を防ぐため．不必要な量を採取しないよう，また，取り直しなどのさらなる苦痛を与えないため． ▶本人であること，および検査項目，採血方法，採血量と適切な試験管が用意してあるか伝票と試験管を照合して確認する．
・採血を実施してよい状況か判断する（食事制限は守られているか本人に確認する）．	根拠 変動因子の影響を受けない状況か確認する． ▶最後に食事をとった時刻や，起床後からの飲食の有無を確認する．
・表在静脈のうち苦痛の少ない採血部位（血管）を選定する（ 1 ）．血管の走行，太さ，弾力性から採血部位を決める． 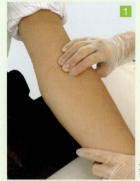 血管の確認：血管に対して指を直角に当てる	▶血管の走行を確認する際は，血管に対して，示指の腹を直角に立てる．できるだけまっすぐ走行している血管を選ぶ（ 1 ）． ▶穿刺しやすく把持しやすく安定して血液を吸引できる場所を選ぶ． 注意 硬くて弾力性がない血管は高度の動脈硬化が予測されるので避ける．拍動性の血管は動脈であるので避ける．繰り返し使っている血管は避けることが望ましい．
・アルコール綿にかぶれたことがないか確認する． ・これまで採血をして気分が悪くなったことがないか確認する．	注意 アルコールアレルギーがある場合は，他の消毒液を使用する．

6. 治療・検査にかかわる技術　　**209**

実　施	根拠/ポイント/注意
❶衣類による圧迫がないように腕を露出し座ってもらう.	根拠 不必要な圧迫を避ける. 根拠 血管選びの影響を減らす.
❷処置シーツを敷いた上に肘枕を置き，患者に腕を置いてもらう.	▶指先が浮かないように処置台に置き，肘関節が伸展する位置に肘枕を入れる. 根拠 血液による処置台および患者の衣類の汚染を防ぐ.
❸駆血帯を締める．親指を中にして握ってもらう（2）． ▶採血部位の7～10cm体幹寄りに巻く.	根拠 静脈を怒張させ，血液の貯留を促す.
❹再度，指で触れて採血部位を確認する（3）.	根拠 まっすぐで刺しやすく，弾力性があり，安定して所定の量の血液を吸引するため.
❺穿刺部位を消毒する.	▶刺入部をもっとも清潔にするように拭く. 根拠 感染を予防する. 注意 刺入部を中心に"の"の字を描くように拭く.
❻利き手でない手で，刺入部位の3～5cm程度下の皮膚を抑える.	▶針の刺入の視界をさえぎらない位置を抑える. ▶針の刺入角度を変える際に邪魔にならず可動域を確保するため. 根拠 皮膚を進展させ針を刺入させやすくする．血管を軽く固定する.
❼注射器を利き手で把持し，15～30度程度の角度で刺入する（4）．即座に痛みとしびれの有無を確認する.	▶針の位置がずれないように，注射器を持つ手の2～3指を患者の腕に密着させる. ▶注射器を上からつまむように把持すると針先に角度をつけやすい. 注意 刺入後ただちに「指先がびりっとしびれがないか，痛みがないか」確認する．しびれや痛みがある場合は神経に触れている可能性があるため，ただちに抜去する.

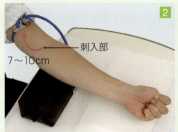
駆血帯を装着する

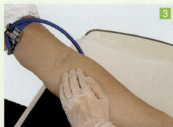
採血部位の確認

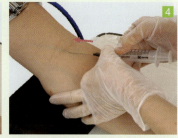
15～30度の角度で刺入

❽血液が針に流入したことを確認したら，注射器を水平にして少し（2～3mm）進めて確実に血管内に針を挿入する.	▶血管の太さをイメージし，血管を貫通しないように注意深く進める.
❾注射器を患者の腕に固定する.	根拠 血管に刺入後に注射針の位置がずれないよう固定する．また，血管内で針が動き苦痛を与えるのを防ぐため.
❿注射器の吸子を静かに引いて血液を必要量吸引する（5）.	▶顔色の変化，気分不良の有無を確認する.
⓫患者に手を開いて脱力してもらう．駆血帯を外す.	根拠 血液成分を変性させないため．たとえば勢いよく引くことによって溶血を招く. 根拠 血液を貯留させる必要がなくなったので血管の怒張を解除する. 注意 血液が噴出しないように，必ず針を抜く前に駆血を解除する.

⑫アルコール綿を構えて，針をそのままの角度で静かに抜き，即座にアルコール綿で刺入部を強く押さえる（⑥）． ⑬患者の協力が得られる場合は患者に押さえてもらう．	根拠 すぐに圧迫し止血を促し，内出血を防ぐため． 注意 アルコール綿で強く押さえながら抜くと抵抗となり患者に強い痛みを与えるので，避ける．
⑭各採血管に血液を必要量移し入れる（⑦）．抗凝固薬入りの場合は5回程度転倒混和する．	根拠 血液の不足により検査が遂行できない事態を防ぐため．抗凝固薬と確実に混ぜて凝固を防ぐため．

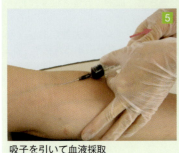
吸子を引いて血液採取

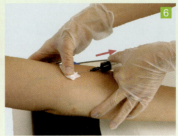
消毒綿を当てたまま抜針

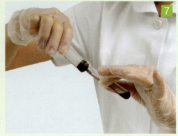
採血管に注入

⑮針のついた注射器はそのまま耐貫通性医療廃棄容器に捨てる．	注意 針を外して捨てる方法もあるが，その場合も針刺し事故を防ぐためリキャップはしない．
⑯止血を確認し，絆創膏に貼りかえ，5分間以上圧迫するよう指示する．	根拠 確実に止血し，内出血を防ぐため．
⑰手袋を外し，膿盆に捨てる．衛生学的手洗いをする． ⑱患者の衣類を整える．	▶スタンダード・プリコーションに準じる．
⑲血液入りの試験管と指示書をともに検査科に運ぶ．	▶検体がまぎれないように常に伝票とともに移動させる．

副作用・合併症と対応	根拠/ポイント/注意
❶気分不良や嘔気，冷や汗，湿疹など：すぐ採血を中止する．状態を確認し，仰臥位にするなど対応する．	根拠 血管迷走神経反応であり，一時的に血圧が低下して起こる．
❷穿刺部位の強い痛みやしびれ：すぐ針を抜き，痛みの性質や程度を聞き，医師に報告する．その後の神経症状を観察する．	根拠 穿刺部位付近の神経損傷が考えられる．
❸皮下血腫：保存的に血腫が吸収されるのを待つ．痛みを伴う場合は冷湿布を行う．	根拠 皮下血腫とは穿刺した血管から血液が漏出し，主に皮下に出血が起きること．
❹アレルギー：医師に報告する．様子を観察し，抗ヒスタミン薬の湿布や冷湿布などを行う．	

記録・報告

・採血後，時間・項目などを採血の指示書にチェックする．
・採血中・後の患者の様子を記録する．
・合併症があった場合は，その状態，対応などを記録・報告する．

6. 治療・検査にかかわる技術　**211**

Skill㉖ 採血：滅菌真空採血管使用の場合

目的 ▶ 血液検査に使用する血液を滅菌真空採血管を用いて採取する．

●必要物品

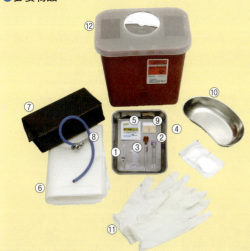

①採血針（真空採血管用の両方向針もしくは真空採血管用の翼状針　太さ21〜22 G）
②滅菌真空採血管
③ホルダー
④トレイ
⑤消毒用アルコール綿
⑥処置用シーツ
⑦肘枕
⑧駆血帯
⑨絆創膏
⑩膿盆
⑪処置用ゴム手袋
⑫耐貫通性医療廃棄容器
・試験管立て
・指示書（処置伝票）
・ラベル（患者氏名，採血日等記載済）
その他，必要に応じて温タオル

アセスメント	根拠/ポイント/注意
Skill㉕に同じ．	

実　施	根拠/ポイント/注意
❶〜❺ Skill㉕ 注射器使用の場合（☞p.208）に同じ． **ホルダーのセット** 　採血針のホルダー取りつけ部のキャップを外し（**1**），ホルダーを取りつける（**2**）． ❻利き手でない手で，刺入部位の3〜5 cm程度下の皮膚を押さえる． ❼注射器を利き手で把持し，15〜30度程度の角度で刺入する（**3**）．即座に痛みとしびれの有無を確認する．	▶接続部の滅菌状態が保たれるように行う． 注意 1本目の滅菌試験管をホルダー内に入れておいてもよい．真空状態が破られるため，完全な接続はしない． 根拠 皮膚を進展させ針を刺入させやすくする．血管を軽く固定する． 根拠 ホルダーを上からつまむように把持すると針先に角度をつけやすい． ▶針の位置がずれないように，ホルダーを持つ手の2〜3指を患者の腕に密着させる． ▶顔色の変化，気分不良の有無を確認する． 注意 刺入後ただちに「指先がびりっとしびれがないか，痛みがないか」確認する．しびれや痛みがある場合は神経に触れている可能性があるため，ただちに抜去する．

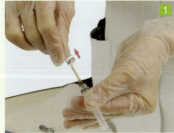

採血針のキャップを外す

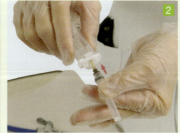

採血針をホルダーに取りつける

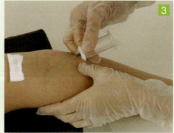

15〜30度の角度で刺入

⑧血液が針に流入したことを確認したら，注射器を水平にして少し（2～3mm）進めて確実に血管内に針を挿入する．
⑨針が動かないようにホルダーを患者の腕に固定する．

|根拠|血管へ刺入後に注射針の位置がずれないよう固定するため．
▶逆流を防ぐため，ホルダーの角度は，採血管挿入上端が穿刺位置より下になるようにする．

⑩滅菌採血管をホルダー内に押し込み，血液の流入を確認する（4）．
⑪血液が必要量吸引されたのを確認する．ただちに滅菌採血管をホルダーから抜去する（5）．
⑫順次，滅菌採血管をホルダーに挿入し，血液を採取する（6）．最後の滅菌採血管はホルダーから抜去する．

|根拠|血液の不足により検査が遂行できない事態を防ぐため．
|注意|原則として，1本の滅菌採血針での採血は6本までとする．

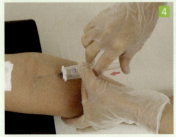
滅菌採血管をホルダーに押し込む

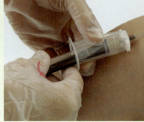
採血管の底を下に向けたまま抜去

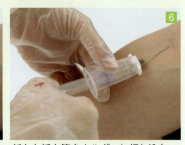
新たな採血管をホルダーに押し込む

⑬採血が終わった抗凝固薬または凝固促進薬入りの採血管は，5回程度転倒混和させる．
⑭患者に手を開いて脱力してもらう．駆血帯を外す．

|根拠|抗凝固薬と確実に混ぜて凝固を防ぐため．
|根拠|血液を貯留させる必要がなくなったので血管の怒張を解除する．
|注意|血液が噴出しないように，必ず針を抜く前に駆血を解除する．

⑮アルコール綿を構えて，針をそのままの角度で静かに抜き，即座にアルコール綿で刺入部を強く押さえる．

|根拠|すぐに圧迫し止血を促し，内出血を防ぐため．
|注意|アルコール綿で強く押さえながら抜くと抵抗となり患者に強い痛みを与えるので，避ける．

⑯患者の協力が得られる場合は患者に押さえてもらう．
⑰針のついた注射器はそのまま耐貫通性医療廃棄容器に捨てる．

|注意|針を外して捨てる方法もあるが，その場合も針刺し事故を防ぐためリキャップはしない．

⑱止血を確認し，絆創膏に貼りかえ，5分間以上圧迫するよう指示する．
⑲手袋を外し，膿盆に捨てる．衛生学的手洗いをする．
⑳患者の衣類を整える．
㉑血液入りの試験管と指示書をともに検査科に運ぶ．

|根拠|確実に止血し，内出血を防ぐため．
▶スタンダード・プリコーションに準じる．
▶検体がまぎれないように常に伝票とともに移動させる．

副作用・合併症と対応／記録・報告

Skill㉕に同じ．

6. 治療・検査にかかわる技術　213

Skill㉗ 髄液検査（腰椎穿刺）

目的 ▶ 脳脊髄圧測定，脳脊髄液検査，脳脊髄圧の減圧，薬物注入などを目的として腰部椎間を背部から穿刺する．

●必要物品
①滅菌腰椎穿刺セット：三方活栓付き腰椎穿刺針，注射器，ペアン無鉤鉗子，鑷子，マノメータ（圧測定用ガラス棒），有窓シーツ，ガーゼ4枚など（施設によって内容は異なる）
②注射針（18G：1本，23G：1本），③注射器（5 mL：2本），④髄液提出用滅菌試験管，⑤局所麻酔薬，⑥必要時，腰椎穿刺針（ディスポーザブルスパイナル針23G），⑦鑷子，⑧処置用シーツ，⑨滅菌ゴム手袋，⑩滅菌消毒綿球，⑪膿盆，⑫絆創膏，⑬処置台と椅子（高さが調整できるもの），⑭ワゴン（滅菌物品を置く）

アセスメント	根拠/ポイント/注意
❶患者が検査の目的，方法を理解し，協力が得られるか確認する． ・本人に氏名を名乗ってもらい，指示書の検査項目を確認する． ・本人の理解度を確認し，検査の目的，方法の概要，姿勢・体動禁止など検査中の注意事項，検査後の安静など注意事項を説明する．	根拠 患者誤認を防ぐとともに患者の協力を得るため． ▶検査前オリエンテーションとして，医師から説明を受け同意していることを確認するとともに，検査のイメージがつき協力が得られるように，あらかじめ検査の概要と注意事項を十分に説明しておく．穿刺時の体位がとれるか確認し，必要があれば練習する．
❷不安や心配が軽減し，プライバシーは保てているか把握する． ▶不必要な露出がないようかけ物で配慮する．	注意 不安や心配がある場合，軽減するよう説明を足したり言葉かけをする． 根拠 穿刺するという身体侵襲を伴うため患者の協力が必要である． 根拠 背部の露出を伴い，羞恥心を伴う恐れがあるため．
❸検査を受ける状態が整っているか確認する． ・バイタルサイン（体温，血圧，脈拍，呼吸）を確認しておく． ・出血傾向，感染症の有無，局所麻酔薬に対するアレルギー反応の既往を確認する． ・排尿は済ませているか確認する．	

実　施	根拠/ポイント/注意
❶背部を広範囲に露出し処置台（ベッド）に側臥位をとってもらう． ・医師に背を向ける向きの側臥位に誘導する． ・穿刺部位（第3～4腰椎間または第4～5腰椎間）周囲を中心に露出する． ❷タオルケットをかけ，保温する． ❸処置用シーツを敷く．	根拠 腰椎の椎間が開き穿刺しやすくするため．穿刺中に動いて他の部位を傷つけないため． 根拠 露出が多く体温を奪われるため． 根拠 消毒液で汚れないようにするため．

医師の手順	看護師の援助・介助
❶穿刺部位を確認する．	【体位固定看護師】 ・患者の体位を固定する ・ヤコビー（Jacoby）線を示し，絶えず顔色，表情，呼吸状態を観察する． ▶患者には臍を見るように指示し，椎間が開くように背中を丸めてもらう．看護師は患者の正面に立ち，患者の肩と膝窩部を抱え込むように保持し，患者の肩の線，腰の線がベッドに垂直になるように固定する．

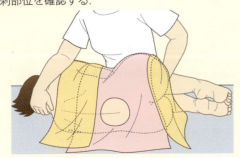

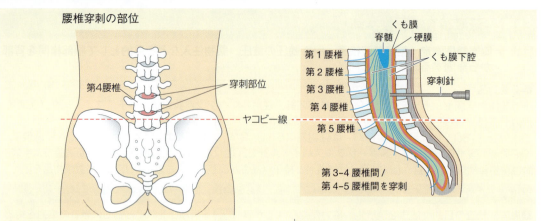

❷皮膚消毒する.

❸滅菌手袋を装着する.
　根拠 刺入部からの感染を予防するため,無菌操作で行う.
❹有窓シーツをかける.
　根拠 滅菌野を確保するため.
❺局所麻酔を行う.
・注射器と注射針を接続し麻酔薬を吸引する.
・穿刺部位周辺数ヵ所に注射する.
❻穿刺する.
・穿刺針の内筒針を抜く.
・髄液の流出を確認する.
・三方活栓にマノメータを接続する.

【穿刺介助看護師】消毒綿棒を手渡す.滅菌手袋を渡す.穴あきシーツを渡す.

【体位固定看護師】滅菌野に手を出さないよう,急に動かないよう患者に説明する.
【穿刺介助看護師】医師が局所麻酔薬を吸引する場合は介助する.
注意 麻酔薬による副作用がないか観察する.
【体位固定看護師】
・患者に少し押される感じがすること,体動しないよう再度声をかける.
・患者の状態を観察する(穿刺部の痛み,下肢の痛み・しびれ感の有無,ショック症状の有無).
【穿刺介助看護師】
・患者に静かに呼吸するように告げる.
・両側頸静脈を平手で強く圧迫し,手を放し圧の変化を確認する.
・検査中は呼吸状態,脈拍,顔色,悪心,チアノーゼ,冷汗,気分不快,意識状態,痛みについて観察する.

❼髄圧測定と髄液の採取をする.
・マノメータ内の髄液の値が安定したところで,初圧値を読む.
・クエッケンシュテット現象*を確認する.
・髄液の性状を観察する.
・医師が三方活栓を操作し髄液を試験管に採取する.
❽穿刺針の抜去,穿刺部位の圧迫.
・マノメータをはずし,内筒針を挿入してから穿刺針を抜去する.
・すみやかにガーゼを穿刺部に当て,5分間程度用手圧迫する.
❾穿刺部位の消毒,圧迫固定.
・穿刺部位からの出血,髄液の漏出がないことを確認し消毒する.
・絆創膏で固定する.
❿患者の身支度を整え,体位を整える.

・髄液の性状を観察し記録する.
・髄液が入った試験管を受け取る.
【穿刺介助看護師】
・固定の介助を行う.

【看護師】
・絆創膏周囲の消毒液を拭きとる.

・衣類を整える.
・仰臥位になる介助をする.

6. 治療・検査にかかわる技術　215

❹検査後の観察
・約1時間は水平仰臥位で過ごすよう患者に説明する.
・頭痛，めまい，気分不快がないか確認する.
・穿刺部からの感染を防ぐために当日の入浴は避ける.

❺後片づけと検体の提出
・針，髄液のついたディスポーザブルの物品は感染性医療廃棄物のごみ箱に捨てる. 他の物品は洗浄後，消毒する.

|注意| 検査後24時間はバイタルサインの変化とともに，頭痛，めまい，悪心・嘔吐，背部痛，呼吸困難，けいれん，意識レベル低下，神経症状，髄液の漏出の有無を観察する.

|注意| 起き上がる際に低髄圧症候群（頭痛，不快感，悪心）を起こさないよう，髄液の再生を促すために飲水を促す.

|根拠| 合併症の早期発見と早期対処するため.
▶検体のラベルを確認し，指示書（伝票）とともに検体をすみやかに検査科に提出する.

副作用・合併症と対応

24時間は穿刺による合併症の有無を観察する.
・髄液の漏出：まずは医師に報告し，指示に従う. 意識レベルをチェックする.
・出血：まず医師に報告し，指示に従う.
・頸部硬直，頭痛，吐き気，めまい：誤嚥防止のため顔を横に向け，安静仰臥位にする. 冷罨法（あんぽう）などを行う.

記録・報告

・穿刺中のバイタルサインの変動
・患者の主訴，状態
・髄液の性状（色，混濁の有無，凝固物の有無，におい，沈殿物［浮遊物］の有無，クエッケンシュテット現象*，採取量，検査項目など）

*クエッケンシュテット現象：両側頸静脈を平手で強く圧迫すると髄液圧が上昇し，手を離すと下降する現象をいう. くも膜下腔に閉塞があるとゆるやかな上昇・下降速度になるか，もしくは変化せず，その程度でくも膜下腔の閉塞度合いを測ることができる.

学習課題

1. 検体検査・生体検査の種類を説明してみよう

2. 検体検査・生体検査の違いをふまえ，検査時に必要な援助を考えてみよう

3. 静脈血採血について，注射器使用の場合と滅菌真空採血管使用の場合の違いを説明してみよう

第**IV**章

基本的ニーズ
充足に向けた
看護技術

学習目標

1. 基本的ニーズに関する基礎的知識について学ぶ
2. 基本的ニーズのアセスメントと診断（看護上の問題）について学ぶ
3. 基本的ニーズの充足に向けた安全な看護技術について根拠をふまえて学ぶ
4. 基本的ニーズの充足に向けた援助の評価について学ぶ

第Ⅳ章 基本的ニーズ充足に向けた看護技術

1 環境・衛生

この節で学ぶこと

1. 環境・衛生の意義と生活との関連について理解する
2. 環境・衛生に関するアセスメントについて理解する
3. 環境・衛生に関する看護上の問題・ニーズ（看護診断）について理解する
4. 環境・衛生にかかわる援助方法について理解し，援助技術を習得する

A. 基礎知識

1 ● 病床環境

a. 病院の構造

　患者が療養中に多くの時間を過ごす病室環境のなかで，空間・設備については，構造上決まっているものが多い．

　病室は，患者を1人で入院させるもの（個室）と2人以上を入院させるもの（多床室）がある．患者1人当たりの病室床面積は，医療法施行規則（第3章第16条3, 4）により規定されている．病院の病室および診療所の療養病床は内法による測定で患者1人につき6.4 m²以上，その他の病室では個室は6.3 m²以上，多床室は1人につき4.3 m²以上となっている（小児のみの病室では，多床室の床面積を2/3以上とすることができる．ただし，一つの病室の床面積は6.3 m²以下であってはならない）．病床については，その他に1992年の医療法の改正により認められた療養病床では，一つの病室の病床数を4床以下にすることも規定されている．その他，ベッド間隔，廊下幅なども規定されており，療養空間にも基準が定められている．

　療養空間は，プライバシーや移動などの生活のしやすさ，安全性の確保という観点で重要であるため，療養に必要なスペースが確保できているのかどうか確認する必要がある．とくに多床室では，プライバシーの確保が非常に困難である．相談したい場合など，プライバシーを確保する必要がある場合は，患者がひとりになれる場所を確保することも必要となる．また，同室者との人間関係も入院生活の快適さに影響しているため，病室内での人間関係にも配慮が必要である．

b. 適切な病室環境

　患者にとって入院は，その治療や苦痛，不安，慣れない生活環境，時間や行動制限などを伴うものであり，それまでの生活での環境が大きく変化する出来事である．そのため，病室は治療の場として考えるだけでなく，患者の生活の場としても認識する必要がある．入院患者にとって療養に適した環境下で生活することは，疾病回復とともに，患者自身が疾病を治そうとする自然治癒力や闘病意欲の向上など，心身に大きな影響を与えている．したがって，患者が少しでも快適な療養生活を送るうえで，環境調整を行うことも看護師

表Ⅳ-1　適切な病室環境の目安（温度・湿度，採光・照度，騒音，臭気のレベル）

	一般的な目安
温度	外気温との差を5℃以下にする 快感域の温度：夏季20〜24℃，冬季17〜21℃
湿度	夏季50〜65％，冬季45〜60％
採光・照度	病床の1/7以上の太陽光が入る 室内照明は100〜200 lx，手元照明（スポットライト）は300 lx 廊下は100 lx
騒音	昼間：50 dB以下，夜間：40 dB以下
臭気	不快と感じるにおいを除去または減弱させる（換気または消臭剤などによるにおいの吸着・分解を行う）

にとって重要な役割であるとされている[1]．しかし，あるアンケート調査では，半数以上の患者が「看護師から病室内の温度・湿度の状態について聞かれたことはない」と回答しており，看護師の病室環境に対する関心の低さがうかがえる[2]．大半の病棟においては，温度や湿度の調整には空調管理システムを使用していることから，完全に個別に環境調整を実施することは難しい．しかし，まず看護師自身が，**病室環境（温度・湿度，採光・照度，騒音，臭気など）の調整**について関心を高め，その知識をもつ必要がある（**表Ⅳ-1**）．

1）温度・湿度

　病室の気候（主に**温度・湿度**）は，身体的生理機能が保たれていない患者もいるため，比較的一定の気候条件に調整されている．室内環境は，季節による外気候，病室の構造，方角，着衣，患者の状態により，快適と感じる温度・湿度は異なる．とくに影響の大きいのは，季節による外気候の変化である．夏と冬では快適と感じる温度・湿度が異なることに注意する必要がある．夏季の冷えすぎを防止するためには，外気温との差が5℃以内とすることを目安とする．病室の**温度調整**は，空調設備により行われることが多いため，とくに多床室では全員が快適と感じる状態に設定することは困難であることもある．そのため，寝具や衣類で調整するなど，細やかな工夫を行うことが重要である．また，**湿度**については，カビや細菌の繁殖を抑える観点から，加湿をしていないことが多い．しかし，呼吸器疾患の患者などは，湿度が40％以下とならないように，個別に加湿することが必要である．

2）採光・照度

　病室の明るさは，室外の太陽光を取り入れる「**採光**」と照明の明るさ「**照度**」により調整される．光環境は，昼夜の区別をつける生体リズムの形成に大きく影響している．そこで，昼は明るく，夜は暗い環境が保たれることが重要である．また，明るすぎる光は，強い刺激となり，患者の疲労を増強させることがあるため，カーテンなどで調整を行う必要がある．暗すぎる場合は，ベッドサイドで安全な看護技術を提供することが難しくなるため，採光と部屋または手元の照明などで，必要な明るさを適宜確保する必要がある．

　病室の採光については，**建築基準法**（第28条）により床面積の1/7以上と定められている．また，病院の**照明基準**は**日本工業規格**により，場所や作業別に照度基準が定められている．病室と比較して，診察室や手術室は明るくなるよう定められている．

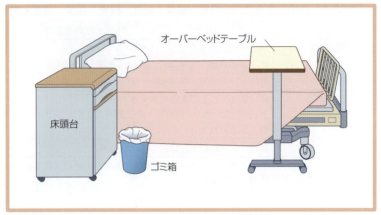

図Ⅳ-1　ベッドおよびベッド周辺の物品

3) 騒音

　療養生活のなかで，適度な静けさも重要な要素である．しかし，病室内外ではさまざまな音が生じており，患者が不快に感じることも少なくない．普段は気にならない音でも，不安などの心理的要因により些細な音が気になり，不眠やストレスの原因となることもある．病室での騒音として，医療機器からの機械音，他の患者の話し声・うめき・いびき，看護師・医師の足音や話声，ワゴンや器具が触れ合う金属音，ドアの開閉音，トイレや洗面所の水音などがあげられるが，療養生活や業務上避けられない音も多い．そのため，看護師が音に対して十分に意識して，患者への音の配慮を行う必要がある．

　環境基準としては，**環境基本法**（第16条）により療養施設がある地域は昼間（6時～22時）は50 dB以下，夜間（22時～6時）は40 dB以下と定められている．

4) 換気，臭気

　清浄な空気の存在は普段気づきにくいが，空気の汚染や臭気があると不快となる．換気については，**建築基準法**により機械換気の場合は1時間当たり20 m³/人と定められている．しかし，ベッドメーキングなどを行うさいは，一時的に粉じんが舞うため，可能な場合は空調による換気だけでなく，**室内の換気**を行う必要がある．

　また，病室ではベッド上での安静が必要な患者も多いため，排泄物の臭気，体臭，食物臭，薬品臭などがベッドサイドに混在し，不快な臭いとなる．細やかな清潔援助やすみやかな下膳，排泄物の除去によって**臭気の発生**を抑えるとともに，臭気を取り除くために換気が必要である．

c．病床

　患者に必要な物品として病室には，ベッド（寝具含む），床頭台，オーバーベッドテーブル（**図Ⅳ-1**）があり，その他，椅子，ゴミ箱，電気スタンド，ロッカーなども設置されている．

1) ベッド

　ベッドは，高さや背もたれの調節できるギャッチベッドが使用されることが多いが，さまざまな機能を備えたものがあり，患者に合わせて使われている．最近では，高さや背もたれ角度の調節を電動で調節できる**電動ベッド**が導入されることが多くなった．電動ベッ

表IV-2　寝衣の選択例

患者の状態	選択する寝衣の例
・手先が動かない	前開き型で，面ファスナーなどで合わせが止めやすいもの
・四肢の動きに制限があり，同一体位で臥床している	前開き型．全介助での体位変換・寝衣交換となるため，ファスナーや面ファスナーで合わせ目が大きく開くような着脱が容易な形態のもの
・発熱による発汗がある ・尿失禁がある	綿などの汗を吸収しやすい素材のもの（綿は吸水性が高いが，放湿性は少ないため，こまめな寝衣交換が必要）

ドの導入で，患者が自分でベッドの背もたれ角度を調整することができて便利になった半面，下半身麻痺の患者が，電動ベッドの背もたれの調整中にサイドレールに頸部を挟まれて死亡したという事故や，認知症の高齢者がサイドレールの隙間に頭を入れてしまい，挟まれるという事例も起きている．また，ベッドは移動可能なようにキャスターがついている．ストッパーをかけ忘れるとベッドが少しの力で移動してしまい，患者の転倒にもつながる可能性がある．ベッドを患者に使用する場合には，必ずストッパーをかけることも重要である．その他，転倒の原因となりうる，手動で背もたれや高さを調節するためのギャッチベッド用ハンドルなどが収納されていることも確認する必要がある．ベッドからの転倒・転落は医療事故のなかでも多くの割合を占めており，ベッドの使用にあたっては**事故を防止する視点**で環境を整える必要がある．

2）寝　具

　マットレスは，患者の状態に合わせてさまざまな種類のものが用いられている．マットレスの選択では，**硬さ，吸湿性，通気性**を考慮する．とくに，褥瘡予防では体圧コントロールのために，エアーマットレスなどが用いられることが多い．

　寝具はかけ物，しき物，枕の3種類がある．それぞれ，病院によって基準寝具が決められていることが多いが，患者の状態に合わせて，使用する寝具を選択することも必要となる．また，ベッド上で生活することが多い患者にとって，寝衣と同様にシーツ類（寝具のカバー）の皮膚に触れている時間は長く，汚染する機会が多い．また，シーツ類は汚染により，通気性，吸湿性，保温性が変化する．そのため，シーツ類は定期的な交換が必要である．シーツ類の汚染は清潔面だけでなく，寝心地や見た目を損なうこととなるため，ベッドメーキング，シーツ交換は快適な病床環境を維持するために重要である．

d．寝　衣

　健康な人にとって寝衣は睡眠時に着用することが多いものである．しかし，患者にとっては，寝衣を一日中着用することが多く，着用時間が長い．寝衣は直接皮膚に接しているため，汗，皮膚，あかなどにより汚染するだけでなく，食事，排泄などの日常生活動作によっても汚染する．汚染した状態が続くと，皮膚の正常な機能を妨げ，褥瘡などの皮膚障害や感染のリスクを高めることになる．また，寝衣は汚染により，通気性，吸湿性，保温性が妨げられるため，寝衣交換が必要である．患者は発熱による発汗，創傷や手術による創部の血液や分泌物，排泄物などで寝衣が汚染する機会が多いという特徴があるため，寝衣交換の必要性はより高くなる．また，上・下肢の障害がある患者は寝衣の着脱が困難になることもある．そのため，患者に合った寝衣を選択する必要がある（**表IV-2**）．

2 ● 環境・衛生行動に影響を与えるもの

a. 運動・活動能力

運動能力が制限・障害されると，セルフケアで行われる環境整備や寝衣交換に援助が必要になる．また，動きが制限されると，生活空間も制限される．そのため，患者の生活する範囲に合わせて環境調整をする必要がある．

立位，歩行などが不安定な場合は転倒しやすくなるため，不要な物品や床面の水滴など，転倒につながるものをベッド周りから排除する必要がある．

b. 生活習慣

患者のベッド周りは生活空間であるため，私物も多い．物品の配置や使用方法にも個人の好みやこだわりが存在する．ベッド周辺の清潔や安全確認だけでなく，物品の配置など環境の確認を患者に行う必要がある．

c. 心理・社会的背景

病室での音やスペースなど環境に対する感じ方は，不安の有無や医療者・同室患者との人間関係によっても異なる．患者は入院することによって，それまでの生活の場から離れ，不慣れな環境に身を置いている．入院という環境の変化により，患者がどのような心理状況に置かれているのかを留意する必要がある．

d. 疾病（感染）

感染症の場合は，環境整備のさい，他の患者や看護師への感染を予防する方法を考慮しなければならない．また，感染しやすい状態の患者の場合は，常在菌による日和見感染の危険性も高まるため，より注意深く周辺の環境が清潔に保たれるようにする必要がある．

B. 看護実践の展開

1 ● アセスメント

環境・衛生に関連するアセスメントの主な項目を**表Ⅳ-3**，**Ⅳ-4**に示した．これらの項目は，環境整備，寝衣交換，ベッドメーキング，シーツ交換の計画を立案する前だけでなく，援助の実施前後にも行い，環境に関するニーズの変化や状態の変化に対応できるようにする．

2 ● 看護診断（看護上の問題・ニーズ）

以下に環境・衛生に関連した主な看護診断とその要因を示す．

①整容・更衣・清潔・排泄・摂食のセルフケアができない状態（セルフケア不足）：ADL（日常生活動作）に制限を生じる機能障害や治療上の行動制限，体力消耗などでその行為を実行できない場合には，環境整備や更衣等を行う能力が障害され，セルフケアができない状態となることがある．また，セルフケアを行う施設・設備・用具が準備できないなど，患者に合った環境整備が行われない場合にも起こる問題である．

②移乗や移動に伴う危険が予測される状態（外傷・転倒リスク）：知覚障害や身体障害，認知機能が障害されている場合には，移乗や移動のさいに転倒を起こしやすくなる．入院環境に不慣れな場合，不適切な設備・環境，補助具（杖，歩行器，車椅子など）の不適切な使用によっても起こる場合がある．

1. 環境・衛生　　223

表Ⅳ-3　環境整備に関するアセスメント項目

	主な観察項目		アセスメント内容
	主観的情報	客観的情報	
空気環境	温度・空気の不快感	・温度・湿度 ・換気の頻度	・温度・湿度 ・換気
明るさ	まぶしさ，暗さの訴え	・照度の快適さや適切さ（時間や生活に必要な明るさがあるか） ・光の当たり方（日光や照明，カーテンの位置など）	採光・照明
音	音に対する不快感（ドアなどの開閉音，室内外での話し声や足音，同室者の音楽やテレビ等の音，医療機器・器具からの音，トイレ・洗面所の水音など）	・音の大きさ，頻度（昼間と夜間など時間帯に合わせる） ・室内の滞在時間	騒音
におい	においに対する不快感	臭気を発するものの有無（ポータブルトイレや尿器内の排泄物，放置された食べ物，花瓶の水など）	臭気
生活空間	・空間やプライバシーに対する訴え ・生活のしやすさ，動きやすさなどの訴え	・プライバシーが保たれているか（カーテンなど） ・必要物品が手元にあるか（ナースコールなど） ・生活に不要な物品が移動などを妨げていないか（物品の片づけ忘れや放置など） ・安全な環境か（ベッドの高さ・ストッパー，サイドレールの位置・高さ・隙間，床の状態［水滴など］，履物の位置など） ・点滴やドレーンなどのチューブ類の抜け・詰まりの原因となる位置・状態はないか	・プライバシー ・生活しやすさ ・快適さ ・事故防止

表Ⅳ-4　寝衣交換・寝具に関するアセスメント項目

	主な観察項目		アセスメント内容
	主観的情報	客観的情報	
寝衣・寝具	・寝衣・寝具の不快感 ・寝衣の着脱のしやすさ ・寝衣・寝具の快適性	・患者の状態（ADLや疾病）に合った寝衣・寝具か ・寝衣交換やベッドメーキングの頻度，寝具類の定期的な整備，交換の有無 ・寝衣・寝具の汚染やしわの有無（汗，排泄物，分泌物など）	・寝衣・寝具の適合性 ・寝衣・寝具の汚染，審美性

③**感染の危険性が高まる状態（感染リスク）**：易感染性の患者の場合，病床に存在する細菌類から感染する危険性がある．不適切な環境整備や寝衣・寝具の汚染が放置されると，さらに感染の危険性が高まる．

④**入眠障害や不眠，排泄リズムが混乱する状態（睡眠パターン混乱，便秘）**：夜間の光や物音，同室者の存在，環境の変化（寝具の違い，就寝時間の違いなど）といった入院に伴う環境変化によって，睡眠パターンに混乱が生じて入眠障害や不眠を起こすことがある．また，排泄リズムについても排泄機能の障害だけでなく，多床室での床上排泄やベ

224 第Ⅳ章 基本的ニーズ充足に向けた看護技術

表Ⅳ-5 ベッドを安全に使用するための10の要点

1. サイドレール等の隙間を埋めて！（サイドレールの隙間に挟まれる危険性がある）
2. サイドレールは高いものを！（サイドレールを乗り越えて転落する危険性を除く）
3. 使用前に説明を！（正しい使用法を患者と家族に説明する）
4. 手元スイッチはここにかけて！（無意識に触れることがないよう，頭部側のベッド柵外側にかける）
5. キャスターやストッパーは固定して！（固定されていないと思わぬケガをすることがある）
6. ベッドの高さは適切な位置に！（ベッドが高いと乗り降りの際に転落する危険性がある）
7. 移乗の際は高さを合わせて！（ベッドの高さを調整し，移乗しやすい高さにする）
8. 整理整頓を！（ベッド周りには不用意に物を置かない）
9. 動くものにつかまり歩行は注意！（動くもの（ベッドサイドテーブル，点滴スタンド，カーテンなど）を支えにして歩くと，転倒の可能性がある）
10. サイドレールの点検を！（点検の怠りで思わぬケガをすることがある）

（医療・介護ベッド安全普及協議会：医療・高齢者施設におけるベッドの安全使用マニュアル―安全な療養環境の構築のために．http://www.bed-anzen.org/data/use/bed-anzen.pdf 2017年12月18日検索）

ッドサイドでの排泄時に，プライバシーの確保が困難な場合に起こることがある．

3 ● 計画立案・実施

病床環境を整備する援助や患者の寝衣・寝具の衛生を保つ援助は，患者のADLに合わせて，清潔に，安全・安楽に実施されるよう計画立案し実施する．

【目標／成果】

①**ADLの自立度に応じて快適で生活しやすい環境を維持する**：快適な環境（清浄な空気，快適な温・湿度，音，明るさ）が維持され，環境に関する不快感の訴えがない，自立，または一部介助によって，整容・更衣・清潔・排泄・摂食のセルフケアができるなど．

②**外傷や転倒が予防される**：患者に適した安全な病床環境が整備され，移乗・移動時の外傷や転倒がみられない．

③**感染が予防される**：定期的な環境整備，寝衣・寝具交換が行われ，皮膚の発赤などの感染症の症状がみられない．

④**睡眠や排泄のリズムに配慮した環境を整備する**：患者にとって不快な環境の継続やプライバシーの配慮不足による不眠や便秘などの訴えが聞かれない．

【実施】

環境・衛生を保つ援助には，周囲の環境の清潔・安全保持を行う環境整備に加え，患者に直接的に触れる寝衣，寝具の交換（寝衣交換，ベッドメーキング，シーツ交換）がある．

病床周囲の環境整備 ☞ p.226の Skill 28 参照

病床周囲の環境は，①清潔さ，②安全性，③生活しやすさ・快適さに配慮して整備を行う．ベッド周りは対象者の生活空間であり，私物も多いため，物品を移動するさいは許可を得て行い，移動した物品は元に戻す．ベッド周囲の物品を移動する必要がある場合には，対象者に十分な説明をして行うとともに，自立度に合った物品配置となっているかどうか検討する．また，ベッドに関連するさまざまな事故を予防することも重要であるため，適切に使用しているかどうか確認を行う（**表Ⅳ-5**）．事故報告としても多い転倒については，ベッドのストッパーだけでなく，ベッド周囲の動くもの（オーバーベッドテーブル，床頭台，点滴スタンド，カーテンなど）に患者がつかまって歩行しようとすることが原因であ

1. 環境・衛生　　**225**

ることがしばしばある．そのため，患者の周辺の動くものについては，必ずストッパーなどで固定されていることを確認する．

寝衣交換　☞ p.227 の **Skill ㉙** 参照

　寝衣が汗，血液，分泌物，排泄物，食品，薬品などで汚染した場合には**寝衣交換**し，皮膚を清潔に保つことが重要である．また，麻痺がある患者は衣類の着脱時に，四肢を動かす機会となるため，自立度に応じた援助を計画する．

シーツ交換，ベッドメーキング　☞ p.230 の **Skill ㉚** 参照

　病床の快適な環境を維持するため，ベッドで患者の皮膚に触れるシーツ類を含めた寝具の整備も重要である．入院患者を迎えるさいに行う**ベッドメーキング**や入院中の**シーツ交換**によって，清潔な環境を維持する．シーツ交換は定期的な交換だけでなく，汚染時もすみやかに交換する必要がある．汚染する機会が多い患者に対しては，汚染しやすい部位を防水シーツなどでおおい，汚染時に部分的な交換が行えるようにしておく．

4 ● 評　価

　環境・衛生に関連した援助の評価は，目標に照らし合わせて行う．評価の視点としては，病床環境が**清潔・安全**に維持されているか，**快適**で生活しやすい環境となっているか，患者の人間関係に配慮した**プライバシー**の保たれる空間であるか，患者の寝衣・寝具は患者に適したものが選択されているか，患者の寝衣・寝具が清潔な状態に維持されているかなどである．

コラム **基礎看護技術から発展した臨床現場の実際①―ベッドメーキング**

　病院等の施設で用いられるシーツ類にはさまざまな種類がある．たとえば，下シーツはフラットシーツのほかに，ボックスシーツ（フィットシーツ）がある．ボックスシーツは，シーツの全周がゴム仕様になっているため，マットレスに簡単にセットでき，ベッドメーキングの時間が短縮できるようになった．毛布などのかけ物は上シーツとスプレッドでおおうものよりも包布や毛布カバーでおおうことが多くなっている．いずれもマットレスやかけ物をおおい，汚れを防止する目的で使用されている．施設によりさまざまなベッドメーキングの方法がとられているが，目的や患者の特性を考慮して，よりよい方法を模索しながら実践することが大切である．また，看護師がより専門的な役割を遂行するため，看護業務の分担が進められ，退院後の患者の空きベッドや離床可能な患者のベッドのベッドメーキングについては，看護助手や業者へ委託する場合もある．委託する場合は，看護師が患者の状態変化をアセスメントし，適切に委託するベッドを選定することが大切である．

ボックスシーツ
[写真提供：九州日立マクセル]

226 第Ⅳ章 基本的ニーズ充足に向けた看護技術

C. 実践におけるクリティカル・シンキング

演習 1 吐き気と倦怠感で臥床がちな三田さんへの看護

　60歳の三田さん（女性）は，胃がんで化学療法の初回入院治療を行っている．日常生活活動は自分で行っているが，吐き気とだるさ（倦怠感）があり，「なるべく横になっていたい．動くと体が重いし，ふらふらすることもある」と臥床していることが多い．昼間は病室内のトイレに行っているが，夜間ふらつきがあるため，ポータブルトイレをベッドサイドに置くことになった．「なるべく動かないでいろいろ取れるようにしています」とベッドやオーバーベッドテーブル，床頭台などの上に，ティッシュやタオル，コップ，ペットボトルの飲み物，ストロー，テレビのリモコンなどが置かれている．

Q1. 三田さんの環境整備はどのように行うか，それはどのようなアセスメントに基づいて判断すべきか．

Q2. 三田さんのシーツ交換を行うさいに配慮すべきことは何か．

[解答への視点☞ p.501]

Skill㉘ 環境整備

目的 ▶ 患者の周囲の環境を快適に保ち，自然治癒力や闘病意欲の向上をはかる．

●必要物品
①ワゴン　②ペーパータオル（またはタオル）　③バケツ（掃除用）　④中性洗剤溶液　⑤手袋
⑥粘着テープ式掃除用具　⑦ゴミ袋

アセスメント	根拠/ポイント/注意
❶ベッドおよびその周囲の汚れ，ほこりの有無を確認する．	**根拠** 通常，細菌は汚れ・ほこりに付着した状態で浮遊しているため，汚れ・ほこりの除去が必要となる．
❷患者の自立度に合わせたベッド周囲の物品の配置になっているか確認する．	**根拠** 移動を妨げるような物品の配置はADLの向上を阻害する．
❸通常の物品配置と患者の生活しやすさとの関係を確認する．	**注意** 物品の配置には個人のこだわりや使いやすさもあるため，許可を得ずに移動しない．
❹無菌操作を必要とする処置の時間を確認し，シーツ交換やベッドメーキングを行う時間を決める．	**根拠** シーツ交換，ベッドメーキングによりほこりが空気中に浮遊し，浮遊したほこりは30分程度で落下する．無菌操作時のほこりの落下を避けるため，処置開始30分前または処置後に環境整備を行う．

実　施	根拠/ポイント/注意
❶手洗いを行う．	
❷手袋をする．	
❸部屋に設置されたゴミ箱のゴミを始末する．	
❹目線より高いところのほこりを，ぬらしたペーパータオルなどで拭きとる．	▶・ドア上部　・壁面上部 　・窓の桟　・カーテンレール　など
❺枕，シーツ上のちり，抜け毛などを，粘着テープ式掃除用具を使用して除去する．	▶ベッド上で生活しているため汚れやすい．
❻下シーツのしわを伸ばし，枕，かけ物を整える．	

1. 環境・衛生　**227**

❼水または中性洗剤を入れた溶液をバケツに用意し，ペーパータオルを濡らして手指がよく触れるところの汚れ，ほこりを拭きとる.

- ・床頭台
- ・オーバーベッドテーブル
- ・ベッド柵
- ・ナースコール
- ・椅子

- ・戸棚・引き出しの取手
- ・ドアノブ
- ・電気スイッチ
- ・電話　など

拭き方のポイント
- ・清掃する順番は，上から下，部屋の奥から手前へと行う.
- ・拭きとり方向は一方向で，ほこりを立てないように静かに拭きとる.
- ・患者にほこりをかけないように，移動できる場合には声をかけ，移動してもらう.

▶作業効率を考えて清掃を行う.

▶タオル類に拭きとったほこりを再付着させないよう，一方向で拭きとる.

❽ベッド周りの物品を患者の許可を得て整理する.

注意 許可なく物品を移動すると，使いたいものがすぐ使えなくなったり破損したり紛失してしまうことがある.

❾床のほこりを除去する.
❿病室内の環境（温度，湿度，光など）を確認し，適宜調整する.

▶患者に合った適切な環境を維持する（☞p.223，**表Ⅳ-1**）.

⓫環境整備が終了後，手洗いを行う.

根拠 手指を介して，環境表面の汚染を伝播しないようにする.

評価・記録・報告	根拠/ポイント/注意
❶客観的情報，主観的情報 　・病室・ベッド周辺の汚染状況 　・ベッド周辺の物品の配置 　・ベッド周辺の物品の整理状況 　・環境整備への協力・参加度・自立度 　・環境整備に関する訴え　など ❷ケア計画の継続と変更	▶環境整備の目的が達成されたかどうかを確認する. 　患者の自立度に合わせた物品の配置，患者の行動・気分などの変化を確認する. ▶環境整備で得られた情報を整理し，ケア計画を見直す.

Skill㉙ 寝衣交換（輸液中の患者の寝衣交換は☞p.392）

目的 ▶ 発汗などにより汚染しやすい患者の衣類を交換することにより患者の清潔を保つ.

●必要物品
①寝衣　②綿毛布（またはタオルケット）
必要に応じて，下着，ランドリーカート（またはランドリーバッグ），粘着テープ式掃除用具，ゴミ袋

アセスメント	根拠/ポイント/注意
❶身体状態を確認する. 　・バイタルサインズ　　・関節可動域 　・移動能力　　　　　　・体位変換の必要性 　・点滴・ドレーン・チューブ類挿入の有無 　・疲労度　　　・倦怠感の有無　など ❷寝衣の汚染度. 　・食物・飲料　　・汗・ほこり　・排泄物 　・血液・滲出液　・薬品　など ❸対象者の状態（体格，自立の程度）による物品，必要人員の検討. ❹寝衣交換と清拭，シーツ交換を同時にするか確認する.	▶身体状態によって，ケア計画の詳細を検討する. ▶寝衣交換による患者の状態悪化を防止する.

実　施	根拠/ポイント/注意
和式（着物式）寝衣の場合	
❶患者に説明し同意を得る.	根拠 ケア目的の共有とケアへの協力（必要物品, 心身の準備）を得る.
❷周囲の環境を整える. ・室温（24±2℃）, 隙間風がないかなどの確認. ・カーテン, スクリーンで周囲をおおう.	▶保温・プライバシーの保護に留意する.
❸必要物品を準備し, 使用しやすい位置に配置する.	▶看護師の動作効率を考える.
❹患者の準備をする. ・綿毛布をかける. ・かけ物を足元に扇子折りにする.	▶冷感を感じさせないよう, 保温を行う.
❺和式寝衣の交換をする. a) 寝衣のひもを解き, えり元を手前に引き, 片側を脱衣する.	注意 看護師に近い側から脱衣する. しかし片側に麻痺がある場合や点滴をしている場合は, 健側から脱がせ, 患側から着せる（☞p.397）.
b) 肘関節をしっかりと支え, 過重な負担がかからないように, 肩から腕に向けて脱衣する（1）.	▶えり元を手前に引き, ゆるめておくと袖を抜きやすい.
c) 脱衣した部分は内側に小さく丸め, 清潔な寝衣を脱衣した側から着せる（2）.	▶落屑などを落とさないようにする. 身体の露出を少なくするよう, 前身ごろを整える.
d) ベッドの反対側に回り患者を側臥位にする.	
e) 片方の手で患者を支え, 汚れた寝衣を体の下に巻き入れる.	▶落屑や汚染した寝衣と新しい寝衣が極力触れないようにする.
f) 清潔な寝衣を背面に下ろし, 患者の背面のしわをとる（3）.	▶寝衣のねじれ, しわを防ぐため, 肩に寝衣の肩山, 脊柱に背縫いを合わせる.
g) 下側になった前身ごろを身体の下に押し入れ, 仰臥位にする.	
h) 汚れた寝衣を身体の下から引き出しながら脱がせ（4）, 内側に丸め, ランドリーカートなどに入れる.	▶落屑などを落とさないようにする.
i) 新しい寝衣を広げ, 着せる（5）.	▶患者の動きが最小になるよう, 袖口はたぐり寄せ, 送り手, 迎え手の要領で袖を通す.

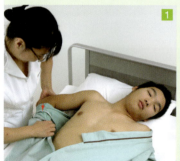

一方を肩から腕に向けて脱衣

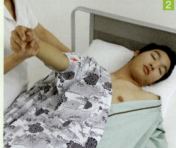

新しい寝衣を脱衣した側から着せる

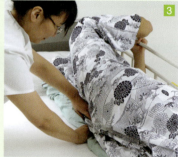

側臥位にし新しい寝衣を背面に下ろす

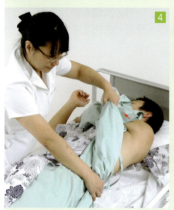

汚れた寝衣を脱がせる

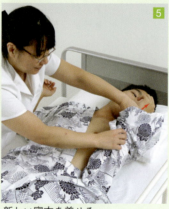

新しい寝衣を着せる

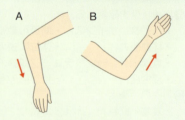

患者の上肢の動き

A：肘関節を下から支えて脱がせ（1）, 次に手関節を支えて腕を下方に伸展させ着せる（2）. B：肘関節を支えながら曲げ（4）, 腕を上方に伸展させ着脱する（5）. 伸展前に, 寝衣は肘関節の位置にしておく.

1. 環境・衛生

j) 寝衣の前身ごろを伸ばし，えり元を合わせる．	
k) 患者の膝を立て，殿部を挙上してもらい，背縫いを患者背部の中心になるようにして軽く引く．	▶たるみやしわ，よれを防ぐ（寝衣の背部，腰部，袖はしわになりやすい）．
l) ひもを結び，寝衣・体位を整え，綿毛布をとり除き，かけ物をかける．	注意 ひもは縦結びにしない（縦結びは，死亡時のひもの結び方である）．
❻患者の状態を確認し，ナースコールやベッド周りの物品を整える．	▶寝衣の着心地，外観も確認し，ベッドサイドを離れてもよい環境に整える．
❼カーテン，スクリーンなどを元に戻し，洗濯物を片づける．	

パジャマの場合

❶「和式寝衣の場合」の❶～❹と同様．	▶前開きのパジャマの上着は，和式寝衣と基本的に同じ手順でよいが，前が開かないパジャマ（丸首）の場合には，両方の袖を脱衣したあとに，頭部から上着を脱衣する（対象者が両手を挙上できる場合には，両手を挙上した状態で着衣の裾を上げ，頭部から脱衣しながら，袖も腕から抜いてよい）．
❷上着のボタンを外し，片側を脱衣する．	
❸反対側に回り，もう片側を脱衣する．	
❹「和式寝衣の場合」の❺ c)～j)と同様．	
❺ズボンを脱がせる（ 1 2 ）．	▶殿部を自力で浮かせられない場合は，ズボンの脱着のさいに，片方の手で殿部をもち上げ，他方の手でズボンを脱着する（片手で殿部がもち上がらない場合は，側臥位にする，または2人で行うなどの工夫をする）．

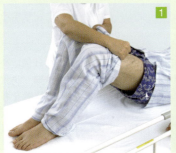 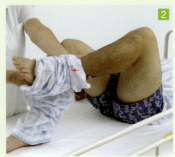

膝を立てて殿部を浮かせて，ズボンを大腿部まで下ろす　　膝まで下ろしたら，片方ずつ支えながら脱がせる

❻清潔なズボンを履かせる．	
・清潔なズボンの裾をたぐり，片足ずつ入れる．膝を立て，殿部を上げてズボンを履かせる．	
❼身体の下になっている部分の上着，ズボンを整える．	▶着心地を点検し，よれやしわがないようにする．
❽体位を整え，綿毛布をとり除き，かけ物をかける．	
❾患者の状態を確認し，ナースコールやベッド周りの物品を整える．	根拠 安楽な状態に整える． ▶寝衣の着心地，外観も確認し，ベッドサイドを離れてもよい環境に整える．
❿カーテン，スクリーンなどを元に戻し，洗濯物を片づける．	

評価・記録・報告	根拠/ポイント/注意
❶客観的情報，主観的情報 ・寝衣交換時の患者の状態観察（皮膚，関節可動域の観察を含む）． ・疲労度　・寝衣交換の自立度　・訴え ・バイタルサインズ　・転倒・転落の防止の方法 ❷寝衣交換時の看護師の負担 ・看護師のボディメカニクス ・作業効率　・エネルギー消費	▶寝衣交換の目的が達成されたかどうか確認する．着心地や患者の状態に見合った寝衣が選択されているか確認する．
❸ケア計画の継続と変更	▶更衣時の情報を整理し，ケア計画を見直す．

Skill㉚ ベッドメーキング

目的 ▶ 清潔な枕カバー，シーツ類によって病床を整えることにより患者の生活環境を快適に保つ．

●必要物品
①マットレスパッド　②下シーツ　③上シーツ　④毛布　⑤スプレッド　⑥枕カバー　⑦ランドリーカート（またはランドリーバッグ）　⑧マスク
必要に応じて，横シーツ，防水シーツ，包布，タオルケット，ディスポーザブルエプロン，粘着テープ式掃除用具，ゴミ袋

アセスメント	根拠/ポイント/注意
❶身体状態を確認する． 　・バイタルサインズ　・関節可動域　・移動能力 　・体位変換の必要性　・疲労度　・倦怠感の有無　など ❷患者の状態（体格，自立の程度）による物品，必要人員を検討する． ❸シーツ類の汚染度を確認する． ❹シーツ交換，ベッドメーキングの時間とケア・処置の時間を確認する．	▶身体状態によって，ケア計画の詳細を検討する／ベッドメーキングによる患者の状態悪化を防止する（看護師の腰痛も防止する）．

実　施	根拠/ポイント/注意
❶マスクをする． 　（必要時にはエプロンをし，看護師の衣類にほこり・細菌が付着することを防止する） ❷患者に説明し同意を得る． ❸周囲の環境を整える． 　・室温（24±2℃），風がないかなど確認． 　・了解を得て換気を行う． ❹必要物品を準備し，使用しやすい位置に配置する． 　・シーツ類は輪を手前にしてそろえ，ワゴンなどにそろえる． ❺ベッド周辺の環境を整える． 　a）必要時，ベッドメーキングしやすい位置にベッドを移動し，ストッパーをかける． 　b）ベッドを作業しやすい高さに調節し，ベッド柵もとり除く． 　c）ベッド周りにある物品を破損しないように，了承を得て移動する． ❻移動可能な患者には病室外に移動してもらう． ❼ベッドメーキングを行う． 　a）枕カバー，上シーツ，下シーツ，マットレスパッドを静かに取り外す． 　b）下シーツはほこりやちりを落とさないよう，内側に小さくまるめ，ランドリーカートなどに入れる． 　c）四つ折りの新しいマットレスパッドをマットレスの下端と中央に合わせて敷く．	根拠 ほこりが立つので，看護師の呼吸器を保護する． 根拠 ケア目的の共有とケアへの協力（必要物品，心身の準備）を得る． ▶保温に留意する． ▶患者の状態に合わせて，交換するシーツ類，防水シーツなどの枚数と敷く位置を考える． ▶患者の安全・安楽および看護師が作業しやすい環境とする． 根拠 ほこりがたつので，病室外に移動してもらう． ▶ほこりやちりの拡散を最小限にする．

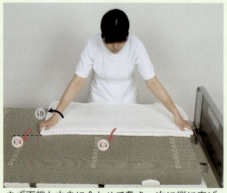

まず下端と中央に合わせて敷き，次に縦に広げて（①），最後に横に広げる（②）

1．環境・衛生　**231**

d) 下シーツの中央をマットレスパッドの中央に合わせ，頭側と足側のマットレスを包める長さを確保して，シーツを広げる（1〜3）．

▶ マットレスパッドと下シーツの中央が合うように，最初にシーツを縦半分に広げる．

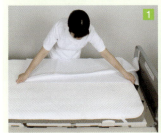
下シーツの中央とマットレスパッドの中央を合わせる

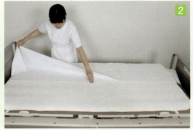
縦に広げる

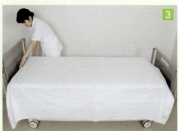
横に広げ，全体をおおう

e) 下シーツの頭側をつくる（4〜9）．

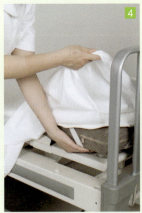
ベッド頭部に立ち，頭側の手でシーツを把持し，もう一方の手でマットレスをもち上げる

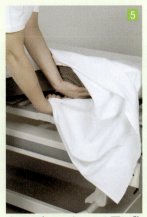
シーツをマットレスの下に敷き込む

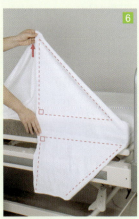
シーツの折り返し部を上に引き，三角をつくる

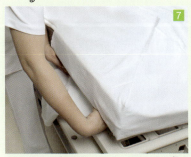
下に垂れた部分をマットレスの下に敷き込む

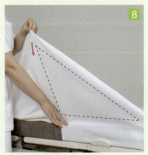
上の三角部分を下に折り込む

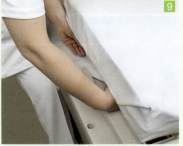
マットレスの下に敷き込む．三角をつくることで崩れにくくなる

f) ベッドの反対側に回り，同じように頭側の角のシーツを三角につくり，マットレスの下に入れ込む．

g) ベッドの足側に立ち，下シーツを水平に足側に引き，力を抜くことなくマットレスの下にシーツを敷き込む（10）．

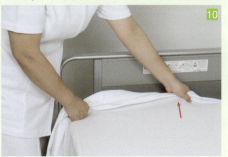

h）頭側から足側に向かってマットレスの横に垂れたシーツをマットレスの下に入れる．
i）下シーツの足側をつくる（11〜13）．

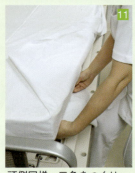
頭側同様，三角をつくり，下に垂れた部分をマットレスに敷き込む

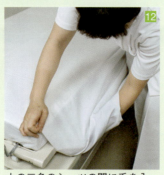
上の三角のシーツの間に手を入れ，角を四角の形に整える

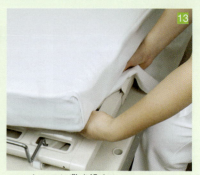
マットレスに敷き込む

j）反対側も，同じように横のシーツを入れる．
k）最後に残った足側の角のシーツをしっかりと握り，ベッドにななめの方向と横方向でしっかりと引き（14），しわを伸ばして，マットレスの下に四角に折り込む．
l）必要時，防水シーツ，横シーツを入れる．
m）上シーツの中央を下シーツの中央に合わせ，ベッドの頭側の端に上シーツの端を合わせて広げる（15）．

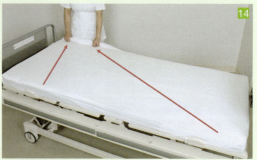
ベッド上ななめの方向と横方向にしっかり引き，マットレスに敷き込む

n）足側を下シーツと同じようにマットレスの下に入れる．上シーツは，足元が窮屈にならないように，ゆるみ（タック）をつくり（16），四角く折り込む．
o）毛布をベッドの頭側の端から15cm程度下げた位置に置き，広げて，足側と足側の角をマットレスに入れる（17 18）．
p）上シーツの上端を毛布の上に折り返す（19）．
q）スプレッドをベッドの頭側の端に合わせて広げ，足元のあまった部分をマットレスに入れる（20）．
r）枕カバーをかける．

根拠 えり元を折り返すことで，毛布の汚れを防ぐ．
注意 スプレッドは汚れ防止と飾りが目的であるため，足側の角は三角にしてマットレスに入れ込むが，側面と頭側の角はマットレスに入れずに垂らしておく．

1. 環境・衛生　233

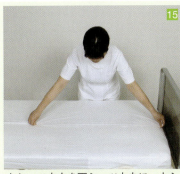
上シーツ中央を下シーツ中央に，上シーツの端をベッドの端に合わせる

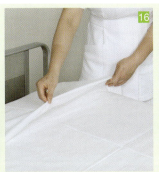
足の位置に合わせてタック（ゆとり）を作る

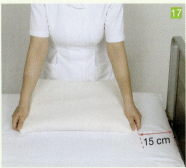
毛布の端を頭側の端から15cm程度下げた位置に置く

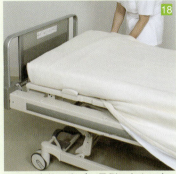
ベッド全体に広げ，足側の角を四角にしてマットレスに敷き込む

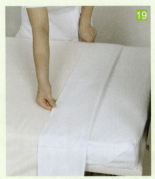
上シーツを毛布の上に折り返す

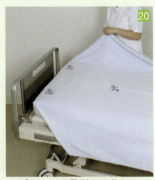
スプレッドの足側を三角にして敷き込む

❽ベッドを移動した場合は，元に戻しストッパーをかける．

|注意| ベッドが移動することによる事故を防ぐため，移動していない場合もストッパーを確認する．

❾ベッド柵，ベッドの高さ，ベッド周りの物品は元の位置に戻す．
❿患者に確認しながら，ベッド周辺の環境整備を行う．
⓫患者の一般状態を観察し，換気用に窓を開けた場合は閉める．
⓬終了後，マスクなどを外し，手洗いを行う．

|根拠| 患者が安全で使いやすい環境にする．
▶ベッドメーキング前後の様子を確認する．

ベッドメーキングの種類
ベッドメーキングには，上に紹介したクローズドベッドメーキングのほか，いつでも患者を迎えられる状態に整えたオープンベッドメーキングがある．

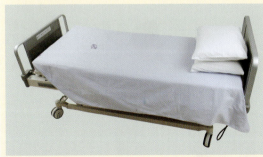
クローズドベッド

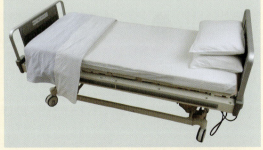
オープンベッド：スプレッドを毛布に添わせて内側に折り込み，その上を上シーツの端でおおう方法

患者が臥床しているベッドのシーツを交換する場合

❶〜❺　無人の場合に準じる．

❻マットレスの下に入っているシーツ類をすべて出す．

|注意| 患者の体位変換による転落を防止するためベッド柵は必要な位置につけておく．
▶ほこりを立てないように静かに行う．

❼かけ物を綿毛布などと交換する．

❽ベッド柵をつけ，患者を側臥位にする（看護師2名で行う場合は，1人が患者を支える）．

▶患者を不快にさせないようにベッドへの振動を最小限にする．
根拠 作業をしやすくするとともに，保温を行う．
▶患者の状態，物品の配置により，左右どちらから始めるのかを選択する．
▶患者の安全と安楽（転落防止）に留意する．
注意 体力の消耗を少なくするために側臥位の時間を最小限にする．

❾下シーツを交換する（1～5）．

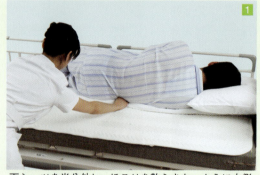

下シーツを半分外し，ほこりを散らさないように内側に丸めて患者の背中の下に敷き込む

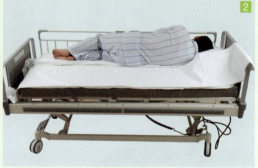

新しい下シーツの中央をマットレスパッドの中央に合わせて広げる

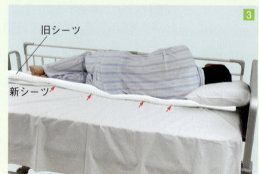

新しいシーツの半分を広げ，もう半分は旧シーツとの接触面をなるべく小さくして，患者の背中と旧シーツの下に折り込む．新しいシーツを広げた側（写真手前側）は，シーツをマットレスに敷き込み，ベッドメーキングを完成させる

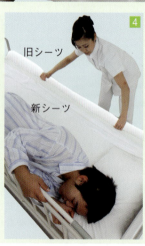

患者に反対側で側臥位になってもらい，ベッド柵をつけ換える．患者の身体の空いた側（写真奥側）から新旧のシーツを引き出し，旧シーツは速やかにランドリーカートに入れる

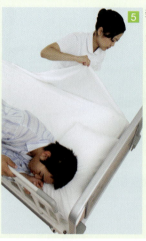

新シーツにしわをつくらないよう，しっかり引っぱり伸ばしたうえで，新シーツ頭側の角（三角）をつくる

	根拠/ポイント/注意
⑩上シーツは頭側の端がマットレスの端までの長さ，毛布は端が顎の位置になる長さ，スプレッドは，上シーツと同じ位置に，患者のじゃまにならないように重ねて置き，足元を整える． ⑪患者にほこりなどがかからないように静かにえり元を整える． ⑫枕カバーを外して交換する． ⑬患者の状態を確認し，ナースコールやベッド周りの物品を整える．	▶ベッドサイドを離れてもよい環境に整える．

評価・記録・報告	根拠/ポイント/注意
❶客観的情報，主観的情報 　・ベッドメーキング時の患者の状況 　・転倒・転落防止の方法 　・ベッド上・周辺の物品の配置 　・ベッドメーキングへの協力・参加度 　・訴え　など ❷看護師のベッドメーキング時の負担 　・ボディメカニクス　　・作業効率　・エネルギー消費 ❸ケア計画の継続と変更	▶ベッドメーキングの目的が達成されたかどうか確認する． ▶安全，安楽に留意したベッド環境となっているかを確認する． ▶ベッドメーキング時の情報を整理し，ケア計画を見直す．

● 引用文献

1) 川島みどり：看護婦の目から見た患者の病養環境．看護実践の科学 **17**（10）：19-28，1992
2) 山谷禎子，高橋昌世，鈴木理恵子ほか：冬期における病室内気候と患者の認識—当院での温・湿度調査の結果と患者アンケート—．市立札幌病院医誌 **65**（2）：249-257，2005

学習課題

1. 環境・衛生の意義と生活との関連について説明してみよう
2. 環境・衛生と生活との関連をふまえて，環境・衛生に関するアセスメント内容と方法を説明してみよう
3. 環境・衛生に関する看護上の問題・ニーズ（看護診断）についてアセスメント結果と関連させて説明してみよう
4. 看護診断に応じた環境・衛生の援助方法の計画を立案してみよう
5. 環境・衛生に関する援助技術を安全・安楽に実施してみよう

2 活動・運動

この節で学ぶこと

1. 活動と運動の意義とメカニズムを理解する
2. 活動と運動に関するアセスメントについて理解する
3. 活動と運動に関する看護上の問題・ニーズ（看護診断）について理解する
4. 活動と運動に関する基本的な援助方法を理解し，看護技術を習得する
5. 対象者の運動機能・自立度に応じた援助方法をイメージ化できる

A. 基礎知識

1 ● 活動・運動にかかわる機能

a. 活動・運動とは

活動とは，たとえば知的活動，生産活動というように人が活発に動き，働くこと全般を示すものであるが，看護が着目するのは人の生活行動としての活動である．人間は，食べる，排泄する，目的の場所へ移動するというように，基本的欲求を満たすために身体を動かして生活している．身体を動かす，つまり身体運動は，活動の具体的なかたちであり，生理学的には主に骨，筋肉，関節とそれらを動かす神経から成り立ち，目的を達成するために運動するとともに，運動そのものが目的にもなりうる．

活動・運動にかかわる用語としてしばしば日常生活活動（動作）（activities of daily living：ADL）が用いられる．日本リハビリテーション医学会評価基準委員会によると，ADLは「ひとりの人間が独立して生活するために行う基本的な，しかも各人ともに共通に毎日繰り返される一連の身体的動作群」と定義される[1]．その動作には，食事や排泄など生活するうえで不可欠な基本的日常生活活動（basic activities of daily living：BADL）と日常生活活動よりもやや複雑で難しい行為や活動として手段的日常生活活動（instrumental ADL：IADL）があり，高齢者や身体に障害のある人の生活活動自立度のアセスメントや評価，リハビリテーションの目標設定などに用いられる（図IV-2）．

b. 活動・運動のメカニズム

人間の活動・運動にかかわるのは，意図によって生じる随意運動である．随意運動のメカニズムは，生体内あるいは外界からの刺激によって大脳の前頭連合野で意図が認知され，大脳辺縁系で動こうとする動機づけがなされ，大脳基底核や小脳，運動野で何をどのように動かすかのプログラムが組まれ，脊髄系で運動の指令が出され，それが骨格筋に伝わり，運動として実行される（図IV-3）．運動の実行は，主に骨，骨格筋および腱・靱帯，関節の働きからなる．

1）骨

成人期の人では206個の骨により骨格を形成しており，姿勢を保ち，運動を行うのに重

2. 活動・運動　237

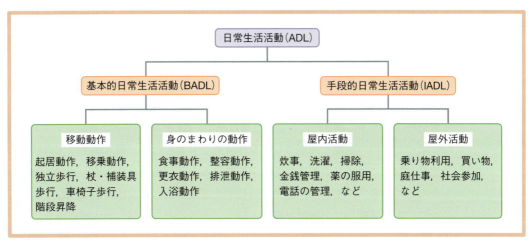

図Ⅳ-2　ADLの分類

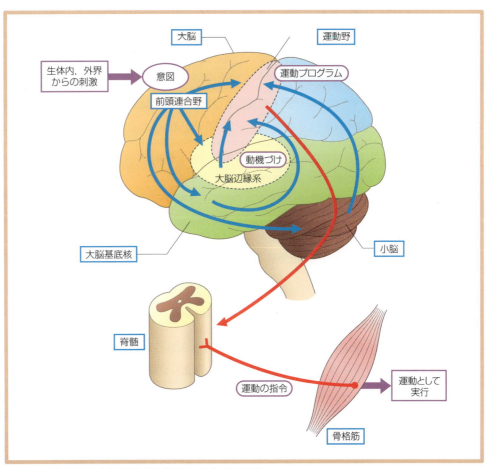

図Ⅳ-3　意図が生まれ運動が実行されるまでの経路

238 第Ⅳ章　基本的ニーズ充足に向けた看護技術

要な役割を果たす．また，内部臓器の保護や無機塩類の貯蔵，造血の機能をもっている．骨は絶えず新陳代謝し形態を変化させており，運動による力学的負荷によって成長，強化しているが，逆に負荷をかけずにいると骨からカルシウム（Ca）が流出して骨量が減少し，容易に骨折するようになる．

2）骨格筋および腱・靱帯

骨格筋はその多くが骨格に付着した横紋筋で，ATP[*]の下，アクチンとミオシンの相互作用によって筋肉の収縮と弛緩（しかん）をし，身体運動を引き起こす．腱・靱帯などの結合組織は，骨格筋の収縮によるさまざまな動きを補強あるいは抵抗することで，安定した身体運動をもたらしている．骨格筋は，強力・持続的な運動によって筋線維が太くなるなどして大きくなり，逆に運動しない状態が続くと筋肉は小さくなり萎縮した状態になる．

3）関　節

関節は2つ以上の骨が可動的に結合したものであり，身体運動を可能にする．関節部位によっては，関節を支点，骨格筋の収縮を力点とした「てこの原理」により，安定した動き，大きな力，速い運動を可能にする形状になっている．関節は，部位によって異なるが，屈曲と伸展，外転と内転，外旋（がいせん）と内旋（ないせん）などの運動が可能である．関節可動域とは，関節が動きうる最大限の運動範囲のことで，解剖学的立位肢位（手掌を前方に向けた基本的立位肢位）時の関節の位置を0度として，その角度を測定する（☞p.496，付録2）．

c．活動・運動の効果

先に述べたように活動・運動によって，生活行動上の目的を果たすという効果があるとともに，運動そのものによって得られる効果があり，たとえば以下のようなことが挙げられる．

- 筋肉を動かすことにより筋肉がポンプ機能を果たし，血液の循環が促進される．
- 換気量が増大し，心肺機能が高まる．
- 内分泌系を刺激し，やる気をつかさどるホルモン（セロトニン，ドーパミンなど）の分泌を促進する．
- 骨や筋肉の強化および関節可動域の維持・拡大をもたらす．
- 生活習慣病や肥満を予防する．
- 爽快感をもたらし，ストレスの解消になる．

d．休息の効果

活動・運動によりさまざまな効果がみられるが，たえず続けるわけにはいかない．活動・運動を休まず続けていると脈拍数の増加や筋力の低下，情緒の不安定が生じて疲労状態に陥る．したがって活動・運動は休息と組み合わせて行うことが必要である．休息とは，心身を休めることであり，休憩やレクリエーション，さらには睡眠（☞p.329）を含む．休息により，それ以降の活動・運動のエネルギーを蓄える，疲労物質（乳酸）によって生じる痛みやだるさをとる，運動能力を回復する，自律神経の調子を整えるなどの効果がある．

---

[*] ATP：アデノシン三リン酸．アデニン，リボース，3分子のリン酸からなる化学物質で，生物すべてに存在し，とくに筋肉に多い．ATPは，さまざまな手段で得たエネルギーを貯えておき，必要なときにエネルギーを放出することができ，エネルギー代謝の主役といえる．

2 ● 活動・運動に影響する要因

a. 成長発達的要因

運動の能力は，年齢増加による成長・発達により変化するものである．とくに乳児期と思春期の運動能力の発達は著しい．一般的に成人期初期まではゆるやかに運動能力は高まるが，その後は徐々に低下し，老年期ではすべての身体機能の低下とともに運動能力も低下する．しかし，その程度には個人差がある．

b. 生活習慣

生活習慣は，活動・運動のパターンそのものともいえる．食べる，眠る，排泄するなどそれぞれの活動のリズムや様式が，健康の維持・増進に有効な場合もあれば，健康を害する場合もある．現代では，運動不足が糖尿病や高血圧症などの生活習慣病に深くかかわっていることから，スポーツや運動を生活習慣のなかにいかに取り入れていくかが重要である．

c. 運動学習

訓練や練習によって運動技能を獲得することができる．運動学習とは，状況に適した感覚運動器系の働きの協調性が向上していく過程である．知的な学習と異なる点は，一度獲得した運動技能は永続するわけではなく，一定の技能，行動の維持のためには，繰り返しの練習を行っていく必要がある点である．この点で運動をしよう，継続しようとする意欲が重要といえる．

3 ● 活動・運動機能における異常

活動・運動機能における異常な状態として，ここでは身体活動・運動ができない状態についてとりあげる．

a. 運動麻痺

運動麻痺とは，運動中枢から骨格筋までのいずれかの経路に障害が起こり，随意運動ができなくなる状態である．併せて筋緊張および腱反射の亢進または減退，筋萎縮，感覚障害が生じることが多い．運動麻痺の強さ，型によって完全麻痺と不全麻痺に，さらに単麻痺，片麻痺，対麻痺，四肢麻痺，限局性麻痺に分けられる．

b. 廃用症候群

活動・運動が制限されることや過度の安静保持や長期臥床によって障害が生じることを，総称して廃用症候群（disuse syndrome）という．廃用症候群の症状は，1日安静臥床するだけでも生じ始める．局所症状として関節拘縮，筋力低下および筋萎縮，骨萎縮，皮膚萎縮，褥瘡，静脈血栓症が，全身症状として心拍出量の低下，便秘，嚥下障害，舌根沈下，食欲不振があげられる．このほかに，臥位・低重力による起立性低血圧，循環血液量の減少，感覚・運動刺激の欠乏による知的活動低下，抑うつ，認知症（痴呆）様症状があり，これらが同時に，また相互に影響して発生する．以下に代表的な症状を示す．

1）関節拘縮

関節を動かさないことで筋，腱，関節包などの軟部組織が収縮あるいは短縮し，関節可動域が減少した状態である．いったん関節拘縮が生じると，関節可動域を拡大するのに痛みが生じることが多い．

240 第Ⅳ章　基本的ニーズ充足に向けた看護技術

2）褥　瘡

　体動制限によって身体部位に持続的な圧迫が加わり，それによって発生する皮膚，皮下組織の損傷をいう．症状として発赤，表皮剥離，水疱，潰瘍，壊死が生じ，合併症として細菌感染による敗血症，関節炎や病的骨折，出血，低蛋白血症，貧血などが発生する．褥瘡の主な要因は圧迫による血行障害であるが，そのほかに摩擦やずれも要因となる．これは，皮膚表面で生じていた摩擦やずれなどの外力に対して，組織内部で生じる**応力**（圧縮応力，引張応力，せん断応力）によって部分的に血管が引き伸ばされて閉塞し，血行障害を起こすためである．褥瘡の好発部位は，仙骨部，踵骨部，大転子部，腸骨稜部であるが，後頭部や肩甲骨部など骨が突出し床面と接するすべての面において発生する（☞p.453，第Ⅴ章1「皮膚・粘膜の障害」）．

3）起立性低血圧

　長期臥床により自律神経系の働きが低下し，姿勢の変化に対応したコントロールができないため，臥位から座位などへ体位が変化したときに，臥位時の血圧よりも収縮期血圧で20 mmHg以上低くなって，脳貧血状態による立ちくらみや失神が起こる状態である．

4 ● ボディメカニクス

　ボディメカニクス（body mechanics）とは，**身体力学**と訳され，安全で正しい姿勢・動作に関すること，および**骨格や筋肉を効果的に活用して効率のよい動作**を行うことに関する原則をいう．ボディメカニクスについての考え方が発展してきたのは，看護師の労働上の身体的負担，とくに腰痛症が多く発生することに関連している．そのため，看護師側のボディメカニクスに注目が行きやすい．しかし，ボディメカニクスは，患者にも適応されることであり，正しい姿勢を整えることは，どのような活動のためにも重要である．したがって，患者・看護師の両者にとって安全で効率的な姿勢・動作を常に意識し，適切なボディメカニクスを取り入れて援助することを心がけたい．

a. ボディメカニクスを支える代表的な知識，法則

1）作用・反作用の法則

　ニュートンの「運動の法則」の第3の法則であり，物体Aが物体Bに力をかける（作用）と，物体Bから物体Aにも力がかかり（反作用），そのとき，2つの力は等しく，一直線上で逆方向に働くというものである．つまり，物体を動かそうとする方向とは反対方向の力をかけることで，一方向のみにかける力よりも小さい力で動かすことができる．この法則は，看護師がベッド上の患者を動かそうとするときに，ベッドサイドバンパーを膝で押すことやベッドを手で押しながら患者の起き上がりを援助する場面に適用できる（☞p.251，下段❷）．

2）トルクの原理

　トルクとは，固定された回転軸（固定点）の周りの力のモーメント（能率）のことをいい，固定点から力を加える点（着力点）までの距離が長いほど，回転するのに必要な力が小さくすむというのが**トルクの原理**である．体位変換の場面で考えると，患者の膝を高く立てることで，小さな力でも腰を固定点として膝が回転し，容易に体の向きを変えることができる．また，看護師の肩関節や腰部の仙骨円板を回転軸と見立てるならば，物体を持

ち上げようとする手と肩関節までの距離が長いほどトルクは大きくなり，肩関節は回転しやすくなる．持ち上げ動作は，肩関節が回転しやすい方向とは逆方向へと力を働かせることになるので，大きな力が必要ということになる．したがって，回転軸となる肩関節や腰部までの距離が短くなるよう，人や物体を近づけて持つことが大切である（☞p.251，下段❶）．

3）てこの原理

てこの原理は，トルクの原理の応用であり，てこ（固い棒状の道具）に見立てた物体の支点と力点と作用点の位置関係と距離から，小さな力を大きな力に変えることや短い移動距離を長い移動距離に変えることができるというものである．支点が力点と作用点の間にあるてこ（第1種のてこという）では，つり合いをとることや小さな力を大きな力にすることができる．たとえば，車椅子の小車輪を持ち上げるためのティッピングレバーがてこの意味を持つ．その他，作用点が支点と力点の間にあるてこ（第2種のてこという）も小さな力を大きな力に変えることができ（栓抜きをイメージするとよい），力点が作用点と支点の間にあるてこ（第3種のてこ）では，移動距離が長くなることや速度が速くなる特徴を持つ．たとえば，攝子（ピンセット）や肘関節の屈曲運動がそれに当たる（☞p.251，上段❶）．

4）重心と支持基底面

物体の重さの中心を重心といい，人間の立位姿勢では骨盤内仙骨部やや前方に位置する．また，物体の重さを支える接触面とそれらを囲ってつくられる面のことを支持基底面という．重心および支持基底面は，物体の安定性（平衡状態を保とうとする性質）におおいに関連する．たとえば，重心の位置が低いほうが安定し，また支持基底面の広いほうが安定する．さらには，重心線（重心を通って床面に垂直に下ろした線）が支持基底面の中心に近いほど安定性がある．これらに注意することで安定した姿勢をとることができる．

5）摩　擦

摩擦は，物体がこすれ合うときに生じる接触面の抵抗をいう．摩擦の大きさは，物体の質量や接触面の状態によって変化する．質量の大きな物体では摩擦は大きく，またざらざらした接触面でも摩擦は大きくなる．物理の法則上では摩擦は接触面積には関係しないとされているが，人間のように四肢体幹頭部が分節の構造になっている場合では，接触面が大きいと摩擦も大きくなる．人間の身体を安定保持しようとするならば摩擦を大きくし，逆に動かそうとするならば摩擦が小さくなるようにする（☞p.251，下段❶）．

b．ボディメカニクスを活用した活動の指針

以下に，ボディメカニクスを活用した指針を示す．

- ・上肢，下肢，体幹のもっとも大きい筋群を用いる．
- ・対象を持ち上げるよりも押す・引く・転がすようにする．
- ・対象を押したり引いたりするのに体重をてことして用いる．
- ・支持基底面を広くするために，両足の間を開ける．
- ・対象を自分の身体に近づける．
- ・対象を持ち上げるときは重心線が支持基底面の中心にあるようにする．
- ・膝を曲げて腰背部を伸ばし，重心を低くする．

242　第Ⅳ章　基本的ニーズ充足に向けた看護技術

表Ⅳ-6　活動・運動に関するアセスメント

	主な観察項目		アセスメント内容
	客観的情報	主観的情報	
骨・骨格筋・関節・神経系の状態	・姿勢・体位の左右対称性，バランス状態 ・歩行状態 ・上肢・下肢の筋力 ・関節可動域の測定 ・麻痺状態 ・協調運動	・疼痛，しびれ感，熱感 ・力が入らない，動きにくい，ふらつく，つまずくなどの訴え ・関節の動かしにくさ ・活動時の疲労感	・関節痛・筋肉痛の有無 ・可動性，歩行の制限の有無 ・徒手筋力テストによる四肢の屈曲力と伸展力等 ・関節可動域（角度）と拘縮の有無 ・身体可動性障害のリスク ・協調運動の制限の有無
全身状態・治療方法	・バイタルサイン，顔色，表情，活動時の呼吸状態，意識レベルなど ・炎症所見（RF，CRP） ・筋骨格障害，神経障害，呼吸循環器障害，内分泌障害，全身性障害の有無 ・筋肉・関節の損傷・病変（発赤，腫脹など） ・手術，牽引，鎮静剤投与，活動制限の指示の有無 ・単純X線写真，MRI，CT，造影検査，筋電図	・疼痛，しびれ感，息切れ，めまい，熱感 ・活動時の疲労感，倦怠感 ・病気に対する思い，不安感 ・疾患・治療の理解 ・過去の損傷の有無と治療経験	・全身状態・治療方法と活動状態・訴えとの関連 ・活動耐性低下のリスクの有無 ・廃用症候群のリスクの有無 ・治療・回復への意欲の有無
セルフケア状況	・1日の生活活動の流れ ・ADLのセルフケア能力（清潔，更衣，排泄，食事，移動の自立度（ADL評価表やFIMの使用） ・移動・移乗の方法	・年齢，職業 ・ふだんの1日の過ごし方 ・ADL習慣 ・ADLで困難に感じていること ・運動習慣 ・ADL回復への意欲 ・気分転換活動 ・家族の理解，サポート体制	・入院前と現在の活動の違い ・セルフケア能力（清潔，更衣，排泄，食事，移動の自立度）の程度 ・移動・移乗動作障害の有無と程度 ・ADL自立に向けた意欲の低下の有無 ・転倒・転落のリスク ・気分転換活動の内容

・安定性の確保には摩擦を大きくし，移動するには摩擦を小さくする（小さくまとめる）．
・作業中に筋肉をねじることや伸ばすことは避ける．
・適宜，休息をとる．
・補助用具や支援機器を積極的に用いる．

B.　看護実践の展開

1　アセスメント

　活動・運動にかかわる基本的ニーズのアセスメントは，患者がもつ運動機能を生かし，ADLを自立して行えているかどうかに焦点が当てられる．もし行えていないとすれば，活動・運動の低下あるいは制限によって生じる状態を問題として焦点化し，何を，どの程度支援する必要があるかをアセスメントする（表Ⅳ-6）．

a.　問　診

　疼痛やしびれ感などの訴えを聴取するとともに，これまでのADL習慣や回復への意欲，セルフケア能力について問診を行う．

b. フィジカルアセスメント

活動・運動にかかわる形態について左右対称性，バランス，ADLの自立度を観察し，身体を触知しながらアセスメントする．さらに，関節可動域の測定，徒手筋力テスト，ADL評価指標などを数値化して活動・運動能力の日々の変化を把握する．

1）関節可動域測定

四肢および体幹の関節について，原則的に他動運動*による関節の運動範囲を関節の軸と角度計の軸を一致させて測定する（☞p.156，第Ⅲ章4「ヘルスアセスメント」）．

関節可動域は各関節の形状によって異なるとともに，年齢や関節運動の頻度によっても異なる．正確に測定するためには，日本整形外科学会および日本リハビリテーション医学会評価基準委員会による関節可動域表示ならびに測定法を参照する（☞p.496，付録2）．

2）徒手筋力テスト

四肢などの主動となる筋の筋力を簡便に測定する方法である．患者の動かそうとする筋肉に実施者が抵抗を加え，その抵抗の度合いから，6段階で判定する．

実施においては実施者が一定の抵抗を加えること，固定する部位，体位に注意する（☞p.156，第Ⅲ章4「ヘルスアセスメント」）．

3）評価指標の活用

ADLをアセスメントまたは評価する指標としてさまざまな基準が開発されており，それらを活用することで，医療者間や施設間で共通の視点，基準の下に治療やリハビリテーション，援助を実施することが可能となる．**バーセル指数**（Barthel Index：BI）は，日常生活動作の10項目について，自立・部分介助（一部最小限の介助）に分けて得点化したものである．また，**機能的自立度評価法**（Functional Independence Measure：FIM）は，セルフケア，排泄管理，移乗，移動，コミュニケーション，社会的認知能力を7段階スケールで評価するものである．FIMは，米国において医学的リハビリテーションのための統一データ・セット利用の手引きとして開発され，日本でも翻訳され，紹介されている[2]．そのほか，活動・運動にかかわる評価指標として，転倒・転落のリスクをアセスメントするスコアや，褥瘡発生のリスクや状態をアセスメントする DESIGN-R（☞p.451，第Ⅴ章1「皮膚・粘膜の障害」）など，患者の状態に応じて評価指標が活用される．

2 ● 看護診断（看護上の問題・ニーズ）

活動・運動に障害あるいは制限が生じた状態として，以下の看護診断があげられる．

①**目的にかなった身体運動が制限される状態，それに伴って2次障害が生じやすい状態**：廃用症候群のリスク状態．

②**自立してADLを行うことができない状態**：身体可動性障害，整容/更衣セルフケア不足，清潔セルフケア不足，排泄セルフケア不足，摂食セルフケア不足．

③**自立した移乗・移動動作が困難な状態**：移動・移乗動作障害，歩行困難，転倒リスク．

④**長引く治療や入院によって活動への意欲が低下している状態**：活動への意欲低下，気分

---

* 関節の動きは，誰が関節を動かすかによって，自動運動（自力で動かす），他動運動（他人や器械の力で動かす），自動介助運動（自動運動のうえ，不足する力を他動運動で補う），自己介助運動（たとえば自分の健側の手を使って，麻痺側の手を動かす）の4つに分類される．

転換活動の不足.

3 ● 計画立案・実施

患者がもつ活動・運動の能力とパターン，とくにADLの自立度に応じた援助を安全・安楽をふまえて計画立案し実施する.

目標/成果

①**身体活動を維持し，廃用症候群を起こさない**：四肢の正常な関節可動域が保たれる，四肢の筋力の低下がみられない，最低2日に1回は排便がある，褥瘡好発部位に発赤や表皮剥離がみられない，抑うつあるいは認知症様症状がみられないなど.

②**自立度に応じてADLの維持，拡大をする**：自立して，あるいは一部介助にて，身のまわりの動作（食事，整容，更衣，排泄，清潔）ができる，自助具を利用して整容や食事が一人でできるなど.

③**自立度に応じた移動・移乗動作を安全に実施できる**：監視下・一部介助で車椅子に移乗できる，歩行，車椅子移乗時に転倒がみられない，歩行時に歩調が安定している，危険物を察知し回避して歩行できるなど.

④**意欲的に活動に取り組む**：趣味の活動を継続できる，夜間良眠が得られる，退屈に関する言葉が聞かれないなど.

実　施

活動に制限がある，あるいは不動状態にある患者の場合，廃用症候群の発生リスクが高くなる．予防的援助として，①関節可動域訓練の実施，②体圧を分散し，摩擦・ずれが生じない体位の保持と体位変換法の実施，③ADLの維持・拡大を計画・実施する.

関節可動域訓練　　☞ p.249 の Skill ㉛ 参照

関節可動域（range of motion：ROM）**訓練**の主な目的は，関節拘縮の予防あるいは改善である．患者が自力で可動できる場合は，**自動運動，自動介助運動**を奨励する．不動状態にある患者の場合は，理学療法士と連絡をとりつつ，1日1～2回はベッドサイドにて看護師の徒手による**他動運動**を行っていく（☞p.496，付録2）.

体位の保持と体位変換法　　☞ p.250 の Skill ㉜ 参照

体位の保持は，目的に応じた身体の位置関係をつくり，その状態が適切に維持できるようにすることである．次に，体位保持によく使われる主な体位と特徴を示す.

> **体位保持によく使われる主な体位と特徴**
> ・仰臥位
>   姿勢保持にかかわる抗重力筋が働かず，エネルギー消費が少ない体位．安静保持[*]時にも

---

[*] 安静保持：身体および精神活動によるエネルギー消費を最小にする状態を保持することで，疾病や症状の悪化を防ぎ，治癒力やエネルギーの回復を図ることをいう．安静保持の部位や期間に明確な基準はなく，皮膚・筋肉・血管などの創傷の癒合状態や心臓や肝臓への負担度，本人の脱力感や疲労感をふまえて医師により決められることが多い．現在は，安静保持による弊害が注目され，局所の安静保持は行われるが，全身の安静保持は必要最小限になり，手術後でも循環動態が安定していれば，翌日には安静保持が解除になり歩行が許可されるようになった.

2. 活動・運動　245

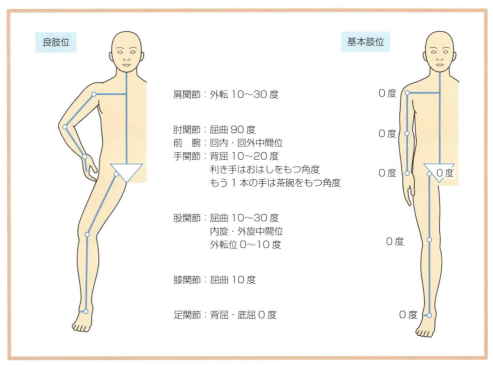

図Ⅳ-4　良肢位と基本肢位

よく使われる．支持基底面が広く安定しているが，下側の骨突出部位に圧が集中しやすい．
- ファウラー位（上半身を30～60度挙上），座位
  臥位よりも神経や筋肉の活動が活発で意識レベルが上がる．重力により横隔膜が下がり呼吸がしやすい．視野が広い．ただし仙骨・尾骨部に圧が集中しやすい．
- 側臥位
  褥瘡予防によく用いられる体位であるが，長時間持続すると圧反射により下側の生理機能が低下する．
- 良肢位（図Ⅳ-4）
  患者にとって痛みが少なく，その後の日常生活動作にも影響が少ない関節角度を保持した肢位．

安定した体位とは，長時間その体位を保持していても苦痛が少なく，褥瘡が発生しにくい体位である．そのためには良肢位が保たれつつ，ベッド面と身体の隙間，身体と身体が重なる部位に枕やクッションを差し入れて体圧が分散されている状態にする（図Ⅳ-5）．

枕やクッションは，患者の体型や体位の保持の目的に応じてさまざまなサイズ，形状，素材のものを準備しておく．広範囲に支持するためには大きいサイズを，良肢位を保つため，また身体の小さな隙間を埋めるためには小さいサイズでその部位にあった形状を選ぶ．素材には低反発性のウレタンフォームが用いられることが多いが，柔らかすぎても患者の身体が沈み込んで可動性を妨げるため，使用する部位に合わせて素材を選ぶ．

また，その体位がとれるように身体の向き，位置を変える方法が**体位変換法**である．廃用症候群，とくに褥瘡の予防には，体圧を分散し，摩擦・ずれが生じない体位の保持と体位変換法の実施が有効である．

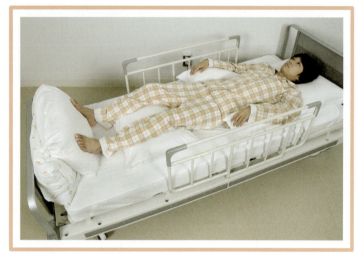

図Ⅳ-5　安定した体位

安全な移動を援助する看護技術

　移動は，目的の場所に到達するためだけではなく，すべてのADLを行うためにまず必要になる動作である．移動の援助は，患者の立位姿勢保持能力および自立度に応じて，独立歩行の見守り，介助ベルト・杖・歩行器による歩行の介助，**車椅子**による移動，**輸送車**による移動の方法がある．いずれも患者の自立を重視しつつ，安全への配慮が必要である．

　また，移動介助の補助用具（介助ベルトなど）を積極的に活用することが，患者の安全の確保および自立支援になるとともに，看護師にとっても身体的負担を軽減する安全な方法となる．

●**歩行の介助方法**　☞ p.256の Skill ㉝ 参照

　歩行は，移動のもっとも基本となる動作であるが，入院患者や高齢者では下肢の筋力が低下してバランスを崩しやすく転倒しやすい．患者の運動にかかわる能力に応じて歩行介助を行うとともに，歩行訓練を取り入れていく．

●**移動法：車椅子移乗と移送**　☞ p.257の Skill ㉞ 参照

　座位の姿勢を保持できる患者の移動に車椅子を使用する．車椅子への移乗動作は，自立度に応じて介助するとともに，このときに患者の転倒，看護師の腰痛症の発生が多いことから両者にとって安全な方法をふまえて実施する．

●**移動法：輸送車への移乗と移送**　☞ p.261の Skill ㉟ 参照

　座位保持が困難な患者，臥床安静が必要な患者の移動には輸送車が用いられる．

●**レクリエーション活動としての散歩**

　患者にとって入院生活は，治療に伴う苦痛やさまざまな制限を受けるほか，慣れない人間関係や療養環境により大きなストレスと感じやすい．そのため不眠となって生活リズムが乱れたり治療・療養への意欲が低下したりしてしまいかねない．したがって療養生活においてもレクリエーション活動は必要である．

　歩行あるいは車椅子に乗車して，病室外または病棟外へ散歩として出かけることは，患者にとっておおいに気分転換になり，レクリエーション活動になる．**散歩**は，適度な運動を促すとともに，光や温度，景色の変化が刺激になって脳の活動を活性化し，また他者と

のコミュニケーションの機会になり，気分転換はもちろんのこと，さまざまなよい効果をもたらす．散歩へ出かけるときは，患者の体調をふまえて，疲労しない程度の移動距離，効果的な場所（日光が入る，景色がよい，樹木がある，休む場所があるなど）を事前に選択して実施するとよい．

4 ● 評　価

　活動・運動の評価は，アセスメントで用いた視点，道具を活用して，各看護技術による効果を評価するとともに，各看護目標に応じて総合的に評価する．

①**廃用症候群（とくに関節拘縮，褥瘡，起立性低血圧）の徴候がみられない．**

- ・各関節の運動に制限がなく，正常な関節可動域を維持している．
- ・身体の自然な体位あるいは良肢位を保持し，同一体位による苦痛の訴えがない．
- ・臥床時の全身の接触圧が40 mmHg以下であり，身体圧迫部に発赤，表皮剝離など褥瘡の症状がみられない．
- ・体位変換時に血圧の急激な低下，立ちくらみが起こらない．

②**これまでできていたADLが維持できている，あるいは拡大している．**

- ・評価指標を用いてADLと自立度を時期ごとに評価したときに低下がみられない．
- ・自助具の利用など個別のADL上の工夫点が見出され，それにより自立度が上がっている．

③**安全に目的の場所へ移動・移乗動作ができている．**

- ・歩行時，車椅子移乗時，輸送車移乗時に転倒・転落が起きない．
- ・自立度に応じた移動方法がとられ，患者自ら安全な移動方法を実施している．
- ・移動に伴って気分不快や強い疲労感の訴えがない．

④**活動・運動に意欲的であり，気分転換活動を取り入れている．**

- ・自らの意欲を示す言葉を発している．
- ・気分転換活動を実施している姿が観察される．
- ・活動・運動時の安全確保に必要な行動を実施している姿が観察される．

248　第IV章　基本的ニーズ充足に向けた看護技術

C．実践におけるクリティカル・シンキング

演習 2　鈴木さんの関節可動域訓練

　鈴木一郎さん（74歳）は，3日前の朝に起床しようとしたところ右側から倒れ込み，右上下肢の脱力とろれつが回らない症状が出たため，緊急入院となった．脳梗塞と診断され，右片不全麻痺と言語障害がみられた．全身管理および薬物療法が行われ，入院時収縮期血圧190 mmHgであったが，現在は140 mmHgまで下がった．意識は明瞭である．体位変換と良肢位保持，関節の他動運動は入院時より行われ，本日よりヘッドアップ30度座位が可能になった．麻痺側にしびれ，疼痛がある．健側の左手でベッド柵につかまり，身体の向きを変えることができる．明日，理学療法士による起き上がり訓練を行い，3日後より機能訓練室での訓練が開始される予定である．既往歴に高血圧症がある．

Q1. 鈴木さんには，継続してベッド上でできる関節可動域訓練を行う必要があるが，それはどのような理由からか．また，どのようなアセスメントに基づいて計画を立てたらよいか．

Q2. 鈴木さんが車椅子で機能訓練室に向かうためには，どのような援助を行うのがよいか．また，それはどのようなアセスメントに基づいて判断できるか．

Q3. 実際に関節可動域訓練や車椅子移乗・移送など活動の援助を行うときには何を観察するか．また，それはなぜか．

[解答への視点☞ p.501]

Skill㉛ 関節可動域訓練

目的 ▶ 関節拘縮の予防または改善のため，全可動域にわたり十分に関節を動かす運動を行う．

● **必要物品**
必要に応じて，蒸しタオル

アセスメント

- 活動制限の有無・程度
- 意識レベル
- 感覚－知覚機能の障害の有無
- 筋骨格系－神経系の障害の有無
- 熱感，腫脹，疼痛の有無
- 現在の関節可動域

実　施	根拠/ポイント/注意
❶ベッドを水平にし，仰臥位をとってもらう．	根拠 仰臥位では全身の筋肉の弛緩が可能になる．ただし，上肢屈筋と下肢伸筋の筋緊張は生じやすい．
❷動かそうとする関節の近くの関節を支持固定する．	▶各関節すべてを動かすべきであるが，ベッドサイドで実施可能なものとして四肢の関節を中心にすすめる．
❸健側の上下肢から開始し，関節可動域範囲内をゆっくりと動かす．またはストレッチを行う．	▶健側から行うことで痛みへの不安を取り除く．

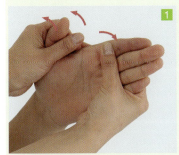
手指関節（母指の外転と伸展）

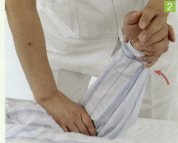
肘関節（屈曲）

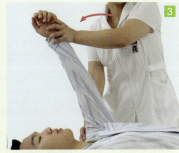
肩関節（屈曲）

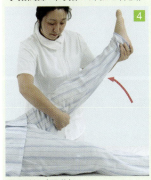
股関節（屈曲）

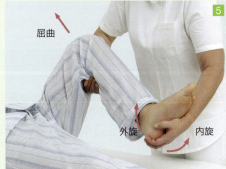
股・膝関節（屈曲，外旋・内旋）

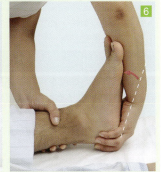
足関節（背屈）

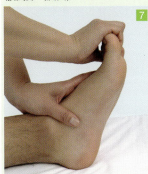
足指関節（伸展）

❹患側は軽い刺激（さする）を与えながら，関節可動域の狭い範囲を痛みがない程度にゆっくり動かす．
❺筋緊張や痛みがある場合は，ホットパックや蒸しタオルで温めてから実施する．
❻各関節について3～5回程度実施する．

|根拠| 痛みが発生すると，逃避反射を誘発して組織を損傷する危険性がある．
|根拠| 温めることで結合組織の伸張性の増加，血流増加による痛み物質の除去，鎮静効果がある．
▶拘縮予防として1日2回のROM訓練がよいといわれており，理学療法士による訓練と合わせてスケジュールを組んでいくとよい[3]．

副作用・合併症と対応
痛みや炎症を誘発しないよう，訴えや徒手抵抗を見極めながら，ゆっくりと優しく行う．

Skill ㉜ 体位の保持と体位変換法

目的 ▶ 目的に応じて身体の位置関係を保持もしくは変換する．

● 必要物品

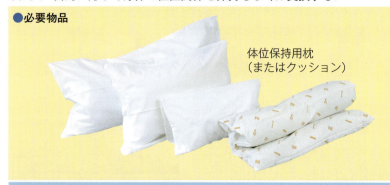

体位保持用枕（またはクッション）

アセスメント
・活動制限の条件・部位　・運動系－神経系の障害の有無・程度　・認知機能
・活動への意欲　　　　　・褥瘡発生のリスク

実　施	根拠/ポイント/注意
❶目的に応じた体位を保持する． ❷良肢位であるとともに体圧が分散された体位にする． ❸体位変換を行うスケジュールを組む． ❹体位変換を行う． 　体位変換を行うさいは，患者に説明し同意を得る．	▶褥瘡を予防する体圧の基準は，接触圧が40mmHg以下を目安とする． |根拠| 体圧分散の研究，圧反射による諸機能低下を根拠として2時間以内の体位変換が提唱されている．しかし，短時間であっても褥瘡が発生する場合があることや，頻回の体位変換により眠りが妨げられることから，個々に応じた体位変換スケジュールが必要である[4,5]．

2. 活動・運動　251

枕を抜く方法

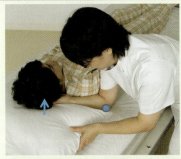 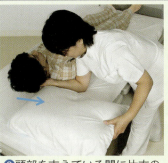 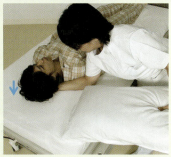

❶患者の頭部下に看護師の手を差し入れ，患者の頭を持ち上げる．
▶このとき，看護師の片肘をベッド上に置いて「てこ」の支点にして患者の頭部を支える．両手で持ち上げてもよい．

❷頭部を支えている間に片方の手で枕を手前に引き抜く．

❸頭部を静かにベッド上に降ろす．

ベッド上で水平移動する方法

動画03-①

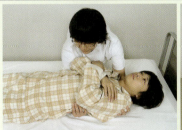 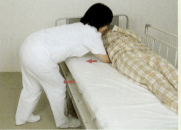 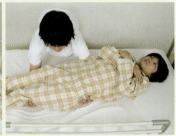

❶患者の手を胸部上で組んでもらう． 根拠 患者の身体をコンパクトにまとめて移動することにより摩擦抵抗を小さくする．
患者の後頭部から頸部と，肩甲骨下の背部に手を深く差し入れる． 根拠 トルクの原理 を考慮する．

❷上腕部に乗せてやや持ち上げながら手前に引き寄せる．このとき，膝でベッドサイドバンパーを押す． 根拠 作用・反作用の法則 を活用する．

❸腰部と大腿部に手を深く差し入れ，手前に引き寄せる．

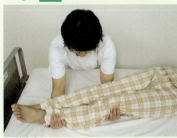

❹膝窩とふくらはぎやや下に手を差し入れ，手前に引き寄せる．

ベッドの上方へ患者を移動させる方法

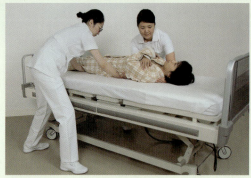
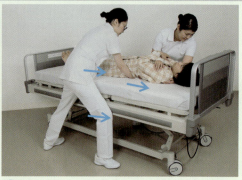

❶患者をベッド上方へ移動させる方法は，看護師が腰を捻りやすい姿勢であり腰痛を引き起こしやすいため2人で行うようにする．
看護師は患者をはさんで対面に立ち，患者の頸部から腰部，腰部から膝窩部に手を深く差し入れる．看護師の足は移動する方向に向けておく．

❷看護師2人で息を合わせ，下肢の力を使って重心を移動させながら患者を上方へ移動させる．

1人でスライディングシートを使用して移動する場合

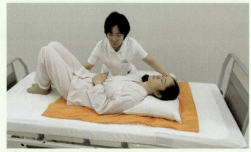
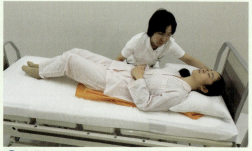

❶1人で行う場合は，スライディングシートを患者の下に敷き込む．患者の手は身体の上に置き，膝を高く立ててもらう．

❷看護師の手を患者の大腿部後面と肩に置き，声をかけながら静かに上方へと押す．

仰臥位から側臥位にする方法

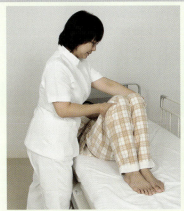

❶患者が側臥位によって向く方向とは反対側に患者を水平移動させ，患者の両膝を高く立てる．
根拠 物体を回転させる力や量のことを**トルク**といい，回転の軸からの距離が遠いほうが**トルク**が大きくなるため，患者の膝を高く立てたほうが腰を軸として膝が回転し，それに合わせて患者の肩も自然と回転する．

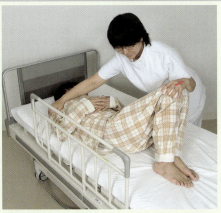

❷患者の向く側に立ち，患者の肩と膝を支えながら膝を手前に引く．

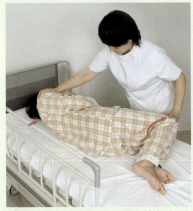

❸膝の回転を利用して肩を持ち上げる．

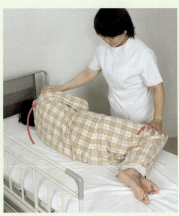

❹膝を手前に倒しながら，その動きについてくる肩の回転を支える．▶体位変換後，肩関節，脊椎，腸骨，膝関節にねじれがなく自然な位置であるように整える．

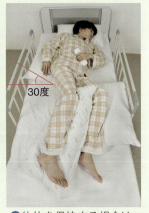

❺体位を保持する場合は，良肢位をとるとともに，体圧が分散されるようベッド面と身体の間にできる隙間に枕を入れる．**根拠** **身体を30度に保つ側臥位**が褥瘡予防の観点から推奨されているが，検証が十分とはいえない[6]．

仰臥位から端座位にする方法

●仰臥位 → 長座位

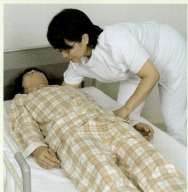

❶片方の手を患者の背部に回して肩をもち，もう一方の手は肘のすぐ下を把持する． 根拠 肘関節を**てこの支点**（第3種のてこ）として活用する．患者の自立を支援するために，できるだけ自然な起き上がり動作に近い体位変換をする．腹筋を使って起き上がり，直接長座位になる方法もあるが，通常は，肘で床面を押しててこの支点とし，身体を横に傾けながら起き上がる．

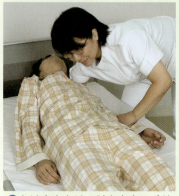

❷かけ声をかけ，肘を支点に手前に引く．患者の手掌は横向きあるいは下向きが望ましい．

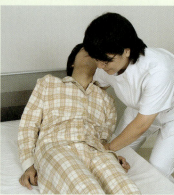

❸上体を弧を描くようにして起こす．

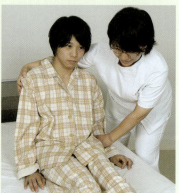

❹上体をまっすぐな状態に戻し，患者の両手をベッド上につかせ，長座位の姿勢がしっかりととれるように背部を支える．

●長座位 → 端座位

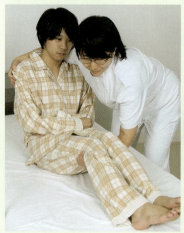

❶患者の膝を曲げる．

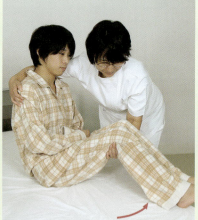

❷背部と膝窩部を支えながら，殿部を支点（ただし仙骨部は避ける）として向きを変える．

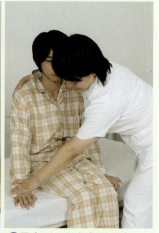

❸足をベッドから下ろす．

仰臥位からファウラー位にする方法

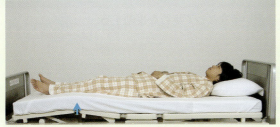

❶ベッド上の適切な（患者の腰および膝の位置でギャッチが上がる）位置にて仰臥位の姿勢をとらせる．上半身がずり落ちないように先に足側のギャッチを5度程度挙上する．

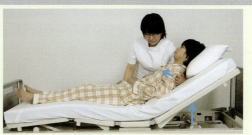

❷次に上半身側のギャッチを45〜60度挙上する．ベッド面と接している殿部，下肢，背面に手を差し入れて，ギャッチアップ時に生じる皮膚のずれを正常に戻す（足抜き，背抜きという）．足底部，下肢，上肢，頭部の下に枕やクッションを差し入れて，安定した体位にする．

副作用・合併症と対応

褥瘡予防のためには，体位変換のみならずエアマットレスなど体圧分散用具の活用が重要である．

コラム　新たな腰痛予防対策指針―医療保健業でもノーリフティング原則

　看護師の腰痛問題は，昔から指摘されていることでありながらあまり対策がとられず，ボディメカニクス活用の推奨しかあげられてこなかった．そのため自力では動けない患者や高齢者を看護師ひとりの力で抱え上げることや車椅子やベッドに移動することがあたりまえのように行われていた．その結果，看護職者の約6割に腰痛が発生しているという現状であった．

　平成25年6月に厚生労働省は，腰痛予防対策指針を改訂し，そのなかで腰痛を引き起こしやすい作業のひとつに介護・看護作業を明示した．対策として原則，人力による人の抱え上げは行わせないという「ノーリフティング原則」を導入し，その徹底を各施設管理者の義務と明示した．これにより看護師は患者をひとりで抱え上げないこと，補助用具や支援機器を用いること，作業手順を明確にすることなどが推奨された．この指針による取り組みは始まったばかりであるが，看護師はこの指針を十分に理解し，患者，看護師の両者にとって安全で安楽な移動介助を行っていく必要がある．

Skill㉝ 歩行の介助

目的 ▶ 患者の運動にかかわる能力に応じて用具を用いるなどして歩行を援助する.

● 必要物品

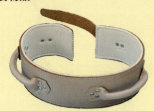

介助ベルト
（必要に応じて，杖，歩行器）

アセスメント

- 年齢　・体格　・意識・認知レベル　・運動機能の状態　・麻痺の部位・程度
- 筋力低下の有無　・歩行の目的　・活動に適した服装　・靴の準備

実　施	根拠/ポイント/注意
❶患者に歩行目的を説明し，同意を得る. ❷着衣，靴，歩行介助用具（介助ベルト，杖，歩行器）の準備を行う. ❸看護師は患者の横後方に立ち，患者の立ち上がりを介助する. 　a）患者はベッド上，端座位の姿勢で片側の下肢をやや後方に引く. 　b）上体を前傾しながら下肢に力を入れて立ち上がる. ❹患者を支える（介助ベルトを用いた方法）(１２). 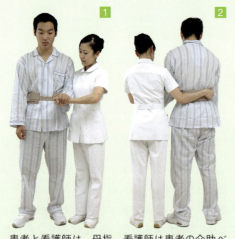 １ 患者と看護師は，母指どうしを合わせるようにして手を組む　　２ 看護師は患者の介助ベルトをななめ後方から把持する ❺患者は目的の方向を見ながら歩行を開始する．看護師は患者のペースに合わせて歩行介助をする.	▶介助ベルトはバランスを崩すおそれがあるときに，他者が支持する目的で装着する．杖，歩行器は，患者の支持基底面を広くし安定性を得る目的で使用する. 根拠 人は足をやや後方に引いて上体を前傾しながら立ち上がることから，その姿勢・動作になるように援助する.

副作用・合併症と対応

バランスを崩して倒れ込むときには，介助ベルトを患者の動きに合わせてゆっくりと後方に引き，静かに尻もちをつかせるようにする.

2. 活動・運動   257

Skill ㉞ 移動法：車椅子への移乗と移送

目的 ▶ 患者の自立度に応じてベッドから車椅子への移乗や車椅子による移送を介助する．

● 必要物品

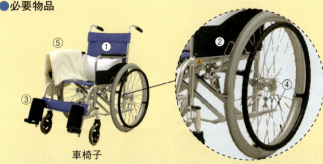

車椅子

① アームサポート
② ブレーキ
③ フットサポート
④ ティッピングレバー
⑤ かけ物
必要に応じて，移乗補助用具
（介助ベルト，スライディングボード，スライディングシート）

アセスメント	根拠/ポイント/注意
❶ 患者の条件 ・筋力　・認知能力 ・運動麻痺　・体格 ・意識状態　・身体回復の時期	▶ 車椅子への移乗は，患者・看護師両者の協力による動作であるため，両者の条件をアセスメントする必要がある．
❷ 看護師側の条件 ・体格　・協力人数　・熟練度　・腰痛などの既往歴	▶ 全介助法では看護師2人以上で行う．
❸ 移動の目的 ❹ 車椅子の種類 ❺ 移乗補助用具 ❻ 移乗環境	▶ 介助ベルト，スライディングボード，スライディングシートなどを準備する．

実　施	根拠/ポイント/注意

患者に移動目的・方法を説明し同意を得る．

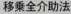

移乗全介助法

❶ 患者に足がしっかり床に着いたやや浅めの端座位姿勢をとらせる．	根拠 患者の足関節に拘縮がないかぎり，足をしっかり着くことで安定し立ち上がりの訓練になる．また，ベッドの前方に浅く座っているほうが，看護師との距離が近くなり，立ち上がり介助が容易になる．
❷ 靴，着衣，車椅子，かけ物，移乗補助用具の準備をする．	▶ 準備中，患者には柵につかまってもらうなど安全をはかる．
❸ 車椅子を患者のななめ30度程度の位置に配置して，ブレーキをかける（ 1 ）．	▶ 患者と車椅子との間に看護師が立つスペースを確保し，しかも患者が回転して車椅子に座るまでの距離が短いほうがよいことから30度程度がよい．
❹ 患者・看護師がともに立ち上がるための構え姿勢をとる． 　a）患者の足はやや後方に引いておく． 　b）看護師は，支持基底面が広い外支持足法（看護師の足を患者の足の外側に置く 2 ）で構える． 　c）看護師の手は患者の腰部で介助ベルトを把持するか，患者の両腕の下から背部に向かって抱きかかえ，背部の後ろで組む． 　d）患者の上体を前傾させ，看護師に近づける．	
❺ もう1人の看護師は，患者の介助ベルトを後方から把持する．	
❻ 患者に声をかけて両者がしっかり立ち上がり（ 3 ），車椅子方向に向きを変える（ 4 ）．もう1人の看護師は，患者の動きに合わせて殿部を誘導する．	

❼車椅子位置を確認し，ゆっくりと座らせる（⑤）．
❽フットサポートを下げ，必要時クッションを当て，かけ物をかける（⑥）．

▶移乗時の留意点
患者の協力が得られる場合は，看護師1人で介助する方法や移乗補助用具の使用を検討し実施する．
注意患者の殿部や足を車椅子のアームサポートやフットサポートにぶつけることがあるので注意する．

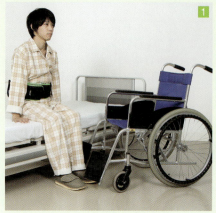
車椅子を患者より30度の位置に配置

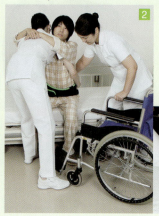
構え姿勢をとる

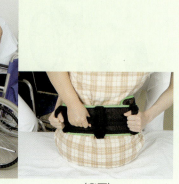
（背面）

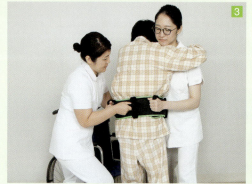
しっかりと立ち上がる

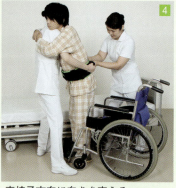
車椅子方向に向きを変える

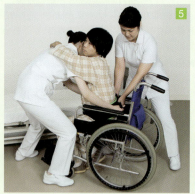
ゆっくりと深く座らせる

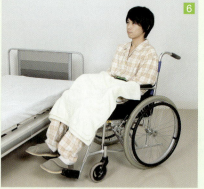
フットサポートを下げ，かけ物をかける

2. 活動・運動

スライディングボードを使用した移乗介助方法

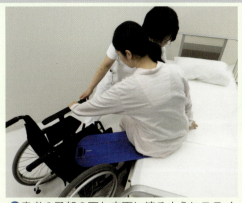
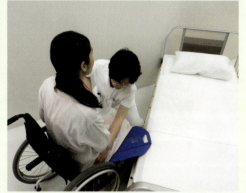

❶患者の殿部の下と座面に渡るようにスライディングボードを差し入れ，患者にアームサポートを把持してもらい，体重をスライディングボード上にかけてもらう．

❷患者の腰を車椅子側に押して滑らせる．スライディングボードを引き抜く．

移乗部分介助法（片麻痺患者の場合）

動画11-B

❶車椅子を患者の健側ななめ45度程度に配置して，ブレーキをかける（ 7 ）．
❷患者の健側下肢を床に着け，車椅子の遠い側のアームサポートを健側上肢で把持する．看護師は麻痺側に立ち，患者の介助ベルトを背部側から支持する（ 8 ）．
❸患者は健足に力を入れて立ち上がる（ 9 ）．
❹看護師は介助ベルトを持ち誘導し，患者の健足を軸にして後ろ回りに方向転換させる（ 10 ）．
❺車椅子の位置を確認し，ゆっくりと座らせる（ 11 ）．
❻深く腰かけ，フットサポートを下げて足を乗せる．

根拠 車椅子を45度程度に配置することにより，アームレストを患者の健側上肢で把持することができるとともに，患者の移動距離が短くてすむ．ただし，患者の患側の支持力によっては患側に配置したほうがよいとの報告もある[8]．

▶立位バランスがとれない患者では，看護師2名で介助する．

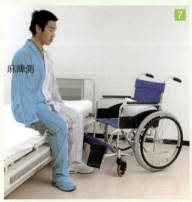

麻痺側

車椅子を患者より45度の位置に配置

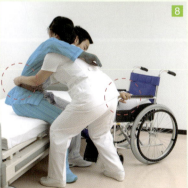

患者：健側上肢でアームサポートを把持，
看護師：介助ベルトの背部を支持

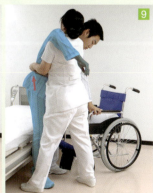

立ち上がる

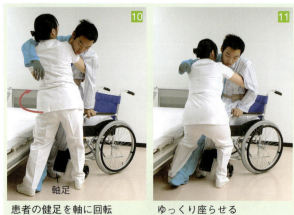

軸足
患者の健足を軸に回転　　ゆっくり座らせる

移送法

❶患者に声をかけ，ブレーキを外し後方から押し手で静かに押す．
❷歩くスピード以上にはしない．
❸危険物を避ける．
❹段差がある場合は，車椅子後方下についているティッピングレバーを踏んで，前輪を持ち上げ，後輪で越える（⓬）．

根拠 ティッピングレバーを踏むことで，**てこの原理**により車椅子の前方を持ち上げることができる．車椅子は後輪のほうが大きく支持基底面が広いため，段差や溝を越えるのに適している．

❺スロープを上る場合は前向きに進み，下る場合は後ろ向きに進む（⓭）．

注意 スロープを下るさいに前向きに進むと，加速するとともに，もし途中で何かにつまずく事態が発生した場合，**慣性の法則**で乗っている人が前に投げ出されることがあり危険である．

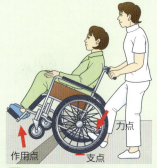

作用点　支点　力点

⓬段差を越える方法

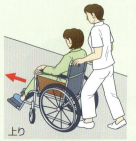

上り　　　下り

⓭スロープの上り方，下り方

副作用・合併症と対応

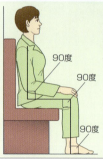

90度
90度
90度

患者の車椅子上での褥瘡予防：車椅子上でも長時間座っていると褥瘡が発生することがある．褥瘡を予防する姿勢は股関節90度，膝関節90度，足関節90度（90度ルール）を保つ座位であり，そのためにフットサポートの高さを調節したり，身体と車椅子との間にできる隙間にクッションをはさむことが有効である．

2. 活動・運動　**261**

Skill ㉟ 移動法：輸送車への移乗と移送

目的 ▶ 座位がとれない患者をベッドから輸送車に移乗し，目的の場所へ安全に移送する．

● 必要物品

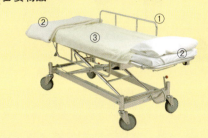

①輸送車
②輸送車用リネン（しき物，枕，かけ物）
③横シーツ（あるいは，スライディングシート）
④必要時，移乗補助用具（移動用マット，スライディングボードなど）

アセスメント
❶患者の身体的条件 　・活動制限の有無　・体格　・運動能力 ❷移動の目的および場所 ❸介助にかけられる人数

実　施	根拠/ポイント/注意
患者に移動目的・方法を説明し同意を得る．	
横シーツを利用した移乗方法	
❶横シーツを患者の身体の下に敷く（１）． ❷患者を輸送車側のベッド端へ水平移動する． 　a）看護師は患者をはさんで立ち，患者の身体近くでシーツを順手でしっかり張って把持する（２）． 　b）号令をかけ，息を合わせて患者をシーツごとベッド端に移動する（３）． ❸輸送車へ移動する（４）．	根拠 患者の**身体近く**でシーツを把持することで，肩を回転軸にみたててのトルクは小さくなり，持ち上げるための看護師の力は小さくて済む．

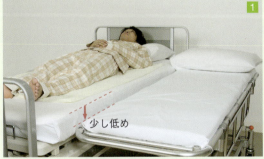

１ 輸送車をベッドと隙間なく配置しストッパーをかけ，高さはベッドより少し低めにする

少し低め

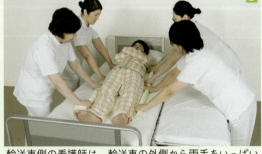

２ 輸送車側の看護師は，輸送車の外側から両手をいっぱいに伸ばし，患者の体近くでシーツを把持する

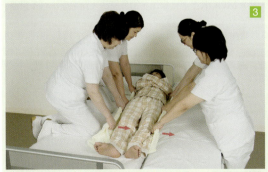

３ 輸送車の反対側の看護師はベッド上に乗り，両側の看護師で声の合図とともに息を合わせて患者を持ち上げる

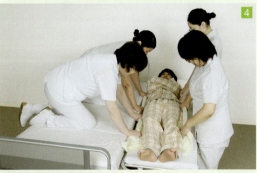

４ 輸送車に静かに下ろす

❹サイドレールを上げ，かけ物をかける．

移乗補助用具を活用する方法

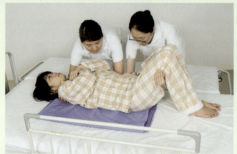

❶移動用マットを使用して移乗する．スライディングシート上で手前側に引き寄せる．

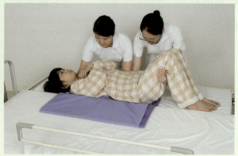

❷スライディングボードとスライディングシートを使用して移乗する．段差に注意しながら輸送車上まで引き寄せ移乗する．

移送方法

❶看護師2名で移送する．

❷水平移動時は患者の**足側から進み**，傾斜移動時は患者の**頭が高い位置**になるようにして進む．

▶進行方向の看護師は舵取りを行い，後方の看護師は患者の状態を観察する．

根拠 輸送車移送中の速度は1.2m/秒以内とし，振動がなく，足から進行することで患者の生体負担を小さくできる[9]．

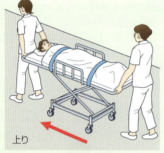

上り

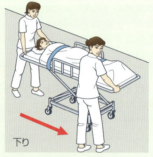

下り

❸段差はスピードを落とし，輸送車をやや持ち上げて衝撃を少なくする．

❹方向転換時は患者の足側が外円を描くように大きく回る．

❺進むスピードは，ゆっくり一定の速度を保つ．

▶その他，移送時の留意点
・転落がないようサイドレール，ストッパーをかける．
・振動や衝撃により気分不快が生じないよう，ゆっくりと慎重に移送する．

●引用文献

1) 日本リハビリテーション医学会：ADL評価について．リハビリテーション医学 **13**：315, 1976
2) 千野直一(編著)：脳卒中患者の機能評価—SIASとFIMの実際，シュプリンガー・ジャパン，1997
3) 岡島康友：関節可動域訓練．リハビリテーションMOOK 5 運動療法・物理療法・作業療法（千野直一，安藤徳彦編），22頁，金原出版，2002
4) 阿曽洋子：体圧分散．エビデンスに基づく褥瘡ケア（真田弘美，須釜淳子編），2-3頁，中山書店，2003
5) 德永恵子，宮地良樹，森口隆彦：除圧・減圧．最新褥瘡ケア・マニュアル，改訂版，66-67頁，医学芸術社，2004
6) 前掲4)，4頁
7) 水戸優子：片麻痺患者への車いす移乗介助技術における看護者の足位置に関する臨床研究．神奈川県立保健福祉大学誌 **3**(1)：1-10, 2006
8) 西田直子，高柳智子：患者の移動動作のエビデンス．臨床看護 **28**(13)：2024-2033, 2002
9) 西田直子：ストレッチャー移送．ヘルス・ケア・ワークを支える 看護の人間工学（大河原千鶴子，酒井一博編），130-136頁，医歯薬出版，2002

学習課題

1. 活動と運動の意義とメカニズムについて説明してみよう
2. 活動と運動の異常状態としての廃用症候群とその予防方法を説明してみよう
3. 活動と運動に関するアセスメントの視点について説明してみよう
4. 活動と運動に関する看護診断に応じた援助方法の計画を立案してみよう
5. 活動と運動に関する援助技術を安全，安楽，自立支援をふまえて実施してみよう

3 清　潔

この節で学ぶこと

1. 皮膚の構造と機能，皮膚の清潔に影響を及ぼす要因について理解する
2. 清潔に関するアセスメントについて理解する
3. 清潔に関する看護上の問題・ニーズ（看護診断）について理解する
4. 清潔にかかわる援助方法について理解し，援助技術を習得する

A. 基礎知識

1 ● 皮膚・粘膜の構造と機能

a. 皮膚の構造と機能

　皮膚は体表をおおっており，表面から表皮，真皮，皮下組織の3層に分かれている．加えて，皮脂腺・汗腺といった皮膚腺と毛・爪などの付属器から構成されている（図Ⅳ-6）．

　皮膚は表Ⅳ-7に表した機能を果たしている．とくに，機械的損傷，化学的傷害，微生物，光線などから身体組織を保護する重要な働きをしている．また，体温調節や水分・塩類の排泄なども行っている．これらは皮膚が外力に対する十分な強度と柔軟性をもち，皮膚表面のpHが弱酸性に保たれ，汗腺からの排泄が正常に行われることで維持される機能である．

b. 粘膜の構造と機能

　粘膜は，表層から粘膜上皮，粘膜固有層，粘膜下層に分かれており，身体外部との開口部位で皮膚から粘膜へと移行する．粘膜は器官を保護し，粘液を分泌して潤し，物質を吸収する働きをしている．

2 ● 清潔行動に影響を与えるもの

a. 運動・活動能力

　機能障害や外傷により運動能力が制限・障害されると，入浴やシャワー浴などで使用する浴用設備への移動に援助が必要となり，そのことが清潔行動の頻度や方法に変化をもたらす．姿勢保持ができなくなることや清潔動作に必要な身体運動ができない場合にも，身体を洗浄する行為での自立度が低くなり，より援助の必要性が増す．また，活動の度合いにより発汗や皮脂分泌量は異なり，皮膚の汚れに大きく影響する．

b. 生活習慣面

　清潔行動は，毎日の生活のなかで習慣化された行動であり，個人の好みやこだわりが存在する．通常，入浴やシャワー浴により身体や髪・頭皮の清潔を維持しているが，その方法や頻度にも個人差がある．

c. 意思表示能力

　自立度が低くなり援助を受ける必要がある場合，先に述べた清潔行動に対する好みや習

表IV-7 皮膚の機能

皮膚の機能	内　容
保護作用	・機械的損傷に対する保護：表皮，皮下脂肪，毛髪が外力に対するクッションの役目をする ・化学的傷害に対する保護：皮脂腺や脂質が刺激物や水の浸食から保護する．皮膚表面の皮脂膜のpHは4.5〜6.5と弱酸性であり，アルカリ性を中和する能力（中和能）をもつ．角質のケラチンは酸，弱アルカリ，水，有機溶媒に抵抗力を示す ・微生物に対する保護：皮脂膜の酸性と角質により細菌増殖を阻止している ・光線に対する保護：皮膚の色素が紫外線を吸収する
知覚作用	触覚，温覚，冷覚，痛覚，圧覚が分布している
体温調節作用	全身の皮膚血流は環境温の変動に伴い変化し，皮膚表面からの熱放散量が調整されている．さらに体温上昇時には汗腺から汗が分泌され，この汗の蒸発により熱の放散を促し，さらなる体温上昇を防いでいる
排泄・分泌作用	皮脂腺からの皮脂，汗腺からの汗により皮膚や毛髪の表面は乾燥せず，柔軟性が得られる．汗には大部分の水とごくわずかのNaCl（塩化物）に加え，微量の尿素，尿酸，アンモニア，乳酸などの代謝物が含まれる
経皮吸収	角質層と顆粒層の移動部にはウォーターバリアが存在し，水分吸収は阻止されている．ただし，物質（脂溶性の薬物など）によっては比較的容易に皮膚から吸収される
ビタミンD形成	紫外線を吸収し，コレステロール誘導体からビタミンDを産生する（骨へのカルシウム吸収を促進）

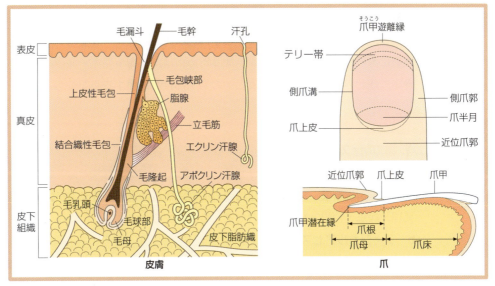

図IV-6　皮膚，爪の構造
［飯塚　一，大塚藤男，宮地良樹（編）：皮膚の構造と機能．NEW皮膚科学，第2版，p.18，南江堂，2004より引用］

慣を援助者に伝えられるかどうかにより，清潔への満足度が異なる．

d. 心理・社会的背景

　清潔や身だしなみのレベルが低下した状態は，出会った相手に不快感を与えることとなり，社会的評価にも影響する．そこで，疾病や障害により身体の清潔が十分に行われていないと感じた場合，そのことにストレスを感じたり，人前に出るのを避けたりする場合もある．一方で，清潔への満足度が増加すると闘病意欲や活動意欲が高まることもある．

e. 疾　病

　皮膚疾患では，温熱刺激や水分・洗浄剤の刺激，洗浄時の機械的刺激を避ける必要があ

り，実施可能な清潔方法を考える必要がある．また，**感染症の場合は**，他の患者や看護師への感染を予防する方法を考慮しなければならない．**循環器疾患の場合は**，温熱刺激による循環系への影響を考慮して，普段の入浴方法（湯温や湯のつかり方）を変更する必要がある．

3 ● 皮膚の変化・異常の原因

a. 年齢・性

皮脂量は年齢・性により変化する．皮脂量は加齢とともに減少し，女性は30歳代から，男性は50歳代から減少する[1]．加齢により汗や皮脂の分泌が衰え，皮脂膜形成が不十分になると肌は乾燥してかさつき，かゆみを起こすこととなる．

b. 発 汗

汗をかいたまま放置すると，汗が蒸発して皮膚を刺激する．また，皮膚表面のpHがアルカリ性に近づき，細菌や真菌が繁殖する．

c. 発赤・発疹・湿潤

皮膚の発赤は感染や褥瘡の徴候であり，予防には皮膚の清潔と除圧が重要である．また，皮膚病変により発疹が現れることがある．

過度の湿潤は皮膚の角質層を浸軟させ皮膚が傷つきやすくなるため，発汗や排泄物などによる汚染を速やかに取り除くことや，乾燥した寝衣，シーツを用いることも重要である．皮膚における異常をアセスメントするためには，皮膚の発赤・発疹の性状，数，形状，大きさ，隆起の状態，色調，硬度とその発生部位を把握する必要がある．

B. 看護実践の展開

1 ● アセスメント

a. 問 診

日常の清潔習慣，疾患の既往について質問する．また，清潔ニーズの阻害要因（年齢・発達，疾患・治療，精神的要因など）も確認する．

b. フィジカルアセスメント

皮膚・粘膜などの状態や清潔行動に関連するアセスメントの主な項目を**表IV-8**に示した．清潔援助のさいに行うフィジカルアセスメントは，**皮膚状態を観察**するうえでよい機会である．これらの項目は，保清計画を立案する前だけでなく，清潔援助の実施前後にも行い，清潔ニーズの変化や状態の変化に対応できるようにする．

2 ● 看護診断（看護上の問題・ニーズ）

①清潔行動，整容のセルフケアができない状態（セルフケア不足）：ADLに制限を生じる機能障害や治療上の行動制限，体力消耗などがある場合には，清潔行動や整容を行う能力が障害され，セルフケアができない状態となることがある．また，セルフケアを行うための施設・設備・用具が準備できないなど，患者に合った環境整備が行えない場合にも起こる問題である．

②**皮膚・粘膜の障害の危険性が高まる状態（皮膚・粘膜の障害のリスク）**：清潔行為の頻

表IV-8　清潔に関するフィジカルアセスメント項目

	主な観察項目		アセスメント内容
	主観的情報	客観的情報	
皮膚・粘膜・毛髪・爪・口腔の状態	・皮膚・粘膜などの瘙痒感, 不快感 ・疼痛・知覚異常・障害などの訴え 【口腔ケア】 ・食事方法（経口栄養, 経管栄養など）	・皮膚・粘膜などの汚れ（汗・皮脂等の分泌物, 落屑など）, 臭気 ・皮膚・粘膜などの損傷・病変（発赤, 紫斑, チアノーゼ, 腫脹, 浮腫, びらん, 発疹, 創部の状態など） 【陰部ケア】 ・尿・便の性状, 回数, 量 ・失禁の有無 【洗髪】 ・髪質・長さ・量 【口腔ケア】 ・食事形態, 食事量 ・水分摂取量, 頻度 ・唾液の流出	・皮膚・粘膜などの汚れの有無, 程度, 危険性 ・皮膚疾患, 傷害や感染の有無と危険性 ・褥瘡の有無と危険性 ・末梢循環の状態 ・栄養状態
運動・活動, セルフケア状況	・普段の清潔習慣, 清潔ケアへの意識 ・問いかけなどに対する反応 ・筋力低下, 疲労 ・しびれ感, 可動障害（動きにくさ） ・関節の疼痛, 動かしにくさなどの訴え	・姿勢・体位保持の状態 ・筋力, 関節可動域（屈曲, 伸展, 挙上, 内・外転, 内・外旋） ・筋肉・関節の損傷・病変（発赤, 腫脹など） ・治療上の行動規制・体位制限など ・ベッド周囲の状況	・清潔行動のセルフケア能力（清潔, 更衣への自立度と制限） ・ADL, 活動耐性, 活動の自立（歩行, 体位変換など）や転倒・転落のリスク ・上下肢の機能障害や関節症状の有無 ・自立に向けての意思
全身状態	・疲労感, 呼吸苦, 胸痛など	・バイタルサインズ ・顔色, 表情 ・呼吸状態, 意識レベルなど	・呼吸器・循環器系への負荷の有無, 程度 ・会話等の理解度, 認知力

度が清潔のニーズと合わないなど清潔行動が適切に行われない場合に, 皮膚・粘膜の障害（外傷, 褥瘡など）が起こる危険性がある. また, 皮膚・粘膜の障害（外傷, 褥瘡, 浮腫, 皮膚・粘膜の炎症など）がすでにあり, 清潔ケア時に皮膚・粘膜を傷つけないような配慮が不足する場合に, 障害を悪化させることが考えられる.

③**感染の危険性が高まる状態（感染リスク）**：おもに, 皮膚に外傷がある場合や体内にチューブ, ドレーン類を挿入している場合に, 清潔行為が適切に行われないことによって生じる感染の危険である.

3 ● 計画立案・実施

　清潔を保つ援助は, 患者の清潔のニーズとセルフケア能力に合わせて, 清潔に, 安全・安楽に実施されるよう計画立案し実施する.

（目標/成果）

①**セルフケア能力に応じて清潔を維持し, 不快感の訴えがなくなる**：身体の清潔が維持され, 皮膚・粘膜, 毛髪に関する不快感の訴えがない, 自立, または一部介助によって, 清潔行動, 整容のセルフケアができるなど.

②**皮膚・粘膜の障害が予防される**：定期的に清潔行為が行われ, 外傷, 褥瘡などの皮膚・

粘膜の障害がみられない.

③**感染が予防される**：定期的に清潔行為が行われ，皮膚の発赤などの感染症の症状がみられない.

> **実　施**

清潔の援助には，身体の清潔を保つ援助と身体のまわり（衣類，シーツ類など）の清潔を保つ援助がある.

身体の清潔を保つ援助には，主に，**入浴・シャワー浴の介助**，**全身清拭**，**部分清拭**がある. また，特定の部位に対する清潔援助として**部分浴**（手浴，足浴，陰部洗浄），**洗髪**，**口腔ケア**がある. 清潔方法の選択には，ADLや病状を考慮することが必要であり，そのうえで，可能なかぎり患者の習慣や好みに近づけた方法を選択することが大切である. また，各清潔方法には用いる設備・用具によるバリエーションがあるため，それぞれの特徴をふまえ援助方法を選択する.

a. 身体の清潔を保つ援助

> **入浴，シャワー浴の介助**

入浴や**シャワー浴**では，ほとんどの場合，浴室またはシャワー室の設備を用いることから，それら設備までの**移動能力**，水道やシャワー設備を使用できる能力，体位保持能力などを見極めて必要な介助を行っていく. このさい，入浴，シャワー浴による身体への影響を考慮して援助を選択する必要がある.

また，歩行や座位が維持できない患者に対して，特殊な浴槽を使用して入浴介助を行う**機械浴**を行うことがある. 機械浴は主に専用チェアーで浴槽に入るタイプ（チェアー浴）と専用ストレッチャーで浴槽に入るタイプ（ストレッチャー浴）があり，患者のADLに合わせて使用する. チェアー浴では足をあげて浴槽に入れないが，椅子での座位はとれる患者に適しており，ストレッチャー浴は座位をとることは難しい患者が寝たまま入浴できるものである. シャワー浴や清拭では清潔は維持できるが，浴槽につかることによる温熱効果やリラクセーションの効果は得にくいため，機械浴により入浴できることが患者の快適さを維持することにもつながる. ただし，機械浴では事故防止や羞恥心に対してより配慮が必要となる. 事故防止としては，ストレッチャーなどに乗ることやリフトを使用することによる不安や恐怖心がある患者もいるため，声かけを行ったり，事故防止のベルトを使用するなどの対応が必要である. 裸で寝た状態で入浴介助を受けることによる羞恥心については，タオルで体をおおうことや同性の介助者が介助するなどの配慮が必要である. また，自室で入浴の準備をしてストレッチャーなどで浴室まで移動する場合もあるため，浴室までに不必要な露出をしないことで，患者の尊厳を損なわないように注意する.

1) 入浴，シャワー浴が及ぼす身体への影響

入浴が循環機能に影響を及ぼす要因として，浴室環境温度，浴槽への出入りや起立など動作，湯温，静水圧，温熱刺激の時間（入浴時間）などがある. 実際の入浴場面を思い浮かべてほしい.

1. まず脱衣時，脱衣室や浴室の温度が低いと皮膚血管の収縮により末梢血管抵抗は増大し，血圧が上昇する[2]．

2. 浴槽に入った直後には，体位の変換や静水圧の影響を受け，一過性に心拍数の増加がみられる[3,4]．さらに湯が高温（43℃）の場合は，それらの変動がより顕著に現れる[5]．

3. 入浴中も引き続き静水圧や温熱作用が関係するが，湯温や入浴時間の長さによりその影響は異なる．高温では心拍数の増加が顕著となる[5]．一方，湯温 38 ～ 40℃では，心拍数の増加の程度は小さく，血圧は低下の傾向にある[2,5]．

4. 浴槽から出るにあたり座位から起立するさい，血圧の低下と心拍数の増加が生じる．この起立に対する反応は浴槽に入る前に比べて明らかに大きく，入浴時間（温熱刺激）が長くなるにつれ，より顕著になる[6]．

5. さらに入浴終了後も血圧の低下は持続されるとの報告が多く[2,5-7]，休息をとることや適度の水分補給が大切である．

　また，高齢者では浴槽に入った直後に心拍数の増加だけでなく，収縮期血圧にも一過性の上昇がみられる．一方，入浴中から入浴終了後にかけての血圧低下の変動幅も大きいこと[3,4,8]から，より注意を払う必要がある．

　このように入浴には循環促進やリラクセーション効果だけでなく，その局面ごとに異なる影響があることから，局面に合わせた援助方法を実施できるよう工夫することが重要である．

2）その他の考慮すべき条件・状況

　入浴方法の選択にあたっては，入浴中の負担に加え，以下のような入浴前後の条件や状況も考慮に入れておくことが重要である．

1. 心疾患，慢性閉塞性肺疾患などの呼吸器疾患，発熱により体力を消耗している患者などは，入浴やシャワー浴による身体への影響が大きいので，慎重に入浴・シャワー浴の適否を考慮する．

2. 食前・食後の入浴は消化機能に影響を及ぼすため，食事の 1 時間前から 1 時間後までの時間は入浴を避ける．

3. 浴室での転倒を防止するため，浴室の床が滑らないような対策や手すり，安定した椅子などを使用する．

清 拭　☞ p.272 の **Skill ㊱** 参照

　目的・効果：清拭とは，入浴やシャワー浴が許可されない患者に対して，ベッド上またはベッドサイドで身体を拭くことによって清潔を保つ方法である．清拭には，全身を拭く**全身清拭**と，患者の疲労が激しく一度に全身を清拭できない場合や，特定の部分の汚れが著しい場合などに行う**部分清拭**がある．

　清拭は，入浴やシャワー浴と比較すると汚れの除去効果は低いという特徴がある．清拭でも身体の清潔が維持できるように，患者の状態をアセスメントし，汚れやすい部位や援助の必要な頻度を考慮に入れて計画を立案する必要がある．

　必要物品の準備：準備する湯やタオルの温度は，時間経過とともに冷めることを考慮して，高めのものを準備する．湯を準備する場合は55℃以上を目安にし，皮膚に触れるタオルの温度が45℃前後になるように，湯・タオルの温度を調整する．

石けんの使用は，皮膚の汚れを考慮し，皮膚の乾燥が強い場合は脱脂力の弱い石けんや洗浄剤を選択する．

拭きとりでは圧の均一化に加え，冷めやすいタオルの端が皮膚に触れにくくするため，使用するタオルの大きさを考慮し，手のひらに収まるようにタオルを折って使用する．

さらに，**スタンダード・プリコーション**（☞p.96）を遵守し，皮膚に傷がある場合，排泄物に触れる可能性がある場合，白癬などの感染症が疑われる場合など，必要時には手袋を着用する．

部分的な清潔援助

部分的な清潔援助をするさいは，**プライバシーを保護**し，可能であれば自分で行えるように援助方法を工夫する．また，ケアの頻度や方法については，患者の日常習慣も考慮する．実施時は，清潔にする部位に合わせた温度で湯を準備し，患者に冷感を感じさせないため，保温に留意する．その他，寝具や衣類の汚染を防ぐための準備（衣類，しき物，体位など）を行うことや，**スタンダード・プリコーション**（☞p.96）を遵守し，必要に応じて手袋を着用する．

● **陰部ケア，手浴，足浴，洗髪，口腔ケア**　☞p.274～の Skill ㊲-㊵

陰部，手足，髪，口腔は，排泄物や分泌物などで汚れやすく，また，皮膚と皮膚（または粘膜と粘膜）が接しており，汚れを落としにくい部位でもある．そのため，清潔を保つ必要性が高い．そこで，それらの部位に対する清潔の援助として，清拭として「拭く」よりも汚れの除去効果の高い「洗い流す」方法を用いた陰部ケア，手浴，足浴，洗髪，口腔ケアを実施している．

これらの援助は清拭と組み合わせて行う場合と，患者への負荷と時間を考慮して単独で行う場合がある．陰部ケアや洗髪は入浴やシャワー浴が行えない場合に実施され，患者の爽快感を高めるのに効果的である．手浴・足浴は清潔の維持として行われるほか，末梢の循環を促進することによるリラクセーション効果や睡眠を促す効果を期待して行う場合も

コラム　清拭における洗浄剤の使い方

清拭では清潔を維持するために，皮膚表面に付着している汚れや皮脂を落としやすくするため，石けん等の洗浄剤を使用することがある．しかし，石けん成分が皮膚に残留すると，皮膚表面のアルカリ化が起こり，角質が溶けて皮膚の保護作用が低下するため，十分な洗い流しや拭きとりが必要になる．拭きとりは往復で3～4回程度行えば皮膚への石けん成分の残留を少なくすることができる．また，石けんを泡立てると洗浄成分をむらなく広げられ，クッション効果で皮膚の摩擦を軽減でき，すすぎが早いという利点が挙げられており，皮膚の保護のために泡立ては有効である．

とくに褥瘡や傷がある皮膚や高齢者のドライスキンでは，皮膚に刺激を与えないために，洗浄剤の種類，摩擦の低減などを考慮する．そこで，皮膚への刺激が少ない弱酸性の洗浄剤を十分に泡立て，皮膚を擦らずに，微温湯で洗浄や拭きとりを行う必要がある．さまざまな種類の洗浄剤があるが，皮膚の状態，汚れの程度，清潔方法に合わせて選択する．

ある．口腔ケアは食事を経口摂取していない患者に対しても誤嚥性肺炎や口腔感染症の予防，摂食・嚥下機能の維持・改善などの目的で実施する．

● **目・鼻・耳の清潔，身だしなみを整える援助** ☞ p.285 の **Skill ㊶** 参照

目，鼻，耳は，健康な状態では洗面や入浴により清潔を維持している．また，これらの器官には，自浄作用があり特別なケアを必要としないことが多い．しかし，清潔のセルフケア機能が低下し汚染が著しい場合や，疾病，体質，機能障害などがある場合には，これらの感覚器の機能が低下しないように，清潔の援助が必要となる．

身だしなみは，社会生活を送るうえで重要なことである．健康障害により，そのセルフケアが行われなくなると，自己イメージが変わることで闘病意欲に影響を及ぼすこともある．そこで，モーニングケアやイブニングケアのさいには，日常の習慣に近づけるよう洗顔や整髪の援助（**整容**）を行うことが重要となる．

C. 実践におけるクリティカル・シンキング

演習 3　**加藤さんの身体の清潔**

76歳の加藤さん（女性）は肺炎で入院している．1週間前に発熱し痰が出ていたが，風邪と思い自宅で過ごしていた．症状がよくならず，体を起こすのが苦痛になってきたため，受診して入院となった．入院前にはできる範囲で畑仕事をしていた．また，5年前に関節リウマチの診断を受け，両手関節に痛みとこわばりがある．歯は義歯で，一部自分の歯が残っている．

入院している現在は，熱が37℃台後半で推移している．食事，トイレ（ポータブルトイレ使用），清潔行為などの動作時に「息苦しくて体が重い」と訴える．清拭は自分で行っているが，「体くらい自分で拭きたいが，息が苦しいと適当に拭いている．早く風呂に入りたい」との訴えがある．洗髪は入院してからまだ行っていない．口腔の清潔は含嗽で済ませることが多く，歯磨きはほとんどしていない．

Q1. 加藤さんの身体の清潔援助をどのように行っていくか．アセスメントでどのような点に注目して判断すべきか．

Q2. 加藤さんの清潔援助を行うさいに，観察が必要な点は何か．

Q3. 今後予想される加藤さんの状態の変化とそれに応じた清潔援助の計画を考えてみよう．

［ 解答への視点 ☞ p.501 ］

Skill㊱ 清拭（温湯清拭）

目的 ▶ 入浴やシャワー浴が許可されない患者に対して，身体を拭くことによって清潔を保つ．

● 必要物品

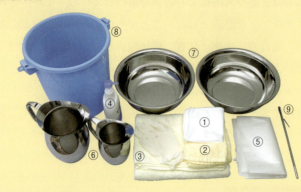

① ウォッシュクロス
② フェイスタオル
③ バスタオル
④ 石けん（または泡沫状洗浄剤）
⑤ 防水布
⑥ ピッチャー（またはバケツ）
⑦ 洗面器（またはベースン）
⑧ 汚水用バケツ
⑨ 温度計
・その他，温湯（55℃以上），綿毛布（またはタオルケット）
・必要に応じて，着替え用寝衣・下着，手袋，新聞紙，保湿剤，オリーブ油，爪切り

アセスメント	根拠/ポイント/注意
❶身体状態を確認する． ・汚れの程度　・バイタルサインズ ・皮膚の状態 ❷清拭する部位，使用する物品を考慮する．	▶身体状態によって，ケア計画の詳細を検討する．

実　施	根拠/ポイント/注意
❶患者に説明し同意を得る．	根拠 ケア目的の共有とケアへの協力（必要物品，心身の準備）を得る．
❷周囲の環境を整える． ・室温（24±2℃），風がないかを確認． ・カーテン，スクリーンで周囲をおおう． ❸必要物品を準備し，使用しやすい位置に配置する．	▶保温およびプライバシーへの配慮を行う． ▶準備するタオルの量，湯量・湯温，洗浄剤の選択など，ケア計画に沿って準備する．
❹患者の準備を行う． 　a）綿毛布をかける． 　b）使用していたかけ物は足元に扇子折りにする． 　c）寝衣を脱いでもらう． 　d）体位を整える． 　e）寝具もバスタオルまたは防水布でおおう． 　f）はじめに清拭する部分を綿毛布より出し，バスタオルをかける． ❺清拭を行う．	▶冷感を感じさせないように保温を行う． ▶寝具を汚染しないように準備する． 注意 保温およびプライバシーに配慮し，露出は最小限にする． ▶スタンダード・プリコーション（☞p.96）を遵守し，必要に応じて手袋を使用する．
ウォッシュクロスの準備 　a）快適な温度のウォッシュクロスを準備する． ・ウォッシュクロスは45℃前後を保つ． ・そのためにはバケツ内の湯温を55℃以上に保つ．	▶適宜，熱い湯を洗面器に継ぎ足し，またウォッシュクロスの絞り方，広げ方，拭き方を工夫してウォッシュクロスの温度低下を防ぐ．

b) ウォッシュクロスを手に巻く．

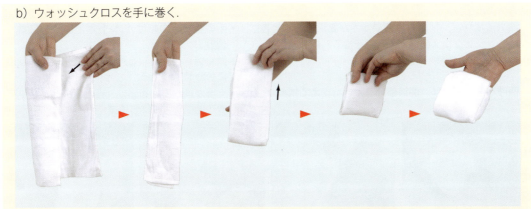

手のひらに巻く　　下に垂らす　　上に折り返す　　内側の隙間に折り込む　でき上がり

清拭の手順

a) 石けん（洗浄剤）を十分泡立てる．
b) それぞれの部位ごとにていねいに清拭する．
c) 石けん成分は，ウォッシュクロスをすすぎながら3～4回程度拭きとりを繰り返す．
d) 乾いたタオルで水分を拭きとる．
e) 清拭が終了した部位にはかけ物をかけ，次に清拭する部位をかけ物から出して，バスタオルをかける．
f) 汚れがひどければ，部分的な清潔援助を行う（☞p.276～Skill㊳-㊵ 参照）．

根拠 皮膚から石けん成分を除去し，皮膚の酸性度を維持する．
根拠 汚れを除去し，冷感を感じさせないようにする．不十分な拭きとりや不必要な皮膚の露出により，数秒のうちに冷覚を感じ始め[9]，30秒程度で冷感の訴えがもっとも多くなってくる[10]．
▶ 普段，衣類で隠れている場所は，清拭をしながら皮膚の観察も行う．とくに，褥瘡好発部位に注目する．

全身清拭の拭く順序・方向

・拭く順序の原則は，上方から下方へ，清潔度が高いところから低いところへ向けて拭く．
・各部位について，清拭の方向を矢印で示す．

▶ 作業効率を考え，看護師から遠い側から拭き始め，順次手前側に向かって拭いていく．
▶ 部分清拭の場合は，部位により拭く順序を考慮する．

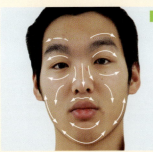

1 顔（目，額，頬，鼻，口，顎，耳介）

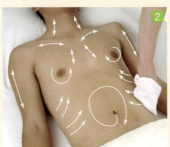

2 上肢→肩→腋窩→首→胸部→腹部

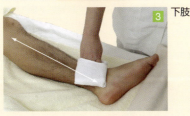

3 下肢

・殿部が済んだら陰部の清拭を行う．

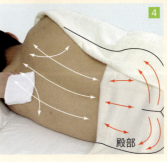

4 背部→殿部

殿部

拭き方のポイント

- 顔の清拭など，拭き方に細やかさが要求されるときは，ウォッシュクロスのなかで示指を立て，線の軌道でていねいに拭く（1）.
- 四肢を拭くさいは，関節部分を大きく支えて拭く（2）.
- 手の指，足の指は1本1本ていねいに拭く（3 4）.
- 拭く強さ（圧力）を汚れの程度や皮膚の状態に合わせて変える.
- 皮膚が接している部分（首，腋窩など）は皮膚を伸ばすようにして拭く.

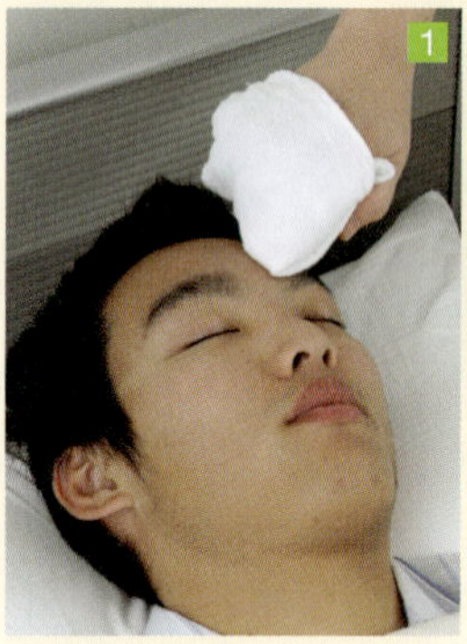

示指を立てて拭く

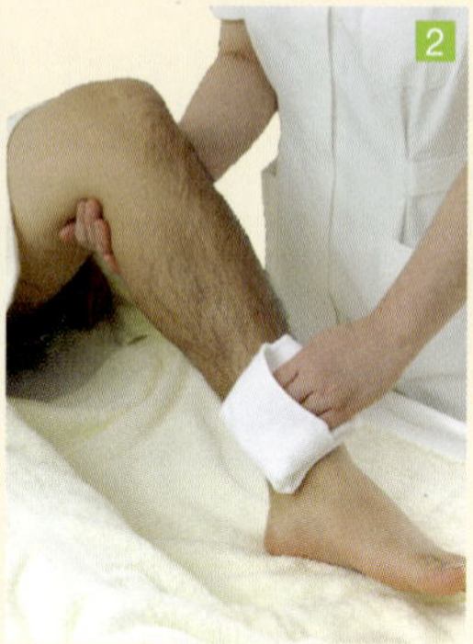

関節部分を支えて拭く

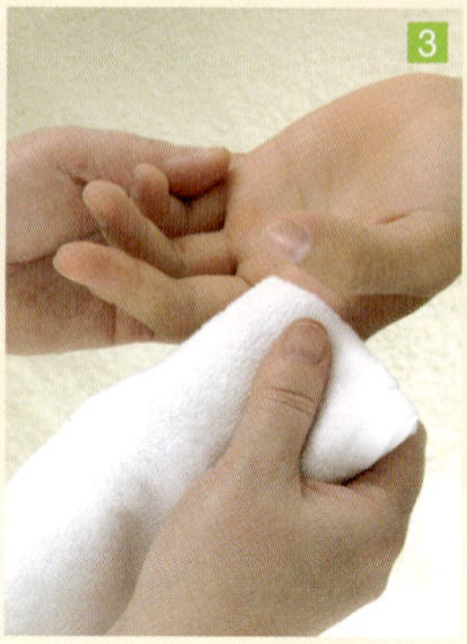

手の指

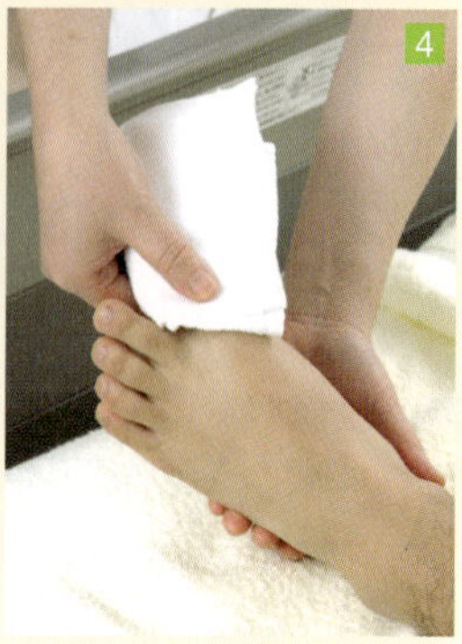

足の指

❻寝衣を着せ，体位を整えて，綿毛布をとり除く.	▶患者を安楽な状態にする.
❼周囲の環境を整え，物品の後片づけをする.	▶ベッドサイドを離れてもよい環境に整える.

評価・記録・報告	根拠/ポイント/注意
❶客観的情報，主観的情報を記録する. ・皮膚の観察（ケアの効果，発赤，発疹，腫脹，浮腫など異常の有無） ・疲労度　・清潔行動の自立度 ・爽快感などの訴え　・バイタルサインズ　など	▶清拭の目的が達成されたかどうか確認する. ▶皮膚における異常の早期発見，病変部の回復などについて変化を確認する（とくに，褥瘡の好発部位，排泄物で汚染しやすい部分や発汗が多い部分）.
❷ケア計画の継続と変更.	▶ケアで得られた情報を整理し，ケア計画を見直す.

Skill㊲ 陰部ケア

目的 ▶ 汚れやすい陰部を洗浄し，清潔を保つ.

●必要物品

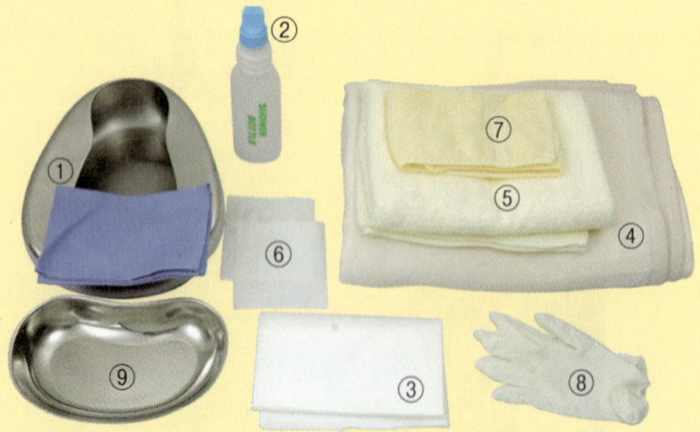

①便器・便器カバー（または紙オムツ）
②シャワーボトル，小ピッチャーなど洗浄容器
③防水布
④綿毛布（またはタオルケット）
⑤バスタオル
⑥ガーゼ
⑦タオル
⑧手袋
⑨膿盆（またはビニール袋）
・その他，温湯（38～40℃）
・必要に応じて，石けん

アセスメント	根拠/ポイント/注意
❶陰部の皮膚・粘膜の状態を確認する. ・汚染の程度　・皮膚の異常の有無	▶陰部の状態によって，ケア計画の詳細を検討する.

3. 清潔

❷排泄の状態を確認する．
・尿・便の性状，回数，量
・排泄方法　・失禁の有無

▶排泄の状態を知ることで，陰部の皮膚環境のリスクをアセスメントできる．

実　施	根拠/ポイント/注意
❶患者に説明し同意を得る．	根拠 ケア目的の共有とケアへの協力（必要物品，心身の準備）を得る． ▶ケアの必要性を説明するとともに，可能であれば同性の看護師が行う． ▶羞恥心・プライバシーへの配慮を行う．
❷周囲の環境を整える． ・カーテン，スクリーンで周囲をおおう． ❸患者の準備． 　a）綿毛布をかけ，かけ物を足元に扇子折りにする． 　b）衣類を腰まで上げ，下着をとり，殿部の下に防水布を敷く． 　c）温めた便器（または紙オムツ）を当てる（1）． 　d）露出する下肢をバスタオルでおおう（2）． 　e）タオルを恥骨上部に置く（2）． 　f）セミファウラー位にする． ❹陰部洗浄を行う． 　a）手袋を装着する． 　b）湯温を確認し，静かに流す（3）． 　c）ガーゼで静かに洗浄する（皮膚の汚れに応じて，必要時，石けんを使う）． 　d）石けんを使用した場合は，最後に再度流水をかけ，石けん成分を完全に除去する． 　e）洗浄が終わったら，水分を拭きとる．	▶衣類・寝具を汚染しないように準備する． ▶冷感を感じさせないようにする． 注意 保温およびプライバシーに配慮し，露出は最小限にする． 注意 腹部に温湯が流れないように，恥骨上部をタオルで保護し，体位を整える． 注意 スタンダード・プリコーション（☞p.96）を遵守する． 注意 粘膜への刺激を考慮し，粘膜（小陰唇の内側）は，微温湯で洗浄し，石けんを使用しない． ▶汚れを除去し，皮膚の保護を行う． ▶洗浄時に皮膚の観察を行う． ▶冷感を感じさせないようにする．

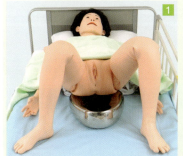
綿毛布，防水布，便器をセットする

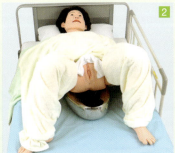
バスタオルで下肢を，タオルで恥骨上部をおおう

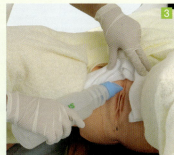
温湯を流し，陰部にかける

洗浄のポイント
・皮膚の接する部分（陰茎と陰囊（いんのう），陰唇（いんしん），肛門部）をていねいに洗う．

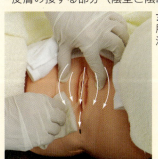

女性の場合：尿道口から肛門の方向に向かって洗浄，拭きとりをする．

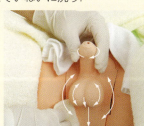

男性の場合：亀頭周辺も包皮をずらして洗浄し，尿道口付近がもっとも清潔になるようにする．

❺便器（または紙オムツ）をとり去り，殿部の水分を拭きとり手袋を外す．	▶陰部の洗浄，拭きとりに使用したガーゼは膿盆（またはビニール袋）に捨てる．
❻バスタオルをとり，かけ物でおおう．	
❼衣類を着せ，防水布をとり除き，体位と衣類・かけ物を整える．	▶患者を安楽な状態にする．
❽周囲の環境を整え，物品の後片づけをする．	▶ベッドサイドを離れてもよい環境に整える．

評価・記録・報告	根拠/ポイント/注意
❶客観的情報，主観的情報 ・皮膚の観察（ケアの効果，発赤，びらんなど異常の有無） ・疲労度　・清潔行動の自立度 ・爽快感の有無　・バイタルサインズ	▶陰部ケアの目的が達成されたかどうかを確認する． ▶皮膚における異常の早期発見，病変部の回復などについて変化を確認する．
❷ケア計画の継続と変更	▶陰部ケアで得られた情報を整理し，ケア計画を見直す．

Skill ㊳ 足　浴

目的 ▶ 汚れやすい足部を洗浄し，清潔さを保つとともにリラクセーション効果をはかる．

●必要物品

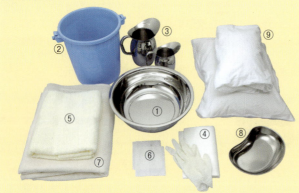

①ベースン（または ②バケツ）
③ピッチャー
④防水布
⑤バスタオル
⑥ガーゼ（またはウォッシュクロス）
⑦綿毛布（またはタオルケット）
⑧膿盆（またはビニール袋）
⑨安楽枕，膝枕
・その他，温湯（40℃前後）
・必要に応じて，爪切り，手袋，石けん，洗浄剤，保湿剤

アセスメント	根拠/ポイント/注意
❶足の皮膚・爪の状態と身体状態を確認する． ・汚染の程度　　　・バイタルサインズ ・皮膚・爪の異常の有無　・麻痺の有無　など ❷ケアする部位，実施する体位，物品を考慮する．	▶足の状態，身体状態により，ケア計画の詳細を検討する． 根拠 部分浴は清潔保持のほか，40℃前後の温湯を用いることにより，温熱作用による保温，循環促進効果[11-13]，リラクセーション効果を期待して実施することがある．

実　施	根拠/ポイント/注意
❶患者に説明し同意を得る． ❷必要物品を準備し，使用しやすい位置に配置する． ❸周囲の環境を整える． ・カーテン，スクリーンで周囲をおおう． ❹足浴の準備をする（臥床患者の場合）［1］． 　a）安楽枕や膝枕を用いて体位を安定させ，安楽な体位を維持する． 　b）綿毛布で膝下まで包み，膝を立てる． 　c）足の下に防水布とバスタオルを敷く．	根拠 ケア目的の共有とケアへの協力（必要物品，心身の準備）を得る． 注意 保温およびプライバシーに配慮し，露出は最小限にする． ▶衣類・寝具を汚染しないように準備する． ▶座位のとれる患者には，端座位にてバケツなどを使って行う ［2］．

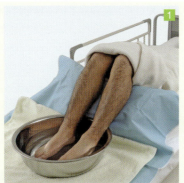
足浴準備：臥床患者の場合

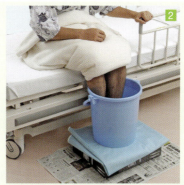
足浴準備：座位がとれる患者の場合

❺湯の入ったベースンの湯温を確認し，患者に快適な温度かどうかたずねる．

❻足を洗浄する．

足浴のポイント
- 皮膚の角質化，汚染の程度によっては，洗浄前にしばらく足を湯につけておく．
- ウォッシュクロスを温湯に浸しながら洗う（❸）．
- 皮膚の接する部分や汚れがたまりやすい部分（指，指の間，爪）は適宜，ガーゼを使い，ていねいに洗う（❹）．
- 汚れに応じて石けんを用いる．

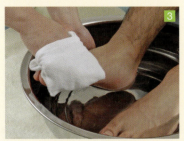
ウォッシュクロスでの拭き方

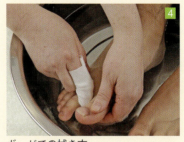
ガーゼでの拭き方

❼洗い終わったらピッチャーの湯をかけ，ベースンを外す．
❽ベースンの下に敷いたバスタオルで水分を拭きとる．

❾必要時には爪切りをする．

爪切りの手順
a）爪切り前に，爪と皮膚の間にたまったあかを除去する．
b）伸びた爪を指の先端と同じ程度に直線に切り落とし，四角い状態（スクエアカット）にする．
c）両側のとがっている部分に爪やすりをかけ，なめらかにする．

> 注意 熱傷の防止だけでなく，冷感も感じさせないようにする．
> 注意 足浴は全身浴とは異なり，静水圧による循環系への影響は小さいが[14]，使用する温湯の温度が高すぎたり，長時間にわたる場合は，心拍数や心拍出量の増加が生じることから[15]注意が必要となる．
> ▶スタンダード・プリコーション（☞p.96）を遵守し，必要に応じて手袋を使用する（なお写真は手袋を着用せずに実施している場合である）．

> 根拠 角質化した皮膚は，湯につけることで汚れが落としやすくなる．
> ▶洗浄時に皮膚の観察を行う．臥床患者の場合，褥瘡好発部位の踵部を観察する．

> ▶皮膚温低下を防ぎ，冷感を感じさせないようにする．皮膚が乾燥している場合は，保湿剤で保護する．
> 根拠 足浴後に爪が軟らかくなったところで，爪切りを行う．

> ▶爪に肥厚や変色がある場合，爪白癬の可能性がある．
> 注意 深爪にしない．

> ▶ニッパータイプの爪切りを用いると，切りたい部分を確認しながら切ることができる．ま

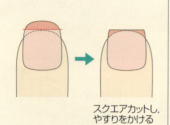

スクエアカットし，やすりをかける

❿体位と衣類・かけ物を整える.	▶患者を安楽な状態にする.
⓫周囲の環境を整え，物品の後片づけをする.	
た，爪が肥厚している場合にも切りやすい.	

評価・記録・報告	根拠/ポイント/注意
❶客観的情報，主観的情報 ・皮膚・爪の観察（ケアの効果，傷，発赤，発疹，腫脹，浮腫など異常の有無） ・清潔行動の自立度　・疲労度・爽快感などの訴え ・バイタルサインズ ❷ケア計画の継続と変更	▶爪・足のケアの目的が達成されたかどうかを確認する. ▶皮膚・爪の異常の早期発見，病変部の回復などの変化を確認する. ▶爪・足のケアで得られた情報を整理し，ケア計画を見直す.

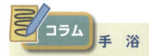 **手 浴**

　手浴は部分的な清潔援助のひとつで，足浴と同様に手指を温湯につけて洗浄するケアである．日常生活のなかで，手はさまざまなものに触れる機会が多いうえに構造的にも凹凸が多く，汚れが付着しやすく汚れを落としにくいという特徴があり，その汚れを他の部位に再付着させる機会が多い．患者のなかには自ら手洗いできない場合や麻痺等により手指が密着した状態になる場合があり，より手指の清潔のニーズが高く，感染予防の意味でも手を清潔にすることは重要となる．

　手浴は温湯で手を洗浄することで，手指の清潔を保ち，爽快感を得る効果がある．また，局所の循環促進効果，リハビリテーション効果，リラクセーション効果，入眠促進効果，鎮痛効果なども得られるといわれている．

　手浴は患者がとれる体位に合わせてベッド上で行うことが多いが，移動が可能な場合は洗面台などで実施することで，より広範囲をひたすことができる．また，手浴時に手指の運動やマッサージ，アロマオイル等と併用することで，相乗効果が期待できる．

Skill㊴ 洗　髪

目的 ▶ 入浴やシャワー浴が許可されない患者に対し，汚れやすく，また不潔が不快のもととなりやすい頭部を仰臥位にて洗浄し，清潔を保つ．

●必要物品

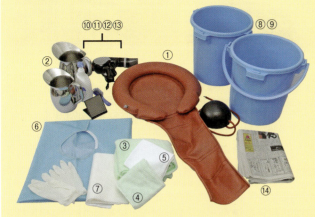

①ケリーパッド
②ピッチャー
③バスタオル
④フェイスタオル
⑤眼をおおうガーゼ（またはタオル）
⑥防水用ケープ
⑦防水布
⑧温湯用バケツ
⑨汚水用バケツ
⑩シャンプー・リンス
⑪ブラシ（または櫛）
⑫ドライヤー
⑬手鏡
⑭新聞紙
・その他，温湯（42〜43℃）
・必要に応じて，綿毛布（またはタオルケット），小枕・安楽枕，手袋，青梅綿（耳栓用）

アセスメント	根拠/ポイント/注意
❶頭皮・頭髪の状態と身体状態を確認する． 　・汚染の程度　　　・髪質・長さ・量 　・頭皮の異常の有無　・バイタルサインズ ❷実施する体位，物品を考慮する．	▶身体状態によって，ケア計画の詳細を検討する． 根拠 頭皮から分泌される皮脂であるトリグリセリド（TG）は遊離脂肪酸（FFA）に分解され，頭部のかゆみや不快感増加のもととなる．洗髪後72時間をすぎるとTGよりもFFAのほうが多くなる[16]という報告もあり，少なくとも洗髪後72時間以内には次の洗髪を実施することを心がけたい．

実　施	根拠/ポイント/注意
❶患者に説明し同意を得る． ❷周囲の環境を整える． 　・室温（24±2℃） 　・隙間風をなくす． ❸必要物品を準備し，使用しやすい位置に配置する．	根拠 ケア目的の共有と，ケアへの協力（必要物品，心身の準備）を得る． ▶保温に留意する． ▶準備するタオルの数，湯量・湯温など，ケア計画に沿って準備する．作業域を確保し，最短時間で実施できるようにする．

洗髪車の場合の準備
a) ケリーパッドでの洗髪に準じるが，電源が確保できる位置に洗髪車を配置する．
b) ベッドと洗髪鉢を近づけ，洗髪車とベッドの高さが同じになるように調節する（ 1 ）．
c) 洗髪鉢に後頭部をのせるため，患者の体がベッドとできるだけ直角になるようにして，体位を安定させる．

洗髪台の場合の準備
a) 洗髪台までの移動方法を選択する（歩行，車椅子，ストレッチャーなど）．
b) 洗髪時の体位は患者がとれる体位と安楽さを考慮して選択する（リクライニング可能な椅子を用いたファウラー位（ 2 ）と椅子に座り上半身を洗髪台に向かって前屈させた前屈位（ 3 ））．
c) 室温が低い場合は，洗髪中の保温をはかるためのかけ物も準備する．

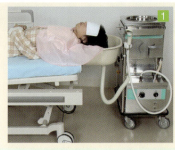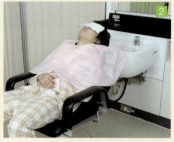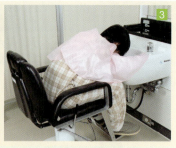

❹患者の準備をする．
　a）綿毛布をかけ，足元を扇子折りにする．
　b）身体をベッド上に対角線の位置になるように移動する．
　c）ベッドの頭部に防水布，バスタオルを敷く．
　d）患者の首に，タオルがケープから出ないようにして，タオルと防水用ケープを巻く（1）．
　e）患者に合わせ，ケリーパッドの空気を適切に調整したのち，ケリーパッドを敷き，先端をバケツに入れる（2）．
　f）ケリーパッドの下にたたんだタオルなどを入れ，排水路が低くなるよう高低差をつけてもよい．
　g）患者の肩下に小枕（またはたたんだタオル）を入れ，膝下にも安楽枕を入れる（3）．

▶冷感を感じさせないよう，保温を行う．
▶患者の安全・安楽を考慮し，看護師が作業しやすい体位とする（ベッド柵が外せる場合は，身体を上［頭部側］に移動するのみでよい）．
▶衣類・寝具を汚染しないように準備する．
注意 ケープからタオルが出ていると，そこが濡れ，毛細管現象により衣類に浸透し，衣類・背部を濡らしてしまう．
▶頸椎への負担軽減と後頭部の支持基底面積を広げて，頭部の安定をはかる．
▶排水しやすい工夫をする．
根拠 体位の安定と腹筋の緊張をとる．

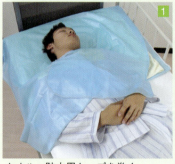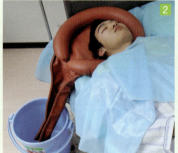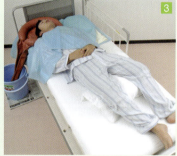

タオル，防水用ケープを巻く　　ケリーパッドを敷き，先端をバケツに入れる　　肩下に小枕，膝下に安楽枕を入れる

❺ブラッシングを行う．
❻洗髪を行う．
　・眼をガーゼなどでおおい，必要時，耳栓をする．

洗浄の手順
　a）ピッチャーからゆっくりと前頭部に向かって湯（40℃程度）をそそぐ（4）．
　b）頭髪全体を十分に濡らす．
　c）シャンプー剤を十分泡立てる．

　d）生え際→頭頂部→後頭部の順に，頭皮を傷つけないように指の腹を使って洗う（5 6）．
　e）瘙痒感が出やすい部分（後頭部，後頸部，生え際，耳の後ろ）をていねいに洗う．

根拠 頭皮の状態を観察するとともに，汚れを浮き上がらせ，毛髪のもつれを予防する．
▶スタンダード・プリコーション（☞p.96）を遵守し，必要に応じて手袋を使用する．
▶冷感を感じさせないよう快適な湯温を保ち，十分な湯量を確保しておく．
▶シャンプー剤の泡立ちを助ける．
▶泡立てることで，シャンプー剤の界面活性作用を活用でき，汚れの除去が容易となる．
▶マッサージをしながら洗うことで，頭皮への刺激となり血行が促進される．
▶洗髪中は，頭部を振動させないように，片手で常に頭頸部を支える．
▶洗髪時間は15分程度を目安とし，洗髪行為が長時間に及ばないようにする．
▶洗浄時に脱毛や頭皮の観察を行う．

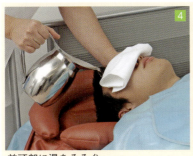
前頭部に湯をそそぐ

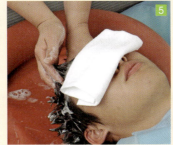
前頭部，生え際

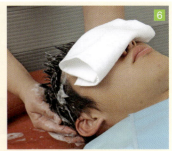
後頭部

すすぎの手順

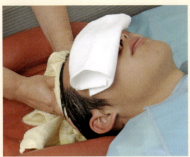
すすぎの時間を短縮するため，あらかじめタオルでシャンプーの泡を拭きとる

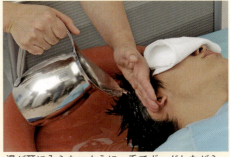
湯が耳に入らないように，手でガードしながらすすぐ

❼眼をおおっていたガーゼを外し，タオルで毛髪を包み，防水用ケープ，ケリーパッドを取り除く．	▶寝衣や寝具を濡らさないようにする．
❽バスタオルの上で十分に毛髪の水分を拭きとり，ブラシでとかしたあと，ドライヤーで乾かす．	▶タオルドライを十分にすることにより，ドライヤーで乾かす時間を短縮できる． 根拠 頭髪を乾かすことで頭部からの熱放散を防ぐ．
❾髪を整え，バスタオル，防水布を取り除き，体位・寝衣を整えて，綿毛布を取り除く．	▶ベッドサイドを離れてもよい環境に整える．
❿周囲の環境を整え，物品の後片付けをする．	▶ケリーパッドは劣化やカビ発生予防のため，十分に乾燥させて収納する．

評価・記録・報告	根拠/ポイント/注意
❶客観的情報，主観的情報 ・頭髪・頭皮の観察（ケアの効果，脱毛，発赤，発疹など異常の有無） ・清潔行動の自立度　・疲労度・爽快感などの訴え ・バイタルサインズ　など ❷ケア計画の継続と変更	▶洗髪の目的が達成されたかどうか確認する． ▶頭髪・頭皮の異常の早期発見，病変部の回復などの変化を確認する． ▶洗髪で得られた情報を整理し，ケア計画を見直す．

Skill ㊵ 口腔ケア

目的 ▶ 自力で歯磨きができない患者の口腔の清潔を保ち，感染防止，歯科疾患防止，食欲増進などをはかる．

●必要物品

①歯ブラシ
②歯磨き剤
③ガーグルベースン
④吸い飲み（含嗽水）
⑤ペンライト
⑥タオル
⑦手袋
・必要に応じて，ケープ，デンタルフロス，歯間ブラシ，舌ブラシ，綿棒，口腔ケア用スポンジ，バイトブロック，ワセリン，舌圧子，口腔保湿剤，吸引器

アセスメント	根拠/ポイント/注意
❶口腔粘膜，歯，舌の状態を確認する． ・舌苔　・う歯　・口内炎　・唾液の流出　など ❷ケアする部位，実施する体位，物品を考慮する．	▶患者の状態に合った物品を選択する． ・口の大きさに合った歯ブラシ（毛の部分）を選ぶ． ・毛の硬さは粘膜の状態に合わせる．

実　施	根拠/ポイント/注意
❶患者に説明し同意を得る． ❷必要物品を準備し，体位を整える． ・可能であれば上半身を挙上し，半座位とする． ・半座位が無理であれば，仰臥位のまま顔を横に向ける． ❸患者の準備． 　a）前胸部にタオルをかけ，ガーグルベースン，吸い飲み，歯ブラシなどを患者の近くに配置する（1）． 　b）吸い飲みなどで口腔内に含嗽水を入れ，含嗽をしてもらう（2）．	根拠 ケア目的の共有とケアへの協力（必要物品，心身の準備）を得る． 注意 誤嚥防止に適した体位とする（☞ p.283，意識障害者の口腔ケア）． ▶寝衣や寝具を汚さないようにする．必要に応じてケープもかける． 根拠 口腔内をなめらかにし，大きな汚れを除去する．口角から含嗽水を入れ，誤嚥を防ぐ．

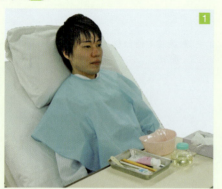
前胸部にタオルをかける

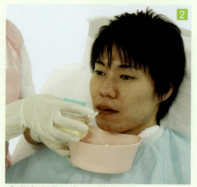
含嗽水を吸い飲みで注入

❹看護師は手袋を装着し，利き手で歯ブラシを持ち，適度に圧をかけながら口腔内や舌を磨き，もう一方の手は ▶歯，歯間，舌，口腔粘膜といった口腔内の汚れを落とし，う歯や感染を予防する．

ガーグルベースンを持ち，患者の頬や顎に添わせる（3．必要時，歯磨き剤を使用する）．

<small>注意</small> 圧をかけ過ぎると口腔粘膜を傷つける．

歯磨きのポイント
- 歯を1〜2本ずつ磨くつもりで，小刻みに歯垢を除去する．
- 鉛筆を持つように歯ブラシを持つと，磨くときに圧がかかり過ぎない（4）．

▶ 歯磨き方法は，磨く場所ややりやすさに応じて選択する（イラスト参照）．
▶ 歯磨きのさい，歯肉からの出血や粘膜の発赤，腫脹なども観察する．

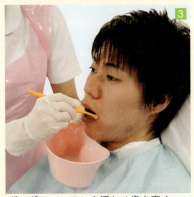
ガーグルベースンを添わせ歯を磨く

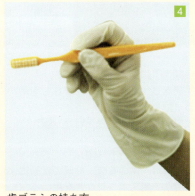
歯ブラシの持ち方

歯磨き法

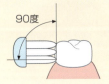
スクラビング法：歯に対して90度に歯ブラシを当て，前後に小刻みに動かす

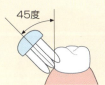
バス法：歯に対して45度に歯ブラシを当て，歯と歯茎の境目の汚れを落とすつもりで細かく動かす

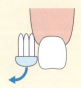
ローリング法：歯ブラシの毛腹が歯と平行になるようにし，歯ブラシを回転させながら，毛腹全体で歯を磨く

❺ 含嗽し，口の周囲を拭く．
- ガーグルベースンを頬に隙間なく押し当て，口角より少しずつ水を吐き出してもらう．

❻ 体位と衣類・かけ物を整える．
❼ 周囲の環境を整え，物品の後片づけをする．

▶ 歯磨き剤を使用した場合は十分に洗浄する．
▶ 患者を安楽な状態にする．

意識障害者の口腔ケア

動画12

❶ 患者に説明し，同意を得る．
❷ 必要物品を準備し，体位を整える．
  a) 仰臥位のままタオルを挿入するなどして枕を高くし，頭部を前屈する（5）．
  b) 可能であれば，左右のいずれかに向ける．麻痺がある場合は，麻痺側を上にする（6）．
  c) 看護師の立つ位置，ベッドの高さも調整する．

<small>注意</small> 座位が困難なことが多いため，仰臥位でも誤嚥を防止する体位に整える．
▶ 側臥位でもよいが，ケアや観察が行いにくい場合もあるため，無理に側臥位にする必要はない．

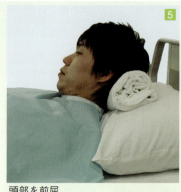
頭部を前屈

頭部前屈により気管へ水が流れにくくなり，誤嚥が少なくなる

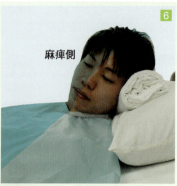
麻痺側が上になる方向に顔を向ける

❸前胸部から顔の下にタオルをかける．
❹看護師は手袋をし，バイトブロックなどを用いて十分に口を開ける（7）．
❺口腔内を吸引しながら歯磨きを行う（8）．
❻口腔粘膜，舌の清拭を行う（9）．
・使用する道具は，歯の有無，粘膜の状態により，歯ブラシ，口腔ケア用スポンジなどを用いる．
・必要に応じ，含嗽剤などを用いる．

根拠 視野を確保し，安全にケアができるようにする．
▶意識障害があっても，ケア時は声をかけながら行う．
▶口腔内の状態をよく観察しながら，頬と歯茎の間，唇と歯茎の間，歯の裏なども注意して拭く．

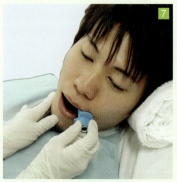
バイトブロックを挿入

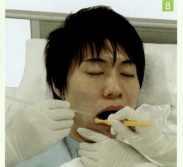
吸引しながら歯を磨く

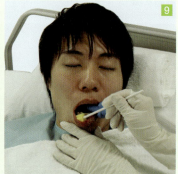
口腔ケア用スポンジによる口腔粘膜の清拭

❼水洗いし，唾液や洗浄液を吸引する．
❽バイトブロックなどを取り外す．
❾口唇にワセリンを塗布する．
❿体位と衣類・かけ物を整える．
⓫周囲の環境を整え，物品の後片づけをする．

注意 誤嚥しないように，たまっている唾液や洗浄液はこまめに吸引する．

▶患者を安楽な状態にする．

義歯ケア

❶義歯を取り外す前に，含嗽して口腔内の食物残渣などを取り除く．
❷取り外した義歯を水で洗浄する．

❸義歯用の軟らかいブラシで表面の汚れを取り除く．
❹定期的につけ置き洗浄剤で細かな汚れを除去する．

❺義歯を取り外している間は水につけて保管する．

根拠 口腔内をなめらかにし，大きな汚れを除去する．
注意 義歯は熱により変形しやすいので水を使用する．
根拠 傷つけないようにするため．
根拠 ブラシだけでは取りきれない汚れを取るため．
根拠 乾燥による変形や破損を防ぐため．

評価・記録・報告	根拠/ポイント/注意
❶客観的情報，主観的情報 　・口腔内の観察（ケアの効果，う歯，発赤，発疹，腫脹，出血など異常の有無） 　・清潔行動の自立度　・爽快感などの訴え 　・バイタルサインズ　など ❷ケア計画の継続と変更	▶口腔ケアの目的が達成されたかどうかを確認する． ▶口腔内における異常の早期発見，病変部の回復などについて変化を確認する． ▶口腔ケアで得られた情報を整理し，ケア計画を見直す．

Skill㊶ 目，耳，身だしなみの整容援助

目的 ▶ 感覚器の清潔を保ち機能維持をはかる．また，身だしなみを整えることで社会生活の向上，闘病意欲の維持をはかる．

●必要物品
①タオル（またはウォッシュクロス）　②点眼薬　③耳かき　④綿棒　⑤ブラシまたはくし　⑥手鏡
必要に応じて，ひげそり（電動またはかみそり），シェービングフォーム，化粧品，ライト，ベビーオイル，ガーゼ

アセスメント	根拠/ポイント/注意
❶目，耳の状態と身だしなみの状態を確認する． 　・汚染の程度（目：眼脂の有無，耳：耳垢（みみあか）の有無，頭皮：皮脂やフケの有無） 　・目，耳，頭髪の異常・病変の有無 　・バイタルサインズ　など ❷ケア実施の必要性を検討する． ❸実施する体位，物品を考慮する．	▶身体状態によって，ケア計画の詳細を検討する． ▶日常の習慣も考慮し，ケア実施の有無や方法を検討する．

実　施	根拠/ポイント/注意

目の清潔

❶目頭から目尻へ向けてタオルなどで拭く． ❷必要時，洗眼，点眼を行う． 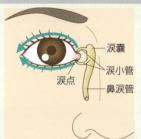	**注意** 涙点，鼻涙管への感染を避ける方向で拭く． ▶小児の場合，拭き取った汚れを目全体に広げてしまうことがあるため，目尻から目頭へ向けて拭く．

耳の清潔

❶耳垢が多い場合，外耳道をライトで照らし，そっと外耳道の耳垢をぬぐうように取る． ❷乾性耳垢の場合は，ベビーオイルなどで綿棒を湿らせて取る． ❸耳介はタオルなどまたはガーゼで清拭する． 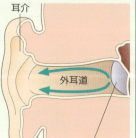	**注意** 外耳道の皮膚は傷つきやすいので，汚れを取るさい，強くこすらないようにする． **注意** 綿棒で耳垢を押し込まないようにする． ▶耳介は凹凸があり汚れやすい．

身だしなみ

手順	根拠/ポイント/注意
❶ 洗顔または顔の清拭を行う．	▶ 起床時または就寝前に行うと，1日の生活リズムをつくる助けとなる．
❷ 髪を患者の好みに合わせてブラッシングする．	▶ 髪を整えるだけではなく，頭皮も刺激し，汚れを取り除く．
❸ 男性の場合，かみそりや電動ひげそりなどで，ひげを整える．	▶ 一般的に，整えていない伸びた「不精ひげ」は清潔な印象を与えない．

●ひげそりの手順とポイント

a) あらかじめひげの部分を蒸しタオルで蒸らす．
b) シェービングフォーム（またはジェル）などをつける．
c) 皮膚のしわやたるみを伸ばしながらそる．
d) 逆ぞりはしない．

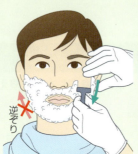

根拠 あらかじめ蒸らすと，ひげが軟らかくなり，そりやすい．
根拠 肌をかみそりで傷つけないように，シェービングフォーム類を使用する（石けんを用いると，脱脂するので肌荒れを起こすことがある）．
根拠 皮膚を平坦にしてからそるとそりやすい．
根拠 逆ぞりは皮膚の表面を傷つけやすい．

評価・記録・報告	根拠/ポイント/注意
❶ 客観的情報，主観的情報 ・目，耳，頭髪の観察（ケアの効果，異常の有無） ・整容行動の自立度　・疲労度，爽快感などの訴え ・バイタルサインズ　など ❷ ケア計画の継続と変更	▶ 目，耳の清潔，身だしなみの目的が達成されたかどうか確認する． ▶ 目，耳，頭髪における異常の早期発見，病変部の回復などについて変化を確認する． ▶ 目，耳の清潔，身だしなみで得られた情報を整理し，ケア計画を見直す．

●引用文献

1) Ogino Y, Hayakawa R, Suzuki M et al：皮表脂質と角層水分量—性，年齢，血清の性ホルモン値との関連．名大分院年報 **26**：63-68, 1993
2) 美和千尋，岩瀬　敏，小出陽子ほか：入浴時の浴室温が循環動態と体温調節機能に及ぼす影響．総合リハビリテーション **27**(4)：353-358, 1999
3) 樽木晶子，長弘千恵，長家智子ほか：入浴中の循環動態の変化に関する基礎的研究—高齢者を対象に．日本循環器病予防学会誌 **39**(1)：9-14, 2004
4) 樽木晶子，長弘千恵，金　明煥ほか：高齢者と若年者における入浴時の呼吸・循環動態の変化．日本循環器病予防学会誌 **40**(1)：28-33, 2005
5) 美和千尋，岩瀬　敏，小出陽子ほか：入浴時の湯温が循環動態と体温調節に及ぼす影響．総合リハビリテーション **26**(4)：355-361, 1998
6) 堀井雅恵，鏡森定信，麻野井英次ほか：脳血流を主とした入浴中の血行動態から見た安全な入浴方法の検討．日本温泉気候物理医学会雑誌 **68**(3)：141-149, 2005
7) 長弘千恵：健常高齢者の入浴時における浴室温が循環動態に及ぼす影響．日本公衆衛生雑誌 **53**(3)：178-186, 2006
8) 美和千尋，杉村公也，川村陽一ほか：40℃入浴時の循環動態と体温調節機能の変化における加齢の影響．日本温泉気候物理医学会雑誌 **65**(4)：187-193, 2002
9) 氏家幸子，東　操子，谷　真子ほか：全身清拭に関する実験的検討—基本的な技法を中心として．看護技術 **17**(16)：98-119, 1971
10) 遠藤芳子，松永保子，沼沢さとみほか：温湯清拭による前腕皮膚温変化の測定—清拭直後に乾布で水分を拭き取る科学的意義．山形保健医療研究 **2**：41-44, 1999
11) 岡田淳子，深井喜代子：手浴が皮膚温，温度感覚および快適感に及ぼす影響．川崎医療福祉学会誌 **13**(2)：317-323, 2003
12) 加藤美穂，新見絵理，原田亜沙美ほか：異なる温湯を用いた手浴が皮膚温，温度感覚および快適感に及ぼす影響．米子医学雑誌 **56**：122-130, 2005

13) 新田紀枝，阿曽洋子，川端京子：足浴，足部マッサージ，足浴後マッサージによるリラクゼーション反応の比較．日本看護科学会誌 **22**(3)：55–63，2002
14) 美和千尋，杉村公也，白石成明ほか：足浴が高齢者の鼓膜温，発汗量，血圧，心拍数に及ぼす影響．日本温泉気候物理医学会雑誌 **70**(2)：84–88，2007
15) 許　鳳浩，上馬場和夫：Temperature dependent circulatory changes by footbath；Changes of systemic, cerebral and peripheral circulation．日本温泉気候物理医学会雑誌 **66**(4)：214–226，2003
16) 加藤圭子，深田美香：洗髪援助に関する実験的検討―頭部の皮脂と自覚症状について．鳥取大学医療技術短期大学部紀要 **32**：67–76，2000

学習課題

1. 皮膚の構造と機能について説明してみよう
2. 皮膚の清潔に影響する要因をふまえて，清潔に関するアセスメント内容と方法を説明してみよう
3. 皮膚の清潔に関する看護上の問題・ニーズ（看護診断）について，アセスメント結果と関連させて説明してみよう
4. 看護診断に応じた清潔の援助方法の計画を立案してみよう
5. 清潔に関する援助技術を安全・安楽に実施してみよう

288 第Ⅳ章 基本的ニーズ充足に向けた看護技術

4 呼 吸

この節で学ぶこと

1. 呼吸器系の構造をふまえて呼吸のしくみについて理解する
2. 呼吸のアセスメントに必要な情報について理解する
3. 呼吸を妨げる看護上の問題・ニーズ（看護診断）について理解する
4. 呼吸に関する援助方法について理解し，安全かつ正確な技術を習得する
5. 患者の状態に応じた安全かつ正確な技術を習得する

A. 基礎知識

1 ● 呼吸とは

呼吸の目的は，吸気によって体内に取り入れられた酸素を全身に運び，ガス交換によって排出された二酸化炭素を呼気として体外へ放出することである．呼吸は，自律神経系の調節で一定のリズムにより繰り返されているが，意図的に速さ・深さを調節することも可能である．

酸素を体外から体内にとりこむのは呼吸器系であるが，全身へ運搬しているのは心臓・血管系から構成される循環系である．体内にとりこまれた酸素は循環系によって身体各部へ適切に運搬され，はじめて全身への供給が成立する．この呼吸−循環系の連携になんらかの支障が生じると，全身への酸素供給は円滑に行えないことになる．呼吸器系と同時に循環系に関する情報も正確にアセスメントし，患者に応じた援助方法を計画し，実施することが重要である．

a. 呼吸器系の構造——鼻腔から肺胞までの構造と特徴

鼻腔および口腔から吸いこんだ空気は，咽頭→喉頭→気管→気管支→細気管支→呼吸細気管支→肺胞に達する．解剖学的に咽頭までは**上気道**，それ以下は**下気道**に分類され，下気道は通常，無菌である（**図Ⅳ-7**）．気管支は，心臓のある左側の分岐角度が45度，右側は25度であり，右側に誤飲や誤嚥を生じやすい．肺胞の内壁には**サーファクタント**という表面活性物質が分泌されており，肺胞の伸び縮みを適切に調整する機能がある．また，呼吸器系には病原体や異物の侵入を防ぎ，侵入した場合は速やかに排除する機能も備わっている．気道から粘液を分泌し，線毛運動によって異物を輸送し，粘膜を加湿して侵入を防ぎ，咳嗽やくしゃみなどの反射のほか，免疫系によっても**防御機能**を果たしている．

左右の肺は紡錘形で，肺の最上部を肺尖，横隔膜と接する面を肺底部という．左肺は上葉・下葉，右肺は上葉・中葉・下葉よりなる．肺の表面は臓側胸膜，胸壁の内面は壁側胸膜でおおわれており，両胸膜の間隙を胸膜腔といい少量の漿液を含む．

b. 呼吸のしくみ

出生時の第1呼吸で空気が気道から流入し，肺胞は急激に拡張する．肺胞はゴム風船の

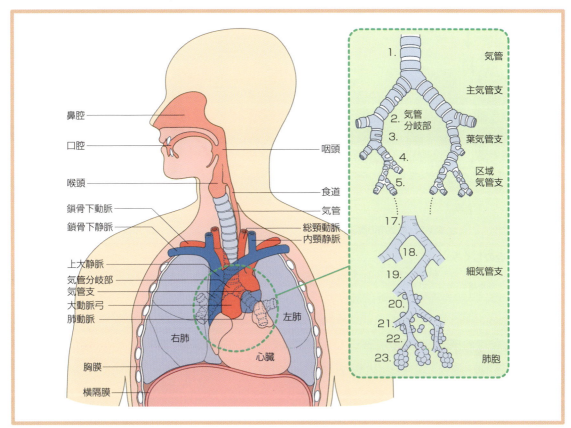

図Ⅳ-7　呼吸器系の構造

ように伸び縮みするしくみになっていて，息を吸って胸郭と肺が広がることによって受動的に元の大きさに戻る．胸腔内圧は陰圧であり，安静時の**吸息相**では胸郭が広がると－6～－7 cmH₂Oとなり，**呼息相**でも－2～－4 cmH₂Oである（**図Ⅳ-8a**）．

呼吸を支えている重要な要素は，**換気，拡散，肺への血流**である．換気は吸気・呼気による肺への空気の出し入れである．拡散は，肺胞における酸素と二酸化炭素の受け渡しである．そして，体内に吸いこんだ空気を肺へ運んでいるのは**血液**であり，この**運搬**が効率よく行われることが必要である．以上の3つがバランスよく機能していないと適切な呼吸機能を維持することは難しくなる（**図Ⅳ-8b**）．

c．呼吸の調節機構

身体が必要とする酸素の量は，個人の健康状態や活動状態によって異なる．換気量を調整し，必要量の酸素供給，二酸化炭素の排出を行うことによって血中の酸素分圧と二酸化炭素分圧を一定に保っている．呼吸の調節は，①呼吸状態の情報を集める**受容器**，②情報を分析し呼吸数と深さを指令する**呼吸中枢**，③呼吸運動を行う**呼吸筋**，の3つにより行われる．呼吸のリズムや深さを調節する神経の中枢は延髄と橋に存在する（**図Ⅳ-9**）．

2　呼吸に影響する因子

呼吸機能は，以下の因子により影響を受ける．

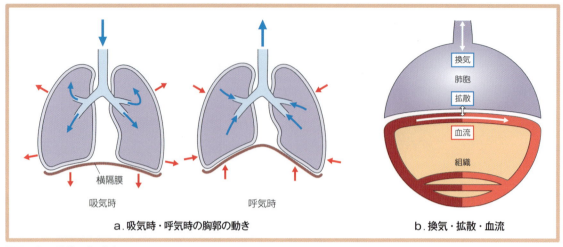

図Ⅳ-8 呼吸のしくみ
[岡安大仁：フィジカルアセスメント―ナースに必要な診断の知識と技術（日野原重明編），第4版，p.39，図3-2上・中，図3-3，医学書院，2006より引用]

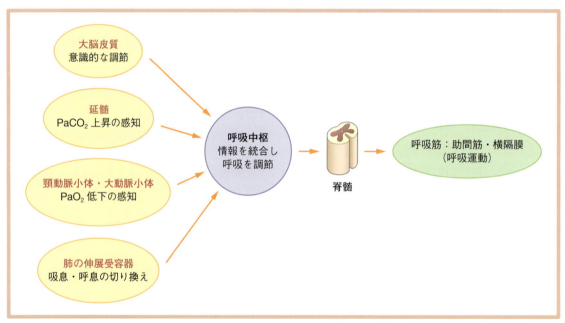

図Ⅳ-9 呼吸の調節機構

a．疾患および治療関連因子

中枢神経系疾患，呼吸器系疾患，循環器系疾患，感染症，脳血管障害，内分泌疾患（とくに甲状腺疾患），過度の興奮，手術，薬剤などは呼吸機能に影響を及ぼす．

b．生活関連因子

運動・歩行，入浴，飲食，排泄，姿勢，着衣による胸部の締めつけ，喫煙，感情の変化は，呼吸の速さや回数へ影響を及ぼす．

c．発達因子

加齢とともに全身の細胞の活動は減弱し，免疫機能も低下する．このため，高齢者は細菌やウイルスに感染しやすく，肺炎やインフルエンザへの罹患は呼吸機能に影響を及ぼす．

d. 環境因子

受動喫煙，気温，住環境，アスベストなどは短・長期的に呼吸機能に影響を及ぼす．また，室内や屋外で曝露されるアレルゲンに相当する刺激物（ほこり，化学物質）も呼吸に影響する．

3 ● 正常呼吸と異常呼吸

正常呼吸

安静時の呼吸数は，成人12～20回/分，小児（就学前）20～25回/分，乳児25～35回/分，新生児30～50回/分である．新生児は胸郭の発達が未熟であり，肺の容量が小さいので呼吸回数が多い．幼児までは，成人のように胸郭や呼吸筋が発達していないので腹式呼吸である．成人男性は**胸式**もしくは**胸腹式呼吸**，成人女性は胸式呼吸である．高齢になると胸郭が広がりにくくなるため，**腹式呼吸**となる．妊娠中は胎児の成長に伴い，子宮が大きくなり横隔膜が上方に押し上げられるため，胸式呼吸となる．運動時は，その強度によって酸素の必要量が増すため呼吸回数は増加し，激しい運動中は肩を使った**努力呼吸**になることもある．

異常呼吸

呼吸に異常をきたすときは，呼吸の**規則性（リズム）**や速さ・深さなどが変調し，関連・随伴した症状がみられる．

a. 呼吸異常に伴う呼吸パターンの変調

1）呼吸音の異常

正常な呼吸音は，共鳴音が聴取される．呼吸器系に病的な異変が生じると次のような**異常呼吸音**が聴診される．

異常呼吸音（副雑音）の分類

- 連続性副雑音（乾性ラ音）：
  - 低調性連続性副雑音（いびき音，類鼻音_{るいかん}）
  - 高調性連続性副雑音（笛声音_{てきせい}，笛様音）
- 断続性副雑音（湿性ラ音）：
  - 粗い断続性副雑音（水泡音）
  - 細かい断続性副雑音（捻髪音_{ねんぱつ}）
- 胸膜摩擦音：
  - 炎症などにより，胸膜どうしが擦れ合う音

2）呼吸数の異常

- 頻呼吸：規則正しいリズムにおける呼吸数の増加（＞25回/分：1回換気量は増加しない）．肺炎・発熱などで生じる．
- 多呼吸：規則正しいリズムにおける呼吸数の増加（＞25回/分：1回換気量が増加する）．過換気症候群，肺塞栓などで生じる．
- 徐呼吸：規則正しいリズムにおける呼吸数の減少（≦12回/分）．麻酔，頭蓋内圧亢進などで生じる．

- 無呼吸：安静時呼吸位で呼吸が一時的に10秒以上停止した状態．睡眠時無呼吸症候群などで生じる．

3）換気の異常

　過呼吸（過換気）：深さ・数が増加して換気量が増加した状態．換気による二酸化炭素排泄が増大し，長時間持続するとpH上昇をきたし，呼吸性アルカローシスを引き起こす．過呼吸は，過換気症候群，もやもや病などで生じる．

4）呼吸の周期・深さの異常

- チェーン・ストークス（Cheyne-Stokes respiration）呼吸："浅い呼吸→深い呼吸→無呼吸"が周期的に繰り返される呼吸．心不全，尿毒症，脳出血，脳腫瘍などで生じる．
- ビオー呼吸（Biot respiration）：不規則でさまざまな深さの呼吸と無呼吸が出現する．脳腫瘍，脳血管障害，髄膜炎などで生じる．
- クスマウル呼吸（Kussmaul respiration）：換気量の増加した呼吸が規則的に続き，無呼吸は出現しない．尿毒症，糖尿病性ケトアシドーシスなどで生じる．

b．呼吸異常により出現する呼吸型

- 努力呼吸：呼吸筋だけでなく，胸鎖乳突筋，僧帽筋などの補助呼吸筋を使って肩を上下動させる呼吸．
- 起座呼吸：呼吸困難を軽減するために起き上がり，座位で行われる呼吸（図Ⅳ-10）．
- 鼻翼呼吸：努力呼吸に随伴し，鼻翼を広げての呼吸．
- 下顎呼吸：下顎が吸気時に上方へ，呼気時に下方へ移動する呼吸．

c．呼吸に関連する症状

1）呼吸困難

　呼吸困難は，呼吸について不快，苦痛と感じる自覚症状であり，患者個々によって訴え方や表現する語句は異なり，「息が苦しい」「息が切れる」「胸が苦しい」など多様に表現される．呼吸困難は呼吸器系になんらかの異変が存在するサインである．歩行，動作による呼吸困難の程度を，同年代の健常者と比して段階別に評価したものがヒュー・ジョーンズの呼吸困難重症度分類（Fletcher–Hugh–Jones分類，表Ⅳ-9），MRC息切れスケール（British Medical Research Council，表Ⅳ-10）である．

2）咳嗽

　迷走神経を介した反射で，気道内に貯留した分泌物を排出するために呼気が瞬間的に一気に呼出される．病変によって咳嗽が頻回になると，体力の消耗および呼吸筋の疲労や不眠をまねく．咳嗽には，以下の2種類がある．

- 乾性咳嗽：分泌物の混在しない咳嗽
- 湿性咳嗽：分泌物が混在するため，痰が絡んだような音質の咳嗽

3）痰

　健常時は通常，痰の喀出はない．痰は気道で分泌され，口腔より排出される．痰の性状は，粘稠度の低いものから高いもの，透明〜黄色〜血性，臭気を含むものなどがあり，疾患の程度により分泌量は増減する．

表IV-9 ヒュー・ジョーンズの呼吸困難重症度分類	
分 類	動 作
I度	同年齢の健常者と同様の労作ができ，歩行・階段の昇降も健常者なみにできる
II度	平地では同年齢の健常者と同様に歩行ができるが，坂，階段の昇降は健常者なみにはできない
III度	平地でさえ健常者なみには歩けないが，自分のペースでなら1.6km（1マイル）以上歩ける
IV度	休みながらでなければ50mも歩けない
V度	会話，着物の着脱にも息切れを自覚する．息切れのために外出できない

表IV-10 MRC息切れスケール（British Medical Research Council）

Grade 0	息切れを感じない
Grade 1	強い労作で息切れを感じる
Grade 2	平地を急ぎ足で移動する，または緩やかな坂を歩いて登るときに息切れを感じる
Grade 3	平地歩行でも同年齢の人より歩くのが遅い，または自分のペースで平地歩行していても息継ぎのために休む
Grade 4	約100ヤード（91.4m）歩行したあと息継ぎのため休む，または数分間歩行したあと息継ぎのため休む
Grade 5	息切れがひどくて外出できない，または衣服の着脱でも息切れがする

MRC息切れスケールは，世界で広く使用されており，わが国ではCOPD（慢性閉塞性肺疾患）の診断に用いられている．

4）くしゃみ

鼻粘膜への刺激により，三叉神経を介して中枢に伝えられ，反射的に吸息が休止して呼気が瞬間的に一気に呼出される状態である．呼吸器系の疾患によって気道内の分泌物などが増加すると，くしゃみの回数も増える．

5）喘 鳴

気管支喘息などで典型的に聴かれる「ゼーゼー」という高音の呼吸音（高調性連続性副雑音）をいう．

6）起座呼吸

呼吸困難が出現し，臥位での呼吸で安楽が確保できなくなったときに座位の姿勢で行われる呼吸（図IV-10）．この体位では肺への循環血流量が減少する．起座呼吸の出現は，喘息発作や左心不全に多い．

d．呼吸異常に随伴して出現する症状

1）チアノーゼ

血液中の還元ヘモグロビン量が5g/dL以上になると，毛細血管の多い口唇や爪の色が紫色を呈することがあり，これをチアノーゼという．

2）ばち状指（図IV-11）

ばち指ともいう．低酸素状態が数ヵ月続いていると，太鼓のばちのように爪床部が丸く盛り上がってくる．左右の示指の爪と爪とを合わせると，健常時はわずかなすき間がみえるが，低酸素状態が続いていると，このすき間がなくなった状態を認める．これは，爪床部の軟部組織に浮腫・充血を生じている状態である．

3）四肢末端の皮膚色の変化，冷感

低酸素状態，換気障害などにより，手指や足指の皮膚色が蒼白となったり，冷感を生じることがある．

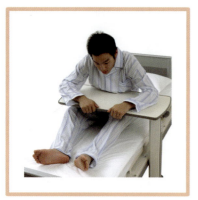

図Ⅳ-10　起座呼吸

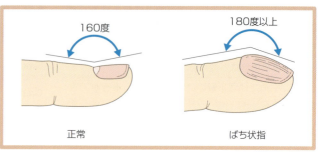

図Ⅳ-11　ばち状指

B. 看護実践の展開

1 ● アセスメント

患者にとって「息が苦しいか楽か」は，歩行や動作の範囲，生活行動のレベルを大きく左右する．呼吸に支障がある患者の看護においては，生活上の動作や活動がどの程度の息苦しさを感じさせるのかを適切にとらえることが必要である．問診とフィジカルイグザミネーションによって情報を得る（**表Ⅳ-11**）．

a. 問　診

問診時は，会話がどの程度できる呼吸状態かを判断し，呼吸困難があるときは患者の**楽な姿勢**とし，時間を短くする配慮も必要である．

b. フィジカルイグザミネーション

視診・聴診・触診によって客観的情報を得る．

c. 検査データ

呼吸機能の異変によって炎症所見も出現していることがあるので，血液検査においては白血球数，好中球数，ヘモグロビン（Hb），C反応性蛋白（CRP）の測定値が異常を示すことがある．また，呼吸機能を判別するにあたっては複数の検査があり，代表的な検査を以下に示す．これらの検査結果を患者の呼吸機能や治療の効果測定の資料とする．

- 胸部X線撮影：胸水や分泌物の貯留，炎症症状の徴候
- 呼吸機能検査：1秒率，1秒量，肺活量など
- 動脈血ガス分析：動脈血中のO_2，CO_2濃度，pHなど
- 血液検査：白血球数，好中球数，貧血，CRPなど炎症の徴候
- 肺コンプライアンス測定：肺の伸び縮み状態の測定
- 喀痰検査：患者の痰に含まれる菌などの分析

1）呼吸機能検査

呼吸機能検査は，専用のスパイロメーターで測定する（**図Ⅳ-12**）．肺の換気能を調べる検査であり，肺活量のほか，1秒間に呼出した空気の量（1秒量，$FEV_{1.0}$）や割合（1秒率，$FEV_{1.0\%}$）などの測定が可能である．1秒量は，患者の年齢，身長，性別によって異

表IV-11　呼吸に関するアセスメント項目

	主な観察項目		アセスメント内容
	主観的情報	客観的情報	
全身状態	呼吸以外の症状	バイタルサインズ，発汗，皮膚の色調，排便，排尿，浮腫，食事の摂取状況	・全身状態 ・末梢循環 ・水分出納バランス ・栄養状態
呼吸状態	呼吸困難の程度，咳嗽，排痰の有無，呼吸に関する症状出現の時期や改善の有無，増悪の程度，持続時間	【問診】 呼吸困難の程度，症状出現の時期，持続時間，改善，増悪，呼吸困難以外の症状の有無 【フィジカルイグザミネーション】 ・視診：表情，努力呼吸の有無，呼吸の型，リズム，皮膚の色調（全身の皮膚色，口唇や爪床部のチアノーゼ），咳嗽や痰などの気道分泌物の量や性状，胸郭の前後および横径の比，ばち状指の有無，肥満，るいそう ・聴診：気管音，気管支肺胞音，肺胞音の減弱および左右差の有無，二次性副雑音の有無 ・触診：脈拍，胸郭の左右差，皮下気腫の有無，横隔膜の上下動や左右差，触覚振盪音	呼吸状態
既往・現病歴に関する治療	既往歴，治療状況，服薬状況	処方薬，服薬状況	呼吸状態の改善，増悪
活動	歩行や動作の範囲，労作時の息切れ	歩行や動作時の呼吸状態	・呼吸状態と活動のバランス ・転倒・転落リスク
セルフケア	清潔，更衣，排泄，食事の自立度や介助の状況		日常生活の援助内容

なり，成人における基準値は，1秒率が70％以上である．

　この検査は，呼吸器疾患の診断のほか，手術前や入院時の全身状態評価の一指標として実施される．**1秒率が70％未満であれば肺の弾性や収縮力の低下などが考えられ，閉塞性換気障害の指標とされる**．検査の手順は，マウスピースをくわえ，検査者の指示に従って最大限に息を吸ったり吐いたりする．呼吸困難などの症状がある患者や高齢者にとっては，指示に従って一時的に息を大きく吸ったり吐いたりすることに苦痛を伴うことがある．

2）動脈血ガス分析

　動脈血ガス分析のさいの動脈血の採取は，医師が行う．通常は，肘関節に位置する上腕動脈から専用のシリンジと針を用いて採血する．採血後は十分な圧迫止血を要し，血液は凝固しないようにただちに測定機器へ注入する．手術室や集中治療部門では測定機器が常設されていることが多い．基準値を**表IV-12**に示す．

3）経皮的動脈血酸素飽和度

　動脈血に含まれる酸素の割合は，呼吸機能の評価指標の一つである．**動脈血酸素飽和度**（saturation of arterial oxygen：SaO_2）は，動脈血を採取しなければ測定することができな

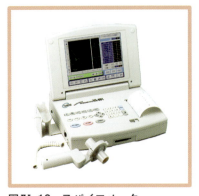

図Ⅳ-12 スパイロメーター
[写真提供：チェスト]

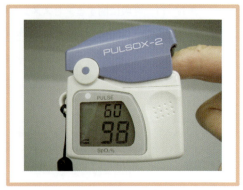

図Ⅳ-13 パルスオキシメーター

表Ⅳ-12 動脈血ガス分析基準値

項　目	基準値
pH	7.35 〜 7.45
動脈血酸素飽和度（SaO$_2$）	94 〜 99%
動脈血酸素分圧（PaO$_2$）	85 〜 100 Torr
動脈血二酸化炭素分圧（PaCO$_2$）	35 〜 45 Torr
炭酸水素イオン（HCO$_3^-$）	22 〜 28 mEq/L
過剰塩基（BE）	－2.2 〜 ＋1.2 mEq/L

Torr（トル）=mmHg
[福田康一郎：呼吸．標準生理学，第7版（小澤瀞司，福田康一郎編），p.647-709，医学書院，2011より引用]

い．しかし，動脈血酸素飽和度の近似値としてパルスオキシメーター（**図Ⅳ-13**）によって非観血的にSpO$_2$（saturation of pulse oximetry oxygen，またはpercutaneous（経皮的）oxygen saturation）を測定することができ，頻用されている．パルスオキシメーターは，一般的には指の先端部分をはさむ型が用いられ，可視光と赤外線の光を測定部位に当て，吸光度から動脈血中の酸素化されたヘモグロビンの割合を示し，基準値は95〜99%である．

濃い色のマニキュア，強い光の下では吸光に影響を及ぼすため，正しく測定できないうえ，同一部位に長時間使用すると，圧迫によって末梢循環障害が発生する可能性がある．また，酸素飽和度と酸素分圧（PO$_2$）は正比例ではないので酸素ヘモグロビン解離曲線を参照する必要がある．

2 ● 看護診断（看護上の問題・ニーズ）

①**呼吸困難に関連する身体的・精神的苦痛**：呼吸困難は不安・恐怖感・焦り，生命を脅かされるような気持ちを生じさせる．適切な吸気・呼気が行えないために換気が不十分となること，呼吸のリズムや深さが十分に保てず，安楽に呼吸できないことにより，身体的・精神的な苦痛を生じる．

②**気道内分泌物の喀出困難に関連する気道閉塞の可能性**：気道内の分泌物や異物が自力で十分に排出できなくなると気道が狭窄し，換気は障害される．とくに痰の喀出が患者自身で行えないことにより，気道の狭窄に続いて気道閉塞のリスクが高まる．

③**呼吸困難に関連する活動性の低下**：呼吸困難のために身体が自由に動かせず，食事や排泄などの生活上の動作，歩行などの移動が円滑に行えなくなり，身体活動性，セルフケアに支障をきたす．

④**呼吸機能の低下に関連する二次感染の可能性**：気道，肺胞内の機能低下や全身状態の悪化により，肺炎や細菌感染のリスクが高まる．

3 ● 計画立案・実施

目標/成果

①**呼吸困難が軽減し，効率のよい呼吸ができる**：呼吸回数が正常範囲である，呼吸困難による不安がない，疲労感，倦怠感がない，安楽に呼吸できる体位で過ごす，呼吸運動を妨げない衣服の着用，睡眠・休息がとれる，など．

②**気道が確保され，貯留した分泌物が排出できる**：効果的な排痰ができる，気道内の乾燥がない，口渇がない，排痰に効果のある体位をとる，水分を定期的に補給する，など．

③**呼吸機能に応じた日常生活動作を行う**：口すぼめ呼吸を行う，腹式呼吸を行う，休息を取り入れながら日常生活動作を行う，など．

④**呼吸機能の低下に関連する二次感染を起こさない**：口腔内の清潔を保つ，誤飲・誤嚥を起こさない，など．

実　施

　呼吸機能に障害のある患者は，酸素療法，吸入，内服など複数の治療を同時に受けながら生活していることが多い．酸素療法中は，一定期間，酸素カニューレやマスクが装着される．患者にとって酸素は，息苦しさを軽減する「命綱」であるが，チューブ類を装着しながら行う生活上の諸動作は必ずしも容易ではない．

　したがって，呼吸に関する援助のさいは，治療内容と生活状況の関連をふまえて以下の内容に留意し，看護計画を立案する．

> ・呼吸に関連した患者の精神的・身体的苦痛を軽減する．
> ・患者のもつ最大限の呼吸機能を維持し，呼吸機能に障害が起こった場合は，その原因や誘因を探索し，取り除くよう対策を立てて改善へ導く．
> ・効率のよい呼吸方法や，呼吸機能に応じた生活動作や休息を患者に習慣づける．
> ・呼吸に関する治療機器を装着する患者の自尊感情へ配慮する．
> ・患者の意識が清明であり，息苦しさが強いときは，その程度に応じて援助の方法や時間を選択する．

　患者の息苦しさが増強しているときのケアは，実施前に十分なアセスメントを行って適切な方法を選択する．患者自身が日常の生活のなかですでに工夫していることがある一方で，呼吸効率のよくない生活動作が習慣化していることもあるので，現存する情報を適切にとらえて呼吸効率がよくなるように援助する．

a. 呼吸困難を軽減する技術

姿勢，休息への援助

　呼吸困難が出現しているときは，まずは**姿勢や休息への援助**が必要とされる．臥位よりも座位のほうが呼吸容積は大きく呼吸も楽になるので，座位に近くなるような姿勢を促す．臥位であれば座位になって前傾姿勢をとる．ベッドの角度はファウラー位以上が呼吸は安楽になる．

　息苦しさのために十分な休息や睡眠がとれないことも多いので，患者が休めるような静かな環境を調整する．食後1時間は安静時間をとることが望ましい．

呼吸機能維持への援助

　周手術期や慢性呼吸器疾患患者への呼吸運動に関する機能の維持，強化を目的として実施される**呼吸訓練**の一つにトリフロー，インスピレックスなどの呼吸訓練器具を用いる方法がある．これらは，患者自身が吸気レベルの達成具合を視覚的に識別できるようなしくみになっている．

酸素療法　　☞ p.306 の Skill ㊷ 参照

　酸素療法は，大気中の酸素濃度よりも**高濃度の酸素**を投与する方法であり，その目的は低酸素血症，その他の関連する症状を予防し，治療することである．酸素は供給装置から流出し，患者に供給される．酸素の吸入器具は複数の種類があり，フェイスマスク，経鼻カニューレなどがある（**表Ⅳ-13**）．

1）酸素療法に関する基礎知識

（1）酸素の性質・性状，取り扱い方法と安全管理

　空気中に含まれる酸素の割合は約21％である．大気圧は，760 Torr（1気圧）で大気圧中の酸素と窒素の比率は1：4である．酸素は燃焼を促進する働きをもつ気体であり，空気中の酸素量が増えれば燃焼が促進される．酸素療法中は，喫煙など火気の使用，引火性のものを近づけること，また，炎天下の車内に酸素ボンベを放置することは厳禁である．

（2）酸素の供給源

　酸素は施設内に設置された中央配管，もしくは酸素ボンベからのいずれかにより供給される．容量の少ない酸素ボンベは携帯できるので，ストレッチャーや車椅子に装着して移動ができる．在宅酸素療法で使用される酸素濃縮器は，大気から酸素をとりこんで，濃縮し，供給するしくみになっている．

　酸素ボンベ：高圧ガス保安法によって**酸素ボンベの色は黒**，ボンベ本体に「酸素」と刻印することが規定されている．ボンベ内には，液体酸素を気化し，120〜150倍に圧縮したものが充填されている．ボンベ容量は大きいものから小さいものまで数種類あり，医療施設内で使用されるものは，一般的に，7,000 L，1,500 L，500 Lで，病院内で移動・移送時に多く用いられているのは500 Lのボンベである．このほかに患者自身で携帯できる100 Lの携帯用酸素ボンベもある．

　ボンベ内の酸素は吸入量と時間によって消費されるので，使用前には残量を確認し，ボ

4. 呼 吸　299

表Ⅳ-13　マスク，カニューレの酸素濃度と特徴

	フェイスマスク	経鼻カニューレ	ベンチュリーマスク
流量と酸素濃度	酸素流量により変化する ・1〜4 L/分：20〜36% ・5〜10 L/分：35〜50%	酸素流量により変化する ・1 L/分：24% ・2 L/分：28% ・3 L/分：32% ・4 L/分：36% ・5 L/分：40%	酸素濃度はダイリューター（希釈器）により変化する ・青：24% ・黄：28% ・白：31% ・緑：35% ・赤：40% ・橙：50%
特徴	・マスクで顔がおおわれるので，カニューレに比して違和感がある ・ベンチュリーマスクに比して，マスクの左右の穴が小さい ・マスクを外さないと飲食できない ・呼気の再吸入を防止するには5 L/分以上の流量が必要	・両鼻孔に挿入し，吸入 ・吸入中に食事，会話可能	・フェイスマスクに比して，マスクの左右の穴が大きい ・ベンチュリー効果により，一定の酸素濃度が得られる

酸素濃度＝F_1O_2：%．これらのマスク，カニューレのほかにもリザーバー付きのフェイスマスク，気管切開用マスクがある（マスク，カニューレは，メーカーごとに規格・仕様が異なる）．
［写真提供：（左）スミスメディカル・ジャパン，（中央）日本メディカルネクスト，（右）インターメドジャパン］

ンベの交換時間を予測しておく．

（3）酸素の加湿

5 L/分以下の流量における酸素の加湿は必ずしも必要ではない．

圧力計の表示方式，酸素ボンベ残量の計算方法

1. 圧力計の表示方式：

kgf/cm^2（キログラム重量平方センチメートル）とMPa（メガパスカル）の2種類の表示形式がある．150 kgf/cm^{2}は，14.71 MPaである．近年は，MPa表示が主流である．

2. 酸素残量の計算式：

患者が毎分吸入する酸素の量とボンベ内の酸素残量から使用できる時間を計算する．

1）MPa表示の場合

ボンベ容量500 L，充填時ボンベ内圧14.7 MPa，ボンベ内圧が2.7 MPaを示す場合，

・酸素残量の計算式：

$$酸素残量（L）＝ボンベ容量（L）× \frac{ボンベ内圧（MPa）}{充填時のボンベ内圧（MPa）}$$

$$→ 500（L）× \frac{2.7（MPa）}{14.7（MPa）} ＝ 91.8（L）（酸素残量）$$

・使用可能時間の計算式：
酸素残容量（L）÷ 酸素流量（L/分）＝使用可能時間（分）

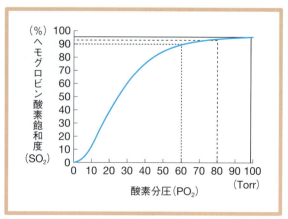

図Ⅳ-14 ヘモグロビン酸素解離曲線
条件：体温 37℃，$PCO_2 = 40$ Torr，pH = 7.40，Hb = 15 g/dL

> 酸素残容量 91.8 L で毎分 3 L（酸素流量）で使用する場合，使用可能時間は，
> 　91.8（L）÷ 3（L/分）＝ <u>30.6（分）（四捨五入し 31 分）</u>となる．
> 2）kgf/cm^2 表示の場合
> 　ボンベ容量 500 L，充填時ボンベ内圧 150 kgf/cm^2，ボンベ内圧が 30 kgf/cm^2 を示す場合，
> ・酸素残量の計算式：
> 　$$酸素残量（L）＝ボンベ容量（L）\times \frac{ボンベ内圧（kgf/cm^2）}{充填時のボンベ内圧（kgf/cm^2）}$$
> 　$$\rightarrow 500（L）\times \frac{30（kgf/cm^2）}{150（kgf/cm^2）}＝100（L）$$
> ・使用可能時間の計算式：
> 　酸素残容量（L）÷ 酸素流量（L/分）＝使用可能時間（分）
> 　酸素残容量 100 L で毎分 3 L（酸素流量）で使用する場合，使用可能時間は，
> 　　100（L）÷ 3（L/分）＝ <u>33.3（分）（四捨五入し 33 分）</u>となる．

2）酸素療法の適応

　酸素分圧（PO_2）とヘモグロビンの酸素飽和度（SO_2）を示すのがヘモグロビン酸素解離曲線である（**図Ⅳ-14**）．酸素療法の開始基準は，室内で $PaO_2 < 60$ Torr（または $SaO_2 < 90\%$）である．SaO_2 は，動脈血の酸素飽和度であるため，パルスオキシメーターで計測できる SpO_2（経皮的酸素飽和度）を指標とすることもある．低酸素の徴候を示す意識障害，不整脈，頻脈，徐脈，血圧低下，チアノーゼなどがみられるときは医師の指示により酸素療法を開始する．

（1）適応となる疾患

　酸素療法の適応となる疾患は，①呼吸器系，その他の疾患により，酸素化が妨げられている疾患，②酸素消費量が増大した循環器系の疾患（急性心筋梗塞など），③重症外傷，④麻酔下や麻酔からの回復期，⑤中枢神経系の疾患などである．

(2) その他

　酸素療法に特別な禁忌はないが，長期にわたって酸素が吸入されると**酸素中毒を引き起**こす．

　過換気症候群の場合は，酸素分圧は正常だが動脈血二酸化炭素分圧（$PaCO_2$）が低いので，患者の気持ちを落ち着かせ，ゆっくり呼吸するように指示する．

　パラコート（除草剤）中毒やブレオマイシン（抗がん剤）の投与を受けているときの酸素療法は，肺障害を起こす可能性があるので，患者の生活背景，治療を含めた情報を適切に得なければならない．

b．分泌物を除去する技術，気管支を拡張する技術

　呼吸器系の疾患により，気管支がけいれん，収縮して適切な換気ができないことがある．このような場合は，生理食塩水や滅菌蒸留水で希釈した薬液や，小型の吸入器で薬液を霧状にしたものを吸気と同時に吸入し，気道内や全身へ作用させて，気道の清浄化，換気の改善をはかる．また，気道内に貯留した分泌物の自力での排出が困難な状態にあると，分泌物の誤嚥，気道閉塞を起こす可能性があるため，貯留した分泌物を除去する吸引が行われる．

1）吸　入　☞ p.309の Skill❹ 参照

　吸入の目的は，吸気とともに**気道内に霧状の薬液を噴霧して吸収させる**ことにより，①気道に貯留した分泌物の粘稠度を低下させる，②**気管支を拡張する**，③感染の治療を行うことである．使用される薬剤は気管支拡張薬，去痰薬，抗菌薬などであり，少量の使用で短時間で吸収されるので，効果が発現しやすい．複数の吸入方法があり，**表Ⅳ-14，表Ⅳ-15**に使用される機器・薬品の種類とその特徴を示す．

2）吸　引

　一時的気道吸引　☞ p.311の Skill❹ 参照

　気道内分泌物や異物を自力で喀出することが困難で，気道内に貯留して排出されない状態にあると，誤嚥や気道閉塞を引き起こすおそれがある．このような場合は，カテーテルに陰圧をかけて一時的に分泌物や異物を吸引する（**一時的気道吸引**）．吸引は，分泌物の貯留状況に応じて**口腔，鼻腔**への一時的吸引，もしくは，**気管内**への一時的吸引を選択する．低酸素状態・咳嗽による分泌物や痰の誤嚥を防ぐために口腔内吸引のあとに気管内吸引を行う．

　医療施設内での吸引方法は，酸素供給装置と併設して壁面に吸引用のアウトレットが常設されているので，圧力計と吸引ボトル，吸引カテーテルを接続して操作する．気管への吸引は感染防止のために手袋を装着した無菌操作を要する．

　吸引は，患者の苦痛を伴うケアであり，呼吸・循環に与える影響も大きいので，安全かつ正確な技術を要する．

　吸引圧の表示とカテーテルの特徴：吸引装置の圧力計の表示はmmHgであったが，近年はkPa（キロパスカル）で表示されている．$-150\,\mathrm{mmHg}＝約-20\,\mathrm{kPa}$である．

　吸引カテーテルの材質は，ポリエチレンなどでディスポーザブル製品である．滅菌後，個包装され，先端と側面に吸引孔がある．カテーテルは感染防止上，1回の吸引ごとに交

表Ⅳ-14　吸入に使用される機器

種　類	超音波ネブライザー	ジェットネブライザー	定量噴霧式吸入器（MDI）
粒子の大きさ	1〜5µm	5〜15µm	3〜8µm
機器の特徴	超音波によって薬液を霧状の粒子にする	空気を圧縮して薬液を霧状にする	ノズルを押すと霧状に充填された薬液が定量噴霧される

その他の吸入方法にインスピロンネブライザーや間欠的陽圧吸入法がある．
［写真提供：（左より）アトムメディカル，新鋭工業，大塚製薬］

表Ⅳ-15　吸入に用いられる代表的な薬品

分　類	薬剤名（商品名）	作　用	副作用
去痰薬	ビソルボン，ムコフィリン，アレベール	痰の粘稠度を低下させる	食欲不振，嘔気などの消化器症状，薬剤に特有の苦味がある
気管支拡張薬	ボスミン，メプチン，ベネトリン	気管支を拡張させる	頭痛，不整脈，顔面紅潮，胸部不快など

換することが望ましい．

　カテーテルの太さは数種類あり，患者の状態に応じて適切な太さのものを使用する．成人では10〜14Fr，小児では5〜8Frが使用されることが多い（1Fr＝0.3mm）．使用するカテーテルが太くなると吸引される空気の量も増加する．

　人工呼吸器装着中の患者では，閉鎖式吸引システムによる吸引が行われる（**図Ⅳ-15**）．吸引カテーテルが封入され，バルブの開閉により吸引，カテーテルの洗浄も行え，感染，吸引による低酸素も予防できる．

胸腔内低圧持続吸引

　患者の胸部に挿入された胸腔ドレーンに持続的な吸引圧をかけ，開胸術後や胸部の疾患によって生じた胸腔内に貯留した空気，血液，膿を排出し胸腔内圧を適切な圧に保つ．胸腔ドレーンに接続する胸腔ドレーンバッグ（**図Ⅳ-16**）は，排液ボトル，水封室，吸引圧調整ボトルの3室に分かれ，吸引圧調整ボトルへ滅菌蒸留水を入れて圧を調整し，胸腔からの排液は排液ボトルに貯留する．水封室は逆流防止弁があり，排液ボトルへ逆流しない構造になっている．

　臥床中は胸腔ドレーンバッグをベッド側面にかけておき，体位変換時はドレーンやバッグが引っ張られないように整える．移動時は点滴台などにかけ，ドレーン刺入部よりも高い位置にならないようにする．

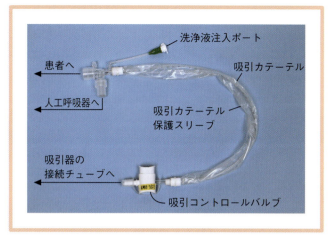

図Ⅳ-15 閉鎖式吸引カテーテル

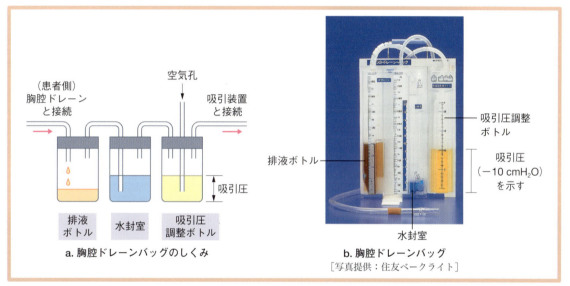

図Ⅳ-16 胸腔ドレーンバッグ

　胸腔ドレーンの刺入部は清潔に保ち，刺入部周囲の皮下気腫の出現の有無，皮膚への圧迫の有無，ドレーンの屈曲や閉塞，接続部の緩みなどを観察する．また，指示された吸引圧が維持できているか，胸腔ドレーンバッグの水封室の呼吸性移動，排液の性状（血性，漿液性，膿など）の観察を行う．

3）体位ドレナージ，スクイージング，軽打法（パーカッション）

　貯留した分泌物を体外に排出する援助として，このほかに**体位ドレナージ**，スクイージング，軽打法（パーカッション）などがある．いずれの援助も，必要性，適応を十分にアセスメントしたうえで実施する．

(1) 体位ドレナージ

　重力によって痰や分泌物を身体の中央部に移動させて排出を促すとされている手技．痰が貯留している身体の部位を上にした側臥位または腹臥位をとったり，ベッドの傾斜角度

304　第Ⅳ章　基本的ニーズ充足に向けた看護技術

を変化させる．振動法（バイブレーション）などの技術と併用することが多い．排痰が促進されたかどうかの評価は難しく，体位によっては循環動態を変化させる場合もあり，集中的な管理と人員が必要とされる．そのため，一般病床では頭部を低くする体位ドレナージ，ベッドの傾斜角度を大きくする体位ドレナージは，頻繁には実施されていないのが現状である．

（2）スクイージング*

スクイージングは，排痰部位の胸壁を手でおさえ，呼吸運動に合わせて胸壁を圧迫しながら痰の移動を促す排痰手技である．ただし，対象者の負担とならないように愛護的に行う．

（3）軽打法（パーカッション）*

自発呼吸に合わせて体表面から胸壁を軽打する方法である．

c．呼吸機能に応じた日常生活動作への援助

体動により呼吸困難が増強すると，飲食，排泄，清潔，移動などに関する動作を健康なときと同じように行うことは難しくなり，活動範囲も制限せざるをえない．呼吸困難の増悪に伴って活動範囲も制限されるが，**呼吸法や生活動作の工夫で生活に適合した環境が最大限，維持できるような方法を指導する．**

療養状況に応じた適切な呼吸方法の指導，適切な酸素療法を継続的に行うことは，呼吸困難を軽減し，自立度に応じた生活動作の維持につながる．

d．呼吸機能の低下に関連する二次感染の予防

気道，肺胞内の機能低下や全身状態の悪化により，二次的に細菌感染などを起こしやすい．呼吸困難，体力の著しい消耗などによって清潔に関連するセルフケアが十分にできないときは，口腔ケア，含嗽，全身の清潔に関するケアを行い，皮膚や粘膜を清潔に保ち，細菌の侵入，繁殖を防ぐことが重要である．

4 ● 評　価

呼吸状態の改善，分泌物の喀出状況，動作の安楽さ，精神的な安寧が得られているかを評価する．呼吸困難を完全に取り去ることはできなくても，ケアや治療などによってどの程度軽減されているのかは実施方法を含めて評価する必要がある．呼吸に関する援助は，循環動態に及ぼす影響が大きいので，それぞれの援助の実施後も継続的な症状の観察が必要である．

---

* スクイージング，軽打法（パーカッション）については，適応症例，排痰効果に関する検証が十分とはいえないところもあり，十分な知識と確実な技術のないままに実施してはならない．

C. 実践におけるクリティカル・シンキング

演習 ④　酸素療法中の山崎さんの排泄援助

　山崎さんは昨晩，発熱と呼吸困難のため受診し，肺炎と診断され呼吸器病棟に入院した．年齢77歳，身長176cm，体重62kg．5年前に肺気腫と診断されている．3日前から発熱し，呼吸困難のため食欲も低下し，入浴も介助が必要である．就寝前のバイタルサインズは，体温37.5℃，脈拍90回/分（整），呼吸数24回/分（努力性），血圧146/90mmHgであった．

　経鼻カニューレで3L/分の流量で酸素を吸入しており，安静時のSpO_2は95%である．入院してから熟眠感が得られず，毎晩，睡眠薬を内服している．夜間排尿は，ベッドサイドに置かれた尿器を使用している．

　看護師が24時の病棟内ラウンドをしていると，山崎さんは経鼻カニューレを外して1人で廊下を歩いていた．声をかけると便意を訴え，病棟内のトイレへ行こうとしている．

Q1. 山崎さんの排泄に関する援助をどのように行うか．それはどのようなアセスメントに基づいて判断すべきか．

Q2. 山崎さんが排泄を終えて臥床したとき，何を観察するか．また，それはなぜか．

[解答への視点☞ p.502]

Skill 42 酸素療法

目的 ▶ 高濃度の酸素を吸入し，低酸素血症を改善，治療する．

●必要物品
中央配管システム使用時
①フェイスマスク，経鼻カニューレ，ベンチュリーマスクのいずれか　②酸素流量計
③流量計と酸素マスクとの接続チューブ　④必要に応じて加湿器　⑤滅菌蒸留水
携帯用酸素ボンベ使用時
①酸素ボンベ　②圧力計＋酸素流量計　③スパナ

アセスメント	根拠/ポイント/注意
❶呼吸状態・全身状態 ・自覚症状や呼吸困難の程度　・年齢・発達段階 ・バイタルサインズ　・チアノーゼ ・SpO₂値　・疾患や治療の状況 ・動脈血ガス分析値　・投与中の薬剤 　　　　　　　　・患者の協力の程度	根拠 酸素吸入が必要な状態かをアセスメントする．
❷投与方法 医師による指示の下，適切な酸素吸入器具（マスク，カニューレ）を選択し，1分間の流量を確認する．	注意 酸素流量は医師の指示で決定される．
❸酸素吸入に関する諸注意事項の確認 酸素の性質，吸入する環境，取り扱い基準を確認し，吸入中に予測されることを確認しておく．	注意 酸素は助燃性があるため火気は厳禁である．

実　施	根拠/ポイント/注意
（「中央配管システム」「酸素ボンベ」共通事項） ❶酸素療法の目的を説明し，同意を得る．	▶患者，家族によっては酸素吸入に対して重症感やボディイメージの低下を抱くことがある．
❷安楽な体位を整える．	▶体位によって換気量が増大する．
❸必要物品を準備する． ・カニューレは水に浸して空気のもれがないことを確認する．	注意 吸入前にマスクやカニューレの破損の有無を確認する．
❹加湿器に滅菌蒸留水を規定量入れ，流量計と接続する．	注意 4L/分以上の投与時には加湿器を使用する．

中央配管システムからの酸素吸入
❶壁面にある中央配管の酸素流出口（緑色）を回転させ，ロックを開放する．
❷流量計を中央配管の酸素流出口にしっかり取りつけ，酸素の流出を確認する．
❸酸素流量計の目盛を「0」にする．
❹加湿器にマスクもしくは経鼻カニューレのチューブを接続する（ 1 ）．
❺流量調節弁を開放し，指示量の目盛の位置にボール型フロートの中央部，もしくはロタ型フロートの上端を合わせる．
❻酸素吸入を開始する．

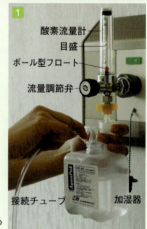

1
酸素流量計
目盛
ボール型フロート
流量調節弁
接続チューブ　　加湿器
加湿器にチューブを接続する

マスクによる酸素吸入

a) マスク上部を鼻に当て，ゴムを後頭部に回したのち（2），外れないようにゴムの長さを調整する（3）．
b) ベンチュリーマスクの場合はダイリューターを装着し，酸素濃度を調整する（4）．
c) 指示された酸素流量（毎分量：L）を設定し，吸入を開始する．
d) 吸入中に気分が悪くなっていないかなど，声をかける．
e) 呼吸状態を定期的に観察し，呼吸困難の程度，自覚症状を確認する．

▶マスクに加湿水からの水滴が付着するので，適時，拭きとる．

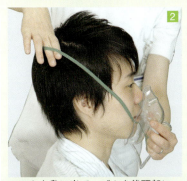 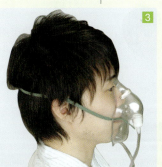 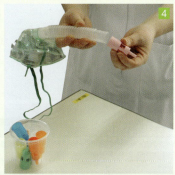

マスクを鼻に当て，ゴムを後頭部に回す　　マスクを装着した状態　　ベンチュリーマスクにダイリューターを装着

経鼻カニューレによる酸素吸入

a) カニューレを両鼻孔に差し込み，両耳にかけて外れないように長さを調整する（5 6）．
b) 接続チューブが体動で引っぱられて外れないよう，余裕をもたせる．
c) 指示された酸素流量（毎分量：L）を設定し，開始する．鼻からも呼吸し，口呼吸のみをしないように説明する．
d) 吸入中に気分が悪くなっていないかなど，声をかける．
e) 患者の呼吸状態を定期的に観察し，呼吸困難の程度，自覚症状を確認する．

注意 カニューレによる酸素吸入は口呼吸の患者には適さない．

▶入眠中にカニューレが外れてしまうことがあるので経時的に観察する．

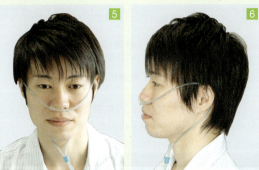

経鼻カニューレの装着方法
正面（5）と側面（6）

酸素ボンベによる酸素吸入

❶ スパナを用いて酸素流量計とボンベを確実に接続し，バルブを開ける（7 8）．

▶流量が見やすい位置に固定する．

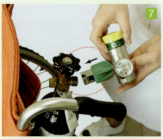
酸素流量計を取りつけ，接続部を締める

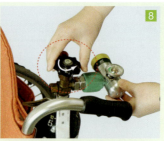
バルブを開け酸素の残量を確認

❷酸素ボンベ内の酸素残量を確認する．
❸酸素流量計の目盛は「0」にしておき，正しく作動するかを点検する．
❹流量計に接続チューブを連結する．
❺流量調節弁を開いて指示量に目盛を合わせる．
❻マスクもしくは経鼻カニューレで吸入を開始する（❾）．

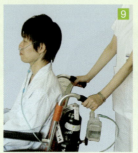
酸素療法中の様子（酸素ボンベ使用の場合）

▶携帯用酸素ボンベでは，酸素流量の調節は**ダイアル式**になっている．

副作用・合併症と対応

下記❶～❸の症状が出現したさいは，ただちに担当医師へ報告する．
❶低酸素症状：
SpO_2値の低下，頻脈，血圧変動，呼吸困難，チアノーゼ，頭痛，嘔吐，意識障害．
❷高二酸化炭素血症（高炭酸ガス血症）を示す症状：
顔面紅潮，頻脈，発汗，血圧上昇，頭重感，意識障害，手指の振戦など．
❸酸素中毒症状：
高濃度の酸素を4時間以上吸入することにより，流涙，咳嗽，胸部痛，注意力低下などの症状が起こることがある．
❹乾燥による皮膚障害：
酸素吸入により，口唇，口腔，鼻腔，気道粘膜が乾燥し，皮膚が損傷されやすい．
❺マスク，チューブ，テープなどの圧迫による皮膚障害：
経鼻カニューレによる耳介後部や鼻孔周辺部への圧迫，マスクのゴム，固定用テープによる圧迫などによって皮膚が損傷されやすい．
❻マスク・カニューレの汚染：
使用時間が長くなると雑菌が繁殖するので定期的に交換することが望ましい．

根拠/ポイント/注意

注意 **末梢循環不全**により脈の拍動が弱いと，SpO_2値は正しく測定されないことがあるので注意する．

注意 $PaCO_2$**値の上昇**によって症状が出現する．

注意 **肺胞壁が障害**され，増悪すると無気肺，肺水腫，心不全にいたる．

▶リップクリームなどで口唇を保護し，適度な水分摂取により**粘膜の乾燥を防ぐ**．

注意 酸素療法は長期間にわたることが多く，チューブやマスクの圧迫による皮膚障害として**発赤やびらん**が生じやすい．

根拠 口腔粘膜や気管に保菌している**細菌や分泌物で汚染される**．

記録・報告

- 実施者
- 実施内容
- 実施日時
- 酸素流量
- バイタルサインズ
- 呼吸音
- 意識レベル
- 呼吸状態
- SpO_2値
- 患者の自覚症状や呼吸困難の程度
- 酸素吸入前後の全身状態・呼吸状態の変化
- 皮膚の状態の観察

評　価

- 酸素療法による呼吸状態の変化
- 自覚症状
- SpO_2値
- 呼吸音
- 脈拍や体温などの循環動態の変化

Skill 43 ネブライザーによる吸入

目的 ▶ 気道内に霧状の薬液を噴霧して作用させ,分泌物の粘稠度低下,気管支の拡張などを目的とする.

●必要物品

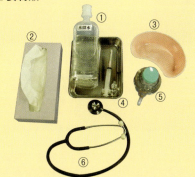

①滅菌蒸留水
②ティッシュペーパー
③ガーグルベースン
④注射器・注射針
⑤吸い飲み(含嗽水)
⑥聴診器
・その他,ネブライザー本体,指示薬
・必要に応じて,吸引機器

アセスメント	根拠/ポイント/注意
❶呼吸状態・全身状態 ・自覚症状　　・痰の貯留状態 ・意識状態　　・疾患や治療状況 ・バイタルサインズ　・薬剤 ・呼吸音　　　・患者の協力の程度 ・呼吸状態　　・吸入前に食事をした時間 ・不整脈の有無　・感染症の有無	根拠 吸入前の痰の貯留状態を把握することで,吸入後の効果を判定する.
❷吸入方法の選択・指示の確認: 医師からの吸入方法,吸入薬の指示量を確認する.	
❸実施中の注意事項の確認: 患者の呼吸,全身状態より吸入中に起こりうる症状に対する援助を確認する.	▶吸引器の準備などを整えておく.

実　施	根拠/ポイント/注意
❶吸入の目的を説明し,同意を得る.	
❷ネブライザー本体を準備し,滅菌蒸留水を所定の位置まで水槽に入れる (1).	注意 ネブライザーは精密機器であり,正常に作動していなければ粒子が十分に噴霧されないので機器の作動を確認しておく.
❸患者名,吸入日時,吸入時間,吸入方法を確認する.	
❹処方量の薬液を薬液注入容器に入れる (2).	
❺座位またはファウラー位に整える.	根拠 吸入に効果があり,かつ排痰しやすい体位を整える.
❻プライバシーに配慮し,噴霧される薬液によって衣服や寝具が濡れそうなときは,タオルなどでおおう.	▶必要に応じてカーテンなどを閉める.
❼患者の手の届くところにティッシュペーパー,ガーグルベースン,含嗽用の水を置く.	注意 吸入中に排痰できるように環境を整える.痰の喀出困難による気道閉塞に備えて**吸引の準備をしておく**.
❽スイッチを入れ,噴霧される霧が均一であることを確認し,マウスピースを軽くくわえ,吸入を開始する (3).	▶マウスピースは強くくわえると霧が発生しにくくなるので,力を抜いて軽く口にくわえるよう説明する.
❾吸入薬が気道末端に届くように深呼吸を促す.	▶噴霧された粒子を効果的に気道内へ吸入できるよう**深呼吸を促す**.吸入途中で含嗽,飲水してもよい.
❿吸入中に気分が悪くなっていないかなどの声をかける.	注意 胸部不快などの症状が出現したら中止してバイタルサインズを測定し,担当医師へ報告する.

⓫所定の時間，量を吸入し，実施中の患者の脈拍数，呼吸状態を観察する．

注意 吸入薬によっては頻脈や不整脈が出現することがある．

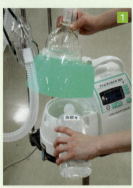
滅菌蒸留水を注入

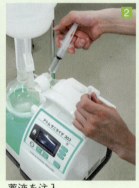
薬液を注入

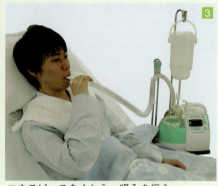
マウスピースをくわえ，吸入を行う

⓬終了したら含嗽し，排痰を促す．

⓭器具を片づけ，器具に応じた消毒をする．

▶口腔内に薬液が残ると不快である．含嗽し，除去する．含嗽できなければ**口腔ケア**を行う．
▶患者の分泌液が接触するので器具は個人使用が望ましい．器具の消毒方法は機器の使用上の注意に従う．感染症のある場合は所定の消毒を行う．

副作用・合併症と対応

❶吸入を食前，食直後に行うと，悪心，嘔気を誘発するので避ける．
❷吸入中に気分不快などの症状が現れたらいったん中止する．バイタルサインズを測定し，全身状態，呼吸状態を観察する．

根拠/ポイント/注意

▶薬液によっては苦味があるので食欲が低下することがある．

記録・報告

・実施者　・実施内容　・日時　・薬剤名と吸入時間　・患者の反応　・バイタルサインズ
・呼吸状態　・痰の性状や量　など

評　価

・自覚症状　・痰の喀出量と性状，呼吸状態の改善の有無，全身状態

Skill㊹ 吸　引

目的 ▶ 口腔，気道内に貯留した分泌物・異物を除去する．

●必要物品

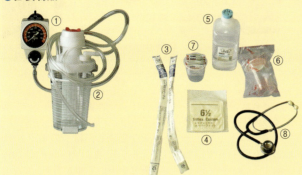

① 吸引装置
② 排液用バッグ（または吸引ボトル）
③ 吸引カテーテル（10～16 Fr）
④ 滅菌手袋またはディスポーザブル手袋
⑤ 滅菌蒸留水
⑥ 滅菌カップ
⑦ アルコール綿
⑧ 聴診器

必要に応じて，バイトブロック，開口器，バッグバルブマスク

アセスメント

❶呼吸状態・全身状態
・患者の訴え　・バイタルサインズ　・意識状態　・SpO₂値　・呼吸音　・気道内分泌物の貯留部位
・年齢・発達段階　・疾患の治療状況　・投与されている薬剤　・患者の協力の程度
❷吸引方法の選択
　必要に応じて口腔，鼻腔，気管内吸引のいずれかを選択する．
❸注意事項の確認
　呼吸・循環系に影響を及ぼすケアであるため，安全・確実な技術の下に実施する．

実　施	根拠/ポイント/注意
❶気道内の分泌物を吸引することについて説明し，同意を得る． ❷物品を準備し，ケアの環境を整える．	▶吸引装置の吸引圧が正しく上昇するか，動作を確認する．患者，家族，同室者への配慮のほか，カーテンを閉めるなどプライバシーへの配慮をする．
❸手洗い後，カテーテルの滅菌パックを上端から約5 cmほど開封する（**1**）． ❹カテーテル先端の清潔を保ちながら吸引器側のチューブと接続する（**2**）． ❺利き手に手袋を装着する．	**注意** カテーテルの長さは40 cm，50 cmがあり，吸引部位に応じた長さを用いる． ▶手袋を装着した利き手でカテーテル先端（吸引口）を操作し，もう一方の手でカテーテルの根元部分を屈曲・開放し，吸引圧（陰圧）を調節する．

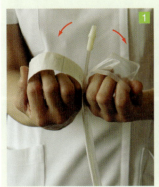
吸引カテーテルの開封方法

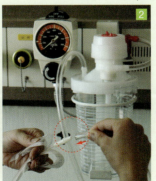
吸引器とカテーテルの接続

口腔・鼻腔内への一時的吸引

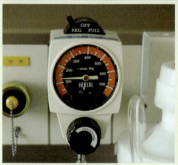 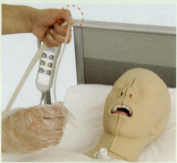 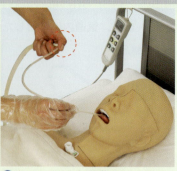

❶ 吸引圧を−100〜−150 mmHg（約−20 kPa）に調節する．
注意 吸引圧が高すぎると粘膜損傷のおそれがある．分泌物の粘稠度に応じて圧を増減する場合もある．小児の場合は，より低い吸引圧を設定する．

❷ 滅菌蒸留水*を吸引後，手袋を装着していないほうの手でカテーテルの根元部分を屈曲させ，吸引圧を封じる．
根拠 カテーテル先端に吸引圧がかかった状態で気道粘膜に接触すると，粘膜に損傷を与えることになる．
*水道水を使用してもよい．

❸ カテーテルを屈曲させたまま，手袋を装着したほうの手でカテーテルの先端より約5〜10 cmの部位を持って挿入する．
注意 挿入の刺激で咳嗽反射や嘔吐反射を誘発することがある．誤嚥を防ぐために顔を横に向けるほうがよい場合もある．

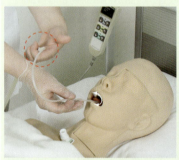 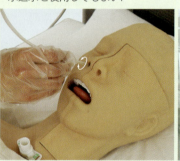 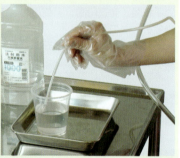

❹ カテーテルの屈曲を開放し，カテーテルを静かに回転させながら口腔・鼻腔の分泌物を吸引する．吸引された分泌物の性状を観察しながら実施し，1回の吸引は**10〜15秒以内で行う**．
注意 吸引中は表情，SpO₂値，全身状態を観察しながら行う．また，吸引刺激による脈拍や血圧などの循環動態の変化にも注意する．カテーテルを激しく回転させると粘膜に損傷を与える．

❺ アルコール綿でカテーテルを消毒後，滅菌蒸留水を吸引して接続チューブ内の分泌物を吸引ボトル内にすべて落とし，吸引圧を「0」にする．
根拠 接続チューブの閉塞を防ぐ．

実施後
- 患者の全身状態や聴診器などで呼吸状態をアセスメントし，実施前と比較する．
- 使用済みのカテーテルや手袋を廃棄ルールに沿って処分し，感染を予防する．

気管内への一時的吸引

❶ 吸引圧を−100〜−150 mmHg（約−20 kPa）に調節しておく．
❷ 滅菌蒸留水を吸引後，片手でカテーテルの根元部分を屈曲させ，吸引圧を封じる．
❸ もう一方の手袋を装着した手で，カテーテルの先端より約5〜10 cmの部位を持つ．
❹ 鼻腔，口腔，気管切開チューブまたは挿管チューブよりカテーテルを挿入する．
❺ 気管へ達したらカテーテルの根元部分を開放し，吸引圧をかけて分泌物を吸引する（❸）．

根拠 感染防止上，滅菌蒸留水を使用する．

注意 気管内腔は鼻腔・口腔よりも細いので細めのカテーテルを用いる．カテーテルが太いほど，吸引される周囲の空気量も増える．

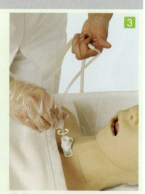

気管切開口から気管内吸引

4. 呼 吸　**313**

❻1回の吸引につき，10〜15秒以内で行う．

❼実施中は表情，SpO$_2$値，全身状態を観察しながら行う．

❽カテーテルを静かに回転させ，（気道粘膜を刺激しないよう）吸引圧をかけながら抜去する．

❾1回の吸引で不足な場合は，カテーテルを新たなものと交換して再度実施する．

❿滅菌蒸留水を吸引して接続チューブ内の分泌物を吸引ボトル内にすべて落とす．

⓫吸引圧を「0」にする．

⓬実施後は，全身状態・呼吸状態を観察する．

⓭使用済みのチューブや手袋を廃棄ルールに従って処分する．

|根拠| 10〜15秒の吸引だとSpO$_2$値の減少率が少ないとされている．

|根拠| カテーテルを回転させることは吸引の効果を高めるわけではないが気道粘膜の損傷を減らすことが期待できる．

|根拠| 低酸素血症予防のため1回の吸引時間は制限し，2〜3分待ってから再度吸引する．

|注意| 吸引による効果がなく，分泌物による気道閉塞の可能性が疑われるときは，担当医師へ報告する．

▶感染を予防する．

副作用・合併症と対応

❶吸引による低酸素状態
　SpO$_2$値の低下

❷呼吸器系に生じる症状
　・気管支攣縮　・頭蓋内圧上昇　・肺胞虚脱
　・気道粘膜の損傷

❸循環動態の変化
　・徐脈　・不整脈　・血圧低下

❹感染
　1回ごとのカテーテルの交換が望ましい．

根拠/ポイント/注意

|注意| 気道内および周囲の空気の吸引により，低酸素症状を起こす可能性がある．

|注意| 気管支壁への刺激により，循環動態に支障をきたす可能性がある．

|注意| 吸引カテーテルに付着した細菌により，気道内に感染を惹起させる可能性がある．

記録・報告

・実施者，実施内容，実施日時
・吸引前後のバイタルサインズ
・吸引した分泌物の性状や量
・患者の反応
・呼吸状態，SpO$_2$値，呼吸音の変化

根拠/ポイント/注意

▶吸引された分泌物の性状の表現例
　・血性，淡血性　　　　・粘稠性の有無
　・泡沫状の分泌物の有無　・臭気の有無
　・黄色，白色，透明

▶1日量の判別基準
　・10 mL 以下：少量
　・10〜150 mL：中等量
　・150 mL 以上：多量

評　価

・呼吸状態　・自覚症状　・吸引した分泌物の量・性状　・SpO$_2$値　・呼吸音　・継続的なケアの必要性

学習課題

1. 呼吸器の構造と機能，正常な呼吸と異常な呼吸の違いについて説明してみよう

2. 呼吸に影響する要因をふまえて呼吸アセスメントの方法を説明してみよう

3. 呼吸に関する看護上の問題についてアセスメント結果と関連させて説明してみよう

4. 看護上の問題に応じた援助方法の計画を立案してみよう

5. 呼吸に関する看護技術を安全・正確に提供し，かつ患者の安楽を配慮して実施してみよう

5 体温調節

この節で学ぶこと

1. 体温調節機構を理解する
2. 体温調節の方法を理解する
3. 患者の循環動態と体温調節状態をアセスメントできる
4. 必要性に応じたケアを選択できる
5. 患者の状態に応じて安全かつ正確な技術が提供できる

A. 基礎知識

1 ● 体温調節機構

　地球上には身体の温度（体温）を一定に保ちながら生きていく哺乳類のほか，爬虫類のように体温を変化させて生きる動物が共存している．人間を含む哺乳類の体温は通常，36〜38℃に保たれており，体内におけるさまざまな化学反応も一定の温度を保持することで円滑に行われている．体温は夏も冬もほぼ一定であり，地域や国，時代が異なってもほとんど差はない．哺乳類の体温の調節機能はたいへんすぐれていて，生まれてから生涯を終えるまで平熱が大きく変動することはない．

　日々の生活において，誰もが疾患やなんらかの原因で発熱を経験しているだろう．体温の異常は，軽症から重症に及ぶものまでさまざまであり，数時間，数日で平熱に回復するものもあれば，長期間回復しないものもあり，なかには生命の危機に及ぶ体温異常もある．体温の調節機構については，生理学的に明らかになっていない部分もあるが，看護においては，患者の体温を一定に保ち，身体内部の恒常性が維持されるように療養環境などを整えることが求められる．本節では体温の上昇・低下時の体温調節に用いる温罨法と冷罨法について学習する．

体温の調節

　身体内部と体表面では数℃の温度差がある．体表面（皮膚）の温度は外殻温，身体内部の温度は核心温という（図Ⅳ-17）．体表面の温度は直接，もしくは間接的に外気と接しているので身体内部の温度よりも低く，外気温の影響を受けやすい．身体内部の温度は，脳や内臓を含めたもので深部温とも表現される．皮膚・粘膜・体内の温度情報が体温調節中枢である視床下部に伝えられると，視床下部の温度感受性ニューロンが体内温度の変化を感受し，体熱の放散と産生を調整する．体熱を放散するときは，末梢血管の拡張，発汗，呼吸数の増加が起こり，体熱を産生するときは，末梢血管の収縮，心拍数の増加，骨格筋の振戦，代謝を亢進するホルモンが分泌される．このようにして，生体は必要に応じて熱を産生，放散して平衡を保ち，体温を一定範囲内に調節する（図Ⅳ-18，19）.

5. 体温調節 315

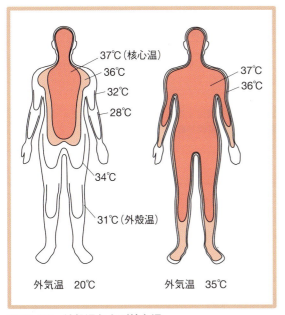

図Ⅳ-17 外殻温および核心温
[Aschoff J, Wever R : Kern und schale im wärme haushalt. Naturwissen schaften **45** : 47, 1958 より引用]

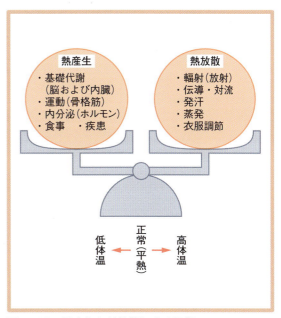

図Ⅳ-18 熱産生と熱放散による平衡

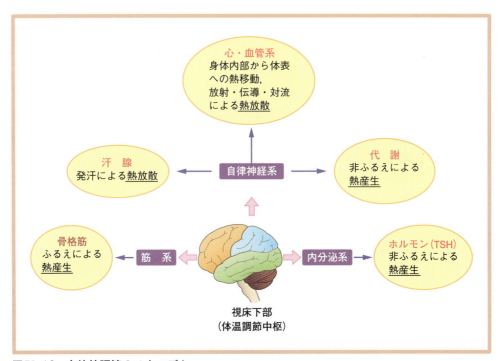

図Ⅳ-19 自律性調節のメカニズム

a. 温度受容器と温度刺激の伝達
1) 温度受容器と温度感覚
　皮膚と粘膜には，温度を受容する感覚神経が分布している．これらの神経は無髄もしく

表IV-16　行動性調節と自律性調節

分　類	体熱産生・放散の方法
行動性調節	①環境温の調節：冷暖房，換気 ②適温空間への移動，飲食物の摂取，運動，姿勢の変化（身体を伸ばしたり縮めたりする），衣服の厚さ，冷水浴や温水浴など
自律性調節	1. 熱産生 ①ふるえによる熱産生：骨格筋が繰り返し収縮する ②非ふるえによる熱産生：内臓，内分泌，自律神経系 ③疾患特有の作用による熱産生 2. 熱放散 不感蒸泄の増加，呼気，発汗

は有髄の神経線維*であり，温かさを感じる**温受容器**，冷たさを感じる**冷受容器**の2種類がある．温受容器は30〜46℃まで放電頻度を増大させ，冷受容器は10〜24℃で活動する．温度を感じる点は，温点，冷点といい，冷点の数のほうが多い．温点，冷点の分布する密度は，身体各部で異なる．温点の分布密度が高い部位は顔面・指であり，冷点の分布密度が高いのは口・鼻であり，分布密度が多い部位は温度感受性も高い．

　温度刺激は皮膚温に近いと意識されにくく，温度刺激に対する「慣れ」の現象も生じるので，一定時間の刺激が続くと「温かい」「冷たい」という感覚を感じなくなる性質がある．さらに皮膚温が15℃以下，45℃以上になると**侵害性の温度刺激**として受容され，「冷たい」「熱い」の感覚に加えて「痛い」という感覚（冷痛覚，熱痛覚）が生じる．これは，皮膚の組織損傷が生じる温度であり，凍傷，熱傷にいたることもある．

2）温度刺激を伝達する神経経路

　温度感覚を伝える感覚神経は，①脊髄神経（体幹，上肢，下肢からの温度情報），②脳神経（顔面，口腔，鼻腔領域からの温度情報）に含まれている．皮膚や粘膜の温度を脊髄神経，脳神経が感知するとその情報は，脊髄や脳幹を上行し，視床を経由して最終的に大脳皮質感覚野へ伝達され，「温かい」「冷たい」と感じる．この神経経路のどこかに支障があると，温度情報を適切に判断することが難しくなる．なんらかの原因によって感覚麻痺などが生じている部位では，皮膚への温度刺激に対する感受性が低下しているので，適切に温度を感じることが難しくなるため，**熱傷や凍傷に注意**しなければならない．

b．行動性調節と自律性調節

　熱の産生と放散には主に2種類の調節方法があり，意識的な行動で調節されるものを**行動性調節**，身体内部で自律的に調節されるものを**自律性調節**という（**表IV-16**）．これらの調節によって熱の産生，放散が行われる．行動性調節は，空間の温・湿度調節，衣服を厚くする，薄着にする，飲食物の摂取，入浴，運動などである．自律性調節は神経系，内分泌系，発汗などである．そのほか，**放射（輻射）**，**伝導**，水分の**蒸発**，**対流**などの物理的な熱移動によっても調節される．しかし，皮膚温が室温と等しくなると熱放散はゼロになる．

---

* 有髄神経線維：軸索を取り囲むミエリン鞘を髄鞘といい，髄鞘をもたない無髄神経線維に対し，髄鞘におおわれた神経線維を指す．

熱放散の方法

1. 放射（輻射）

離れた位置にある物体どうしが異なる温度であった場合に，高い温度のほうから低い温度のほうに熱が移動することをいう．全熱放散の約60％を放射で行う．

2. 伝 導

体表面からの直接伝導による熱の移動のことをいう．椅子や冷・温罨法などの①物体への伝導と，②空気への伝導があり，物体への伝導は全熱放散の3％程度，空気への伝導は15％である．

3. 対 流

体表面に接している空気が皮膚温で温められて熱が移動することを対流という．この対流により，「空気との伝導」が促される．空気は熱せられると上昇する傾向があるため，体表面から熱が移動すると空気は熱せられ上昇し，同時に体表面周囲に新しい空気が流れ込む．

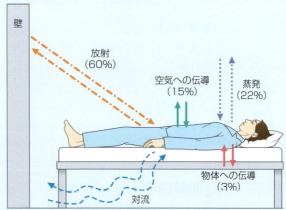

4. 蒸 発

体表面と呼気によって，水分は蒸発している．皮膚と肺からの蒸発（不感蒸散）は，連続的な水分子の拡散行為であるため，水分1gに対して0.6 kcalの熱が失われる．

2 ● 体温に影響する因子

身体の温度が1℃上昇すると代謝率は7〜13％上昇するといわれている．

a．疾患，治療関連因子

脳圧亢進，脳血管障害，感染，炎症，発汗機能障害，脱水，栄養不良，手術などは循環・代謝に変調をきたし，体温に影響を及ぼす．

b．生理的因子

体温は発達段階，個人によっても差があり，下記のように生理的な変動因子の影響を受ける．

生理的因子と体温変動

1. 年 齢

乳児期は，体温調節機能が未発達であり，環境温度に左右されやすい（日内変動）．学童期までは，平熱は高めである．10歳以降で成人とほぼ同様の体温を示す．高齢者は基礎代謝が減少し，成人よりもやや低い体温であり，小児の37℃と高齢者の37℃では全身に与える影響は大きく異なる．

2. 個人差

健常者においても体温には個人差があり，平熱が35℃台のこともあれば37℃付近の人もいる．

3. 生体リズム（サーカディアンリズム，概日リズム，☞ p.329）

体温は24時間のなかで1℃以内の変動があり，一般的に朝は低く，夕方になると高くなる．朝食を摂取したあとから上昇し始め，午後になるともっとも高くなる．

4. 性周期

女性は，月経周期によって基礎体温が変化する．基礎体温は起床時，活動を始める前の測定値で，卵胞期（低温期）と黄体期（高温期）の二相性に変化するが，その差は1℃以内である．卵胞期の基礎体温は低く，黄体期は上昇する．排卵によって体温が上昇し，月経の開始とともに下降する．妊娠すると体温は高温のまま維持される．

5. 精神活動

精神的な興奮によって一時的に体温が上昇することがあるが，一定時間の安静によって平熱に戻る．

6. 身体活動

入浴，食事のほか，運動による筋の活動量が多くなると循環血液量が増加し，体温が上昇する．

c. 環境因子

寒冷，高温環境への曝露，衣服の厚着・薄着は体温に影響を及ぼす．また，室内・外の温度（環境温）により，皮膚温は変化する．

d. 測定部位による測定値の差異

体温の測定値は，「腋窩温＜口腔温＜直腸温」であり，直腸温がもっとも高い（☞p.107第Ⅲ章3「バイタルサインズ」）．

3 ● 体温調節機能における異常

a. 低体温

環境温度の極端な低下や体温調節中枢の異常などにより，体温が低下することがある．このうち，35℃以下の体温を低体温という．低体温の原因は，長時間の寒冷環境への曝露のほか，基礎疾患や薬剤の服用，飲酒などである．体温が33〜34℃以下になると意識に障害をもたらし，20℃では心停止となる．体熱の放散量が産生量を超えると，はじめは悪寒が生じ，その後，皮膚の冷感，蒼白，チアノーゼ，血圧低下，脈拍異常などの循環器系の症状が出現するほか，呼吸も浅くなる．

低体温では，全身の加温と循環器系を中心とした全身管理を要する．また，凍傷は手足や顔面など寒冷環境にさらされやすい末梢組織に発症する．高齢者や栄養状態が不良であると凍傷のリスクは高まる．

b. 発 熱

外因性発熱物質である細菌などの感染により内因性発熱物質が起動し，体温が上昇すると39℃以上の高熱となることもある．血液や腎臓系の悪性腫瘍などの疾患は，活発に熱を産生する（表Ⅳ-17）．このほか，外傷後，手術後の数日間は明らかな感染徴候がないにもかかわらず，発熱が続くことがある．

体温が1℃上昇すると，脈拍は10〜20回/分増加する．夏期に多発する熱中症（heat

表Ⅳ-17　発熱をきたしやすい疾患

分　類	疾患・症候
呼吸器系	上気道炎（扁桃，咽頭など），気管支炎，インフルエンザなどの感染症，肺炎
消化器系	細菌性もしくはウイルス性の腸炎，急性虫垂炎，急性肝炎
その他	腎盂腎炎，熱中症，化膿性皮膚炎，骨折，悪性腫瘍，甲状腺機能亢進，髄膜炎，カテーテル類による感染，創感染，術後，膠原病，尿路感染，真菌感染など

表Ⅳ-18　体温に関するアセスメント項目

	主な観察項目		アセスメント内容
	主観的情報	客観的情報	
全身状態	自覚症状，発熱の日数，寒け，熱感，感染症状（口腔，咽頭痛，咳，鼻汁，痰，喘鳴，頭痛，腹痛，嘔吐，下痢），関節痛，使用中の内服薬の有無，飲酒量，海外への渡航歴，感染症の疑いがある他者との接触の有無	対象者の年齢，性別，平熱 【フィジカルイグザミネーション】 ・視診：バイタルサインズ，熱型，表情，発汗，皮膚の色調（紅潮，蒼白，チアノーゼ），口腔粘膜，上気道，発疹，眼球充血，悪寒戦慄，ドレーン・カテーテル類の挿入部の状態，尿の混濁，飲水量，排尿量 ・触診：体熱感，冷感，皮膚の損傷，脈拍の性状，関節やリンパ節の腫脹，腹部の圧痛 ・聴診：呼吸音の異常の有無，腸蠕動音の減弱	・全身状態 ・感染徴候 ・末梢循環 ・水分出納バランス
既往・現病歴	既往歴，治療状況，服薬状況	・処方薬，服薬状況	・発熱との関連 ・治療効果
日常生活	・睡眠および休息 ・食事内容や飲食物の摂取量 ・動作の範囲	・倦怠感や疲労感 ・歩行時のふらつき	・栄養状態 ・活動状態 ・安楽 ・転倒・転落リスク
セルフケア	清潔・更衣・排泄・食事の自立度	清潔・更衣・排泄・食事の自立度や介助の状況	日常生活援助の必要性

stroke）ではうつ熱状態*となり，体温は40℃を超えることもあり，意識障害を伴う．

　熱　型：発熱時に典型的に現れる代表的な熱の昇降パターン（熱型）は，主に，稽留熱，弛張熱，間欠熱に分類される（☞p.106，第Ⅲ章3「バイタルサインズ」）．

B. 看護実践の展開

1 ● アセスメント

　体温に関連する情報を集め，今後予測される体温の変動や必要とされる援助を判断する（表Ⅳ-18）．

a. 検査データ

　体温に異常をきたすと，胸部X線における炎症所見，血液培養における菌の検出，白血球数の増加，好中球数の増加，CRP値の上昇，赤血球沈降速度の亢進，その他，炎症に関与する検査が異常値を示す．

---

* うつ熱状態：身体の熱放散が妨げられ，熱のうっ積により体温が上昇する状態．

320 第IV章 基本的ニーズ充足に向けた看護技術

b. 低体温・高体温の基準

低体温：35℃以下，微熱：37.0 〜 37.9℃，高熱：39.0℃以上とされている．体温の変動に伴う症状は，体温の上昇期では悪寒，戦慄，頭痛，倦怠感，体温の上昇がピークに達した極期では顔面紅潮，口渇，発汗などである．また，発熱からの解熱期は多量の発汗がみられることもある．一方，体温が低下したときは，四肢冷感，皮膚蒼白，チアノーゼなどの症状がみられる．

2 ● 看護診断（看護上の問題・ニーズ）

①**体温の持続的な低下による精神・身体活動の低下**：寒冷環境への長時間の曝露，大量の出血，発汗などによって熱の放出が著しいと体温が低下し，悪寒戦慄*などの症状が出現し，顔面は蒼白となる．倦怠感のために体動は容易でなく，安静や臥床のニーズが高くなり，生活行動に支障をきたす．

②**体温の持続的な上昇によるセルフケア不足**：体温の上昇期は悪寒戦慄を伴うが，体温上昇がピークに達すると悪寒戦慄は消失し，体熱感，倦怠感が増す．体温の下降期は，発汗によって熱が放散される．体熱の産生，放散には多くのエネルギーが必要とされ，安静や臥床のニーズが高くなり，生活行動に支障をきたす．

③**体温の持続的な上昇による体液量の不足**：小児や高齢者は，発汗や水分摂取量の減少の影響を受けやすいため，発熱による脱水をきたしやすい．脱水には，①水分の不足，②ナトリウム（Na）の欠乏，③①＋②の混合型がある．脱水に随伴して皮膚や粘膜の乾燥，口渇，濃縮尿が出現することがある．

3 ● 計画立案・実施

（目標/成果）

①**体温が上昇し，平熱時の体温に回復する**：平熱○○．○〜○○．○℃に回復する，体温下降による皮膚障害，粘膜障害が生じない，室温・衣服・寝具を調整する，適切な睡眠・休息をとる，体温低下による不快感を生じない，など．

②**体温が下降し，平熱時の体温に回復する**：平熱○○．○〜○○．○℃に回復する，体温上昇による不快感を感じない，室温・衣服・寝具を調整し，体温上昇を最小限にする，適切な睡眠・休息をとる，発熱による不快感を生じない，など．

③**適量の水分を摂取し，脱水を起こさない**：定期的な水分の摂取，補給を行う，皮膚・粘膜の乾燥がない，口渇がない，尿量を適切に維持する，など．

（実施）

体温の上昇や低下は，長期間持続するほど全身の諸機能に影響を及ぼす．患者の体温が適切な範囲で保たれるよう，室温・湿度調整のほか体温に応じた寝具や衣服を調整し，体温に異常をもたらしている原因や誘因を除去し，平熱に回復するための援助が求められる．

a. 環境調整

病院のような環境下では，室内空調は一括して管理されているのが一般的であるが，一

---

* 悪寒にふるえを伴うものを悪寒戦慄という．

表IV-19 罨法の種類

方　法	湿性罨法	乾性罨法
冷罨法	冷湿布（アクリノール，アルコールなど），冷パップ	氷枕，氷囊，氷頸，アイスノン，アイスマット
温罨法	温湿布，温パップ，ホットパック，蒸気温熱シート	湯たんぽ（ゴム製，金属製），電気あんか，カイロ

時的に窓を開けて屋外の空気を取り入れ，換気，室温を調整できる場合もある．そのさい，患者の身体へ直接，冷たい風が当たらないよう注意する．このほか，局所的な冷暖房器具の使用によって室温を調節する．夏期に比べて冬期は湿度が低くなるので，加湿器等の使用によって湿度を保ち，皮膚や口腔・気道粘膜の乾燥を防ぐ．

また，患者の衣服や寝具も体温調節に影響する．これらは暑いときには涼しく，寒いときには暖かく感じるもの，通気性や皮膚への刺激性が少ないものを選択する．体温上昇期に悪寒戦慄が生じているときは，熱の放散を避けるために電気毛布や湯たんぽで寝床内を保温する．

b. 罨法

体温や局所の組織循環が正常範囲に回復するよう，身体の一部分へ温熱，寒冷刺激を一定時間行うことを罨法といい，温罨法，冷罨法に分類される．また皮膚との接触面に水分を含むものを湿性罨法といい，水分を含まないものを乾性罨法という．

罨法は，体力の消耗を最小限にし，個々の患者の療養状況に応じて実施する．罨法において留意すべきことを以下に示す．

1. 温度に対する感受性は，個人や部位によって差があり，上肢では前腕内側が温度にもっとも敏感な部位である．
2. 罨法は，体温の回復や苦痛の緩和だけでなく，全身の循環動態にも影響を及ぼすことがある．適用部位や方法を選択するときは，患者の自覚症状，体力，体温や循環動態への影響を考え，安全な方法で実施する．
3. 実施中，実施後は，定期的に体温を測定し，適用部位の皮膚を観察する．

罨法の代表的なものを表IV-19に示す．測定された体温の数値だけで判断せず，患者の体温の変化に応じた適切な方法を選択することが重要である．たとえば，体温が上昇している時期において，悪寒や戦慄（ふるえ）が生じているときは温罨法を行い，体温上昇がピークに達してから冷罨法を行う．

温罨法 ☞ p.324の **Skill ㊺** 参照

湯たんぽ，電気あんかなどの温熱刺激により，適用部位の皮膚血管が拡張し，体温の上昇を助け，四肢の冷感，悪寒戦慄などを軽減する．温められた部位の血管が拡張し，血流を促進する．体温や局所の皮膚温が上昇すると皮膚色は改善し，冷感は軽減する．麻酔時や集中管理を要する場合は，電気毛布などを使用して広範囲に加温することもある．温罨法は，体温の上昇以外に創傷の治癒促進，筋弛緩の促進，浮腫や炎症の軽減を目的として用いられることもある．また，温罨法と併用して温かい飲み物を飲むことで，患者の安楽

はさらに促進される.

冷罨法 ☞ p.326 の Skill ㊻ 参照

低温度の刺激により，適用部位の皮膚血管が収縮して皮膚温を低下させ，発熱による不快感を軽減し，患者の安楽を促進する．冷たい飲み物や，氷片の摂取も患者の不快感を軽減する．発熱時は，主に後頭部，前額部へ氷枕や氷囊，アイスノンなどを適用する．発熱時の冷罨法は，解熱を目的に考えられてきたが深部温は下降しないとの研究がすでに報告されている.

c. 水分・電解質補給

発熱により熱放散が著しく増加すると体液量が不足し，脱水をきたすことがあるので，一定量の水分摂取が維持できるように患者のベッドサイドに水やお茶などの飲料を用意し，飲水量を定期的に確認する．飲水が困難な場合は，輸液などの治療が行われることもある.

脱水による体液の喪失は，水分だけでなくナトリウム，カリウム，塩素，マグネシウムなどの電解質の異常を生じる．多量の発汗や下痢などで脱水となって水分が失われ，血液中のナトリウム濃度は上昇する．電解質の不均衡は，腎臓，肝臓，脳などの諸臓器へ影響を及ぼし，血圧異常，意識障害にいたることもある．したがって，水分だけでなく，電解質，糖分を含む輸液や経口補水液（oral rehydration solution：ORS）の補給も考慮する．経口補水液は，CDCガイドラインで軽度から中等度の脱水状態に摂取が推奨され，ナトリウム，塩素，カリウム，マグネシウム，リン，ブドウ糖を含み，水と電解質を迅速に腸内へ吸収するよう組成されている.

患者の病状に応じて，水分摂取量や輸液量，排尿，排便，ドレーンなどからの排液量を計測し，少なくとも1日の水分摂取量を1,000〜1,500 mL確保する．発熱により全身倦怠感が出現するため，休息中心の療養となるが，患者が適切に水分を摂取できるように環境を整える.

水分出納バランスの指標として，2〜4%の体重減少は脱水の徴候を示す．5〜9%の体重減少は中等度の脱水を示す．また，**皮膚の乾燥の有無や口腔粘膜の乾燥の有無**を観察し，必要に応じて保湿効果のある**皮膚および口腔のケア**を実施する.

4 ● 評　価

患者への罨法適用中の反応，体温，苦痛の程度，皮膚や粘膜の状態，継続的な援助の必要性を評価する．罨法は，温度刺激を体表に与えるケアであるため，皮膚への組織障害を起こさないように注意する．また，適切な量の水分が摂取されているか，1日の尿量についても評価する.

5. 体温調節　**323**

C. 実践におけるクリティカル・シンキング

演習 5　福山さんの発熱への援助

　福山さんは77歳の男性である．身長は180cmで体重は65kg．4日前より発熱し，受診の結果，肺炎と診断され，輸液療法のために昨日から入院している．既往に高血圧があり，内服治療をしている．今日の消灯前に測定したバイタルサインズは，体温37.5℃，脈拍78回/分，呼吸18回/分，血圧124/66mmHg，SpO_2（経皮的動脈血酸素飽和度）値98%であった．消灯後，23時に看護師がラウンドすると，福山さんは目を覚ましていた．体温38.3℃，脈拍88回/分，呼吸24回/分，血圧130/70mmHg，$SpO_2$97%で，悪寒・戦慄はない．解熱剤の使用は，38.5℃以上の場合のみと担当の医師から指示されている．福山さんは「身体が熱くて眠れない」と訴えている．

Q1. 福山さんの訴えに対してどのような援助を行うか．それはどのようなアセスメントに基づいて判断すべきか．

[解答への視点☞ p.502]

Skill ㊺ 湯たんぽによる温罨法

目的 ▶ 湯たんぽを用いた温熱刺激によって血流の増加，保温につとめ，安楽を促す．

●必要物品
①ゴム製湯たんぽ　②湯たんぽの栓　③布製カバー　④60℃の温湯　⑤温湯を入れるピッチャー　⑥湯温計

アセスメント	根拠/ポイント/注意
❶患者の状態． ・自覚症状　・バイタルサインズ　・皮膚の状態 ・四肢冷感の有無・部位　・疼痛部位 ・感覚障害や麻痺の程度　・治療や疾患の状況 ・患者のADL，協力の程度 ❷適用部位と方法の確認． ❸禁忌，注意事項の確認．	注意 皮膚に病変，損傷，創傷がある場合は症状を増悪させることがあるので適応に注意する．

実　施	根拠/ポイント/注意
❶実施目的・方法を説明し，患者の同意を得る． ❷患者のプライバシーを保護し，室温，湿度などの環境を調整する． ❸手洗い後，必要物品の準備をする． 　a）湯たんぽ本体の点検：湯たんぽに亀裂，破損，劣化がないか，栓や本体から水もれしないかを水を入れて確認する． 　b）**約60℃の湯**をピッチャーに用意する． 　c）湯たんぽの容量の1/2～2/3量の湯を注ぎ入れる． 　d）湯たんぽから温湯がこぼれないように，ゆっくり傾けながら内部の空気を抜く． 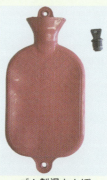 ゴム製湯たんぽ 　e）**栓をしっかり閉め**，付着している水分を拭きとる． 　f）湯のもれがないかを再度，確認する． 　g）布製カバーの破損，汚染の有無を確認する． 　h）湯たんぽを布製カバーでおおう． ❹患者のベッドサイドに運ぶ． ❺温めたい部位から離れた安定した場所に置き，適切な適用時間の範囲で実施する． ❻温湯が湯たんぽからもれたなどの異変があったら，ただちに連絡するように説明する． ❼患者の反応を確認し，実施中は皮膚の状態，熱傷の有無，皮膚表面の温かさを直接触れて確認する． 　・患者から熱い，痛いなどの訴えがあったらただちに除去し，皮膚の状態を観察し，発赤や熱傷が生じていないかを確認する． ❽体温を定期的に測定し，必要に応じて交換，除去する． ❾後片づけ：カバーを外し，本体を逆さまにしてハンガーなどにかけ，内部の水分を完全に除去し，乾燥させる．	根拠 湯たんぽの材質（ゴム）は，複数回の使用や高温により変質することがある． ▶栓は使用状況によって劣化，破損する． 注意 看護者自身が準備のさいに熱傷を起こさないよう注意する． 注意 湯を多く入れ過ぎたり，空気の混入により，温度によっては湯たんぽが膨張し，栓がゆるんで湯がもれることがある． 注意 湯たんぽを逆さまにしても，水もれがないことを確認する． 注意 湯たんぽは，**低温熱傷を起こさないように10 cm以上身体から離して使用し**，湯たんぽの栓があるほうを患者側に向けない． 注意 温度感覚は個人差が大きいので患者の訴えを確認する．小児，高齢者，意識障害，感覚障害がある患者への適用は，体動，自覚症状が乏しいことがあるので，とくに注意が必要である． 注意 体温が平熱以上に上昇した場合は，湯たんぽを除去する．

副作用・合併症と対応	根拠/ポイント/注意
・発赤・低温熱傷⇒万一，発赤や熱傷にいたったら，温罨法はただちに中止し，局所を流水で冷却する．	▶皮膚温が43℃以上になると組織は損傷され，**熱傷**にいたる．損傷が真皮深層にまで及ぶと，組織修復は困難である．実施中は皮膚の観察と細心の注意が必要である．

評価・記録・報告	
・実施日時，実施部位　・体温　・患者の自覚症状　・皮膚の状態および温冷感　・継続的なケアの必要性	

コラム　基礎看護技術から発展した臨床現場の実際②——罨法

1. 冷罨法について

冷罨法を，氷を用いた氷枕や氷囊ではなく市販されているアイスノン（写真）で行うこともある．アイスノンは準備が簡便で冷凍庫に入れて凍らせるだけで準備が完了する．一方，氷枕を用いた冷罨法は，内部の氷水の温度に偏り（かたよ）が生じないので，アイスノンに比して枕全体の温度が常に均等である．それぞれの長所をふまえ，適切に選択することが望ましい．また，市販

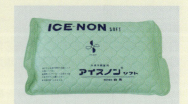

アイスノン

されているゲル状の冷却用シートは，患者が「ひんやりした感じ」を爽快感として得るために使用されている．実際に体温を下げる効果はなく，前額部に適用することで局所の発汗を妨げる懸念もある．冷却シートで小児が口をふさぎ，窒息した事故例も報告されており，使用には十分な注意を要する．

2. 温罨法について

湯たんぽによる温熱刺激は乾熱によるものであり，湿熱による刺激のほうが熱伝導率は高い．長時間継続して簡便に使用できる市販の蒸気温熱シート（写真）は，カイロに使用する鉄粉と水を含ませた素材で構成されている．乾熱による温熱刺激よりも局所温度が広範囲に上昇するうえ，月経痛の軽減や便通の改善に効果があることが報告されている．

電子レンジ加熱式の湯たんぽも普及しているが，加熱後に取り出したときに容器が破損し，中身の熱い液体が飛び出て熱傷を起こすという事故例があった．ま

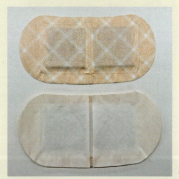

蒸気温熱シート　［写真提供：花王］

た，靴下用カイロを使用して皮膚温が46℃まで上昇したという報告や，靴用カイロを靴のなかに放置し，80℃以上に上昇したという報告もある．これらの方法は簡便で保温時間も長いが，使用上の取り扱いには十分な注意が必要である．

326 第Ⅳ章　基本的ニーズ充足に向けた看護技術

Skill㊻ 氷枕（氷囊・氷頸）による冷罨法

目的 ▶ 氷枕を用いた低温度の刺激により局所の皮膚温低下を促し，発熱による不快感を軽減する．

●必要物品
フレーク状の氷・少量の水に加え，
　氷枕の場合
　　①ゴム製氷枕　②留め具（1本）　③氷枕カバー　④ピッチャー　⑤温度計
　氷囊・氷頸の場合
　　①氷囊・氷頸　②留め具　③氷囊吊り具　④氷囊カバー（もしくは三角巾やガーゼ，タオルなど代用できるもの）

アセスメント	根拠/ポイント/注意
❶患者の状態． 　・自覚症状　・苦痛の程度　・体温の時間的な経過 　・意識状態　・感覚障害の程度 　・疾患・治療の状況　・解熱剤投与の有無 　・出血傾向の有無　・皮膚の状態の観察 　・患者の ADL，協力の程度 ❷患者に適した援助方法の選択． ❸禁忌事項や適用中の注意事項の確認．	▶小児は，体温調節能が成熟しておらず，高齢者や免疫力・体力の低下がある患者は体温調節能の低下，神経系の障害を有していることがあるので，罨法による影響を受けやすい． 注意 意識障害，知覚鈍麻の患者への罨法では，皮膚変性や損傷を早期発見できないこともあるので注意する． ▶氷枕・氷囊・氷頸の選択．

実　施	根拠/ポイント/注意

氷枕による方法

❶実施目的・方法を説明し，患者の同意を得る． ❷患者のプライバシーを保護し，環境を整える． ❸手洗い後，必要物品を用意する． 　a）氷枕や留め金の破損の有無を確認する．留め金はストッパー部分がゆるくなっていないことを確認する． 　b）氷を用意し，ピッチャーを用いて氷枕の1/2～2/3ほどになる量を氷枕に入れる． 　c）コップ約1杯ほどの水を入れる． 　d）氷枕を平らな場所において，空気を抜く． 　e）留め具でしっかり栓をする． 　f）水もれがないことを確認し，カバーをかぶせる． ❹患者に適用する． ❺室温に注意し，体温は定期的に測定する． ❻体温が著しく高かったり，室温が高いときは，適宜交換する． ❼後片づけ：使用後は逆さまにしてハンガーなどにかけ水分を完全に除去し，乾燥させる．	▶不要な露出を避け，室温を調節する． 根拠 氷枕の材質（ゴム）は時間，使用状況で劣化し，亀裂や破損が生じることがある． ▶氷が大きい場合は，砕いて1～2cm大にして入れる． 根拠 氷の隙間を埋め，適用部位の不快感を軽減する． 注意 後頭部の重さで氷枕本体が押されるので，留め具のストッパー部分がゆるんでいると水もれの原因になる． ▶留め金の位置が，患者の体動がもっとも少ない部位にくるように適用する． ▶氷が溶けやすいため．

氷囊・氷頸による方法

❶実施目的・方法を説明し，同意を得る．
❷患者のプライバシーを保護し，環境を整える．
❸手洗い後，必要物品を用意する．

a) 氷嚢・氷頸の破損の有無を点検する.
b) 1cm大の氷を**約7分目**まで入れる.
c) 隙間を埋め,接触面をなめらかにするために必要に応じて水を少量入れる.
d) 氷嚢は**空気を抜き**,口側を折り返して留め具で**しっかり栓をする**.

根拠 氷嚢・氷頸の材質はゴムやシリコン製であり,時間・使用状況で劣化し,亀裂や破損が生じやすい.

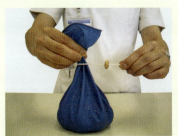
ひもを口にかける

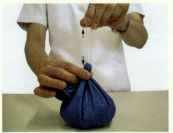
口を折り返して留め具で栓をする

e) 水もれの有無を再度確認する.
f) 氷嚢の水滴を拭きとってから,カバーもしくは三角巾などでおおう.

❹患者に適用する.
・熱感があり凹凸の少ない安定した部位に使用する.

根拠 熱感のある部位への冷刺激により,皮膚血管の収縮が起こり,血流が調節されて皮膚温が低下する.

❺後片つけ:使用後は,逆さまにして水分を完全に除去し乾燥させる.

副作用・合併症と対応 | 根拠/ポイント/注意

❶皮膚障害のリスク
顔など皮膚が薄い部位に使用するさいは,皮膚温が低下し,凍傷にいたる可能性がある.

❷循環動態への影響
体温の急激な低下により,冷罨法が患者の循環に悪影響を与える可能性がある.体温の急激な低下を確認した場合は罨法を中止し,バイタルサインズを測定し,循環動態を確認する.

根拠 冷罨法は,**皮膚温が低下**することで局所の血管が収縮することを期待して行われる.しかし,長時間の貼用や急激な温度低下により皮膚温が16℃以下になると,生体防御機構により血管が拡張する.

❸その他の皮膚障害
・皮膚の痛み,不快感やしびれなどの感覚異常を訴えた場合は冷罨法を中止し,適用部位の皮膚をアセスメントする.そのさい,局所に摩擦などの刺激を加えてはならない.
・カバーが濡れていると湿性の刺激になり,皮膚障害を生じるリスクを高めるほか,患者にとっても不快である.

注意 温度刺激に対する快・不快は個人差が大きいので,体温が低下していなくとも,患者が寒いと訴えることもある.患者の訴えをよく聞き,不快な思いをさせないように注意する.

評価・記録・報告

・実施者,実施内容,日時,貼用部位と貼用時間
・患者の反応,全身状態,バイタルサインズ
・皮膚の状態,四肢の温冷感など
・継続的なケアの必要性

学習課題

1. 体温調節の機構と機能について説明してみよう
2. 体温調節に影響する因子をふまえて，体温調節に関するアセスメント内容と方法を説明してみよう
3. 体温調節に関する看護上の問題，ニーズ（看護診断）について，アセスメント結果と関連させて説明してみよう
4. 看護上の問題，看護診断に基づいた援助計画を立案してみよう
5. 冷罨法，温罨法の特徴をふまえて援助技術を実践してみよう

6 睡 眠

この節で学ぶこと

1. 睡眠のメカニズムと睡眠の役割について理解する
2. 不眠の種類について理解する
3. 睡眠を阻害する要因・促進する要因のアセスメントについて理解する
4. 睡眠に関する看護上の問題・ニーズ（看護診断）について理解する
5. 睡眠を促す援助方法について理解し，援助技術を習得する

A. 基礎知識

1 ● 睡眠はなぜ起こるのか

　ヒトは基本的に夜睡眠をとり，日中目覚めている昼行性の動物である．ヒトは時を知ることのできない環境においても，約24時間ごとに眠ったり起きたりを繰り返す．この24～25時間を刻むリズムを**サーカディアンリズム**（概日リズム）とよぶ．ヒトの場合は間脳の視床下部の視神経が交差する部位のすぐ上に視交差上核という，1 mmほどの神経の塊があり，ここにリズムを刻む**体内時計**が存在するといわれている．

　光も時計もない洞窟のような場所で暮らすと，約1時間ずつ体内時計が後ろにずれ，1日を25時間として生活する現象が観察される．ヒトはこのような体内にもつ25時間の生体リズムを，地球環境の24時間に合わせて生活している．この「時計合わせ」をしている因子を同調因子とよぶ．ヒトでも動物でも，もっとも影響のある同調因子は「光」である．視神経が光を感知することによって，正しく地球環境に合わせて体内時計がリセットされるのである．これに加え人間は，学校や職場に行く時間，食事をとる時間などがほぼ固定化されている．日中は，身体的な活動も増えるとともに，他の人に会って話したり，考えたりと精神的な活動も増える．人間にとっては，このような「社会的要因」も強力な同調因子である．

2 ● 睡眠の段階と役割

a. 睡眠の段階とサイクル

　ヒトの眠りは脳波によって測定することができる．ヒトは眠ると，まず，浅い睡眠から段階を経てもっとも深い睡眠にいたる．眼球が動かず，筋肉もある程度力が入っているこの睡眠を**ノンレム**（non rapid eye movement：non-REM）**睡眠**という．これが約90分続いたあとに，脳波が覚醒時に近く，急速に眼球が動き，筋肉の力がぐったりと抜ける**レム**（rapid eye movement：REM）**睡眠**にいたる．レム睡眠が数分続いたあと，また90分ほどのノンレム睡眠となり，これを起床までに3～4サイクル繰り返す．朝方になるにつれ，浅いノンレム睡眠とレム睡眠の時間が長くなり，覚醒にいたる（**図Ⅳ-20**）．

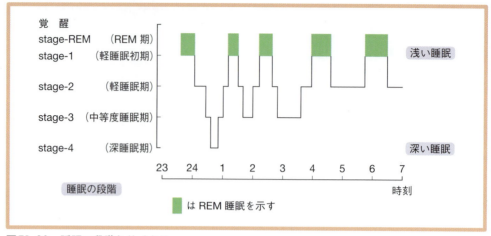

図Ⅳ-20 睡眠の段階とサイクル

b. ノンレム睡眠の特徴と役割

ノンレム睡眠では，代謝が低下し，血圧，脈拍，体温がともに低下する．脳血流量が低下し，外界からの刺激が脳に届かない．筋肉への血流量は増加するため，活動のためのエネルギーを蓄積・保存する睡眠といわれている．深睡眠期には，若年者では成長を，成人では身体の組織の修復にかかわる成長ホルモンが分泌される．また，白血球から放出されるインターロイキン1が深い睡眠段階を増加させるという報告もあり，身体が炎症を起こすと睡眠が必要であることが推察できる．病んでいる人は，身体が睡眠を欲し，深い睡眠が必要であるといえるだろう．

c. レム睡眠の特徴と役割

レム睡眠期は，全身の筋肉の緊張がゆるみ，呼吸や脈拍，血圧が乱れる自律神経系の変化がみられ，夢を見ている．レム睡眠の役割はまだよくわかっていないが，記憶の定着や学習を促す効果があると考えられている．

このように，睡眠は単なる「休み」の状態ではなく，身体や精神を回復させるために必要不可欠であり，積極的な役割があるととらえられている．

3 ● 睡眠と発達，睡眠障害

a. 成長発達による睡眠パターンの変化

成長発達によって，人間の睡眠のパターンは変化する．乳幼児は短い睡眠と短い覚醒とを繰り返す．しだいにまとまった時間眠っていられるようになり，小児期には，昼間は覚醒し，夜間1回だけ睡眠をとるというパターンとなって確立する．一般成人は，個人差はあるものの，平均約7時間程度の睡眠をとっている．老年期に入ると，まとまった覚醒が困難になり，さらに，夜間の覚醒も多くなる．これらの変化は生理的な加齢による変化であると考えられている．

b. 睡眠障害

睡眠が不足したり睡眠の質が低下することによって，日中の覚醒レベルが低下し，作業能率の低下や気分が晴れないなどの影響があり，ひどい場合にはせん妄とよばれる精神的混乱にいたる場合もある．その人その人に適した睡眠を十分にとることが必要である．年

表IV-20　年代別睡眠の悩み

	第1位	第2位	第3位
12〜14歳	起床困難	熟睡感なし	寝つき
15〜24歳	起床困難	熟睡感なし	寝つき
25〜34歳	熟睡感なし	起床困難	寝つき
35〜44歳	熟睡感なし	起床困難	夜間覚醒
45〜54歳	早朝覚醒	熟睡感なし	夜間覚醒
55〜64歳	早朝覚醒	夜間覚醒	寝つき
65〜74歳	早朝覚醒	夜間覚醒	寝つき
75〜84歳	早朝覚醒	夜間覚醒	寝つき
85歳以上	夜間覚醒	早朝覚醒	寝つき

［厚生労働省：平成12年度保健福祉動向調査の概況，2000より引用］

代によって睡眠についての悩みが変化することが報告されており（**表IV-20**），これは睡眠パターンの生理的変化に対応しており，若年者では朝目覚められない「**起床困難**」が多いが，老年期では逆に目覚めてしまう「**早朝覚醒**」が悩みとなる．これに加え，睡眠を継続できずすぐ目が覚める，日中起きていられない，寝起きのタイミングがずれているなどの異常な状態に陥る場合もある．

4 ● よい睡眠にいたる条件

a．サーカディアンリズムに沿った生活であること

　睡眠と日中の活動は，相互に補う関係にあるといわれている．日中適度に身体を動かし疲れた日の夜はよく眠れ，夜よく眠った日の朝の目覚めはさわやかで能率的に活動できることは，日常的に経験することである．日中の身体的活動や社会的活動と夜間の睡眠との関連は研究で実証されており，よい睡眠にいたるには，適度に活動し，適度に疲れることが必要である．また，光を意図的に浴び，社会的刺激を強め，起床時刻や就寝時刻を一定にすることで，日中と夜の違いがはっきりとし，睡眠によい影響を与える．

b．休息に適した，安心できる環境にあること

　睡眠中は刺激に対する反応が鈍くなる．このため人間は，眠っていたとしても自分の身体に危害が加わらないような住環境を整備してきた．ゆっくり休める，刺激の少ない環境であることが必要である．室温は，夏は25℃前後，冬は18℃前後，床のなかの温度は33℃前後，湿度は50〜60％がもっとも快眠に適しているといわれている．静かで，暗く，適切で好む寝具であることが必要である．マットレスやしき寝具によって，寝返りを妨げたり，身体の痛みが増加するなどの報告もあるため，睡眠を継続できるような環境に整えることが必要である．

c．リラックスして，身体的・精神的気がかりが少ないこと

　いくら日中疲れていても，気になることがあってそのことを考え続けているときは，眠れないものである．不安や気がかりは，睡眠を妨害する要因となる．また「眠れない」ことを気にするばかりに，余計に「眠れない」状態を引き起こすことも睡眠に悩む患者には多く報告されている．身体的側面では，痛み（疼痛）やかゆみ（瘙痒感），呼吸の苦しさ（呼吸困難），だるさ（倦怠感），空腹，尿意などの刺激は覚醒を導くため，入眠困難や，中途

覚醒を引き起こす．身体的にも精神的にもリラックスしていることで，スムーズに寝入ることができ，まとまった睡眠をとることができる．

B．看護実践の展開

1 ● アセスメント

睡眠の長さが客観的に足りている・いないにかかわらず，睡眠に対してなんらかの不満足をもっている場合には，どのような問題が生じているのかをアセスメントする必要がある．夜間の睡眠不足は日中の眠気に影響しているため，夜間だけでなく，日中の覚醒についてもアセスメントする．観察結果から，睡眠に問題を有するか否か，問題があるとすれば，どのような理由が考えられるかをアセスメントする（表Ⅳ-21）．

2 ● 看護診断（看護上の問題・ニーズ）

①睡眠不足：睡眠の量的な不足．
②日中の覚醒困難：睡眠不足や，睡眠の質が低下することに伴って起こる．日中の眠気が強い，日中目覚めていられない，集中力に欠けている状態である．
③睡眠に満足感がない：客観的に睡眠時間が足りているようにみえたとしても，本人が主観的に睡眠に満足感のない状態である．
④睡眠パターンの混乱：いつもの睡眠パターンで睡眠をとることや覚醒することができず，苦痛や生活への影響が生じている状態である．
⑤よりよい睡眠にいたるための行動についての知識不足，または行動化できない：睡眠に関する知識が不足していることや，よい睡眠にいたるための行動ができない状態である．

3 ● 計画立案・実施

目標/成果

①必要な睡眠時間を確保できる．
②日中の覚醒が保持でき，生活に支障がない．
③現在の睡眠や日中の眠気に満足していると話す．
④通常または理想の睡眠パターン（起床時刻，就床時刻，入眠時間，中途覚醒）になる．
⑤睡眠を良好に保つために必要な行動について理解し，説明し，行動することができる．

コラム　深部体温の変化と睡眠の関係

人間のさまざまな生体反応にはリズムがあることが知られている．このうち，深部体温のリズムは代表的なものであり，1日で1.5℃ほど変動している．深部体温は，午後から夕方にかけて最高になり，睡眠に入る前から急激に低下し，夜間はゆるやかに低下する．その後，目覚めに向けて急激に上昇する．入眠をスムーズにするには，深部体温の低下のカーブを急にすることが有効である．夕方の軽い運動やぬるめの入浴が，入眠や深い睡眠を促すのに有効なのは，運動であらかじめ深部体温を上げること，入浴で皮膚表面にある血管を拡張させて体温放出を促すことで，このカーブが急激になるためであるといわれている．

表Ⅳ-21　睡眠に関するアセスメント項目

	主な観察項目		アセスメント内容
	客観的情報	主観的情報	
睡眠時間・睡眠パターン	・睡眠時間 ・就床時刻, 起床時刻（図Ⅳ-21 睡眠日誌の例） ・中途覚醒の回数と時間 ・昼寝の時刻と時間	・入眠時間（床についてから眠るまでにかかる時間） ・中途覚醒後すぐに眠れるか ・覚醒困難（希望の時刻に起きられるか） ・睡眠導入のために行っている日常的習慣	・睡眠時間の不足がないか ・入眠困難や中途覚醒がないか ・いつもの睡眠パターンで生活できているか
睡眠への満足		・睡眠への満足感 ・日中眠気が強いことへの不満感と生活への影響 ・不満足感の原因	睡眠への主観的満足感
睡眠を阻害（促進）する環境	・寝具の種類 （室温に合っているか, かけ物の重さ厚さ, しき寝具の硬さや厚さ） ・寝室の静穏な環境 （眠るときの光, 遮光カーテン, 騒音） ・起床時・日中の光環境（十分な光曝露を受けているか）	普段の環境との違いによる睡眠への影響がないか	・睡眠を阻害する環境要因である寝具や寝室の環境 ・睡眠パターンに影響する光環境
日中の活動	・日中の活動量 （運動時間, 覚醒時間, 運動時刻） ・仕事やレクリエーション等, 規則正しい生活につながる社会環境	・疲労感 ・活動への意欲	・深い睡眠を促す日中の適度な身体活動 ・定期的な社会的活動で睡眠覚醒パターンが保たれているか
睡眠を阻害する症状の有無	・夜間目覚める原因となる症状（排尿, 痛み, かゆみ等） ・睡眠時の無呼吸 （いびき, 無呼吸）	・疼痛 ・瘙痒感 ・睡眠後の下肢のむずむず感や熱感 ・呼吸困難 ・悪夢	・症状が睡眠の深さに与える影響 ・症状による入眠困難や中途覚醒 ・睡眠時無呼吸症候群やむずむず脚症候群など睡眠障害の可能性
睡眠に影響を及ぼす疾病	・睡眠障害（呼吸関連睡眠障害, むずむず脚症候群, 周期性四肢運動障害等） ・精神神経疾患（うつ病, 統合失調症, 認知症等） ・内科系疾患（心疾患, 呼吸器疾患, 肝臓疾患等） ・薬剤等使用（向精神薬, 降圧薬, アルコール等）		睡眠障害をもたらすリスクのアセスメント
睡眠衛生についての知識と行動		・睡眠パターンの加齢による変化の理解 ・睡眠を促す（阻害する）環境への理解と行動 ・睡眠を促進する日中の活動や光曝露に関する理解と行動 ・症状のコントロールについての理解と行動 ・眠るためにとる行動	・睡眠に関する知識不足 ・睡眠を促進（阻害）する行動の知識と行動不足

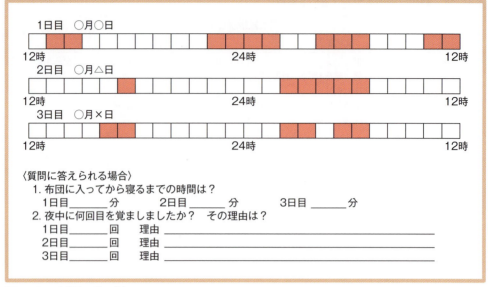

図Ⅳ-21 睡眠日誌の例
24時間の観察をして眠っている時間帯を塗りつぶす．これによって睡眠のパターンを知ることができる．この図からは夕方の昼寝が多く，入眠時刻が遅くなっているパターンがわかる．

実　施 ☞ p.336 〜の **Skill㊼-㊿** 参照

　睡眠を促す看護計画立案のためには，睡眠に関するアセスメントを行って，睡眠を阻害している要因を明らかにし，これに対応した看護計画を立案する．睡眠を阻害する環境要因により睡眠が十分にとれない場合は，睡眠を促す環境調整を行う．睡眠パターンの乱れや夜間の眠りの浅さなどの訴えがあり，日中の活動が少ない，十分な光を浴びていない場合は，「睡眠を促進するための光と日中の活動の調整」を行う．入眠困難がみられる場合は，「リラクセーション」を促す援助を計画する．疼痛や瘙痒感，夜間頻尿などで入眠困難や，中途覚醒がみられる患者では，その原因となる「睡眠を阻害する症状のコントロール」について援助を計画する．

　Skill㊼〜㊿には代表的な援助方法を解説したが，患者が普段行っていた行動や環境について情報収集し，同じような生活ができるように援助計画に反映させるとよい．よい睡眠をとるための知識が不足している場合や，睡眠の質や量が十分であるのに不満足感を訴える場合は，教育計画として患者の睡眠に対する認識を変化させるための計画を立案する．

コラム　良好な睡眠のための指針

　良好な睡眠は健康を保つことに直結している．このことから厚生労働省は定期的に睡眠の指針を更新している．最新のものは2014年に出されており，睡眠12箇条が示されている．良好な睡眠を保つためにはどのような生活が適しているのか，注意すべきことは何か，その根拠は何かがわかりやすく書かれている．とくに患者への指導に活用できるので，検索してみるとよいだろう（www.mhlw.go.jp/file/06-Seisakujouhou-10900000-Kenkoukyoku/0000047221.pdf　2018年1月18日検索）．

4 ● 評 価

　目標（☞p.332）に沿った評価を行う．睡眠に関する訴えは主観的なものであり，看護師がいくら睡眠が足りているように思っても，患者の認識がこれと違って不満足だと思っている場合は，患者の認識を大切にしながら，もう一度，阻害要因を考え直してケアを再構築する．

C. 実践におけるクリティカル・シンキング

演習 6　米田さんの睡眠の悩み

　米田さんは，55歳の男性である．昨年，胃がんのため胃の全摘出術を受けた．半年ほど前から職場復帰もでき，印刷工場で夜勤の仕事もするようになった．ちょうど1年が経過した3日前，上腹部のしくしくするような痛みと吐き気があり，外来での検査をすすめた医師に対し，本人が強く希望して入院することになった．これからさまざまな精密検査を行う予定である．ADL（日常生活動作）はすべて自立している．入院直後より「睡眠薬は身体に悪いと聞いたので飲みたくない．胃も切っているし悪影響が強いのではないかと思う．みんなは消灯時間の午後8時前にはすやすや眠っているのに，自分だけはうまく眠れない」と訴え続けている．4人部屋で他の3名はいずれも70歳以上である．

Q1. 米田さんの睡眠を阻害している状況を知るために，どのようなアセスメントをすべきか．

Q2. 米田さんは，同室になった人と同じ時間に眠ろうと努力して眠れずに，入眠困難があって苦労していることがわかった．そこで，リラクセーションと睡眠のタイミングをずらすことで看護計画を立案しようと考えた．どのような計画を立案すればよいか．

Q3. 米田さんの睡眠をよりよい方向に導くために，どのような説明や指導が必要か．

[解答への視点☞ p.502]

Skill㊼ 睡眠を促す環境調整

目的 ▶ 睡眠に適した環境にする.

アセスメント	根拠/ポイント/注意
・睡眠を阻害する環境要因がないかアセスメントする（☞**表Ⅳ-21**）.	

実　施	根拠/ポイント/注意
❶睡眠中の騒音を防ぐ. （看護師の話し声や足音, モニター音, 同室者の行動やいびき, 空調やトイレの音）	根拠 騒音で中途覚醒を誘発し, 睡眠継続ができなくなることを防ぐ.
❷睡眠中の光を防ぐ. （適度な暗さ, 必要時の照明の確保）	▶行動時に事故が起こらないようにある程度の光は確保する. ▶転倒や転落につながる物品は就寝前にあらかじめ片づける.
❸ケアや観察による睡眠の分断を最小限にする.	▶不必要な観察をしていないか病態に沿って判断する. ▶体位変換やオムツ交換は家庭での習慣を参考にして計画を立てる.
❹温度調整をし, 臭気を防ぐ. 就寝に適した環境温度に設定する. 除湿・加湿を適切に行う.	注意 睡眠時, 室温湿度が高い, かけ物が厚く就床温度が高いと脱水を引き起こす可能性もあるため, とくに小児や高齢者では注意する. ▶悪臭だけでなく, 強い香りがするものは睡眠を妨げるため注意する.
❺快適なベッド・リネンに整える. （マットレス, 枕, かけ物, ベッドメーキングの方法, 寝衣やリネンの湿気や汚れ）	▶個人の好みも取り入れて睡眠しやすい寝床に整える.

Skill㊽ 睡眠を促進するための光と日中の活動の調整

目的 ▶ 適切に光を浴びることでサーカディアンリズムを整える.
　　▶ 日中の身体活動で適切な疲労感を得る.
　　▶ 起床時刻や睡眠時刻を固定化することで睡眠覚醒パターンを整える.

アセスメント	根拠/ポイント/注意
・日中の活動や光曝露についてアセスメントする（☞**表Ⅳ-21**）.	

実　施	根拠/ポイント/注意
❶早朝に光を浴びる.	根拠 体内時計がリセットされる効果があり, 適切な時刻に眠気が起こる[1].
❷日中は光を取り入れる.	根拠 サーカディアンリズムを整えるためには, 曇り空の太陽光程度の光（2,500 lx 以上）が必要といわれている[1].
❸できるだけ日中の身体活動量を保つ.	根拠 身体活動で体温が上がること, 心地よい疲労感があることは夜間睡眠を促す.
❹適切な昼寝をする.	▶疾病時や回復時は多くの睡眠を必要とするため, 昼寝の制限をしすぎないようにする. 根拠 一般的に昼食後 15 時までの 30 分程度の仮眠は夜間睡眠に影響がなく, 逆に日中の眠気を回復するといわれている[2].

❺起床時刻や睡眠時刻を普段に合わせ，固定化する．	根拠 睡眠の仕組みから，夕方睡眠をとると入眠困難となる． ▶生活のスケジュールを普段と同じにすることで睡眠パターンを保つことができる．

Skill ㊾ リラクセーション

目的 ▶ 入眠に適したリラックスした心と体に導く．

●必要物品
足浴を行う際は，たらいやバケツ，ピッチャー，保温のためのひざかけ，バスタオルなど．

アセスメント	根拠/ポイント/注意
・入眠困難や睡眠に入るための習慣についてアセスメントする（☞表Ⅳ-21）．	▶患者のもつ生活習慣や好みを取り入れて実施の有無や種類を判断する．
実 施	根拠/ポイント/注意
❶就床時に筋肉の緊張をとるための筋弛緩法（1）やマッサージを行う． ❷身体を温めるために，入眠前の入浴を勧めたり，足浴を行う（2）． ❸普段の入眠時のリラックス習慣を保てるように調整する．	根拠 筋肉の緊張が高いと覚醒度が高まるため，身体の力が十分に抜けるようにする． ▶リラクセーション目的であるため，湯温は38～40度が望ましい．

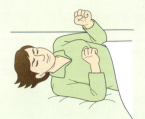
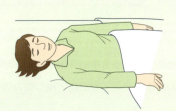
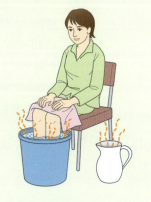

①上半身にぐっと力を入れる．肩をすくめ腕を立ててこぶしをにぎる．できれば顔の筋肉も緊張させる

②急激に力を抜いて楽にする

①，②を5セット程度繰り返す

1 簡易的な筋肉の弛緩方法

2 足　浴

Skill ㊿ 睡眠を阻害する症状のコントロール

目的 ▶ 入眠に適した身体とするために入眠時の症状をコントロールする．
　　 ▶ 中途覚醒を最小限にするために症状のコントロールをする．

アセスメント	根拠/ポイント/注意
・睡眠を阻害する症状についてアセスメントする（☞表Ⅳ-21）．	▶症状を抑えるための薬剤使用についてアセスメントを行う．
実 施	根拠/ポイント/注意
❶疼痛コントロールを行う．	注意 とくに夜間は痛みの感じ方が強くなり，不安を招くため，入眠時には痛みがとれているように薬剤のタイミングなどについて注意を払う．

338 第IV章 基本的ニーズ充足に向けた看護技術

❷瘙痒感をコントロールする.	▶入眠時は瘙痒感が強くなるため,軟膏の塗布や皮膚の清潔ケアを行う.
	▶乾燥による瘙痒感では湿度に留意し,就寝前に保湿ケアを行う.
❸夜間排尿による中途覚醒を最小限とする.	▶夕方からの水分摂取を避け,睡眠前に排泄を済ませる.
	▶利尿作用のある飲み物(コーヒーや緑茶など)の摂取は夕方以降避ける.
	▶トイレは温かく保ち,頻尿の患者はトイレまでの移動距離が短くなるよう配慮する.
❹不安や心配に対応する.	▶夜間は不安感が増大し,抑うつ的な思考になりやすいため,受容的に接する.
❺眠るためのアルコール摂取を避ける.	根拠 眠るためのアルコール摂取は,効果が少ないうえにレム睡眠を阻害する.

●引用文献

1) 若村智子:光環境と体内時計.生体リズムと健康,21-22頁,丸善,2008
2) 田中秀樹:昼寝による地域保健への介入-日中の覚醒確保技術と睡眠教育.眠気の科学(井上雄一,林　光緒編),120-126頁,2011

学習課題

1. 睡眠のメカニズムと役割について説明してみよう

2. 睡眠障害について説明してみよう

3. 睡眠を阻害・促進する要因についてアセスメントし,問題点を説明してみよう

4. 睡眠の問題点に応じた援助方法の計画を立案してみよう

5. 睡眠を促す援助技術を安全・安楽に実施してみよう

7 安　楽

この節で学ぶこと

1. 安楽の概念について理解する
2. 患者の安楽へのニーズについて理解する
3. 安楽ケアについて理解する
4. 安楽をもたらす看護技術について理解する

A. 基礎知識

1 ● 安楽の概念

　安楽は，看護の基本原則として，安全・自立とともに重要視される要素であるが，広く多面的な意味が含まれているために，定義することが難しい概念である．安楽の翻訳語であるcomfortの概念分析[1]をもとに安楽モデル（図Ⅳ-22）を提示する．

　看護の対象である人々は，病気や治療あるいは老いることにより心身の脅威にさらされ，慣れ親しんだ環境から分離され，あるいは死ぬということにおびえるなかで，身体的，精神的，社会的，霊的苦痛を抱いている．こうした人々は誰しもみんな，安楽へのニーズをもっており，そこに安楽ケア（表Ⅳ-22）を提供することで安楽な状態がもたらされるといえる．

　安楽は，状態であり低いレベルから高いレベルへと変化するものである．身体的，精神的，社会的苦痛が除去され，安全であるレベルから，その人が生活に適応でき，その人らしく生きているレベルまで変化するプロセスとしてとらえることができる．

　安楽ケアは，他のケアと同様に看護者と患者とのコミュニケーションを通した相互作用をもとに信頼関係を構築しながら相互理解を深め，患者は病の体験を，看護者は看護体験を意味づけるケアリングを基盤としている．また，看護者は，患者の情報から安楽へのニーズをアセスメントし，看護ケアの方向性を明確にし，ケアを実施し，評価・修正しながら看護を展開している．

　安楽ケアとして特徴的なケアは，患者の思いを受けとめ患者の代弁者となって患者を擁護するケアや，患者が必要としている情報を提供するケア，患者の日常生活を支えるケア，および患者を全人的に捉え，患者の自己治癒力を高めるホリスティックケアがある．ホリスティックケアには，患者のからだに直接働きかけることで患者が「ああ気持ちがいい」と感じる温罨法やマッサージなどの身体に触れるケアと，リラクセーション療法としての呼吸法，補完・代替療法とがある．

　これらのケアを通して，患者の安楽な状態は高められ，その結果，病気や治療を受け入れること，回復が促進されること，病気によって失いかけた自分を取り戻し生活を再構築すること，病気体験の意味を見出すことなどがもたらされるのである．

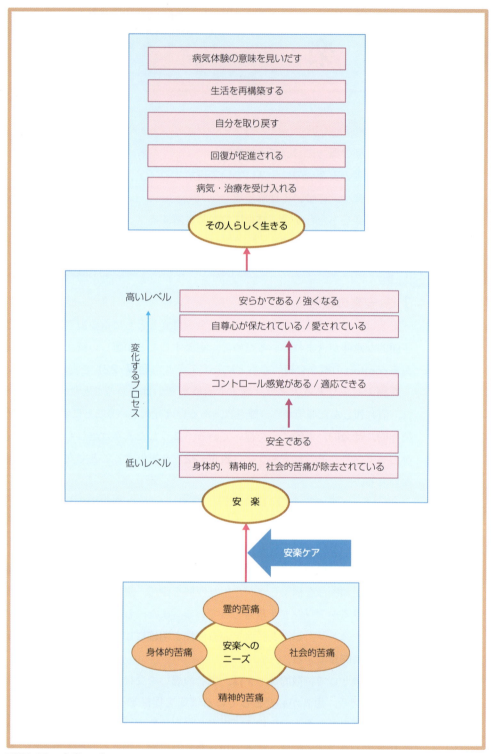

図Ⅳ-22　安楽モデル

2 ● "そばにいること"で身体的，精神的，社会的，霊的苦痛を理解する

　看護学における苦痛は，病態によって生じる痛みや倦怠感などの身体的な苦痛のみを指すのではなく，**全人的な痛み（トータルペイン）** として捉えることが重要である．患者が

表Ⅳ-22　安楽ケア

ケアリング	聞くこと，共有・相互作用，信頼，そばにいること，支えること，患者の希望に添うこと，元気づけること，自己開示ができるようにすることなど
コミュニケーション	言葉による言語的コミュニケーションと表情・動作・雰囲気を介する非言語的コミュニケーションによる患者と看護者の相互作用を通して相互理解を深める
情報収集・アセスメント	患者のニーズを把握し，ケアの方向を明確化するために行う
患者を擁護する	闘病するなかで治療や処置のさまざまな場面で倫理的選択を迫られる患者の代弁者となり患者を守る
情報提供	患者が求める情報を適切な時期に適切な方法で伝えること
日常生活を支えるケア	恒常性を保つための身体管理や症状管理をはじめ，日常生活行動が損なわれている患者の具体的な日常生活援助
ホリスティックケア	患者の身体的・精神的・霊的側面のつながりを考え患者を全人的にとらえ，自然治癒力を高める補完代替療法としての罨法，マッサージ，タッチング，音楽療法など

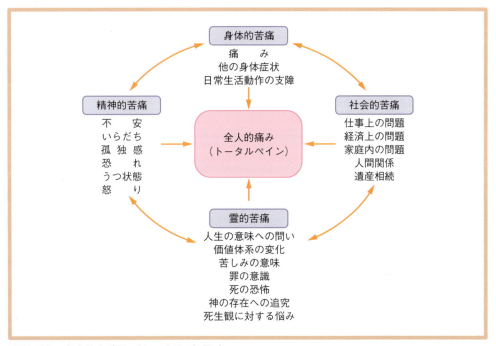

図Ⅳ-23　全人的な痛み（トータルペイン）
［淀川キリスト教病院ホスピス（編）：ターミナルケアマニュアル，第3版，p.23，最新医学社，1997より引用］

訴える苦痛とは，身体的な苦痛だけではなく，それ以外の人間としてのあらゆる側面の因子が重なり合って増幅されている苦痛として認識されなければならない．**身体的苦痛，精神的苦痛，社会的苦痛，霊的苦痛が相互に影響し合って全人的な痛み**（図Ⅳ-23）として現れることを忘れてはならない．

看護者として患者の全人的痛みを理解することから安楽ケアは始まるといえる．看護は個としての看護者と個としての患者との相互関係のプロセスであり，個と個との間の生きた経験すなわち真の生きた対話によって信頼関係が築かれる．患者が苦痛を看護者に語

り，看護者は患者の苦痛の意味を理解し，苦痛を軽減するための方法を患者とともに模索するのである．これがまさにケアリングであり，誠実に患者に向き合い"**そばにいること**"であり，そのなかで患者から信頼されることで患者が本音を語り，苦痛を共有することにより**患者を支える**ことや**元気づける**ことができるのである．

3 ● 患者を擁護するケア

医療の進歩にともない患者や家族は，高度で複雑な治療法や副作用の説明を理解し，治療法の選択について**意思決定**をすることが難しくなってきている．看護者は，治療についての適切な情報（治療の方法，リスク，成功の可能性，利用可能な選択肢の提供など）を患者や家族が確実に理解し，提供された選択肢を自ら選択できるように助けなければならない．

患者や家族の自主的な**意思決定**を支えるために，看護者は，患者や家族が情報を十分理解できていない場合や自分たちの迷いや疑問，希望を表出できない場合には，彼らの代弁者として医師をはじめとする医療チームとの橋渡しをする役割を担っていることを忘れてはならない．このように，**患者を擁護するケア**は，患者の精神的，社会的，霊的苦痛を軽減する安楽ケアの重要な一つであるといえる．

患者を擁護するケアのポイントは以下のとおりである．

1. 患者や家族は，適切な情報を得ているか確かめる．
2. 患者や家族は，情報を理解できているか確かめる．
3. 患者や家族が希望する情報を提供する．
4. 患者や家族が自己の考えや価値観を確認することを支える．
5. 看護者には患者や家族の代弁者となる役割があることを伝える．

4 ● ホリスティックケア

ホリスティックケアは，患者の身体的，精神的，社会的，霊的側面のつながりを考え患者を全人的（ホリスティック）に捉え，**自然治癒力**を高めるアプローチとして医学的治療とは異なる**看護学的治療**として発展してきた．

看護者が患者のからだに直接働きかけ患者が「ああ気持ちいい」と感じる身体に触れるケアとしての温罨法，マッサージ，タッチングは，その代表的なものである．**温罨法，マッサージ，タッチング**などの身体に触れるケアは，温熱刺激や触・圧刺激が患者の皮膚の感覚受容器から上位中枢に伝えられ，「気持ちいい」という快の感情を生じ，自律神経反応，内分泌反応を生じることで**心身のバランス**を整えると考えられている．

一方，従来の西洋医学の治療を補完あるいは代替する療法として発展してきた**補完・代替療法**も，基盤となる考え方は，患者を全人的に捉えるホリスティックアプローチである．補完・代替療法は多種多様にあるが，患者が自己コントロール法として実施するリラクセーション法である**イメージ療法，呼吸法，漸進的筋弛緩法**などがある．これらは，患者自身が行う治療であり，患者がリラックス感を感じることで自律神経反応，内分泌反応を生じ，心身のバランスを整えると考えられている．

こうしたホリスティックケアは，心身のバランスを整える効果のみならず症状緩和，不安の軽減，意欲や自尊感情の向上，信頼関係の構築など，精神的・社会的効果をもたらすと考えられている．

5 ● 痛みのメカニズム

a．痛みとは主観的体験である

国際疼痛学会は，「痛みとは，実質的・潜在的な組織損傷に結びつく，あるいはそのような損傷を表す言葉を使って述べられる不快な感覚体験であり，常に主観的なものである」と定義している[2]．痛みとは主観的体験であり，痛みを体験している人が痛みがあると言うかぎり，痛みは存在しているのであり，看護師は患者の痛みの訴えを全面的に信じる必要がある．

b．医学的な痛みの分類

痛みは，その発生する原因によって，①侵害受容性疼痛，②神経因性疼痛，③心因性疼痛に分類される．

1）侵害受容性疼痛

針で刺したりナイフで切ったりするときに感じる痛みである．また，がんが神経末端を刺激することによって生じる痛みや手術操作によって生じる痛みも侵害受容性疼痛である．侵害受容性疼痛は，筋，骨，皮膚，粘膜に生じる体性痛と，内臓に生じる内臓痛（関連痛[*1]）に分けられる．

2）神経因性疼痛

神経因性疼痛には，帯状疱疹後神経痛，脳出血や脳梗塞後に出現する中枢性疼痛，重篤な脊髄損傷後に発生する感覚麻痺性疼痛，幻肢痛[*2]，がんによるものなどがある．侵害刺激がなくても神経線維が破壊された結果，触覚などの太い神経線維が減少して代わりに痛みを伝達する細い神経線維に置き換わるために，触覚も痛みとして感じる．

3）心因性疼痛

痛みの原因が身体的には存在せず，その原因が心理的な因子によって発生するものを心因性疼痛という．痛みが長く続くと抑うつなどの心因的症状が進展し，それが痛みをさらに増悪させることも心因性疼痛に含まれる．

c．痛みの体内調節機構

1）ゲート・コントロール説

ゲート・コントロール説は，1965年，心理学者のメルザック（Melzack）と解剖学者のウォール（Wall）によって提唱された．脊髄には痛み刺激を調整するゲート（門）が存在し，このゲートの開閉によって痛みの伝わり方が調節されるという説である．

しかし，その後の生理学領域の研究では，脊髄におけるこのゲートの存在はいまだ発見できていない．現在，生理学領域では，さすることによる痛みの軽減は，脳幹レベル以上

[*1] 関連痛：内臓痛は，原因のある場所から離れた体壁に痛みを感じる関連痛を伴う．これは，内臓からの痛覚線維と皮膚や骨格から入る痛覚線維とが脊髄で合流しているために，内臓で生じた痛みを大脳が皮膚や骨格からの痛みと認知するためである．

[*2] 幻肢痛：事故や手術などにより四肢を切断したのちに，切断して失われたはずの四肢に痛みを感じる現象を幻肢痛という．

の上位中枢での痛覚系への修飾機構が関与するのではないかと考えられている.

2）中枢からの下行性抑制

痛みを和らげるために，大脳皮質より末梢に対して下行性抑制が働いている．下行性抑制の伝達に関与する神経伝達物質としては，内因性モルヒネ様物質であるエンケファリンやβ-エンドルフィンやセロトニン，ノルアドレナリンなどがある．

大脳皮質から大脳辺縁系および視床に抑制系が働き，そこから網様体，さらに脊髄へと抑制系（網様体脊髄性抑制系）が働いていると考えられている.

3）内因性モルヒネ様物質

脳のなかにはモルヒネと同じような物質があることが発見され，その物質を内因性モルヒネ様物質という．エンケファリンおよびβ-エンドルフィンである.

6 ● 皮膚感覚

皮膚には，温覚，冷覚，触覚，圧覚，痛覚の自由神経終末，パチニ小体，メルケル盤，ルフィニ小体，マイスナー小体などの感覚受容器が分布している.

a．触覚，圧覚

触覚，圧覚は，皮膚の表面を軽く触れる，あるいは押すなどの微細な機械的変形を生じさせる物理的刺激に反応する．触覚，圧覚の閾値は，口唇，鼻，顔面，舌などで小さく，指，腹，胸ではやや大きく，腕，足ではさらに大きくなる．触点，圧点の密度もこれに対応して鼻，指で高く（100個/cm^2），大腿では低い（11 〜 13個/cm^2）.

b．温覚，冷覚

温度感覚は，基本的には皮膚温の感覚であるが，単なる絶対的な皮膚温の感覚ではなく，皮膚温を上げる刺激に対しては温覚，下げる刺激に対しては冷覚が反応するなどの相対的な側面もある．常温の範囲（25 〜 30℃）では，皮膚温が高いほど温覚の閾値は低く，皮膚温が低いほど冷覚の閾値は低い．35℃以上あるいは24℃以下では常に温かいあるいは冷たいという感覚が生じる．一方，45℃以上では常に熱痛，15℃以下では冷痛が生じる．25 〜 40℃の範囲では順応が著明で，刺激の初期では温覚あるいは冷覚が生じるが，しだいに消失する．温点や冷点の分布密度は圧点や痛点に比べ非常に低く，とくに温点の分布は疎（2個/cm^2）である.

c．体性感覚の上行性経路

触・圧覚受容器は有髄A線維（Aα〜 Aδ），温覚受容器は無髄C線維，冷覚受容器はAδ線維の支配を受ける．知覚神経の感覚情報は，2つの主要な上行経路により上位中枢に伝えられる.

1つは脊髄視床路で，痛覚，温度覚，触覚刺激の受容器からの情報が脊髄後角から入り，脊髄内で交差し，脊髄白質の前部を上行し，視床に伝えられる.

もう1つは後索-内側毛帯路で，深部触覚，深部圧覚，2点弁別，振動刺激の受容器からの情報が，脊髄同側の脊髄後索を上行し，延髄の後索核で交差し，内側毛帯を経て視床に達する．視床は大脳皮質に信号を送る中継核で，すべての感覚情報は視床を経由し大脳皮質感覚野に伝えられ，認知される.

7. 安 楽　　**345**

B. 看護実践の展開

1 ● アセスメント

定期的・継続的かつ系統的，包括的な安楽へのニーズのアセスメント

　患者の全人的苦痛を把握し，安楽へのニーズは何か，どのような安楽ケアが適しているのか，また実施したケアの効果は得られたかを的確に評価するためには，定期的・系統的・包括的なアセスメントが必要である．患者の身体的苦痛，精神的苦痛，社会的苦痛，霊的苦痛を理解し，それぞれの苦痛が相互に影響し合いながら安楽へのニーズおよび患者の病いの体験をつくり出していることを理解することが必要であり，前述した安楽ケア（**表Ⅳ-22**）が展開されるなかで，的確なアセスメントが実現する．

痛みの測定用具

　インタビューや観察と併せて主観的な苦痛を客観的に評価する測定用具を用いることは，きわめて重要であるが，すべての苦痛症状を客観的に測定する用具は開発されていないのが現状である．

　図Ⅳ-24は一般的に用いられている痛みの強さを測定する**ペインスケール**である．患者の成長発達段階を考慮し，答えやすさを患者と一緒に考え，どのスケールを用いるのかを決めて定期的かつ継続的に測定し，薬の効果やケアの効果，増強する原因，軽減する要因を探るために用いる．

- **VAS（visual analog scale）**

　10 cmの直線上，左端を「痛みなし」，右端を「これまで経験したもっとも激しい痛み」とし，痛みのレベルがその間のおよそどの位置にあるかを表す．信頼性は確立されているが，理解力が不十分な場合や身体，視力障害のある患者には適さない．

- **NRS（nonverbal rating scale）**

　痛みのレベルを「0：痛みなし」から「10：最悪の痛み」の11段階に区切って測定するスケール．VASと高い相関があり，口頭でも用いることができる点で有用性が高い．

- **VRS（verbal rating scale）**

　VASとの相関も高く高齢者にも理解しやすいが，表現が5段階に限られている．

- **ワングとベイカー（Wong-Baker）のフェイス・スケール**

　痛みの程度を顔の表情により0〜5段階で表したもので，乳幼児や子どもの痛みの評価に用いられている．

a. 問　診

●主観的体験を理解するためのインタビュー

　以下，①〜⑤の問いを中心にインタビューを行う．

①どのような苦痛・辛さですか，どこが辛いのですか？

　身体的，精神的苦痛，社会的苦痛，霊的苦痛の訴えを丁寧に聴き，それぞれがどのように関連しているのかを理解することが大切である．

②つらさの程度はどのくらいですか？

　常につらい，眠ることができないほどのつらさ，じっとしていられないほどのつらさ，動けないほどのつらさ，がまんできる程度のつらさ，何かに集中していれば忘れられる程

- **VAS (10 cm)**

  次の線は痛みの程度をおたずねするものです。左端が「痛みなし」、右端が「これまで経験したもっとも激しい痛み」として、現在の痛みの程度はどのあたりでしょうか。線の上でこのあたりと思われるところに×印をつけてください。

  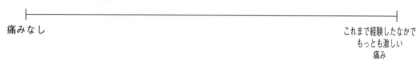

- **NRS（0〜10）**

  現在、痛みがある部分で、今まで痛かったなかで最高なまたは最悪な痛みを 10（また、これから経験する痛みで想像できる最悪な痛みを 10）としたとき、現在の痛みはどれぐらいですか。数字で教えてください。

  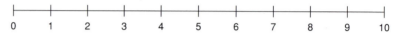

- **VRS**

  現在のあなたの痛みを表す言葉としてもっともあてはまるものに○をつけてください。

  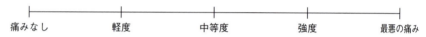

- **ワングとベイカーのフェイス・スケール**

  それぞれの顔は、その人には痛みがないために幸せだと感じたり、ひどい痛みのために悲しいと感じたりする顔を表しています。
  あなたの痛みにもっともあてはまるものを1つ選んでください。

  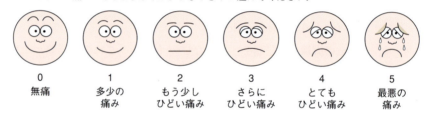

図Ⅳ-24 主なペインスケール

[Wong DL, Hockenberry-Eaton M, Wilson D et al: Whaley & Wong's Nursing Care of Infants and Children, 6th ed, Mosby, 1999 より引用]

度、などと表現される。

③苦痛・つらさはどのくらい続いていますか？

　薬を使うと○○時間くらいは大丈夫、昼も夜もなく四六時中続いている、動くときにつらい・痛い、立ったり座ったりするときや起き上がるときに痛い、などと表現される。

④苦痛によって生活に支障が出ていることは何ですか？

　清潔行動（歯磨き、洗面、ひげそり、入浴、更衣など）、動作（寝返り、仰向けで寝ること、起き上がること、立ち上がること、座ること、歩くこと、荷物を持つことなど）、排泄行動、食事、睡眠、思考、社会活動、余暇活動、コミュニケーションなどの生活や安全に影響がどの程度あるのか、QOLがどの程度低下しているのかを知ることが重要である。

⑤苦痛の原因や増強する要因および軽減する要因をどのように考えていますか？

　疾患から生じている苦痛である、薬が効いていない、あるいは薬の効果が切れてきたことによる苦痛である、原因がわからない、などと患者は表現する。患者の言動から、疾患

7. 安楽　347

表IV-23　安楽へのニーズに関するアセスメント項目

	主な観察項目		アセスメント内容
	客観的情報	主観的情報	
身体的苦痛	・症状の程度，持続時間 　・痛み：ペインスケール 　・倦怠感，食欲不振，嘔気・嘔吐 　　など：ペインスケールを応用し 　　てみる 　・呼吸苦：呼吸数，呼吸音，補助 　　呼吸，酸素飽和度 　・動悸：心拍数，不整脈，心音 　・浮腫：圧痕の程度，皮膚の脆弱 　　性，周囲径 ・生活行動への影響 　動作，食行動，清潔行動，排泄行 　動，コミュニケーション，睡眠 ・表情，姿勢，声の大きさやトーン ・症状の原因となる病態 ・症状に対する治療	・症状（痛み，倦怠感，食欲不振， 　嘔気・嘔吐，呼吸苦，動悸，浮腫， 　麻痺など）をどのように感じて 　いるか．どのような症状か．程度， 　部位，持続時間は ・症状がもたらす生活への影響をど 　う感じているか ・症状に対する治療の効果をどう感 　じているか ・治療，リハビリ，生活への意欲は 　あるか	・身体的苦痛症状の有無 ・身体的苦痛症状の種類 ・身体的苦痛症状の程度，部位， 　持続時間 ・身体的苦痛症状に対する治療の 　効果 ・身体的苦痛症状による生活への 　影響と生活援助の必要性，援助 　方法 ・身体的苦痛症状をコントロール 　するために必要な情報提供 ・ホリスティックケアの必要性と 　方法 ・身体的苦痛による精神的苦痛， 　社会的苦痛，霊的苦痛への影響
精神的苦痛	・表情，姿勢，声の大きさやトーン ・精神的支えとなる家族・友人， 　医療者など ・生活行動への影響：動作，食行 　動，清潔行動，排泄行動，コミュ 　ニケーション，睡眠 ・症状の原因となる病態 ・症状に対する薬物療法	・症状（痛み，不安，恐怖，抑う 　つ，孤独感，混乱，怒り，苛立ち， 　意欲低下，関心の低下，不眠な 　ど）をどのように感じているか． 　どのような症状か ・精神的支えとなる考えがあるのか ・精神的支えとなる家族・友人，医 　療者はいるか ・症状がもたらす生活への影響をど 　う感じているか ・症状に対する治療の効果をどう感 　じているか	・精神的苦痛症状の有無 ・精神的苦痛症状の種類 ・精神的苦痛症状の程度 ・精神的苦痛症状に対する治療の 　効果 ・身体的苦痛症状による生活への 　影響と生活援助の必要性，援助 　方法 ・重要他者の関わり ・精神的苦痛による身体的苦痛， 　社会的苦痛，霊的苦痛への影響 ・ホリスティックケアの必要性と 　方法
社会的苦痛	・入院や治療に伴う医療費や生活費 　などの経済的問題 ・入院や治療，身体的苦痛や精神的 　苦痛に伴う役割喪失や役割の変化 ・入院や治療，身体的苦痛や精神的 　苦痛に伴う対人関係の縮小や変化 ・表情，姿勢，声の大きさやトーン ・精神的支えとなる家族・友人，医 　療者など	・入院や治療に伴う医療費や生活費 　などの経済的問題をどう考えて 　いるか ・入院や治療，身体的苦痛や精神的 　苦痛に伴う役割喪失や役割の変 　化をどう考えているか ・入院や治療，身体的苦痛や精神的 　苦痛に伴う対人関係の縮小や変 　化をどう考えているか	・ソーシャルワーカーへの橋渡し 　の必要性 ・役割の変化に対する患者と家族 　の受け止め方 ・重要他者の関わり ・社会的苦痛の身体的苦痛，精神 　的苦痛，霊的苦痛への影響 ・ホリスティックケアの必要性と 　方法
霊的苦痛	・苦痛表情，姿勢，声の大きさや 　トーン ・精神的支えとなる家族，友人， 　医療者など	・自分の存在の意味（生きること） 　は脅かされてはいないだろうか ・死に直面し，死ぬことに怯えてい 　ないだろうか ・自分と重要他者との関係性は脅か 　されてはいないだろうか ・自分の自律性，尊厳は脅かされて 　はいないだろうか	・生きることと死ぬことについて 　の苦悩 ・霊的苦痛による身体的苦痛，精 　神的苦痛，社会的苦痛への影響 ・ホリスティックケアの必要性と 　方法
強み/希望	・表情，姿勢，声の大きさやトーン ・精神的支えとなる家族，友人，医 　療者など	・治療，リハビリ，生活への意欲や 　関心はあるか ・生きがいや生きるうえでのよりど 　ころにしていることは何だろうか ・どのような希望を抱いているのだ 　ろうか	・課題や問題への対処能力，適応 　力 ・課題や問題解決に向けての関心 　や意欲 ・生きるうえでの自尊心，希望

をどのように理解しているのか，薬の効果をどのように理解しているのかを知ることが重要である．

また，症状の増悪や病状の悪化から不安や恐怖，孤独感，混乱，怒り，いら立ち，意欲低下，関心の低下などさまざまな精神的苦痛を抱くことや身体的苦痛，精神的苦痛，社会的苦痛，霊的苦痛が密接に関連していることを理解しなければならない．

b. フィジカルアセスメント

症状の部位の状態や患者の非言語的苦痛表現を知るためには，ていねいな観察が重要である．

1）身体的観察

苦痛を生じる疾患はさまざまであり，患者の疾患に関する徴候を観察することが重要である．

2）表情の観察

言葉では「大丈夫です」と言いながら，眉間にしわを寄せていたり，顔をしかめていたり，余裕のない表情をしていたりなど，「がまん」の表情を見逃さないことが重要である．

3）生活行動の観察

苦痛をがまんしたり，耐えていたりする場合には，会話が少なくなる，臥床しがちになる，歩行時に背中を丸めている，足どりが重い，つかまり歩きをする，痛みをかばう動作をする，清潔行動がとれなくなる，食欲がなくなり食事摂取量が減少する，眠れなくなる，余暇の過ごし方が変わるなど，生活行動の変化を見逃さないことが重要である．

2 ● 看護診断（看護上の問題・ニーズ）

図Ⅳ-25の安楽モデルを参考に，身体的苦痛，精神的苦痛，社会的苦痛，霊的苦痛から安楽へのニーズがあることを理解し，安楽の状態について看護問題を明確にし，看護診断を行う．

①身体的苦痛，精神的苦痛，社会的苦痛，霊的苦痛がある状態．
②苦痛があることで生活に援助が必要な状態．
③苦痛があることで安全が脅かされる状態．
④苦痛があることで課題・問題への対処能力や意欲低下が生じ，状況への適応力が低下している状態．
⑤苦痛があることで自尊感情が低下している状態．
⑥苦痛があることで安らかであることが保てない状態．

3 ● 計画立案・実施

[目標/成果]

図Ⅳ-25の安楽モデルを参考に看護目標を検討する．身体的苦痛，精神的苦痛，社会的苦痛および霊的苦痛を抱える患者の安楽へのニーズを把握し，安楽ケアを展開することによって，患者により高いレベルの安楽な状態をもたらすことが看護の目標である．具体的には，以下の項目が期待される成果である．

①身体的苦痛，精神的苦痛，社会的苦痛および霊的苦痛が除去される．

②苦痛症状をコントロールあるいは受け入れられるようになり，持てる力を最大限に活用して，生活（行動）の制限ができるかぎり少なくなり，必要な看護援助を受け入れながら生活が送れるようになる．

③苦痛症状をコントロールあるいは受け入れられるようになり，安全が保たれる．

④苦痛症状をコントロールあるいは受け入れられるようになり，自ら取り組む課題や問題に関心を向け，意欲的に取り組み，コントロール感覚を持ちながら状況に適応できる．

⑤苦痛症状をコントロールあるいは受け入れられるようになり，家族や友人とのつながりを通して自尊心が保たれ，愛されていると感じられる．

⑥苦痛症状をコントロールあるいは受け入れられるようになり，自分の力を信じて，安らかな気持ちで自分らしく生活が送れるようになる．

実 施

身体的苦痛，精神的苦痛，社会的苦痛，霊的苦痛からなる全人的苦痛をふまえ，安楽へのニードをアセスメントし，ニードの充足に対する治療として，医学的治療と看護学的治療である安楽ケアの両者を組み合わせて実施する．

適切な介入方法の選択：身体的苦痛としての症状については，症状の原因となる病態を理解し，原因に対する薬物療法（医学的治療）と非薬物療法（看護学的治療）としての安楽ケアをうまく組み合わせて症状をコントロールすることができる．

臨床では，罨法やマッサージなどが安楽ケアとして実施される頻度が高い．しかし，薬物療法の効果が十分でない神経因性疼痛のある患者では，触覚などの太い神経線維が減少し，その代わりとして痛みを伝達する細い神経線維に置き換わるために，触覚も痛みとして感じてしまう．痛みの原因を理解せずに温罨法やマッサージを神経因性疼痛のある患者に実施すると，かえって痛みを増強してしまう結果になりかねない．

また，補完・代替療法であるイメージ療法や漸進的筋弛緩法はセルフコントロール法であり，方法を習得する過程に集中力が必要とされ，とくに漸進的筋弛緩法は15分の練習を1日1～2回，習得するまで継続することが望ましいとされているために，苦痛症状が強く脆弱な状態にある患者には負担感が強く，習得にいたらずに疲れてしまう結果になる場合もある．

どのような安楽ケアを実施するにも，どのような場合に有効なのか，どのような場合に負担となるのか，エビデンスは得られているのかをふまえて，判断することが重要である．

a．痛みに対する医学的治療（薬物療法）

医学的治療は，侵害刺激の除去に加え，薬物療法，神経ブロック，理学療法などがあるが，その中心は適用範囲が広い薬物療法である．

薬物療法は，鎮痛薬を用いる場合と鎮痛補助薬を用いる場合がある．鎮痛薬は，非麻薬性鎮痛薬（非ステロイド系抗炎症薬［NSAIDs］，ピリン系解熱鎮痛薬，非ピリン系解熱鎮痛薬，合成非麻薬性鎮痛薬など）と麻薬性（オピオイド）鎮痛薬に大別される．鎮痛補助薬には，抗けいれん薬，抗うつ薬，抗不安薬，抗不整脈薬，副腎皮質ステロイド薬などが用いられる．

1）侵害受容性疼痛（体性痛，内臓痛）に対して

非麻薬性鎮痛薬，神経ブロック，麻薬性（オピオイド）鎮痛薬などが有効である．腹膜，

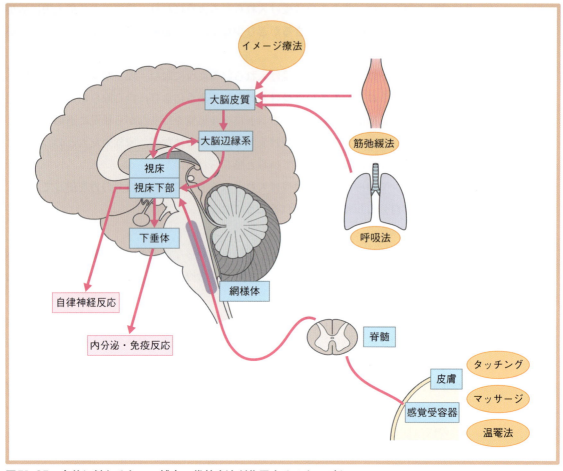

図Ⅳ-25 身体に触れるケア，補完・代替療法が作用するメカニズム

　胸膜，骨膜などのがんの浸潤下部位の痛みには，麻薬性（オピオイド）鎮痛薬の単独使用では効きにくく，NSAIDsや鎮痛補助薬を併用する必要がある．一方，内臓痛には，麻薬性（オピオイド）鎮痛薬が効きやすい．難治性の痛みには，神経ブロックや放射線療法，精神心理学的アプローチなどを検討する必要がある．

2) 神経因性疼痛に対して

　麻薬性（オピオイド）鎮痛薬が効きにくい痛みであり，抗けいれん薬，抗うつ薬，抗不安薬，交感神経遮断薬，副腎皮質ステロイド薬，サブスタンスP受容体拮抗薬などの鎮痛補助薬が用いられるが，効果は一様でない．神経ブロックや放射線療法などを検討する必要がある．

b. 安楽ケア

　安楽ケアの概要はすでに述べた．以下に安楽ケアであるホリスティックケアのなかの**身体に触れるケアと補完・代替療法**について紹介する（**図Ⅳ-25**）．

タッチング

　タッチングは，日常の看護実践のなかでよく用いられており，苦痛に苦しむ患者に対して，看護者が手で患者の身体の表面に触れたり，さすったりする（手を握る，肩や背中を

7. 安楽　**351**

表IV-24　罨法の目的と種類

<table>
<tr><th colspan="2">目　的</th><th colspan="2">種　類</th></tr>
<tr><td rowspan="7">温罨法</td><td rowspan="7">・疼痛の緩和（筋肉痛，関節痛，がん性疼痛など）
・機能訓練の前処置
・腸管の蠕動促進（腹部，腰背部の保温）
・病床の加温，保温
・皮膚温，体温の上昇
・入眠の促進
・薬液の吸収促進</td><td>湿性</td><td>温湿布，ホットパック，温パップ，部分温浴</td></tr>
<tr><td>乾性</td><td>湯たんぽ，カイロ，電気あんか，CMC*製品，電気毛布，電気シーツ，光線照射（遠赤外線）</td></tr>
<tr><td colspan="2"></td></tr>
<tr><td colspan="2"></td></tr>
<tr><td colspan="2"></td></tr>
<tr><td colspan="2"></td></tr>
<tr><td colspan="2"></td></tr>
<tr><td rowspan="2">冷罨法</td><td rowspan="2">・消炎効果（急性期）
・疼痛の緩和
・止血（消化管出血：吐血，下血）
・出血の予防
・頭痛，歯痛などの鎮痛
・皮膚温，体温の下降
・入眠の促進
・抗がん剤による脱毛予防（薬剤の吸収抑制）</td><td>湿性</td><td>冷湿布（エタノール，アクリノールなど），冷パップ</td></tr>
<tr><td>乾性</td><td>氷枕，氷囊，氷頸，冷却枕，CMC製品，アイスマット</td></tr>
</table>

* CMC：carboxymethyl cellulose の略．温水にも冷水にも溶ける水溶性高分子化合物．温度安定性が高いので，製品を温めると温罨法として用いることができ，冷やせば冷罨法として用いることができる．

さする，痛いところをさするなど）ケアである．

　タッチングの刺激は，その他一般の触覚，圧覚の感覚受容器を通した反応と同様である（**図IV-25**）が，主な効果としては，タッチングによる**安心感，不安の軽減，はげまされたり慰められたりする精神的効果や信頼関係の確立**が，研究を通して明らかになってきている．

罨　法（表IV-24）

1）罨法の種類

　罨法には，温罨法と冷罨法がある．温罨法には，乾熱刺激を与える湯たんぽ，電気あんか，電気毛布，ホットパックなどと，湿熱刺激を与える温湿布，部分温浴などがあり，実施時に直接皮膚には貼用しない場合と直接皮膚に貼用する場合とがある．冷罨法には，氷枕，氷囊，冷却枕，冷湿布などがあり，直接皮膚には貼用しない場合と直接皮膚に貼用する場合とがある．

2）罨法の作用と期待される効果

　皮膚温は温受容器および冷受容器により感受され，温度に関する情報は脊髄および脳幹を上行して視床下部の体温調節中枢に達する．体温調節中枢の指令により，熱産生と熱放散を調節する．

（1）温罨法の作用と効果

　作　用：温罨法では，局所の血流増加による発痛物質の除去や筋弛緩作用による循環の改善を目的に臨床では用いられている．皮膚が温熱刺激を受けると，その部位の表在血管は一時的に収縮するが，すぐに拡張し，血液の流れがよくなる．これは温熱刺激が平滑筋の緊張をゆるめて血管拡張物質が形成され，血液の粘性が減少することにより血流が高まるからであると考えられている．温罨法による温覚・触覚・圧覚の刺激が脊髄にある痛みを調節するゲートを閉ざし，痛みの中枢への伝達を抑制するというゲート・コントロール

説や，温罨法の快さが脳幹レベル以上の上位中枢で痛みの伝達系を修飾する機構があるという説から推察すると，痛みの発生部位の皮膚節領域を温めることが有効であると考えられる．

効　果：湿熱刺激では，乾熱刺激に比べ皮膚温を1℃程度高く，広い範囲で上昇させると考えられる[3]ため，湿熱による温罨法のほうが効果は期待できる．

温罨法は，交感神経活動が亢進している場合には副交感神経活動を増加させ，副交感神経活動が亢進している場合には交感神経活動を増加させることで，**自律神経活動のバランスを整える効果**があると考えられる[4-8]．

また，快さをつくりだすケアであり**リラクセーション効果**をもたらし，痛みや倦怠感という症状の緩和をもたらすと考えられている．その他にも**意欲や自己効力感や生活行動の拡大**などQOLの向上への効果が期待できる．

（2）冷罨法の作用と効果

作　用：冷罨法では，皮膚表面の温度はただちに下降し，やや遅れて表在血管が収縮する．収縮の程度は，温度が低ければ低いほど大きく，血流量の減少によって皮膚は蒼白となる．これは寒冷刺激により血管壁の収縮に伴って血管が収縮し血流が低下するためと考えられている．

効　果：冷罨法は，急性期の炎症部位に貼用することにより，血液・リンパ液の循環を減少させることで炎症を抑え，腫脹や熱感，痛みを軽減する効果が期待できると考えられている．また，発熱時には表在に近い動脈血を冷やすことでの解熱作用，さらに，血流減少による止血効果が期待できると考えられている．

3）温罨法の実施

局所の血流増加による発痛物質の除去や筋弛緩作用による循環の改善を目的とする慢性疼痛への温罨法の場合には，痛みのある部分への湿熱刺激が有効であり，貼用部位が広いほどその効果は大きいと考えられ，貼用部位の皮膚温が40〜42℃で貼用時間は20分程度が有効であると考えられる（☞p.324）．

ここでは，蒸しタオルを使用した腰部温罨法ケアの技術を紹介する．

腰部温罨法の手技のポイント

● 必要物品：蒸しタオル2枚（蒸しタオルは65℃以上の湯を使用して2枚重ねにしたタオルを絞り，絞った状態のまま，保温パックに入れる），保温パック，防水シート（60 cm×60 cm以上の大きさ），ゴム手袋（2枚重ねて使うと高温の湯でも絞りやすい），バスタオル

❶患者に側臥位になってもらい蒸しタオルを腰部に貼用できるように寝衣を十分にめくる（ **1** ）．

❷貼用部位は，腸蠕動を促進する目的の場合には，ヤコビー線（左右腸骨稜最高部を結ぶ線）を中心にする．

❸保温パックから蒸しタオルを出し，2つ折りにしてタオルを振りあら熱をとり，熱傷を防ぐために，看護者の前腕内側で温度を確認する（ **2** ）．

❹患者の腰部にタオルを少し当て，熱くないか確認する（貼用したときに皮膚温が40〜42℃になることが望ましい）（ **3** ）．

❺蒸しタオルを腰部に押し当て皮膚と密着させ，その上に防水シート（蒸しタオルがはみ出ないようにする），さらにバスタオルを当てる（4 5）．
❻めくっていた寝衣を伸ばし，患者に仰臥位になってもらう．
❼側臥位時に下側になっていた部分の防水シート，バスタオル，寝衣のしわを伸ばし，腹部でバスタオルを合わせるようにして整える（6）．
❽15～20分程度貼用する．

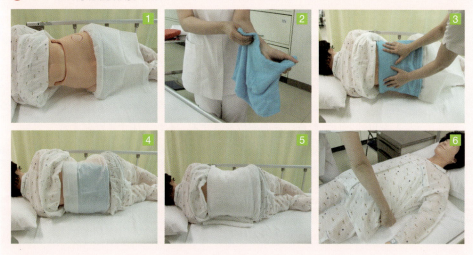

低温熱傷の防止：生体の温度刺激の感じ方は室温や体温の影響を受けるが，一度感じた刺激が一定時間持続されると，それに対する感覚は弱くなっていく．25～40℃の範囲での温度刺激は数秒でほとんど感じなくなるといわれる無感温度範囲であり，低温熱傷を生じるリスクがある．理学療法においては，温熱療法により十分な循環反応を引き起こすためには皮膚温が40℃になることがよいとされており，低温熱傷の危険性がないのは，圧がかからない状態で，**皮膚温が42℃以下であると現時点では考えられている**．

4）冷罨法の実施

　冷罨法は発熱時や腫脹部位に貼用することで快さをもたらす．氷枕や氷嚢などを使用する場合には，貼用する部位に応じた形のものを用いる．氷はくるみ大の大きさを目安にし，水に浸して角を取り，氷の隙間に水を入れ空気を抜き，カバーをかけることが快い氷枕や氷嚢のつくり方である．

マッサージ

1）マッサージの作用と期待される効果

　マッサージは手や指を使い，身体の表面をさする，もむ，圧するなどの刺激を与える施術である．マッサージの刺激は，触覚，圧覚の感覚受容器を通して，脊髄から間脳を経て大脳皮質の感覚野にいたり，体性感覚として認知される．また，大脳皮質から大脳辺縁系に伝わり情動コントロールとして現れ，視床下部へ伝わり，自律神経系，内分泌系，免疫系に影響すると考えられている．

　マッサージは，血管やリンパ管に作用し，局所の**循環の促進**，**浮腫の軽減**，筋肉への刺激による周辺組織の循環が促進され，疲労物質の排泄が促される効果が期待できると考え

354　第Ⅳ章　基本的ニーズ充足に向けた看護技術

られている.

2）マッサージの実施

　マッサージには，軽擦法，揉捏法，圧迫法がある（**表Ⅳ-25**）．疲労感や倦怠感のある患者，筋肉痛やこりのある患者には，**循環の促進による疲労物質の排泄や筋肉の緊張を和らげる効果**が期待される．また，疼痛のある患者には，快さをもたらすことによる**苦痛緩和**が期待される．加えて，不安や不眠のある患者には，**安心感をもたらす効果**が期待される．

　マッサージは"気"の概念を基盤にして，全身にある"つぼ"つまり"経穴"に刺激を与えることで生体の変調を回復させる施術である．したがって，"つぼ"の一つひとつの性質や作用を理解する必要がある施術で，体系的なトレーニングが必要である．

　しかし，看護師が日常的に行っているマッサージは，患者が「○○がだるい」「○○が痛い」「○○がこっている」などの訴えや患者の身体の緊張している部分の緊張をとることを目的としており，その部位をさする，もむ，圧するなどする．

　足浴，手浴，清拭，洗髪などの清潔援助と併行して，手・足，腰背部，頭部のマッサージを行うことが多い．

イメージ療法

　イメージ療法とは，患者の想像力（イメージ力）から心身のつながりを高め，症状を緩和することやストレス対処能力を高めることなどを目的とした心身相関療法である．治療に用いられるイメージの内容は，緊張や不安を吐き出すイメージ，静けさと安らぎのイメージから，苦痛症状がなくなるイメージや，免疫力が高まり病気を克服するイメージなど多種多様である．

1）イメージ療法の作用と効果

　イメージは大脳辺縁系で生み出され，イメージしたことが下位中枢に伝達され，自律神経反応や内分泌反応が生じると考えられている．効果として，血圧，心拍数を下げ，血管拡張，組織への酸素供給を増やす，症状の緩和などの**身体的効果**と，自己効力感を高め健康管理行動や意思決定を促進するなど**QOLの向上**が期待される．

2）基本的なイメージ療法の実施

　イメージ療法を実施する前提条件として，プライバシーが保たれ，集中でき横になれる静かな環境とリラックスできる服装を整えること，看護者は落ち着いた低い声でゆっくりと話すことが大切である．

> ❶患者に楽な姿勢をとらせる.
> ❷実施の手順を説明する.
> ❸参加は自由であり，途中でやめてもよいことを伝える.
> ❹目を閉じる（照明を落とす）.
> ❺数回，ゆっくりと深呼吸するように指示する.
> ❻一息ごとに落ち着きと安らぎを吸い込み，緊張と心配を吐き出すところを想像（イメージ）させる.
> ❼呼吸のリズムは自然に任せ，❻を繰り返す.

表Ⅳ-25 マッサージの手技

手　順	効用と対象
軽擦法 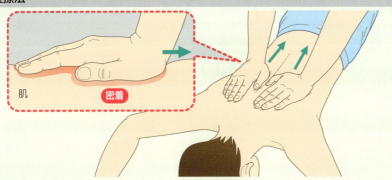 ❶手掌を施術部にピッタリと当てる． ❷やや圧を加えてゆっくりとさする． ▶あまり速くさすると違和感を生じるので注意する．	・手のぬくもりを伝えられるため，快適感や落ち着きをもたらす． ・末梢循環を改善する作用があるため，末梢循環障害や浮腫にも用いられる． ・疼痛部位に行うことで鎮痛効果も期待できる． ・腰背部，四肢，頭部，胸腹部に多く用いられる．
揉捏法 ●母指揉捏法 母指腹，母指頭などを皮膚に密着させて，適度な力を加えて，前後に，左右に，あるいは輪を描くようにもむ．母指に軽く体重をかけ，他の4本の指で軽く支えながら，肘と手首を動かしてもみほぐす．面積の小さい部位に用いる． 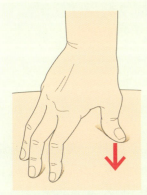 右の❶～❹を繰り返す 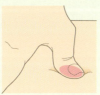　 ❶力の方向：指の中心　❷力の方向：指の外側 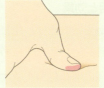 ❸力の方向：指先　❹力の方向：指の内側 ●四指揉捏法　　　●手根揉捏法 四指の指腹で行う．やや広　手根部を用いて行う．広 い面積の部位に用いる．　い面積の部位に用いる． 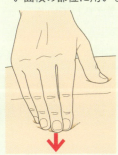　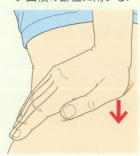	・筋肉の緊張を改善し，血行を高める． ・肩のこりや腰痛，下肢の疲れ，だるさなど筋肉のこりや疲労に用いられる． ・長期臥床による全身倦怠感や腰痛患者に用いられる．

表IV-25 マッサージの手技（つづき）

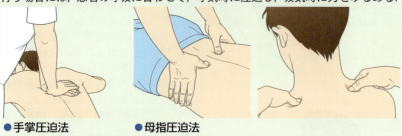

圧迫法	
手掌圧迫法，四指圧迫法，母指圧迫法で徐々に加圧し，3〜7秒ほど同一の圧で持続圧迫する．▶部位をずらしながら連続して行う場合や同部位を反復して行う場合には，患者の呼吸に合わせて，呼気時に圧迫し，吸気時に力をゆるめる． ●手掌圧迫法　　●母指圧迫法	・"つぼ"が対象となるため，どの"つぼ"を対象に行うかによってその効用は異なる． ・鎮静作用がある．

❽患者のからだをリラックスさせるように助ける．
❾安らぎを足先から吸い込み，呼気とともに緊張を吐き出させる．
❿足→頭まで身体の各部に順番に静けさを取り込むように続ける．
⓫全身を安らかでリラックスした状態にゆだねるようにする．
⓬静かで美しい場所にいるところを想像させる（色，形，そこにある動植物，自然，においや音を感じながら安らぎとリラックスの感覚に注意を払うようにさせる）．
⓭その場所に好きなだけいてもらう．
⓮準備ができたら，イメージをゆっくりと消し，元に戻れるようにする．
⓯ゆっくりと目を開ける．
⓰場合によっては，今の経験について振り返りながら話し合う．

呼吸法

1）呼吸法の作用と効果

看護実践のなかで呼吸法は，術後の肺合併症予防を目的とした深呼吸や慢性呼吸不全患者の換気改善を目的とした口すぼめ呼吸として用いられてきたが，リラクセーションを目的とした呼吸法は，前述したイメージ療法のなかでも用いられている．

スミスの統合呼吸法は12のパートからなるが，どの組み合わせでもリラックス状態を生み出すことができるとされている．呼吸法の基本は，呼吸に集中することにあり，ゆっくりと深い呼吸をすることによりもっとも大きな呼吸筋である横隔膜の動きが自律神経のバランスを整え，不安を和らげ，リラクセーションをもたらすと考えられている．

2）統合呼吸法の実施または呼吸法の基本（図IV-26）

統合呼吸法
1. 深呼吸
2. 腕振り呼吸
3. 弓形呼吸
4. おじぎと呼吸
5. おじぎとストレッチ
6. おなかから絞り出す呼吸
7. 積極的横隔膜呼吸
8. 鼻から息を吸う
9. 口から息を吐く
10. 呼吸への集中
11. 「1」という語を思い浮かべる
12. リラックスする言葉を思い浮かべる

7. 安 楽　357

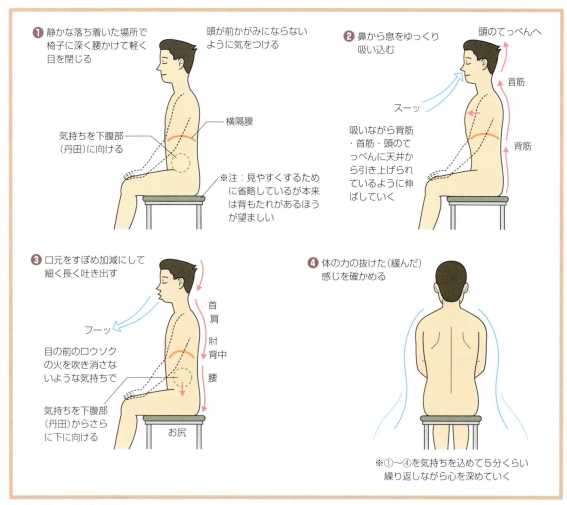

図Ⅳ-26　呼吸法の基本

> **呼吸法の基本**
> 1. 椅子に腰掛け，目を閉じ，気持ちを丹田に集中する
> 2. 鼻から息をゆっくり吸い込む
> 3. 口をすぼめて細く長く息を吐き出す
> 4. 体の力が緩んだ感じを確かめる
> 5. 1～4を5分くらい繰り返す

漸進的筋弛緩法

　漸進的筋弛緩法の作用と効果：漸進的筋弛緩法は，一連の筋肉群（基本的技法として16筋群が用いられている）を緊張させ，引き続き弛緩させることを繰り返し行うことが必要である．筋肉を緊張させたときの感覚と弛緩させたときの感覚との違いを識別することに集中し，繰り返し続ける．1回15分を1日に1～2回継続しながら行い，ストレスが強い状況において筋肉が緊張している状態から意識的に弛緩した状態に保てるようになることで，ストレス反応を弱めることができるようになる**セルフコントロール法**である．

　筋肉の緊張状態から弛緩状態に変化することでストレス反応が弱められ，**自律神経反応**

や内分泌反応，苦痛症状の緩和などの身体的効果，不安の軽減や抑うつの改善がもたらされる精神的効果があると考えられている．

安楽な体位

24時間の生活のなかでは常に体位を変えている．夜間寝ている間も寝返りを打ちながら体位変換を行っている．しかし，病気の治療や病状の悪化による苦痛症状や老化により日常生活動作が制限されたり低下したりすると，筋力低下や自律神経の調整がうまくいかなくなり自由に体位を変えることに支障が生じる．

体位による循環動態の変化をみると，仰臥位＞座位＞立位の順で収縮期血圧は高く，循環血液量も多い．仰臥位から急に座位や立位をとると，重力による下半身への血液貯留に伴い循環血液量が減少し，起立性低血圧が生じやすい．したがって，患者の体位を変えるときには，血圧や症状（顔面蒼白，チアノーゼ，気分不快，嘔気など）を観察しながら体位を変えることや下肢静脈の血液貯留を予防するための弾性ストッキングの着用をすすめる．

臥床時間が長い患者の場合には，同一体位による褥瘡の発生を予防することが重要である．同一部位に長時間体圧が加わると，皮下の血流障害により壊死を起こし褥瘡が発症するため，2時間ごとに体位変換を行うことが必要であり，体圧分散マットレスの使用が推奨される．また，仰臥位では，下肢が外旋位になりやすいため腓骨神経麻痺や尖足にも注意が必要であり，効果的に補助具やクッションを使用することが大切である．安楽な臥床時の体位保持には，良肢位（☞p.245，**図IV-4**）を参考として，枕やクッションを使い，支持基底面を広くし安定させることや圧迫しない工夫が必要である（**図IV-5**）．

呼吸困難のある患者の場合は，起座位で前屈姿勢になることが安楽な体位と考えられている（**図IV-10**）．仰臥位よりも座位のほうが，静脈還流量の減少より肺への血流量が減少し，また重力により肺上部のうっ血が軽減し，横隔膜への内臓や心臓の重みも減るので，横隔膜の動きも大きくなり，換気量が増加する．加えて，オーバーテーブルなどに枕を載せて，抱きかかえるような前傾姿勢をとると首，肩，腕，背中などの上半身の筋肉が弛緩するので，筋の緊張による酸素消費が軽減され，呼吸しやすくなる．

4 ● 評 価

期待される「目標/成果」（☞p.348）が達成されない場合には，その原因を見つけ，ケアの修正・変更をすることが必要である．

重要なことは，苦痛がコントロールされあるいは受け入れられ，セルフケア能力を最大限に発揮し，安全かつその人らしい生活を送れるようになり，状況に適応しながら重要他者とのつながりを通して自尊心が保たれ，安らかさがもたらされることである．

C．実践におけるクリティカル・シンキング

演習 7　術後の痛みを訴える倉田さんへの看護

　73歳女性の倉田さんは，数年前に腹腔鏡下胆嚢摘出術を受けた経験がある．今回は，Ｓ状結腸がん，サブイレウスの診断で1週間前に入院となり，中心静脈栄養（高カロリー輸液）療法を受けながら術前検査を終了し，全身麻酔で低位前方切除術を昨日受けた．手術時間は4時間20分，出血量は680 mL，術前の検査で凝固機能が亢進していたために，硬膜外カテーテルは挿入せずに帰室となった．術中および帰室時のバイタルサインズはとくに問題はなく，麻酔からの覚醒も良好であった．20時40分の帰室時から1病日7時までにペンタジン15 mgの静脈注射を3回受け，最終投与時間は7時である．1病日の8時にベッドサイドに行くと，「痛くて，ぜんぜん眠れなかった．なんでこんな思いをしないといけないの…痛いよ．痛み止めはいつでも使えるって言っていたのに…．なんでも言うとおりにするから痛いのをどうにかしてほしい…」と眉間にしわを寄せながら緊迫した表情で訴える．8時のバイタルサインズは，血圧138/84 mmHg，脈拍72回／分，呼吸17回／分，SpO₂ 95％（O₂ 3L／分），体温37.4℃．朝までの尿量は1,080 mL．創部発赤は軽度．創部からの出血はなし．ドレーンからの出血は，血性から淡血性になり量も減少してきている．

Q1. あなたが8時にベッドサイドにいた場合，痛みを訴えている倉田さんについて，どのようなアセスメントをするか（倉田さんの痛みを知るために，①どのようなインタビューをするか，②どのような観察をするか）．

Q2. 倉田さんの痛みを軽減するためのケアとしてどのようなケアを考えるか．

Q3. 倉田さんの痛みを軽減するためのケアの目標，期待する成果は何か．

[解答への視点☞ p.503]

●引用文献

1）縄　秀志：看護実践における "Comfort" の概念分析．聖路加看護学会誌 **10**(1)：11-22，2006
2）American Pain Society：Principles of analgesic use in the treatment of acute pain and cancer pain. National Head Quarters of the American Pain Society, 3rd ed, p.2-3，1992
3）小田英志，井垣通人，宇賀神徹ほか：蒸気温熱シートによる腰部加温が体温調節と感覚に及ぼす効果．日本生気象学会誌 **43**(1)：43-50，2006
4）縄　秀志，花村由紀，片桐志津子ほか：夜勤明け看護師における腰背部温罨法ケアの気分および自律神経活動への影響．長野県看護大学紀要 **6**：11-18，2004
5）縄　秀志：婦人科外科患者における術前・術後1週間の気分，痛み，自律神経活動の変化．日本看護技術学会誌 **1**(1)：28-35，2002
6）縄　秀志：婦人科外科患者における背部温罨法ケアの気分，痛み，自律神経活動への影響．日本看護技術学会誌 **1**(1)：36-44，2002
7）日谷瑞穂，黒田陽子：後頸部温湿熱パックによる手術患者のリラクセーション．日本看護協会第30回成人看護Ⅰ抄録集：61-63，1999
8）江上京里：腰背部温罨法ケアの交感神経活動及び快さの関連．聖路加看護学会誌 **6**(1)：9-16，2002

360 第Ⅳ章　基本的ニーズ充足に向けた看護技術

学習課題

1. 安楽な状態をアセスメントする視点を挙げてみよう
2. 安楽ケアを7項目挙げてみよう
3. 安楽のレベルが高まることでもたらされる結果について考えてみよう
4. 全人的苦痛について考えてみよう
5. 患者の苦痛をアセスメントしてみよう
6. 苦痛のアセスメントの結果をふまえ，安楽へのニーズを明確にし，期待される成果について記述してみよう
7. 安楽ケアを計画してみよう
8. 安楽ケアを実施し，ケア結果を評価し，ケアの改善点について検討してみよう

8. 食事・栄養　　**361**

8 食事・栄養

この節で学ぶこと

1. 食事の意義と機能，栄養摂取の方法について理解する
2. 食事に関するアセスメントについて理解する
3. 食事に関する看護上の問題・ニーズ（看護診断）について理解する
4. 食事にかかわる援助方法について理解し，援助技術を習得する

A. 基礎知識

1 ● 食べることの意義

健康とのかかわりにおいて，**食事**には大きく3つの意義がある．

a. 身体的意義

生命維持や生体活動，疾病予防，健康の維持増進，成長・発達のために栄養補給することである．人は生命を維持し健康を保つために，体外から必要な物質を取り入れ活用しなければならない．この物質が栄養であり，栄養を取り入れるために食物を摂取する．

また，生活リズムや体調リズムを調整する機能もある．これは，食事を生活の中心においてリズムをつくり，**サーカディアンリズム**（概日リズム，☞p.329）を整えることで，生体防御や疾病予防，疾病回復，老化防止など健康生活を構築する機能である．

b. 心理的意義

基本的欲求を充足し，安定感や満足感を得るための意義である．視覚，味覚，嗅覚，聴覚，触覚の五感による満足のみならず，個人の環境や文化的背景に根ざした心理的満足を含むものである．ご飯やみそ汁，漬け物を食べるだけで心が落ち着き，郷土食や伝統食によって日本人であることを思い，懐かしく感じることなどが含まれる．

c. 社会的意義

食の場は，食卓を囲み人間関係を円滑にし，会話を通した情報交換の場となる．また食は祝い事や法事，儀式には欠かすことができない．社会関係，人間関係の形成や，それに即したマナーも獲得できる．

これらは単独に存在するのではなく，すべてが同時に存在しながら相互に関連し合い，豊かな食生活を築いている．

2 ● 摂食と嚥下

摂食（ingestion, eating）とは食べることであり，日常生活行動の基本となる行為である．**摂食・嚥下運動**は先行期（認知期），準備期（咀嚼期），口腔期（嚥下第1期），咽頭期（嚥下第2期），食道期（嚥下第3期）の5つに分けられる．このうち，口腔期，咽頭期，食道期が**嚥下**（swallowing）に当たり，食塊を口腔から胃へ送り込む一連の運動を担う．

a. 先行期（認知期）

何をどれだけ食べるかを判断する時期である．視覚，嗅覚，聴覚などにより食事や食器，周りの環境を認知し，これから摂取しようとしている食物の硬さや味，温度を推定する．そしてその推定をもとに，口に運ぶ量や早さを判断して口腔の構えをつくる．さらに，食物の情報は**大脳皮質**に送られ，それが食物であると認識されると**唾液や胃液**が分泌され，消化管の受け入れ準備が整う．これらの準備に食物を口に運ぶという動作が加わって，先行期が完了する．

そのため，**意識障害**や**高次脳機能障害**があると，食物を見ても無反応，または食物であることを認識できないなどの問題が生じる．食べたくないという心理的影響もある．また，麻痺や運動障害などによって体幹と上肢，頸部を協調させることができないと，口に運ぶ動作に問題を生じる．

b. 準備期（咀嚼期）

咀嚼は，「上下の歯によって食物を細かくくだき，唾液と混ぜ合わせること」である．**摂食**・嚥下運動の準備期（咀嚼期）にあたる（**表Ⅳ-26**）．食物が口に運ばれると，前歯でとらえ，必要に応じてかみ切る．このとき，舌は食物を受け入れやすくするために，凹型になる．舌に乗ると食物は左右どちらかの臼歯に送られる．そして，どのような物が送られたかを認知し，かみくだき，唾液と混ぜて飲み込みやすい塊（**食塊**）をつくる．食塊の形成は歯と舌による運搬，頬の筋の緊張によるものであり，舌は上下左右の運動を繰り返す．また，食塊の形成中は口腔を閉じ，**舌尖**が挙上して**歯槽隆線**を圧迫して食物がこぼれるのを防ぐと同時に，**奥舌**が持ち上がり，**軟口蓋**と接して口峡を閉鎖し，咽頭に落ちるのも防いでいる．

このような口腔の動きは，食物の状態を識別して行う**随意的**な動きであるが，通常は無意識のうちに行われることが多い．歯科的な問題，舌や口腔内の炎症，舌の運動障害などによって問題が生じる．

c. 嚥下

嚥下は，「口腔内の食塊を咽頭，食道を経て胃に送り込むこと」である．摂食・嚥下運動の**口腔期**，**咽頭期**，**食道期**に相当する（**表Ⅳ-26**）．①口腔期（嚥下第1期）では，口腔内圧を高め，咀嚼によってつくられた食塊を，咽頭，下咽頭，食道入口部へ流入する．②咽頭期（嚥下第2期）は，反射運動によって，さらに食道内へと送り込む時期である．

食塊が嚥下反射誘発部位（奥舌，軟口蓋，咽頭扁桃，口峡，咽頭後壁）に達すると，その機械的・化学的刺激が，**上咽頭神経**と**舌咽神経**を介して脳幹に送られ，**延髄網様体**にある**嚥下中枢**に伝わる．これを受けて**遠心性インパルス**が発射され，舌咽神経，迷走神経，舌下神経に働き，**嚥下反射**が起こる．喉頭蓋の下降により気管との交通も遮断し，呼吸運動を中断する．さらに，③食道期（嚥下第3期）は，**上食道括約筋**が収縮して逆流を防止し，食道筋の**蠕動運動**によって食道から胃へ移送する．

3 ● 消化と吸収

口腔から肛門にいたる消化管は，身体の中心を貫く1本の管腔からなり，取り入れた食物の消化と吸収を行っている．

8. 食事・栄養　363

表Ⅳ-26　摂食・嚥下運動の分類

段　階	摂食の5期	摂食・嚥下運動の内容	アセスメントの視点
認知	先行期	これから食べる食物を認知・予測し，何をどれだけどのように食べるかを決定し行動する	❶意識レベル：開眼して周囲に気配りができるか ❷意思表示（口頭/筆談/ジェスチャーなど）ができるか ❸口部顔面失行はないか ❹食への意欲はあるか ❺摂食姿勢はとれるか ❻摂食の体位を保持できるか ❼歯の状態と清潔(う歯，欠損歯，義歯，歯痛，口腔内食物残渣，口臭，舌苔，口腔乾燥など)
咀嚼	準備期	食物を口に取り込み，随意的にかみくだき，唾液と混ぜて食塊を形成する	❶咀嚼運動が行われているか 通常は取り込んだ食物が口腔内で押しつぶされて移動する様子がみられる．食塊形成がうまくいかないと，食物が粉砕されず，嚥下までに時間がかかる ❷食物が口唇からこぼれてこないか 捕食時，咀嚼中に口唇から食物が漏れてしまう場合，廃用による口腔周囲筋の筋力低下，顔面神経麻痺等が疑われる ❸食物が口腔内に停滞していないか 咀嚼中に食塊が一つにまとまらず，食物が停滞する場合，舌の運動障害，頰粘膜の緊張低下，感覚障害等が疑われる
嚥下	口腔期 （嚥下第1期）	形成した食塊を口腔から咽頭へ移送する段階で，①舌が押し上げられ，②軟口蓋と③咽頭筋後壁が接近して鼻腔への通路をふさぐ	❶軟口蓋は挙上しているか 軟口蓋の挙上不良に伴う鼻咽閉鎖不全により，食塊を中咽頭へ送りにくくなる ❷嚥下後に食塊が残留していないか 硬口蓋へ舌背がしっかり押しつけられないと嚥下後に口腔内に食塊が残留する．麻痺側の口腔粘膜に残留することが多い ❸食塊は咽頭へ移送されたか 食塊を前方から後方へ送れないと，舌が反復運動を繰り返すことになる．これは，舌運動の巧緻性低下が原因である ❹上を向いて飲み込んでいないか
	咽頭期 （嚥下第2期）	反射によって食塊を咽頭から食道へ移送する段階で，①舌と②軟口蓋と③咽頭筋後壁が口腔への通路をふさぐ．さらに④喉頭蓋が下がり，気管へ通じる通路をふさぐ	❶食べるとむせたり，咳き込んだりしないか ❷咽頭部に食物が残る感じはないか（咽頭違和感，咽頭残留感） ❸声が変わる ❹痰の回数・量が増加しないか ❺顔色が不良になるなどの変化はないか ❻呼吸状態の悪化症状はないか（呼吸回数の増加，息苦しさ，チアノーゼ，咳嗽，肺雑音）
	食道期 （嚥下第3期）	蠕動運動によって食塊を食道から胃へ移送する段階で，食塊が食道に達し，⑤上食道括約筋が収縮し，逆流しないよう閉鎖する．そして，蠕動の波が食道へ移動すると，役目を終えた他の部分が元に戻る	❶食物が胸につかえる感じはないか ❷飲み込んだものが逆流してこないか

表Ⅳ-27　主な消化酵素と分泌部位

分泌の部位	消化腺	消化液	分泌量（日）	主な消化酵素			
				炭水化物	蛋白質	脂質	その他
口腔	唾液腺	唾液	1.0～1.5 L	プチアリン			
胃	胃腺	胃液	1.0～2.0 L		ペプシン	リパーゼ	塩酸
十二指腸	膵臓	膵液	1.2～1.5 L	アミラーゼ	トリプシン	リパーゼ	
	肝臓	胆汁	0.5～1.0 L				
空腸・回腸	腸粘膜	腸液	1.5～3.0 L	マルターゼ	エレプシン	リパーゼ	

a. 消化

消化とは消化管に取り入れた栄養素を体内に吸収することができるよう分解することである．①咀嚼・嚥下と消化管での粉砕・混和・移送による分解（機械的分解）と，②消化液中の消化酵素による分解（化学的分解）による．

体内に取り入れられた食物は，口腔で咀嚼され，唾液と混和されて胃へ移送される．胃では胃液によって消化され，さらに小腸に達すると膵液や胆汁，腸液の作用により粥状に混和・分解されて，吸収しやすい状態になる（表Ⅳ-27）．消化を経た最終消化産物は，炭水化物はブドウ糖へ，蛋白質はアミノ酸へ，脂質は脂肪酸とグリセリンとなる．

b. 吸収

吸収は，消化によって機械的・化学的に分解された栄養素を，消化管壁の細胞が選択摂取し，リンパ液または血液に取り込むことをいう．

小腸内壁の輪状ひだにある多数の絨毛には網状に毛細血管が走り，その中心には乳糜管がある．脂肪，ビタミンA・Dは主として乳糜管を通してリンパ液（リンパ管系）へ吸収され，糖とアミノ酸，ビタミンB・Cは，毛細血管に吸収され，血液（門脈系）に取り込まれて，各組織や器官に運搬される．

4 ● 日本人の食事摂取基準

戦後から2004年まで，国は「日本人一人1日あたりの栄養所要量」を定め，生理的に必要な最小の量（必要量）に，一定の余裕（安全率）を見込んだ所要量を示してきた．しかし，飽食の時代に食生活は多様化し，栄養の過剰摂取によるメタボリックシンドロームや生活習慣病の増加が社会問題になってきた．そのため，欠乏の予防に加え，過剰摂取による健康障害の予防に重点をおく摂取基準という概念が導入された．2004年には「日本人の食事摂取基準（2005年版）」が発表され，栄養所要量という用語が削除された．

日本人の食事摂取基準（dietary reference intakes）は厚生労働省が健康の保持・増進，エネルギー・栄養欠乏症の予防，生活習慣病の発症や重症化の予防，過剰摂取による健康障害の予防を目的として策定している．対象は健康な個人または集団だけでなく，2015年版からは高血圧，脂質異常，高血糖，腎機能低下に関するリスクがあっても，自立した日常生活を営む保健指導レベルの人も対象に含まれた．策定は日本人の体格や食生活，身体活動量などの変化に応じて5年ごとに行われ，1日にどれくらいの食事を摂取すればよいかが示されている．

8. 食事・栄養　**365**

表Ⅳ-28　日本人の食事摂取基準の設定指標（2015 年版）

エネルギー	体格*1 （body mass index：BMI）	エネルギー摂取量および消費量のバランス（エネルギー収支バランス）の維持を示す目的で設定 成人期の3つの区分に属する人々が目標とすべきBMIの範囲である 健康の保持・増進，生活習慣病の予防，高齢による虚弱を回避するための要因の一つとして扱う
栄養素	推定平均必要量 （estimated average requirement：EAR）	エネルギー摂取不足の回避を目的として設定 当該性・年齢階級に属する人々の50％が必要量を満たすと推定される1日の摂取量である
	推奨量 （recommended dietary allowance：RDA）	推定平均必要量を補助する目的として設定 ある性・年齢階級に属する人々のほとんど（97～98％）が必要量を満たすと推定される1日量である
	目安量 （adequate intake：AI）	推定平均必要量と推奨量が設定できない場合に設定 推定平均必要量・推奨量を算出するのに十分な科学的根拠が得られない場合に，ある性・年齢階級に属する人々が，一定の栄養状態を維持するのに十分な量であり，目安量以上を摂取していれば，不足のリスクはほとんどない
	耐用上限量 （tolerable upper intake level：UL）	過剰摂取による健康障害の回避を目的として設定 ある性・年齢階級に属するほとんどすべての人々が，過剰摂取による健康障害を起こすことのない栄養素摂取量の最大限の量である
	目標量 （tentative dietary goal for preventing life-style related diseases：DG）	生活習慣病の予防を目標として設定 生活習慣病の予防のために現在の日本人が当面の目標とすべき摂取量（または，その範囲）である

*1 成人に限られた指標のため，推定エネルギー必要量も参考にする．
［厚生労働省：日本人の食事摂取基準（2015 年版）より引用］

表Ⅳ-29　日本人の食事摂取基準（2015 年版）に策定された栄養素

エネルギー		エネルギー
たんぱく質		たんぱく質
脂質		脂質，飽和脂肪酸，n-6系脂肪酸，n-3系脂肪酸
炭水化物		炭水化物，食物繊維
エネルギー産生栄養素バランス*1		
ビタミン	脂溶性ビタミン	ビタミンA，ビタミンD，ビタミンE，ビタミンK
	水溶性ビタミン	ビタミンB1，ビタミンB2，ナイアシン，ビタミンB6，ビタミンB12，葉酸，パントテン酸，ビオチン，ビタミンC
ミネラル	多量ミネラル	ナトリウム，カリウム，カルシウム，マグネシウム，リン
	微量ミネラル	鉄，亜鉛，銅，マンガン，ヨウ素，セレン，クロム，モリブデン

*1 たんぱく質，脂質，炭水化物（アルコール含む）が，総エネルギー摂取量に占めるべき割合（％エネルギー）．

　「日本人の食事摂取基準（2015年版）」では摂取状況の指標を，エネルギーは1種（体格），栄養素は5種（推定平均必要量，推奨量，目安量，耐用上限量，目標量）設定した（**表Ⅳ-28**）．策定はエネルギーと34種類の栄養素についてである（**表Ⅳ-29**）．2015年版では主に，エネルギー，ナトリウムの見直しとともに，小児期からの生活習慣病予防のため，6～17歳の食物繊維とカリウムの目標量が設定された．エネルギーについては，摂取量と消費量を過不足なく充足するだけでは不十分であるため，エネルギー摂取量および消費量のバランスの維持を示す指標として体格（body mass index：BMI）が採用され，肥満や高齢者の低栄養の予防のために目標とするBMIの範囲が提示された（**表Ⅳ-30**）．また，高血圧予防の観点からナトリウムの目標量が，成人男性1日9ｇ未満から8ｇ未満へ，女性

表Ⅳ-30　目標とするBMIの範囲（18歳以上）[1,2]

年齢（歳）	目標とするBMI（kg/m^2）
18～49	18.5～24.9
50～69	20.0～24.9
70以上	21.5～24.9[3]

BMI＝体重（kg）÷（身長（m））^{2}
[1] 男女共通．あくまでも参考として使用すべきである．
[2] 観察疫学研究において報告された総死亡率がもっとも低かったBMIをもとに，疾患別の発症率とBMIとの関連，死因とBMIとの関連，日本人のBMIの実態に配慮し，総合的に判断し目標とする範囲を設定．
[3] 70歳以上では，総死亡率がもっとも低かったBMIと実態との乖離がみられるため，虚弱の予防および生活習慣病の予防の両者に配慮する必要があることも踏まえ，当面目標とするBMIの範囲を設定した．
［厚生労働省：日本人の食事摂取基準（2015年版）より引用］

表Ⅳ-31　身体活動レベル別にみた活動内容と活動時間の代表例

	低い（Ⅰ）	ふつう（Ⅱ）	高い（Ⅲ）
身体活動レベル[1]	1.50 （1.40～1.60）	1.75 （1.60～1.90）	2.00 （1.90～2.20）
日常生活の内容[2]	生活の大部分が座位で，静的な活動が中心の場合	座位中心の仕事だが，職場内での移動や立位での作業・接客等，あるいは通勤・買い物・家事，軽いスポーツ等のいずれかを含む場合	移動や立位の多い仕事への従事者，あるいは，スポーツ等余暇における活発な運動習慣を持っている場合
中程度の強度（3.0～5.9メッツ）の身体活動の1日当たりの合計時間（時間/日）[3]	1.65	2.06	2.53
仕事での1日当たりの合計歩行時間（時間/日）	0.25	0.54	1.00

[1] 代表値．（　）内はおよそ範囲．
[2] Black et al, Ishikawa-Takata et al を参考に，身体活動レベル（PAL）に及ぼす職業の影響が大きいことを考慮して作成．
[3] Ishikawa-Takata et al による．
［厚生労働省：日本人の食事摂取基準（2015年版）より引用］

7.5gから7gへ変更された．

　それぞれの指標は，性別や年齢区分，妊婦・授乳婦，身体活動レベル（**表Ⅳ-31**）によって基準が設けてある．日本人の年齢区分別の参照体位と，3段階の身体活動レベルに応じた年齢・性別の**推定エネルギー必要量**を**表Ⅳ-32**に示す．推定エネルギー必要量を活用する際は，食事摂取状況のアセスメント，体重およびBMIの把握を行い，エネルギーの過不足の評価には体重の変化またはBMIを用いる．

　また，2001年に保健食品制度が定められ，いわゆる健康食品のうち，一定の条件を満たした食品を保健機能食品と称することを認める表示の制度ができた．保健機能食品は，**特定保健用食品**（トクホ：特定の保健の用途に資することを目的とし，健康の維持，増進に役立つ，または適する旨を表示することを許可承認された食品．血圧やコレステロールを正常に保つことを助けるような食品），**栄養機能食品**（不足しがちなビタミン，ミネラルの栄養成分の補給，補完に資することを目的とした食品），および2015年4月から新たに加わった機能性表示食品（事業者の責任において，科学的根拠に基づいた機能性を表示した食品．ただしトクホと異なり，消費者庁長官の個別の許可を受けたものではない）の3種類からなる．この制度は消費者庁が所管し，それぞれ栄養成分量および熱量，1日当たりの摂取目安量，摂取方法，充足率や注意喚起表示などが規定されている．

8. 食事・栄養 367

表IV-32　日本人の参照体位と推定エネルギー必要量（kcal/日）

年齢	参照体位(参照身長, 参照体重)[*1]				エネルギー：推定エネルギー必要量（kcal/日）					
	男性		女性[*2]		男性			女性		
	参照身長 (cm)	参照体重 (kg)	参照身長 (cm)	参照体重 (kg)	身体活動レベル[*3]					
					I	II	III	I	II	III
0～5（月）	61.5	6.3	60.1	5.9	—	550	—	—	500	—
6～11（月）	71.6	8.8	70.2	8.1	—	—	—	—	—	—
6～8（月）	69.8	8.4	68.3	7.8	—	650	—	—	600	—
9～11（月）	73.2	9.1	71.9	8.4	—	700	—	—	650	—
1～2（歳）	85.8	11.5	84.6	11.0	—	950	—	—	900	—
3～5（歳）	103.6	16.5	103.2	16.1	—	1,300	—	—	1,250	—
6～7（歳）	119.5	22.2	118.3	21.9	1,350	1,550	1,750	1,250	1,450	1,650
8～9（歳）	130.4	28.0	130.4	27.4	1,600	1,850	2,100	1,500	1,700	1,900
10～11（歳）	142.0	35.6	144.0	36.3	1,950	2,250	2,500	1,850	2,100	2,350
12～14（歳）	160.5	49.0	155.1	47.5	2,300	2,600	2,900	2,150	2,400	2,700
15～17（歳）	170.1	59.7	157.7	51.9	2,500	2,850	3,150	2,050	2,300	2,550
18～29（歳）	171.3	63.2	158.0	50.0	2,300	2,650	3,050	1,650	1,950	2,200
30～49（歳）	170.7	68.5	158.0	53.1	2,300	2,650	3,050	1,750	2,000	2,300
50～69（歳）	166.6	65.3	153.5	53.0	2,100	2,450	2,800	1,650	1,900	2,200
70以上（歳）[*4]	160.8	60.0	148.0	49.5	1,850	2,200	2,500	1,500	1,750	2,000
妊婦（付加量）[*5]初期								＋ 50	＋ 50	＋ 50
中期								＋250	＋250	＋250
後期								＋450	＋450	＋450
授乳婦（付加量）								＋350	＋350	＋350

[*1] 10～17歳は，日本小児内分泌学会・日本成長学会合同標準値委員会による小児の体格評価に用いる身長，体重の標準値を基に，年齢区分に応じて，当該月例ならびに年齢階級の中央時点における中央値を用いた．18歳以上は，平成22年，23年国民健康・栄養調査における当該の性および年齢階級における身長・体重の中央値を用いた．
[*2] 妊婦・授乳婦を除く．
[*3] 身体活動レベルは，低い，ふつう，高いの3つのレベルとして，それぞれI，II，IIIで示した．
[*4] 主として70～75歳ならびに自由な生活を営んでいる対象者に基づく報告から算定した．
[*5] 妊婦個々の体格や妊娠中の体重増加量，胎児の発育状況の評価を行うことが必要である．
［厚生労働省：日本人の食事摂取基準（2015年版）より引用］

5 ● 栄養摂取の方法

　栄養摂取の方法は，食事として口から食べる経口摂取がもっとも自然である．しかし，意識障害や開口不能，嚥下障害がある場合，消化器系の治療目的のために口から摂取できない場合は，非経口的な栄養法が行われる．経腸的な経管栄養法と経静脈的に末梢または中心静脈から栄養を補給する経静脈栄養法である．

　病院で行われる栄養補給法には図IV-27のようにいろいろな方法がある．

a．病院食

　経口的に摂取する病院食は，一般食と特別食に分けられる．

1）一般食

　一般食は，医師の食事箋によらない患者食である．このうち，常食（普通食）は，食事摂取基準に準じた，ごく一般的な給食である．また軟食（軟食軟菜食），流動食は，消化機能の低下した患者や，咀嚼・嚥下機能が低下した患者で，常食を摂取しにくい場合に提供される．

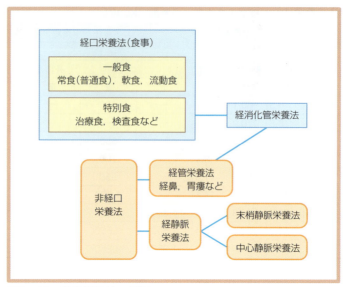

図Ⅳ-27　栄養補給法の種類

普通食の米飯は，米を1.2倍の水で炊いたものであり，100g当たりのエネルギー量は約168kcalである．しかし，**軟食**の全がゆは米を5倍の水で炊くため71kcalしかなく，その他のかゆも水分量をさらに多くして炊くためエネルギー不足が起こることがある．その他のかゆは全がゆと重湯（米を炊いたときにできるデンプン質のうわずみ液体）が混ざった状態であり，**7分かゆ**は全がゆ7割で，3割が重湯となる．

2）特別食

特別食には，治療食，治療乳，経管栄養用濃厚流動食，無菌食といった治療を目的とした食事と，検査を目的とした**検査食**がある．治療を目的とした食事は，栄養主成分別にエネルギーコントロール食，たんぱく質コントロール食，脂質コントロール食，ナトリウムコントロール食，プリン体制限食，各種アミノ酸制限食がある．疾患別には，腎臓病食，肝臓病食，糖尿病食，胃潰瘍食，貧血食，膵臓病食，脂質異常症（高脂血症）食，痛風食，フェニルケトン尿症食などがあるが，食事に疾患名が表示されることは，個人情報保護の

コラム　多職種で患者を支えるNST

　NST（nutrition support team）とは，看護師，医師，管理栄養士，薬剤師，言語聴覚士，臨床検査技師などの多職種から構成される栄養サポートチームである．定期的に病院内をラウンドし，その時々の患者の状態に最適な栄養法を，それぞれの専門的知識を基に協議し，専門家チームとしての具体的な提案をする．たとえば，患者に適した経管栄養剤の量や種類，投与速度などの検討や，経口摂取が進まない患者の食事量や食事形態の調整等である．
　看護師は，普段の患者の様子を一番よく知る専門家である．患者の状態や患者・家族からの要望などを把握し，チームでの検討時に正確で詳細な情報を提供する．またチームでの提案を患者に対して実践する大きな役割も担っている．そのためNSTチームだけでなく，各病棟にもNST担当の看護師を配置している病院もある．

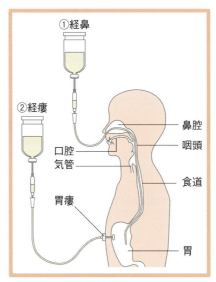

図Ⅳ-28 経管栄養法

観点から問題があり，用いられなくなってきている．

検査食は，検査に備え一定の成分を除去，または付加した食事であり，**大腸検査食**（低残渣食：大腸内視鏡検査など），**潜血食**（消化管出血を確認する検査），**乾燥食**（尿細管の再吸収機能を調べる検査），**ヨード制限食**（甲状腺機能検査）などがある．

b．経管栄養法

非経口的な**経管栄養法**（tube feeding）は，口腔・咽頭の炎症や癌などの疾患や，脳血管障害や神経難病，加齢に伴う嚥下機能の低下や障害などにより，経口摂取が不可能または不十分な患者に，体外から消化管内に通した栄養チューブを用いて流動食や経腸栄養剤を注入する方法である（**図Ⅳ-28**）．**経鼻経管栄養法**と**経瘻経管栄養法**がある．

経鼻経管栄養法は鼻腔または口腔からカテーテルを挿入し，食道を通過させて胃や十二指腸へ栄養を送る方法である．経鼻的な栄養が長期に及ぶと，唾液の分泌が低下し，食道や胃がカテーテルによって常に開かれた状態になるため，生理的な反射機能が低下しやすい．いったん送られた流動物が逆流することもあり，肺炎のリスクを伴う．

経瘻経管栄養法は，皮膚上に胃や空腸と通じる交通路を造設してカテーテルを挿入し，直接栄養成分を送る方法で，それぞれ**胃瘻**，**腸瘻**という．

1）胃　瘻

胃瘻は外科的に造設する方法と低侵襲治療手技として内視鏡的に造設する方法（**PEG**：percutaneous endoscopic gastrostomy，経皮内視鏡的胃瘻造設術）がある．カテーテルが抜けないように，**胃内固定板**（バルーン型，バンパー型）と**体外固定板**（ボタン型，チューブ型）により固定されている．カテーテルは両固定板の組み合わせにより4種類ある．胃瘻による栄養法の利点はカテーテルによる違和感が少ないこと，外見からわかりにくくQOLを維持・向上できること，摂食・嚥下リハビリテーションを進めやすく，口腔機能の維持，向上が期待できることなどである．

2）腸　瘻

腸瘻は胃瘻を経由してカテーテルを挿入するものと，外科的に瘻孔を造設するものがある．利点は胃瘻と同様であるが，胃瘻に比べ，用いるカテーテルが長いために詰まりやすく，腸の内腔が狭いために停留させることができない，注入に時間がかかる，などの欠点がある．そのため，胃瘻による栄養法が困難な場合（胃の手術後，胃の進行がん，胃の変形）や，胃瘻からの栄養法によって嘔吐や誤嚥が続く場合，胃瘻周囲から流動食の漏れが激しい場合に，腸瘻が選択される．

3）経管栄養の食事と栄養剤

一般の流動食やミキサー加工食は，消化機能が良好であるにもかかわらず，歯科口腔外科の手術後や開口・咀嚼・嚥下機能障害のために固形物が摂取できない場合に用いられる．通常の食事を用いるために，食事を視覚や嗅覚で味わい，食事への満足感を高めることができるが，注入に多くの水分が必要であり全体量が多くなる．

腸から吸収される経管栄養剤には，天然食品を原料とした**天然濃厚流動食**と，天然食品を人工的に処理・合成した**人工濃厚流動食**がある（**表Ⅳ-33**，**表Ⅳ-34**）．

天然濃厚流動食は天然食品をベースに，他の栄養剤を添加し，水分を少なくしエネルギーを高くしたものである．人工濃厚流動食は天然食品を人工的に処理し，他の栄養剤を合成・添加した流動食であり，半消化態栄養剤，消化態栄養剤，成分栄養剤がある．

半消化態栄養剤は，高エネルギー高たんぱく質の栄養剤であり，分解されていないたんぱく質とポリペプチドを含むため，消化が必要であり，消化器系に問題のない場合に用いられる．

消化態栄養剤は，低分子ペプチドとアミノ酸を含むため，消化吸収が容易であり，残渣はほとんどなく，粘度が低く詰まりにくい．しかし，生理的な消化吸収ではないため，腸管の機能や免疫が低下しやすい．

成分栄養剤は，たんぱく質源では，アミノ酸のみを含み，体に必要な成分をほとんど含んでいる．消化を必要とせず，すべての栄養素が吸収され，残渣はほとんどないが，脂肪分が少なく，他の栄養剤より浸透圧が高いため，下痢をしやすい．

c．経静脈栄養法

経静脈栄養法には，**末梢経静脈栄養法**（peripheral parenteral nutrition：PPN）と**中心静脈栄養法**（total parenteral nutrition：TPN，intravenous hyperalimentation：IVH）がある．

末梢静脈栄養法は，末梢の細い静脈から熱量や水分を注入する方法であるが，濃度の高

経管栄養剤

栄養剤は取り扱いが楽で清潔なパックや缶詰，紙パック入り製品が発売されている．パックでは，専用の接続チューブを用いることで，より簡便に，静脈ラインへの誤投与予防の安全対策ができる．保存もしやすく，在宅で家族が行う栄養注入を容易にしている．ただし，ディスポーザブルで費用は高い．

8. 食事・栄養 **371**

表IV-33 経管栄養剤の分類

> 1．天然濃厚流動食
> 2．人工濃厚流動食
> ❶半消化態栄養剤（polymeric formula）
> ❷消化態栄養剤（oligomeric formula）
> ❸成分栄養剤（elemental diet：ED）

表IV-34 経管栄養剤の種類と特徴

		天然濃厚流動食	半消化態栄養剤	消化態栄養剤	成分栄養剤
取り扱い区分		食品	食品・医薬品	医薬品	医薬品
栄養素	たんぱく質	たんぱく質	たんぱく質 ポリペプチド	アミノ酸 ジペプチド トリペプチド	アミノ酸
	糖質	でんぷん	デキストリン	デキストリン	デキストリン
	脂質含有量	多い	比較的多い	少ない	きわめて少ない
	他の栄養素	十分	不十分	不十分	不十分
繊維成分		あり	水溶性・不溶性を添加	無添加	無添加
消　化		必要	多少必要	ほとんど不要	不要
吸　収		必要	必要	必要	必要
残　渣		多い	少ない	きわめて少ない	きわめて少ない
浸透圧		低い	比較的低い	高い	高い
味		良好	比較的良好	不良	不良
適　応		狭い	やや狭い	かなり広い	広い

い輸液を行うと容易に血栓や静脈炎を起こしやすく，十分なエネルギー量を補給することは難しい．短期間に水分や栄養素を補給するために用いられる．

　中心静脈栄養法は，中心静脈に留置したカテーテルを通して，エネルギーや水分，アミノ酸，ビタミン，電解質，微量元素を補給する方法であり，連続的な輸液により，必要なエネルギーを十分に補給することができる．カテーテルは活動を制限せず固定しやすい鎖骨下静脈が挿入部位に選ばれることが多いが，外頸静脈，内頸静脈，大腿静脈を用いることもある．

　中心静脈栄養法では，高濃度のブドウ糖，電解質，アミノ酸溶液のほか，必須脂肪酸や微量元素，各種ビタミンを注入することが可能であり，1年以上の長期にわたって絶食での栄養補給が可能とされる．また在宅で安定した高カロリー輸液を行うための**在宅中心静脈栄養**（home parenteral nutrition：HPN）もある．

　しかし，中心静脈栄養は，栄養状態が低下した患者に用いられることが多いため，カテーテル挿入による感染など合併症に十分留意しなければならない．また，小腸での吸収過程を経ないことで，小腸粘膜の廃用性萎縮が起こることがある．また胆汁のうっ滞と胆石形成や微量元素の欠乏などの問題点も指摘されている．

372　第Ⅳ章　基本的ニーズ充足に向けた看護技術

B. 看護実践の展開

1 ● アセスメント

　食事・栄養に関するフィジカルアセスメントとして，栄養状態，摂食・嚥下運動，セルフケア行動（摂食動作），食生活に関する要因のアセスメントをする．主な項目を**表Ⅳ-35**に示した．

a. 栄養状態のアセスメント

　栄養状態のバランスがとれ，摂取栄養の過不足がないかどうかをアセスメントする．身体測定は条件を同じ（曜日や時間帯）にして，継続して測定することで変化をみることができる．血液の臨床検査値の指標は，総たんぱく質，アルブミン，コレステロール，ヘモグロビン，血糖などがあり，尿の指標には尿素窒素，クレアチニン，ナトリウムなどがある．

b. 摂食・嚥下運動のアセスメント

　摂食・嚥下運動のアセスメントでは，5つの期についてアセスメントする（**表Ⅳ-26**）．

　先行期では，食べ物を見ても反応しない，口唇にスプーンがふれても開口しない，箸・スプーンを把持できない，口に運べないなどは問題があることを示す．

　準備期の咀嚼運動中は，下顎の上下運動が咀嚼側に向かって斜めに偏位し，咀嚼側の口角がくぼむことにより，食塊形成が行われているかなど咀嚼運動の状態をアセスメントする．上下運動だけで斜めの偏位や回旋運動がみられない場合は，咀嚼が十分でない．

　口腔期（嚥下第1期）は口腔が閉じているために，食塊を咽頭へ送る舌の巧みな動きや，軟口蓋，咽頭筋後壁の動きを観察することはできないが，表情やしぐさなどから観察をする．咽頭に送り込んだ後は，口腔内の食物残渣の有無や量などを観察する．

　咽頭期（嚥下第2期）は誤嚥が起こる危険性がある重要な段階である．誤嚥には，むせや咳き込みのある誤嚥（顕性誤嚥）とむせない誤嚥（不顕性誤嚥）があり，症状がなくても顔色や呼吸状態の悪化があれば誤嚥を疑う．

　食道期（嚥下第3期）である摂食後の疲労感，食後時間がたってから集中する咳嗽，痰の増加などは，誤嚥を疑う症状であるため，摂食後しばらくは体を起こしたまま，経過を観察する．

　義歯を長時間装着しなかったり，しばらく口腔から食事を摂取していなかったケースでは，口腔内の痛みや知覚過敏・低下が発生しやすくなるため，知覚や味覚の評価も行う．客観的な検査法として，手指を用いて，空嚥下時の喉頭挙上を計測する喉頭挙上検査（基準値1.5～2 cm，1 cm以下は異常）や，30 mLの水を飲んでもらい，飲みきるまでの嚥下回数，要する時間，むせ・咳嗽の有無を観察する水飲みテストがある．

2 ● 看護診断（看護上の問題・ニーズ）

　食事・栄養に関連する看護診断には，摂取と消費のバランスとセルフケアの視点から，一般的に以下の診断が考えられる．

①**栄養摂取と身体活動レベルのバランスがとれていない状態**：栄養摂取量の不足，栄養摂取量過剰，栄養摂取量過剰のリスク状態．

②**自立した摂食動作が困難な状態**：摂食セルフケア不足．

8. 食事・栄養 373

表Ⅳ-35　食事・栄養に関するフィジカルアセスメント項目

		主な観察項目		アセスメント内容
		客観的項目	主観的項目	
栄養状態		・身長，体重，肥満度[*1]，体脂肪率，皮下脂肪厚[*2]，腹囲など ・皮膚の状態，髪の色やつや，顔色，表情 ・活動量 ・血液・尿の臨床検査値 ・食事回数・内容・量・時間，間食の有無	・食欲，口渇の訴え ・疲労 ・栄養摂取状況の認識	・全身状態 ・栄養状態のバランス ・栄養摂取量の過不足 ・摂取量と消費量のバランス
摂食・嚥下運動	先行期	・発熱，脱水の有無，呼吸状態，疾患の重症度 ・意識状態 ・感覚器の機能（視覚，触覚，嗅覚，聴覚，味覚） ・握力，麻痺の程度，体位保持の状態，摂食動作 ・顎関節の開閉機能，口唇の閉鎖，舌の動き ・摂食動作の機能	・食事への関心 ・食欲 ・筋力低下，疲労 ・問いかけなどに対する返答	・食事を認識するための機能 ・摂食に適した全身状態 ・摂食動作のセルフケア能力 ・意識レベル，覚醒状態
	準備期（咀嚼期）	・う歯，歯牙の欠損・ぐらつき，歯肉や舌・口腔の炎症，口腔の乾燥，舌苔，食物残渣，口臭，舌・口唇の動き，流涎（よだれ）の量 ・咀嚼運動の状態	・食べ物の好みの変化 ・口腔内の疼痛の有無	・咀嚼に関する機能 ・咀嚼に伴う行動の変化
	口腔期（嚥下第1期）	・口唇が閉じているか ・舌や口唇の動き ・飲み込みにくい表情 ・上を向いての飲み込み ・口腔内の食物残渣の有無，量，形状	・咽頭への送り込みにくさの有無 ・食塊の形成しにくさの有無	・食塊の形成状態 ・咽頭に食塊を送り込む能力 ・口腔内への食物残留の有無
	咽頭期（嚥下第2期）	・むせや咳き込みの有無 ・ガラガラ声への変化 ・痰の量の増加 ・顔色，呼吸状態	・咽頭違和感，咽頭残留感 ・息苦しさの訴え	・誤嚥の有無 ・呼吸状態，咽頭反射の有無
	食道期（嚥下第3期）	・呼吸状態，顔色 ・飲み込んだものの逆流や嘔気・嘔吐の有無	・胸のつかえの有無	・嚥下後の逆流の有無 ・誤嚥の有無
セルフケア行動（摂食動作）		・意識状態 ・感覚器の機能（視覚，触覚，嗅覚，聴覚，味覚） ・食器などを把持する動作：握力，麻痺の程度 ・食べるための体位保持の状態，摂食動作，姿勢 ・顎関節の開閉機能，口唇の閉鎖，舌のなめらかな動き	・食事への関心 ・食欲 ・筋力低下，疲労 ・問いかけなどに対する返答	・食事を認識するための機能 ・摂食に適した全身状態 ・摂食動作のセルフケア能力 ・意識レベル，覚醒具合
食生活に関する要因		・食事回数・内容・量 ・食欲不振，悪心・嘔吐 ・食事時間や睡眠時間など生活リズムや食事環境の変化 ・入院前の食生活や食習慣	・食欲，偏食，嗜好 ・生活上の不安・心配，恐怖，怒り，ストレス ・普段の食事習慣 ・健康や食事に対する思い ・食への満足度 ・食事をサポートしてくれる存在の有無 ・食事に関する正しい理解	・食習慣 ・食事に対する思い ・食事に影響する心理的・身体的要因の有無 ・食欲不振の有無 ・理解度，認識度 ・食生活に影響を及ぼす要因 ・社会的サポートの有無

[*1] 肥満度：body mass index（BMI）（☞表Ⅳ-30）
[*2] 皮下脂肪厚：肩甲骨下皮下脂肪厚＋上腕三頭筋部皮下脂肪厚

③**嚥下機能の低下や欠陥により誤嚥や窒息を生じやすい状態**：嚥下障害，誤嚥のリスク状態，窒息のリスク状態.

④**摂取している食事量や内容，治療上必要な食事制限に関する知識や理解が不足している状態**：食事に関する知識・理解不足.

⑤**食事に対する意欲や満足が低下している状態**：食事への意欲低下，食の満足の低下，食事への集中力の低下.

3 ● 計画立案・実施

目標/成果

目標は個別の問題に対して立案される．ここでは，一般的な目標例を挙げる．

①**身体活動レベルにあった必要栄養量を摂取する**：1日1,600 kcal以上摂取する，体重の変動が1ヵ月1 kg以内である，など.

②**自力で食事する能力が向上する**：自力で食器を把持する，自助具を利用し食事を摂取する，自分で食べやすさの工夫をする，など.

③**安全に食事を摂取する**：食事中のむせがない，食事中の誤嚥がない，食後の血圧変動がない，呼吸苦がない，など.

④**必要な栄養や摂取量について理解する**：今の自分に必要なエネルギー量を言える，摂取と消費エネルギーの質問に答えられる，など.

⑤**食事摂取のための準備行動をとる**：口腔が清潔である，口腔の乾燥がない，自分で食事のテーブルを拭く，食前に手を拭く，など.

実　施

a．経口摂取の援助　☞p.379の Skill (51) 参照

摂食・嚥下に障害がある場合，治療上自立して経口摂取することができない場合，四肢の可動域制限がある場合などでは，援助が必要である．

摂食・嚥下運動の5つの期のどこに援助の必要があるのかをアセスメントし，看護上の問題に対する援助を計画する（**表Ⅳ-36**）．

たとえば，**先行期**で食事への意欲が低下している場合は，まず，視覚・嗅覚・聴覚による環境情報を整える．食欲を低下させるような臭気がなく，清潔な食卓（オーバーテーブルなど）が整えられていることは最低限必要である．食事を五感で楽しみながら，食物を口に運ぶ体位をギャッチアップベッドや安楽枕などを活用することで保持する．手洗いや口腔の清潔など，日常の基本的な行動を援助する．

食事動作に問題がある場合は，**自助具**を活用して食べやすくする工夫をする．自助具には，太く握りやすいグリップや，使う人の手の形状に合わせ変形できるグリップのスプーンやフォーク，滑りにくく，片手でも食物をすくいやすい食器などいろいろな種類がある（**図Ⅳ-29**）．

摂食・嚥下障害により，また治療により自ら食事をすることができない患者には，**食事介助**にて，食物や水分を与える．

b．摂食・嚥下トレーニング

口には，食べることだけでなく，呼吸をする，声を出す，顔のかたちをつくるという機

表Ⅳ-36 摂食・嚥下運動各期における代表的看護問題とケアの例

各 期	看護問題	看護援助
先行期	食事に意欲をみせない	❶食事に集中できる環境をつくる（カーテンを引く，または開けるなど個に合った環境をつくる） ❷食事に集中できる時間帯を選ぶ ❸首や肩の運動によって，体位保持の準備を行う
準備期	口唇を閉鎖しにくい	❶口輪筋の運動（口をとがらせる，口笛を吹く，頬を膨らませる，ストローを吸う）を行う
	口角下垂を伴う流涎がある	❶麻痺側の口角を中心に1日3回，1回10分程度アイス刺激を行う ❷摂食時に手で口唇をV字に持ち上げるようにする
口腔期	食塊をうまく形成できない 口腔内に食物が残留する	❶口腔期の嚥下のプロセスを説明し，意識した食塊形成を促す ❷舌の運動や口唇の運動を促す ❸ゼラチンや片栗粉などを利用してとろみをつける
咽頭期	むせて飲み込めない	❶嚥下反射を喚起するために感覚系への刺激を行う 　寒冷刺激法，体位の工夫，食物の温度調節など ❷意識して咳を繰り返して出す ❸声帯を閉鎖させるために，上半身に力を入れて発声する 　壁や机を押しながら，力を込めやすい発声（エイ！など）を行う
食道期	誤嚥して激しくむせる	❶呼吸状態や顔色の観察を行う ❷安楽な体位をとらせる ❸呼気のタイミングをはかり，誤嚥物の排出を促進する ❹逆流性の誤嚥を予防するため，疲労感に気をつけながら食後はできるだけ（30分程度）上体を起こす

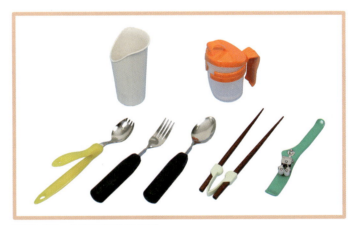

図Ⅳ-29 食事の自助具の例

能もある．この4つの機能は相互に関連し合い，食べることの機能は，食べることだけでなく，深呼吸や大きな発声，楽しい会話，笑顔を促すことでも維持，向上が期待できる．

　食事前のウォーミングアップとして，食事に適した姿勢を保持し，嚥下に関連する頸部，口腔周囲筋，舌筋のリラックスを目的に頸部・肩を回す，両手を上に挙げ背筋を伸ばす，頬を膨らませたりへこませる，舌を出したり引っ込めることも有効である．同様に，発音・発声による咽頭閉鎖機能の改善を目的に，深呼吸をして口唇音（口唇による構音：ぱ，ば，ま），舌尖音（舌尖の挙上による構音：た，だ，な），奥舌音（奥舌を軟口蓋と接することによる構音：か，が）などを明確に発音する．アイス刺激（図Ⅳ-30）により軟口蓋や咽

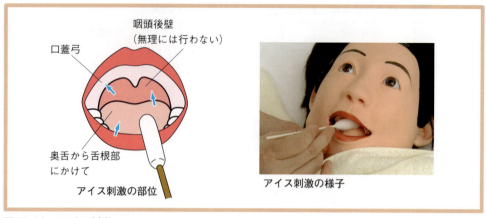

図Ⅳ-30　アイス刺激

頭の感受性を高め嚥下反射を起こりやすくするなどの方法がある．いずれの方法も，訓練化するのではなく，興味をもって表情豊かに楽しく実施できるよう工夫する．

また，食事のあとに歯磨きや含嗽（がんそう）によって口腔や咽頭を清潔に保つ．水やお茶を右下，左下を向きながら意識的にゴクンと飲み込み，咽頭の残渣（ざんさ）を取り除くことも有効である．

c．経口摂取に障害のある患者への援助

経鼻経管栄養法　☞ p.381 の Skill 52 参照

非経口的な**経管栄養法**は，それを受ける患者と提供する側の意識によって単なる栄養補給となる可能性も高く，口から食べられないことによって食生活のすべてを失ったと感じる人は多い．しかし，基本的には食生活の一部であることには変わりなく，栄養補給の視点のみならず，生活としての食の楽しみを維持できるよう援助する必要がある．

また，経口的に摂取できないと唾液分泌量が低下し，口腔内は乾燥しやすく，清潔を保ちにくい．摂食・嚥下トレーニングを行うことや，積極的に会話を促すことで唾液腺を刺激するとともに，歯磨きや口腔の洗浄を基本とした口腔ケアを行い，口腔機能と清潔を保持する．

経瘻経管栄養法

●胃瘻からの栄養法

1）日常の看護

胃瘻を造設して1週間程度は感染の有無を観察し，微温湯を用いて創部周囲を清潔にするが，それ以降はトラブルがなければ通常のシャワー浴や入浴が可能である．2週間程度で瘻孔が完成する．瘻孔周辺は常に清潔に保ち，自然乾燥をさせていれば，消毒やガーゼなどの被覆材で保護する必要はない．普段どおり入浴ができる．

日常のケアは，清潔を保つことに加え，カテーテルの胃内固定板が胃粘膜に埋もれたり（バンパー埋没症候群），体外固定板を締めすぎたりしないよう1日に1回以上は360度以上回転することを確認する（**図Ⅳ-31**）．バルーン型では胃内バルーンの固定水が抜けていないかを確認し，定期的に滅菌蒸留水を交換する．

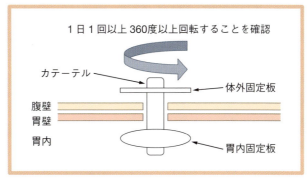

図Ⅳ-31　胃瘻の構造

また，忘れがちであるが経口摂取と同様に口腔の清潔も保つ．食べることは，唾液の分泌を促進し，咀嚼時の摩擦によって口腔の自浄作用を高める．しかし非経口的な経管栄養法の場合は，この自浄作用が低下する．唾液の分泌が低下すると口腔内は乾燥しやすく，口腔内細菌の増加により口臭もみられる．唾液の誤嚥による**誤嚥性肺炎**を起こすこともある．

2) 注入時の看護

経管栄養剤投与の前に胃内に貯留したガスを**脱気**する．チューブ型は注入口を開ければ自然に脱気するが，逆流防止弁のついたボタン型では，開けただけでは脱気できないものが多く，チューブを接続して注射器などで脱気する．

投与の準備，実施，評価は経鼻経管栄養法と同じである．

3) 食の満足につながる看護

摂食・嚥下機能の低下や障害により，経口摂取ができないことは，食べる楽しみの減少・喪失につながる．それだけでなく，他者との食事や食がからむ行事に参加しなくなるなど，患者のQOL低下につながることもある．

経管栄養法は単に栄養補給として考えられ，食事の楽しみ，満足感等を含めた人間の食事としての満足を得ることが難しい．しかし胃瘻は，経鼻経管栄養法よりも外見からわかりにくく，口腔や咽頭の違和感が少ないなどの利点がある．唾液の嚥下でのむせや咳き込みがみられないなど，嚥下状態をみながら可能であれば楽しみ程度になめる，味わうなどの経口摂取を取り入れる．可能でなくても患者の好物の香りをかがせる，ミキサー食であればミキサーにかける前の食事の形状を見せるなど，患者の五感に働きかける援助を行う．

他にも食事環境の調整や食習慣の考慮をする．経管栄養法も食事として考え，食事前に手洗いや口腔の清潔など，日常の基本的な行動を援助する．車椅子への移動が可能であれば，生活と食事の場を分けるために，経管栄養剤を投与する前に食堂へ移動する．また，時間がかかるからと早朝から投与するのではなく，普段の生活習慣や食習慣，生活スタイルに合わせて行うなどの工夫をする．

4 ● 評　価

目標に対する個々の評価を行う．

①必要な栄養が過不足なく摂取でき，栄養状態が改善されたか：身体活動レベルと代謝需要に合った食事摂取基準を満たしたか，食事摂取量，体重の変化，皮膚の状態，髪の色

やつや，顔色の観察，総たんぱく質，アルブミン，コレステロール，ヘモグロビン，血糖の変化など．

②**安全で安楽に食事できたか**：誤嚥による症状の観察，食後の血圧変動や呼吸状態の観察，食事に要した時間，食欲や疲労感など．

③**満足できる食事であったか**：食事の好み，食習慣，食事摂取量，満腹感，満足感，空腹感，食事をすることへの意欲など．

④**食への期待，意欲の高まりを引き出せたか**：食後の満足感，活動性の高まり，表情の豊かさ，食べやすさの工夫，自分の栄養必要量への関心など．

⑤**口腔が清潔で乾燥がないか**：口腔内の食物残渣・痰や舌苔，口臭，舌のひび割れ．

C. 実践におけるクリティカル・シンキング

演習 8 膝関節症の齋藤さんへの食事の援助

　齋藤さんは76歳の女性で，膝関節症で2日前に両膝関節の人工関節置換術を受け，4床室に入院している．現在は，膝の状態は良好で，リハビリテーションを行っている．検査やリハビリ室，トイレへの移動は，車椅子で行っているが，自力での起立はできず，上腕の筋力が弱いため，乗り降りには介助が必要となる．そのため，排便以外はベッドサイドのポータブル便器で済ませ，洗面，食事，清潔などその他の日常生活行動はすべてベッド上で行っている．車椅子に移乗できれば，自分でいろいろなことができると思っているが，遠慮がちで看護師に頼むこともできないでいる．また，義歯が合わず，「食べにくい」と言っていた．

　あなたが下膳に行くと，齋藤さんはほとんど食事を食べていない．「食欲もないし，トイレに行くのも大変なので，今はもうたくさんです」と言っている．1日の水分は食事ごとの湯飲みで200 mLのお茶以外は準備していない．服薬時などに水分の摂取をすすめると「リハビリで汗をかいたからおいしい」と飲むが，自分から摂取している様子はない．

Q1. 齋藤さんが「食欲がない」と言っていることには，どのような要因が関連すると考えられるか．

Q2. 齋藤さんの食事の援助方法をどのように行えばよいか．それはどのようなアセスメントに基づいて判断するか．

Q3. 食の意義をふまえて，齋藤さんの食生活の質を高め，活動性を高めるためには，さらにどのような援助が必要か．また，それはなぜか．

[解答への視点☞ p.503]

Skill 51 食事介助（自力で食事摂取できない臥床患者を対象に）

目的 ▶ **摂食・嚥下障害により，また，治療により自ら食事をすることができない患者を介助し，食物や水分を与える．**

●必要物品

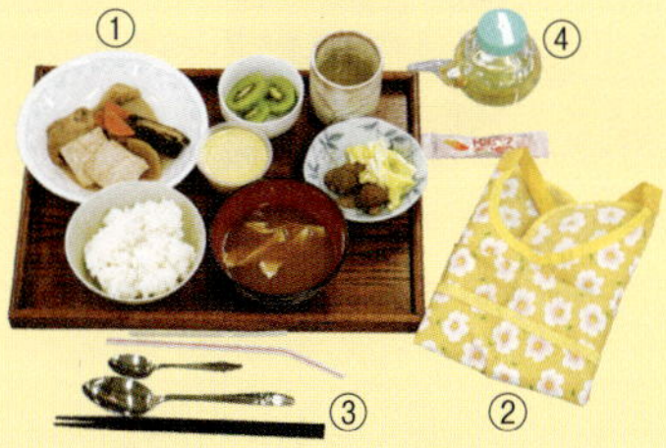

①食事
②食事用エプロン（またはタオル）
③スプーン・箸
④吸い飲み
・必要に応じて，とろみ調整食品，ストロー

アセスメント

・食欲，腹部症状，口腔・歯の状態　・尿意，便意
・食欲を低下させる因子（臭気，煩雑な環境，温度，騒音，心理的不安，薬の副作用など）

実　施	根拠/ポイント/注意
❶食事の開始と方法を説明し，同意を得る． ❷換気やベッド周囲，テーブルなどの片づけを行い，食環境を整備する． ❸必要に応じ排泄を済ませ，手洗い，含嗽を行う．	**根拠** サーカディアンリズムを整え，通常の食生活同様に排泄，手洗いを行い，食堂への移動に代わる環境整備をする．また，本人がすすんで食事することを促す．
❹食事の盛りつけ，食器の配列などを工夫し，食事内容を説明する． ❺食べやすく安定した頸部前傾の体位を整える．	**根拠** 視覚や嗅覚，聴覚による認知を促し，消化液の分泌を増進させる． ▶誤嚥を予防するために，できるだけ座位に近づけることが望ましく，上体は少なくとも30度以上起こす．ただし，直立座位は視野が広く，咀嚼しやすく逆流の危険性が低いが，頸部を前傾できない場合は食塊を気道落下させやすい．一方，30度仰臥位は重力によって自然に食塊が食道へ入りやすいため誤嚥しにくいが，視野が狭く，内容物が逆流しやすい．そのため45度のファウラー位が用いられることが多い．
❻看護師は落ち着いて椅子に腰かけ，患者が落ち着いて食べられる雰囲気をつくる． ❼好みを聞きながら，口に運ぶ順番や量を考えて与える．最低ティースプーン1杯くらいの量で，歯や歯肉に当たらないように運ぶ．食物は舌の中央でなく，舌先や前歯の下側に置き，スプーンは上唇の裏側をこするような感じで抜き取る．	**注意** 看護師の忙しさや急ぐ気持ちは患者の食欲を低下させ，誤嚥につながる．介助性の早食いを起こさせないよう，看護師のペースより数テンポ遅れた速さが適当．量は多いと咀嚼できず，少ないと嚥下反射が誘発されない．スプーンを上顎に当てながら抜くと口蓋に貼りつき咀嚼できない． ▶麻痺がある場合は，麻痺側ではない側に食物を運ぶ．

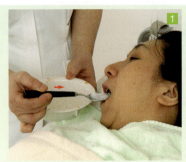
食物を舌先に置くように運ぶ

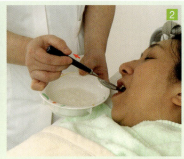
上唇の裏側をこするように抜き取る

悪い例

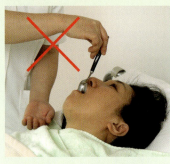

	注意 上方から介助をしたり，スプーンを上方へ抜き取らない．
	根拠 下顎が上がって誤嚥しやすい．
	注意 口蓋に貼りつけるように抜きとらない（口蓋に貼りついた食物は舌で操作しにくい）．
⑧適宜水分を与える．また，必要な栄養素が摂取できるようビタミンやたんぱく質が多く含まれる食物を優先して与える．	根拠 水分，スープ，ジュースなどは唾液や胃液の分泌を促し，食塊を形成しやすくする．
⑨食後に含嗽し，口腔内を清潔にする．	根拠 口腔内の食物残渣を除去し，感染や誤嚥を予防する．
⑩安楽な体位とし，患者の手を拭き，下膳する．	

副作用・合併症と対応	根拠/ポイント/注意
①誤嚥：摂食・嚥下しやすい体位を保持し，食事の速度を調整する． ②窒息：口腔の乾燥を防ぐため，適宜水分を与え，食事の量と速度を調整する．	▶誤嚥の症状は，むせの有無だけでなく，声質の変化（ガラガラ声），咽頭部がゴロゴロする，食事中に咳・痰がある，食事後に咳・痰が増える，食事をすると疲れるなどから判断することができる．とくに脳梗塞の後遺症で咳反射が低下した場合や，咳込む力が弱い場合は注意する．
③循環負荷，呼吸症状の悪化：食事の速度と量を調整する． ④不安や他人に依存することへの気がね． ⑤腹部症状の出現・悪化．	▶消化に伴う循環動態の変化は，高齢者や心不全患者に起こりやすい．食事中の心拍数の増加や食後の低血圧が観察されることがある．同様に酸素消費量が増加し，横隔膜が挙上するために，呼吸苦を訴えることがある．

記録・報告

・食事摂取量　・咀嚼・嚥下の様子　・腹部症状
・満腹感・満足感などの反応　・食品の好み　・実施者名

Skill 52 経鼻経管栄養法

目的 ▶ 口から食事できない患者，口からの食事だけでは不十分な患者を対象に，経鼻チューブを介して栄養補給を行う．

●必要物品

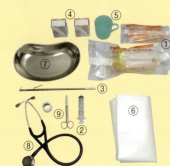

①イリゲーター（またはイリゲーターセット）
②カテーテルチップ型シリンジ
③温度計
④流動食など注入食
⑤微温湯（または薄いお茶）
⑥防水布
⑦膿盆
⑧聴診器
⑨絆創膏，はさみ
・その他，イリゲータースタンド
・必要に応じて，タオル

アセスメント

- 空腹感，胃部不快感，膨満感，嘔気・嘔吐，腹痛などの消化器症状
- 下痢，鼓腸，腹鳴 ・食への思い，満足感，期待など

実 施	根拠/ポイント/注意
❶経管栄養法の目的と方法について説明し，同意を得る．	▶栄養の必要性のみならず，食事としての満足を得るための情報提供をする． **根拠** 口腔の廃用を予防し，感染を予防する．
❷含嗽や清拭を行い，口腔，鼻腔を清潔にする．	
❸必要物品を準備する． 　a) 準備した常温の注入食をイリゲーターなどに入れる（**1**）． 　b) 連結管の空気を抜き（**2**），クレンメで止める（**3**）． 　c) 寝衣やリネンを汚さないよう必要に応じビニールシーツやタオルを用いる．	

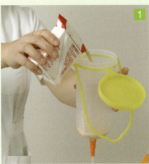
注入食をイリゲーターに入れる

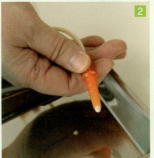
連結管の空気を抜く

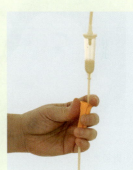
クレンメで止める

❹患者の上体を少し起こすか半座位とし，膝を軽く曲げて腹部の緊張を緩和する．	▶胃管カテーテルの挿入は，看護師が行う場合もあるが，医師が行うことが多い．

❺正しく挿入されているかを複数の方法で確認することが望ましい．確認はダブルチェックによって行う．
  a）胃管カテーテルの先端が胃噴門部に達していることを，目盛（目印）で確認する．
  b）10〜20 mLの空気を注入しながら，右下肺野，左下肺野，心窩部の3ヵ所をそれぞれ聴診し，心窩部の気泡音が一番大きいことを確認する（❹）．
  c）カテーテルチップ型シリンジで吸引し，胃液や胃内容物が引けることを確認する（❹）．
  d）吸引物のpHをチェックし，酸性であることを確認する．
  e）他にも，X線撮影によるカテーテル先端位置確認や，CO_2検出器による確認方法がある．X線撮影による確認は，カテーテル挿入時に必ず行うことが推奨されている．
❻胃管カテーテルを固定する．
  a）鼻翼部にカテーテルが当たらないよう浮かせて固定する（❺）．
  b）さらに抜去防止のため，頰部にも固定する（❺）．
❼連結管と胃管カテーテルを接続し（❻），クレンメを外して注入速度を調節する．速度は一般に100 mL/30〜60分程度とされる．

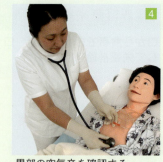

胃部の空気音を確認する

▶咽頭12 cm，食道25 cmに口腔または鼻腔の長さを加え約45 cmで胃噴門部に達する．個人差があり，鼻から耳までと，耳から剣状突起までの長さが目安になる．

注意 カテーテルの刺激で，鼻腔や鼻翼に潰瘍ができることがある．潰瘍予防のために，鼻の下に固定する方法もある．

根拠 注入速度が速いと下痢などの腹部症状が発生しやすく，遅いと満腹感を得にくく，温度低下，細菌繁殖，拘束時間の延長による自由度が低下する．

▶誤嚥を予防する体位は，上体を30〜90度起こす（❼）．可能であれば視野が広く，胃からの逆流が少ない90度が望ましい．仰臥位でギャッチアップ30度以下では，逆流が起こりやすく，視野が狭い．

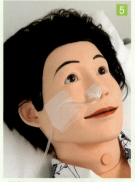
胃管カテーテル固定

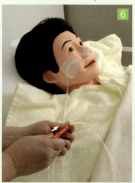
連結管とカテーテルの接続

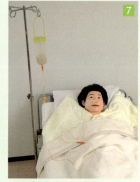
経管栄養法の全体像

❽注入中は腹部症状の観察を行う．
❾注入後はイリゲーターと胃管カテーテルを外し，胃管カテーテルに40℃くらいの湯か薄い番茶を50 mL程度注入し，胃管カテーテル内の残留物を流してから胃管カテーテルを抜去する．

胃管カテーテルを留置する場合

  a）40℃の湯を20〜30 mL注入して水分を胃のなかに排出する．
  b）胃管カテーテルをクレンメで止める．
  c）先端を清潔なガーゼでおおい，抜けないよう固定する．

根拠 胃管カテーテル内の残留物は腐敗しやすい．感染予防と，詰まりの防止のために行う．

❿口腔，鼻腔を清潔にし，安楽な体位をとる．	▶逆流防止，消化・吸収の促進のため，30分程度は座位，半座位とするのが望ましい．

副作用・合併症と対応	根拠/ポイント/注意
❶胃管カテーテルによる刺激：胃管カテーテルを交換する．	▶塩化ビニルやポリエチレンよりシリコンやエバテートのほうが感熱性で刺激性が低い．
❷胃内容物の食道への逆流．	▶食後30分から1時間くらいは，水平位にせず上半身を起こす．
❸下痢：注入食を変更する．温度，注入量・速度を変更する（遅くする）．	▶成分（脂質，繊維など），浸透圧（ブドウ糖の注入は高める），温度，注入量・速度によって消化器症状が出現する．
❹ダンピング症状：注入速度，濃度を変更する．	

記録・報告
・実施時刻および注入に要した時間　・方法　・流動食の種類および量 ・注入後の腹部症状　・患者の反応　・実施者名

学習課題

1. 食事の機能と日本人の食事摂取基準を説明してみよう
2. 食行動に影響する要因をふまえ，食事に関するアセスメントの内容と方法を説明してみよう
3. 食事に関する看護上の問題・ニーズ（看護診断）について，アセスメント結果と関連させて説明してみよう
4. 看護診断に応じた援助方法の計画を立案してみよう
5. 食事の援助技術を安全・安楽に実施してみよう

384 第IV章　基本的ニーズ充足に向けた看護技術

⑨ 体液バランス

この節で学ぶこと

1. 生体における体液バランスの調整について理解する
2. 血液の機能について理解する
3. 輸液および輸血の目的と，それによって起こりうる患者の反応について理解する
4. 輸液および輸血を施行するうえでの看護師の役割を理解する
5. 輸液および輸血にかかわる援助方法について理解し，その援助技術を習得する

A. 基礎知識

1 ● 生体の恒常性を決定する要素

a. 水　分

われわれの身体（体重）の約60％は水分である．体内の水分（**体液**）は，**細胞内液**（細胞のなかに含まれる）と**細胞外液**（細胞の外にある）とに分けて考えることができる．細胞内液は体液の40％を，細胞外液は20％を占めており，さらに細胞外液は**組織間液**（**間質液**）15％と，血管内の水分（**血漿**）5％に分けられる（**図IV-32**）．生体は，食事や飲水などによる1日当たり約2.5 Lの水分の摂取と，排尿，排便，呼吸や発汗，不感蒸泄による同量の排泄によってバランスをとっている．

1）水分の過剰

体内で水分の過剰が起こると，とくに高齢者や，心不全など循環器に障害のある患者では心臓に負担がかかり，**循環障害**をきたして血液のうっ滞が起こる．血液がうっ滞すると，水分は血管周囲，すなわち組織間に貯留するようになる．これが**浮腫**として確認される．

2）水分の不足（脱水）

水分（体液）の不足する状態を**脱水**とよぶ．脱水は，その原因によって，以下のように分類される．

①水分欠乏性脱水（高張性脱水）：水分摂取の不足や多尿，発汗の増加による水分の大量喪失によって起こる脱水．この場合，**血漿浸透圧の上昇**（高張）がみられる．

②塩類欠乏性脱水（低張性脱水）：利尿薬の使用や腎疾患，発汗などで，ナトリウム（Na）が体外へ排泄されたときの脱水．この場合，**血漿浸透圧の低下**（低張）がみられる．

③混合性脱水（等張性脱水）：上記①②が合わさった脱水．大量出血や急性の嘔吐・下痢などで，水分およびナトリウムがともに失われる．この場合，**血漿浸透圧はとくに変化しない**（等張）．

b. 電解質（イオン）

体内において**電解質**は，細胞内液，細胞外液に分布しており，それぞれの電解質が生命の維持において重要な役割をになっている．そのため，これらのバランスが崩れると，致

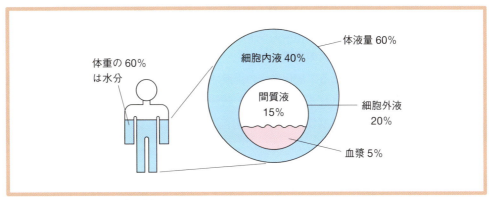

図Ⅳ-32 体液の組成（成人）
体重の60%は水分である．体内の水分（体液）は，細胞内液（細胞のなかに含まれる）と細胞外液（細胞の外にある）とに分けて考えることができる．細胞内液は体重の40%を，細胞外液は20%を占めている．

命的な結果をまねく．以下に細胞外液，細胞内液の主要なイオンをあげる．
　①細胞外液：ナトリウムイオン（Na$^+$），クロールイオン（Cl$^-$），重炭酸イオン（HCO$_3^-$）
　②細胞内液：カリウムイオン（K$^+$），マグネシウムイオン（Mg^{2+}），リン酸イオン（HPO$_4^{2-}$）

●**電解質の異常**
　ここでは，そのほとんどが細胞外液に存在するナトリウムイオンと，細胞内液に存在するカリウムイオンについて述べる．

1）ナトリウムイオン（Na$^+$）
　そのほとんどが細胞外液に存在するナトリウムイオンは，浸透圧を維持して，細胞外液が失われないよう機能している．したがって，汗やその他の排泄で失ってしまう水分に合わせて，水を引き込むナトリウムイオンが補給されなければならない．ナトリウムイオンが低下すると，浮腫や嗜眠，意識障害などの症状を呈する．逆に上昇すると，脱水で水が抜けた分，体内にナトリウムイオンが高濃度となっていることが考えられるので，脱水の補正が重要になってくる．

2）カリウムイオン（K$^+$）
　細胞内に存在しているカリウムイオンは，筋や神経細胞間の情報伝達，とくに心臓の拍動にかかわる情報（電気刺激）の伝達などにかかわっている．このイオンは，濃度の許容範囲がとても狭い，すなわち，微量で大きな作用をもたらすので，適正に血中濃度が維持されているかどうかのアセスメントが重要である．静脈投与などによって血中のカリウム濃度が上昇（高カリウム血症）すると，筋力低下や致死的な不整脈などをきたす．

　ナトリウムイオン，カリウムイオンのほか，重炭酸イオンは，酸とアルカリの中和剤として，血液の酸塩基状態を一定に保つ働きをする．またクロールイオンも，ナトリウムイオンや酸塩基バランスの異常のさいに二次的に変化するイオンである．このように電解質は，浸透圧の勾配を適正に維持するほか，体液のpHを制御するなど，筋や細胞の生命活動に必要不可欠な物質である．

c．酸塩基（pH）
　体液のpH（酸塩基）は，7.4±0.08に調節されており，わずかにアルカリ性にかたむい

ている．この調節には炭酸水素や血漿蛋白，ヘモグロビン（Hb）などによる緩衝系（水素イオンの捕捉や放出によって，pH指数を調節すること）が機能している．

●**酸塩基バランスの異常**

肺（呼吸による二酸化炭素の排泄：呼吸性）や腎臓（腎臓からの重炭酸の排泄：代謝性）の機能が障害されると，上記pH調整機構が正常を逸脱し，酸性にかたむく場合を**アシドーシス**，アルカリ性にかたむく場合を**アルカローシス**という．生体内の代謝は適正なpH環境のなかですすむが，それが破綻をきたすと，生命を脅かす状況をまねく．

①代謝性アシドーシス：腎機能の低下や糖尿病によってケトン体が体内に蓄積することにより，酸性イオンが排泄されず血中に増えると，それを中和するために重炭酸イオンが減少し，血液が酸性にかたむく．

②呼吸性アシドーシス：呼吸機能が低下することによって起こる．二酸化炭素が十分排泄されずに二酸化炭素，水素イオン，重炭酸イオンが体内に蓄積すると，血液が酸性にかたむく．この状態が著しいと，呼吸困難やチアノーゼが観察される場合もある．

2 ● 血液の機能に影響する要因

輸血療法は，血液量や血液の機能が不十分で生命維持が困難となる場合に実施される補充療法である．そのため，全身をめぐる血液量（循環血液量）や血液成分（赤血球や血小板など）の機能について十分理解しておく必要がある．

a．血液量

血液量は体重の約8%を占め，体内を循環している．成人の循環血液量は約5Lなので，1分間の心臓からの拍出によって，ほぼすべての血液が全身をめぐることになる．

b．血液の機能

①運搬機能：酸素，二酸化炭素などガスの運搬，栄養素やホルモンの運搬，老廃物や余分な水分の運搬などの運搬作用をもつ．

②体温調節機能：血液が全身を循環して体温を均等にするとともに，体表に分布する血管から熱を放散するなどして体温を調節する．

③体液のpH維持機能：血液の酸塩基平衡作用によって，体液のpHを一定値に保とうとする．

④身体防制機能：血液中の白血球などにより細菌や毒素を処理し，感染などから身体を防御する．

⑤止血機能：血液中に含まれる凝固因子により，出血に対して，それを止めようとする作用をもつ．

c．血液成分

血液は，細胞成分（45%）と血漿成分（55%）とに分けられる．

①細胞成分：赤血球，白血球，血小板

②血漿成分：血漿蛋白（フィブリノゲン，アルブミン，グロブリン），糖，脂質，老廃物，電解質，水

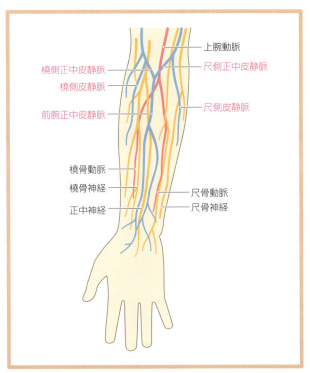

図Ⅳ-33 前腕の血管と神経の走行

3 ● 輸液時に用いられるルート（血管）

　輸液（静脈内注射）が適する部位は，上肢のなかでも静脈が浅く走行し，皮下組織が豊富にある前腕部（図Ⅳ-33）である．前腕部でも，屈曲などの運動によって注射針の血管穿破（せんぱ）を起こしやすい関節部（肘窩（ちゅうか））は避ける．動脈や神経を傷つけないよう，それらに近接する静脈はできるだけ避ける．

B. 看護実践の展開

1 ● アセスメント

　輸液，輸血に関するアセスメントの主な項目は表Ⅲ-15（☞p.168）に加えて表Ⅳ-37を参照されたい．
①病歴：体液異常・血液異常をきたすような疾患や服薬の有無についてアセスメントする．
②検査データ：血液や尿など，生体の水・電解質・酸塩基バランスを示す指標（TP，Hct，Alb，BUN，Crなど）について確認しておく．

2 ● 看護診断（看護上の問題・ニーズ）

①体液量の不足（脱水）：水分摂取の制限のない患者が，血管内，細胞間隙，細胞内の脱水をきたしている状態，またはその危険性が高い状態．
②体液量の過剰（浮腫）：細胞内液や細胞間液の過負荷を起こしている状態，またはその危険性が高い状態．
③電解質異常：上記①②の状態が起こると，ナトリウムイオンやカリウムイオンなどの電

表Ⅳ-37 輸液・輸血に関するアセスメント項目

	主な観察項目		アセスメント内容
	客観的情報	主観的情報	
水分出納	・飲水・食事量 ・排泄（便・尿）量 ・排液，発汗 ・不感蒸泄	・食思不振 ・口渇	・体重・腹囲 ・皮膚の乾燥，弾力性，しわ ・浮腫の有無

解質が体内で希釈，あるいは濃縮されることによって，生体機能に異常をきたす．

④**酸塩基バランス異常**：アシドーシス，アルカローシスの状態となる．

⑤**薬剤の血管外漏出（点滴もれ）発症のおそれ**．

⑥**感染のおそれ**：輸液療法，輸血療法時に取り扱う器具を不潔に操作することによって，感染を起こす危険性がある．

⑦**輸液セットの固定に伴う日常生活活動の制限とルートトラブル**：排泄行動（トイレに行く）や更衣，食事など，カテーテルが接続されていることによって患者に拘束感をもたらし，日常生活活動に制限を感じる．また，カテーテルが接続された状態で，普段の生活行動を行うことによって，カテーテルが抜けたり，輸液セットの接続がゆるむなどして，輸液療法あるいは輸血療法が確実に行えなくなる．

3 ● 計画立案・実施

目標／成果

目標は個別の問題に対して立案される．ここでは一般的な目標例を挙げる．

①**水・電解質・栄養を補正し，維持する**：浮腫が消退したことを示す，浮腫の原因と予防法について述べることができる，脱水の症状（口渇，口唇の乾燥，尿量の減少，頭痛，全身倦怠感，めまいなど）を示さない，など．

②**循環血液量を維持する**：尿量が維持される，バイタルサインズが安定する，浮腫がみられない，など．

③**酸塩基バランス異常が是正される**：代謝性アシドーシスの場合は，その症状（吐気，嘔吐，疲労感など）が生じない，呼吸性アシドーシスの場合は，その症状（頭痛，眠気，意識混濁など）を示さない，など．

④**血液成分の不足，貧血状態を解消する**：貧血症状（動悸，息切れ，めまい，倦怠感，チアノーゼなど）がない．

⑤**合併症などの異常を起こさない**：輸液製剤の血管外漏出（点滴漏れ）に伴う皮膚傷害（発赤や腫脹，熱感，疼痛など）がない，血栓形成（薬剤の配合変化による結晶形成などによる）を起こさない，呼吸困難（アナフィラキシーショックの初期症状）がない，など．

輸血による副作用のうち，即時的に生命にかかわってくるものは，輸血開始後10分以内に発症する．したがって輸血開始後10分以内に，不快感，顔面紅潮，頭痛がないなどが目標の具体例として挙げられる．

9. 体液バランス **389**

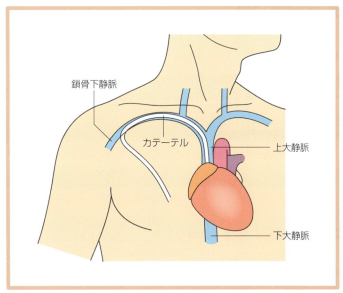

図Ⅳ-34 中心静脈カテーテルによる輸液の経路

実　施

輸液療法 ☞ p.397の **Skill ㊿** 参照

a. 目　的

　人間の生体は，水・電解質・酸塩基バランスを適正に調節しながら生命を維持している．**輸液療法**は，そのバランスが崩れたさいに，**輸液製剤**で適正に補正・維持する技術である．
　輸液療法は，その目的によって大きく2通りに分類される．
　①補正輸液：出血や嘔吐，下痢，発汗，ドレナージなどによって体外に喪失した水分や電解質の補充をする．
　②維持輸液：生体が恒常性を維持するために必要とされる水分，電解質，栄養などの補給を，経口摂取によってできない場合などに行う．
　輸液とは，本来，液体（輸液製剤）をさまざまな経路を用いて体内に投与することであるが，一般的には，輸液製剤を点滴静脈内注射によって末梢静脈に投与することと理解されている（☞p.190,「点滴静脈内注射」）．また，長期にわたり，補液と，高カロリー輸液を中心静脈から投与することもある（図Ⅳ-34）．上記の目的のほか，抗がん剤投与のための血管確保や疾患の治療を目的として輸液が行われることもある．

b. 輸液管理にあたっての注意・ポイント

1）ルートトラブル

　ルートトラブルの問題状況として下記が挙げられる．
①屈曲：輸液管理中，カテーテルを身体の下に敷き込んだり，体動によって屈曲させると，適切に輸液が実施されない．
②抜去：輸液ラインの固定が不十分であったりするとカテーテルの自然抜去が起きやすく，また患者の意識状態（不穏・せん妄など）によっては患者によるカテーテルの抜去（自己抜去）が起こることもある．

2) 輸液過剰・不足

輸液療法は, 大量の薬液が持続的に投与されるので, 安全な輸液療法を行うためには, 指示された滴下数・速度を守ることが大切である. 短時間に大量に薬液が投与された場合は, 循環血液量が急激に増加し, 心臓に過剰な負荷がかかる. また, 薬理効果が強力に発現し重篤な副作用を起こすこともあるので注意が必要である.

点滴滴下数の計算方法

1分間の滴下数を算出する方法

$$1分間の滴下数 = \frac{1\,mL\,の滴数 \times 必要な輸液量（mL）}{指示所要時間（分）}$$

---

3) 薬剤の血管外漏出（点滴もれ）

薬剤が血管外にもれると, その刺激性によって組織を損傷することがある. **血管外漏出（点滴もれ）**の症状としては, 「薬液の滴下がうまくいかない」「違和感がある」「針刺入部位の炎症（腫脹, 発赤, 疼痛, 熱感）」などであるが, とくに抗がん剤は, 血管外にもれると重篤な組織傷害（潰瘍や壊死）をきたすことがある. その結果, 輸液療法の継続が困難となるばかりか, 闘病意欲を失わせてしまう結果にもなりかねないので, 正確な注射技術とともに, より慎重な観察が必要である（☞p.391コラム）.

4) 感染管理

感染症が発生すると, 輸液療法の継続はおろか患者の苦痛を増長し, 医療者に対する不信感を募らせる結果ともなりかねないため, 輸液管理における**感染管理**はとても重要である. 輸液管理においては, 下記の3つが感染の主な経路となりうる.

①針・カテーテル挿入部位：針・カテーテル挿入部位周囲の皮膚に常在する細菌がカテーテルの外表面を伝って血管内に侵入する.

②輸液ラインの接続部：留置針と輸液カテーテル, あるいは三方活栓との接続が不適切であると, そこから細菌が血管内に侵入する.

③薬液そのもの：薬液の調合が不潔な操作によってなされると, 薬液が汚染され, それが血管内に投与されることによって感染を起こす.

上記の感染経路を正確な操作によって遮断し, 感染を予防することが重要である.

5) カテーテル関連血流感染（catheter related blood stream infection：CRBSI）対策

CRBSIを引き起こす経路として

①カテーテル挿入部から微生物が侵入する経路

②カテーテル内（輸液バッグや輸液ルート）から微生物が侵入する経路

③他の感染部から血液を介して微生物が侵入する経路

の3つに大別される. CRBSI予防のために, カテーテル挿入部の消毒と固定に伴うドレッシングが重要となる. 消毒薬が乾燥してから滅菌されたガーゼタイプ, またはフィルムタイプのドレッシング材を用いることが望ましい. 輸液バッグは清潔に取り扱い, 輸液バッグへのルートの接続などの際には, 清潔操作を徹底する.

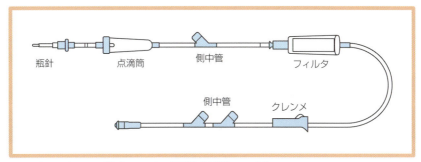

図Ⅳ-35　クローズドシステム（閉鎖式輸液ルート）

6）クローズドシステム（閉鎖式輸液ルート）

　数種類の薬剤を同時に注入できるといった利便性から今まで三方活栓が汎用されてきたが，感染予防や医療従事者の針刺し事故防止のために，クローズドシステムが採用されるようになっている．クローズドシステムは，輸液セットの内部を外気に触れない閉鎖状態に保つ構造で（**図Ⅳ-35**），混注口に特殊ゴム栓が組み込まれている．薬剤を混注するさいは，混注口を必ず70％アルコール（または10％ポビドンヨード）で消毒する．

c．輸液管理におけるルート管理

1）ヘパリンロック・生食ロック

　薬液が投与されていない間，ルート内で血液が凝固するのを予防する目的で，**カテーテルロック（ロック）**がなされる．ロックには，抗血液凝固薬であるヘパリンを生理食塩水で希釈して（ヘパリン生食水）カテーテル内に注入し，ルートを閉鎖する方法がとられる（ヘパリンロック）．末梢静脈ルートのロックには，ほとんどの場合ヘパリンが含まれていない生理食塩水のみを注入する方法が選択される（生食ロック）．ロックに必要な液量は，延長カテーテルなどの付属用具も含めた輸液ルート全体の容積の2倍量とされている．

2）生食フラッシュ

　抗がん剤など，組織侵襲度の高い薬剤が血管内にとどまると，血管壁との接触時間が延長し，血管炎（静脈炎）を引き起こすといわれている．抗がん剤による静脈炎は，血管の索状硬化をきたし，それによる上肢伸展時のつっぱり感や痛みによって，子どもを抱っこできない，家事ができないなど，日常生活に支障をきたす場合もある．このような静脈炎の予

薬剤の血管外漏出と看護ケア

　本来，血管内に投与されるべき薬剤が，注射針，輸液ラインの固定不足や患者の体動などの物理的要因，あるいは年齢，栄養状態の低下，血管が脆弱であるなどの生理学的要因により，血管外に漏出すること（点滴もれ）から周囲組織に傷害を起こすことがある．物理的要因を解消する1つの方法として注射針の固定を確実にすることが考えられるが，その方法を簡便にした留置針固定セットもある．また，血管外に漏出したさいの看護ケアとして，温罨法，冷罨法などが実施されているが，その具体的方法や効果については，あいまいであるのが現状である．今後，臨床現場での症例を蓄積し，看護実践のエビデンスが確立されることが望まれる．

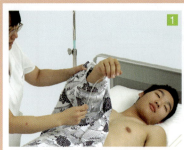 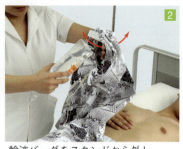 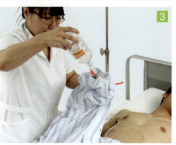

| ルート挿入側を最後に脱がせる | 輸液バッグをスタンドから外し，袖に通す | 新しい寝衣は，まず輸液バッグをルート挿入側の袖に通す |

図Ⅳ-36　輸液中の患者の寝衣交換

防，つまり血管との接触時間を短縮する目的で，薬剤注入後に生理食塩水を注入して，血管内を洗浄する方法がとられることがある．逆血してカテーテル内で血液が凝固し，血栓を形成しないよう，陽圧をかけながら（押し子を押しながら接続を外す）フラッシュ（洗浄）する．

d．輸液中の患者に対する日常生活の援助

輸液中の患者は，ルートがつながっていることにより行動が制限されるだけでなく，拘束感，違和感など精神的ストレスを感じることがある．そのため，ベッド上から自由に動けないという思いから，必要以上に安静をとる患者もいる．その一方，輸液のルートを気にせず動いてしまうことによって，ルートが抜去されたり，ルートが絡まって転倒してしまうおそれもある．輸液中はできるだけ不自由感を感じずに安全に日常生活が送れるような配慮が必要である．

1）寝衣交換

寝衣交換する場合は輸液をいったん停止し，ルートが挿入されていない側から寝衣を脱ぎ，着るさいには，ルート挿入側から始める．輸液セット類を安全に（接続が外れないように）コンパクトにまとめ，すばやく衣服を通すようにする（**図Ⅳ-36**）．臥床患者の場合のように，寝衣交換に伴い体位変換を要するときは，カテーテル類を身体の下に敷き込んだり，屈曲して閉塞してしまうことがないよう注意する．

2）清潔ケア

清潔ケア時も寝衣交換と同様，体位変換時にルートが抜去されたり，極度に屈曲することがないよう注意しながら行う．患者は行動のさいに，ルートが絡まったり長さが足りな

薬剤の配合変化

薬剤の配合において，薬剤のpHが変化したり，薬剤の化学反応によって薬液混濁や反応物の沈殿などがみられることがある．これらによって輸液ルートが閉塞したり，薬剤そのものが変化することによって期待される薬効が果たされないことがあるので注意を要する．複数の薬剤を配合するさいには，それら薬剤の配合変化について，添付文書や医療安全情報を読むなどして事前に情報を得ておく．

くなることでひっかかり感を感じると，精神的ストレスが増す．ケアのさい，患者の動く範囲を十分にアセスメントし，カテーテルがそれに見合った長さであることを確認しておく必要がある．

3) 入浴介助

輸液中に入浴する場合はカテーテルロックをし，ルート類が濡れないようビニールなどで保護しながら入浴する．入浴後も，ルート類が濡れていないことを確認し，濡れている場合は十分に水分を取っておく．

4) 移動の援助

ベッドから移動する場合は，点滴スタンドを使用する．輸液ボトルをつり下げるスタンドの高さは，立位でも使用できる高さにし，その姿勢でグリップの高さも調整する．移動のさいにはカテーテルの途中をテープやクリップで衣服にとめ，床についたりしていないことを確認する．車椅子を使用する場合は，車椅子に点滴スタンドを接続する．立位からトイレの座面や車椅子の座面に移動する場合には，カテーテルが絡まったり，敷き込んでしまったりすることがないよう配慮する．

輸血療法 ☞ p.399 の **Skill ㉞** 参照

a. 目 的

輸血とは，出血（手術や外傷）や造血能の低下（疾患）により血液の量や血液成分の機能が低下したときに，血液あるいは血液成分を静脈内に注入することによってそれを補充する療法をいう．主な目的として以下があげられる．

> ・循環血液量の回復・維持（血圧の調節，生命の維持）
> ・酸素運搬力の改善（赤血球の働き）
> ・止血機能の改善（血小板の働き）
> ・貧血の改善（ヘモグロビンの働き）

輸血療法は副作用や合併症など，リスクを伴う医療行為であり，適切になされなければ致命的な結果をまねくこともある．輸血療法に関する十分な知識，技術をもって，患者に効果的な輸血療法が安全・安楽に実施されるよう努めなければならない．

b. 輸血製剤の種類

輸血には，その目的に応じたさまざまな**血液製剤**が用いられる．

1) 全血製剤

全血製剤とは，血液の全成分に抗凝固薬を加えたもので，生鮮血（採取後4〜5時間以内），新鮮血（採取後72時間以内），保存血（採取後72時間〜21日）に分けられる．全血製剤は，大量出血時などに用いられる．

2) 血液成分製剤

血液成分製剤とは，血液から赤血球，血小板，アルブミンなどの血漿成分を分けた血液製剤をいう．その輸血療法に必要な血液成分のみを補充することにより，血液を効率よく使用できること，また，不必要な血液成分を輸血することによる**副作用**や**合併症**の発現を減らすうえでも有効である．現在，臨床ではこの成分輸血が主流となっている．

3）赤血球製剤

赤血球製剤には，ヒト赤血球濃厚液や解凍赤血球濃厚液，洗浄赤血球浮遊液などがあり，出血（急性・慢性）や貧血の補正に用いられる．

4）血小板製剤

血小板製剤は，止血をはかり，出血を阻止する目的で使用される製剤である．

5）血漿製剤

血漿製剤は，凝固因子系の是正を目的として用いられる新鮮凍結血漿（fresh frozen plasma：FFP）と，アルブミン製剤，免疫グロブリン製剤など，血漿から必要な成分を分離した血漿分画製剤に分けられる．

c．血液製剤の管理

輸血用血液製剤は，各製剤によって保存温度，有効期限が定められている．血漿製剤は，保存温度が−20℃以下，有効期限が採血後1年間とされており，融解後3時間以内に使用するよう示されている．これは，血漿のなかに不安定な凝固因子が含まれているためであり，再凍結，再使用を禁ずる根拠となっている．

d．輸血に関する検査（試験）

1）血液型の判定

輸血前の血液検査には，**ABO式血液型検査**と，**Rh式血液型検査**がある．ABO式血液型検査には，患者の赤血球からABO式血液型抗原を調べるおもて検査と，患者の血清からABO式血液型抗体を検査するうら検査がある．抗体が十分に得られない新生児以外は，両方の検査を実施し，正確かつ確実な判定を行う．

2）交差適合試験（クロスマッチテスト）

交差適合試験（クロスマッチテスト）は，患者（輸血を受ける側）の血清と血液提供者の血球を反応させる主試験と，患者の血球と血液提供者の血清を反応させる副試験を実施して，凝集や溶血が起こらない適合血液を選択する検査である．

e．輸血療法に伴う副作用・合併症

1）溶血性副作用

溶血性副作用は，輸血療法開始**直後**に発症するので，症状（胸部圧迫感，顔面紅潮，不快感，腰背部痛，血管痛，血管に沿う熱感，ショック，頻脈，発熱，血圧低下，ヘモグロビン尿）をよく観察し，早期発見に努める必要がある．

- 血液型抗体による溶血性副作用：ABO型の血液型の異なる血液製剤を使用することにより，輸血者の血液中の抗体と血液製剤中の赤血球が反応して溶血を起こす死亡率の高い副作用である．
- その他の溶血性副作用：管理が不適切（使用期限や温度，細菌汚染）な血液製剤を使用することにより，溶血性の副作用を生じることがある．

2）感染性副作用

病原体に汚染された血液の輸血による感染症を**感染性副作用**という（B型肝炎，C型肝炎，HIV，梅毒など）．出現する時期はそれぞれの病原体によって異なる．

3）輸血後移植片対宿主病（transfusion associated graft versus host disease：TA-GVHD）

輸血後移植片対宿主病は，血液製剤中に含まれる献血者由来のリンパ球が輸血者の体内

で増殖し，輸血者の組織を攻撃する免疫学的な反応で，輸血療法後1〜2週間後に起こる．症状としては，発熱や出血傾向，多臓器不全にいたる致死的な病態である．

4）非溶血性副作用

輸血療法による副作用のうち，上記1)〜3)を除いたものを**非溶血性副作用**という．原因は明らかではないが，輸血療法開始直後から輸血中に，蕁麻疹や発熱，呼吸困難や血圧低下などが発症する．

4 ● 評 価

輸液・輸血管理は，輸液・輸血療法が副作用や合併症の発現なく，安全に完了することで評価される．とくに輸液・輸血療法実施中は，**①輸液セット（ルート）の固定状況や薬液の滴下が適切になされているかどうか**，また，**②留置針刺入部位の観察**も行いながら，**③副作用の有無の確認**を行い，その予防，早期発見に努める必要がある．また，薬液・輸血製剤の準備から輸液・輸血療法の完了まで，適切な操作に基づく感染管理が重要であるので，**④輸液療法・輸血療法実施による感染症状の有無**も重要な評価の視点となる．さらに，輸液療法・輸血療法は，カテーテル留置による拘束感を生じやすいため，それを最小限にとどめながら，**⑤安全かつ安楽に，そして自立を妨げずに日常生活行動をとることができているか**についても評価する視点が大切である．

C. 実践におけるクリティカル・シンキング

演習 9 外来化学療法を受ける花山さん

38歳で夫（38歳），娘（3歳）と3人暮らしの花山さん（女性）は，急性骨髄性白血病で，現在，外来化学療法を受けている．退院後，はじめて外来にきたときに，左の前腕部に発赤，硬結，熱感が認められた．入院中のことを病棟の看護師に確認してみると，1ヵ月前の入院中に，ビンクリスチン（オンコビン）の投与を受けていたそうで，当時はまったく異変はみられなかったそうである．

Q1. この発赤，硬結，熱感の原因は何か．また，それを予防するにはどのような方法があるか．

Q2. 花山さんは今後も外来で化学療法を受ける予定でいる．化学療法施行中に注意すべきこと，また化学療法終了後，自宅に戻るさいに看護師が花山さんに伝えておくべきことは何か．

396　第Ⅳ章　基本的ニーズ充足に向けた看護技術

演習 10
輸血を受ける山田さん

　78歳で妻（70歳），長男（49歳）夫婦と4人暮らしの山田さん（男性）は，10年前から再生不良性貧血で治療を受けている．身長160.8cm，体重61kg，血液検査データ（今回の入院時）はヘモグロビン（Hb）4.2g/dL，血小板（Plt）12,000/mm^{3}であった．

Q1. 輸血の実施にあたって，必要なチェック機構はいくつあるか．また，それはどのようなタイミングで，どのような方法で実施するか．

Q2. これまでに何回か輸血療法を受けた経験のある山田さんであるが，はじめての輸血療法のさいに，家族から血液提供の申し出があった．それを看護師が受けた場合，どのように返事をすることが適切か．

[解答への視点☞ p.503]

Skill㊾ 輸液管理

目的 ▶ 輸液療法を的確かつ安全・安楽に実施する．

●必要物品
Skill㉔ 点滴静脈内注射（☞p.190）に同じ

実　施	根拠/ポイント/注意
アセスメント，実施，記録報告は，Skill㉔ 点滴静脈内注射（☞p.190）に同じ． **輸液実施中の観察ポイント** ・輸液量（残量）・輸液（滴下）速度が適切か． ・輸液ライン（ルート）が確保されているか：折れ曲がりや接続のゆるみがないか，三方活栓のフックの向きが適切か，血液の凝固塊や気泡（エア）がないか，など． ・ルートの長さは適切か，絡まりはないか． ・副作用・合併症の有無．	▶点滴セットのカテーテルについては，患者の活動性を考慮しつつ，安全が保たれる長さにし，患者に拘束感をもたらさない長さを考慮する．

輸液ポンプの操作

輸液ポンプは長期間の連続投与に適している．

種　類
- 流量制御型：流量を入力すると押し出す量を積算する．
- 滴数制御型：滴数を数え，設定流量に等しくなるようポンプを制御する．

装着手順
❶点滴スタンドに輸液ポンプを取りつける．
❷輸液ポンプの電源コードをコンセントにつなぐ．
❸電源ボタンを押す．
❹輸液ポンプの扉を開け，ルート内に輸液が満たされた輸液セットを，カテーテルがたるまないようにセットし，扉をしっかり閉める．輸液セットは輸液ポンプメーカーが指定しているものを使用する．
❺指示箋を確認し，予定総量と時間流量を設定する．
❻クレンメを開けて確認する．
❼患者に説明する．
❽開始ボタンを押して輸液を開始する．
❾しばらく観察して滴下する．

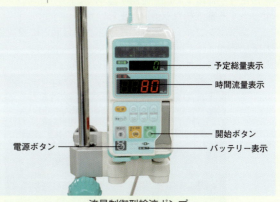

流量制御型輸液ポンプ

確認事項
- 電源の確保：電源コードの差し込み，電源オンを確実に行う．移動時に用いるバッテリーの充電状況も確認しておく．
- ルートのセットを確実にする：セットする輸液剤やルートが正しいか，確実に接続されているか確認する．
- 輸液ポンプの作動状況，滴下状況を確認する．

- 滴下筒への滴下とポンプの設定を確認するとともに，ルートのねじれなどをみる．
- 輸液ポンプについては機器本体，滴下センサー，電源コード類の破損の有無を確認しておく．
- 薬剤が血管外に漏出している場合もあるので，機器のチェックだけでなく，刺入部の観察（発赤，腫脹，熱感，疼痛，出血，皮膚の色調変化，自覚症状の有無）は怠らない．
- ポンプを取り外すときは，クレンメ，三方活栓が閉じられていることを確認する．
- 流量の設定を確実にする．
- アラームが鳴ったときは，気泡混入や管内閉塞などの原因を確かめ対処する．

注意 クレンメを閉じないままポンプを取り外そうとすると，フリーフロー*1 が起こり，大変危険である．

シリンジポンプの使用方法

❶電源コードの差し込み，電源オンを確実に行う．移動時に用いるバッテリーの充電状況も確認しておく．
❷シリンジをセットする．押し子とスライダーに隙間をつくらず，フランジがフランジスリットに確実に収まるようにする．
❸流量を設定する．
❹輸液投与前に以下の点を確認する．
- セットする輸液剤やラインが正しいか．
- シリンジポンプが，患者側の接続部と同じ高さに設置されているか．
- ルートが開放されているか．

注意 使用するポンプが指定するシリンジを使う．

注意 サイフォニング現象*2 に注意する．
注意 三方活栓の閉鎖によってアラームが鳴っても，そのまま三方活栓を開放するとフリーフロー*1 を起こすので行わない．

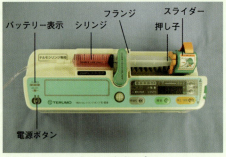

シリンジポンプ

---

*1 フリーフロー：輸液ポンプやシリンジポンプに輸液セットを接続して輸液療法を行う場合，セットのクレンメは全開にして使用するため，ポンプからセットを外したり，交換する場合に，クレンメを閉じないまま行うと，全開状態で薬液が大量に滴下投与されてしまうことになる．これをフリーフローという．フリーフローが起こるのを防ぐためには，輸液セットをポンプから外したり，交換するさいには，必ずクレンメを閉じてから行うようにする必要がある．

*2 サイフォニング現象：シリンジポンプは，その位置が患者側の接続部よりも高い位置になり，かつシリンジの押し子が正しく固定されていないと，その高低落差で薬液が大量に注入されるサイフォニング現象が起こるので注意が必要である．予防策としては，①高低落差のない状態でシリンジポンプを使用すること，②ポンプへシリンジを確実にセットすることである．

Skill (54) 輸血管理

目的 ▶ 輸血療法を的確かつ安全・安楽に実施する.

●必要物品

①指示された血液製剤（血液バッグ） ②輸血用点滴セット ③静脈内留置針 ④点滴スタンド ⑤アルコール綿 ⑥輸血伝票（交差適合試験適合票） ⑦手袋 ⑧駆血帯 ⑨肘枕 ⑩滅菌ポリウレタンフィルムドレッシング材 ⑪速乾性手指消毒薬

アセスメント	根拠/ポイント/注意
輸血歴 与薬のさいの共通アセスメント事項（☞p.168）に加え，過去の輸血歴およびそのときの状態（副作用の有無）について把握しておく.	
血液バッグの取り出しについて ・クロスマッチテスト（交差適合試験）を行っておく. ・搬出者と輸血部門スタッフで，輸血伝票と実物を照らし合わせて確認する.	
・患者氏名，血液型，輸血の種類，単位規格（量），血液製造番号，有効期限を確認する.	注意 同姓同名のケースもあるため，ID，生年月日，年齢も確認する.

実　施	根拠/ポイント/注意
❶患者を確認（リストバンド，患者自身から名前をフルネームで言ってもらう）し，輸血を行うことを説明する．また輸血療法実施の承諾を得る.	
❷照合を行う. a）輸血を指示した医師と輸血を介助する看護師で，患者氏名，血液型検査結果と輸血伝票を照合・確認する. b）輸血伝票と実物について，患者氏名，血液型，輸血の種類，単位規格（量），血液製造番号，有効期限を声を出して照合し，確認する. c）血液バッグの異常（色調の変化，凝集塊，バッグの破損など）の有無を確認する. d）確認後，医師は輸血伝票にサインする.	
❸患者の準備を整える. a）排泄を済ませておく. b）刺入部位に応じて，タオルケットなどで不必要な露出を避け，保温に努める. c）バイタルサインズをチェックし，異常がある場合には医師に報告し，指示を確認する.	
❹穿刺の準備をする. a）血液製剤と輸血用点滴セットをつなぐ. ・製剤のキャップを取る. ・点滴セットの針を刺し込む. b）医師が静脈内留置針を患者の静脈内に刺入するのを介助する. c）静脈内留置針に輸血用点滴セットを接続し，滅菌フィルムドレッシング材で穿刺部を固定する.	
❺輸血の開始. a）血液製剤を点滴スタンドにつり，点滴のクレンメを静かに開く. b）指示された量の滴下数に調節する. ・使用する輸血セットの滴下数を必ず確認する. ・輸血速度は成人の場合，一般的に，開始後10～15分	

間は 1 mL/分とし，変化がなければ 5 mL/分または予定速度とする．
- 通常 1 単位の輸血は 1 ～ 1.5 時間で終了させるが，速度調節は必ず医師の指示を受ける．
    c）異常が生じたら，ただちに輸血を中止し，医師に報告し，指示を確認する（輸血ルートは残しておく）．
❻患者の状態を観察する．
- バイタルサインズ　・一般状態
- ルートトラブル（屈曲，閉塞，接続部のゆるみ，外れ）がないか確認する．
- 副作用症状の発現　・穿刺部位　・滴下状況
❼輸血開始後最低 10 分間は患者の状態に変化がないか観察をする．その後は 15 分間隔で訪室し，確認する．
❽ナースコールを必ず患者の手元に置き，異変を感じたらすぐに押すよう説明する．
❾輸血の終了．
    a）指示量の輸血が終了したら，生理食塩水でセット内に残っている血液が静脈内に入るまでフラッシュする．
    b）針を抜去する．
    c）終了した血液バッグは再度，患者氏名，血液型，交差適合試験の番号を確認する．
❿体位やかけ物を整える．
⓫バイタルサインズ，一般状態を確認する．
⓬後片づけを行う．
    a）使用物品などを廃棄，洗浄，消毒する．
    b）手を洗う．

注意 輸血による副作用のうち，もっとも即時的に生命にかかわってくるものは開始後 10 分以内に発症する．はじめの 10 分間の観察が重要である．

副作用

副作用が出現した場合には，使用した血液の番号，輸血量，副作用の症状を必ず記録する．

観察のポイント

- 血管に沿った温感，熱感，疼痛，発疹
- 瘙痒感
- 血圧低下
- 顔面紅潮
- 口唇周囲の違和感
- 頭痛
- 腰部・腹部の疼痛
- 悪心・嘔吐
- 悪寒
- 失禁
- 胸内絞扼感
- 苦悶感
- 呼吸困難
- 喘息様発作
- 頻脈
- 多呼吸

記録・報告

- 交差適合試験番号　・輸血開始・終了時間　・輸血製剤の種類　・量（単位数）
- 輸血前・中・後（輸血終了 1 ～ 2 時間後，5 ～ 6 時間後）の患者の状態（副作用出現の有無）
- 実施者のサイン

学習課題

1. 輸液療法の適応を 5 つ挙げてみよう
2. 輸血実施前の検査項目を挙げてみよう
3. 輸液療法実施のさい，副作用を早期に発見するためのアセスメント項目について考えてみよう
4. 輸液療法施行中に，患者から排泄のためにトイレに行きたいと訴えがあった．そのさい，看護師のあなたはどういう点に気をつけるか考えてみよう
5. 輸血の副作用とその症状を挙げてみよう

10 排　尿

この節で学ぶこと

1. 排尿にかかわる器官の形態と機能をふまえ，排尿のメカニズムを理解する
2. 排尿に影響を与える要因や，排尿のアセスメント項目およびアセスメントの方法を理解する
3. 排尿に関する看護上の問題と，排尿にかかわる援助方法を理解する
4. 排尿に関する看護上の問題に介入した成果を判断する視点を理解する

A. 基礎知識

　私たちは，自分の意思で1日に4〜6回トイレで排尿するが，疾患や障害，加齢による変化により一時的もしくは永続的に，排尿回数や尿量の異常が起こったり，トイレで自立して排尿することが困難になる場合がある．

　排尿には，血液中から尿素，尿酸，クレアチニンや余分な水分・電解質を取り去り，尿として排泄することで，**内部環境を維持する**働きがある．さらに，トイレでの自立した排尿は，社会生活上，また個人の尊厳を維持するうえでも大切な生活行動である．排尿に関する問題は羞恥心を伴うため，全人的な問題としてとらえ，患者の尊厳を守りながら看護を実践することが大切である．

1 ● 泌尿器系の形態と機能（図Ⅳ-37）

a. 腎　臓

　腎臓は，脊柱の左右に位置し（T12〜L3），200万個以上ある**ネフロン**で尿は生成される．ネフロンの糸球体では，150 L/日の**原尿**が生成されるが，身体に必要な水分，グルコース，アミノ酸，電解質などは，尿細管で99%再吸収され，1日に排泄される尿量は1〜1.5 L程度である．

b. 尿　管

　腎臓に続く**尿管**は，30 cmほどの平滑筋の管で，膀胱の後ろから膀胱壁を斜めに貫く．尿管口につく粘膜のふたや，尿管の下1/3にある尿管鞘によって，膀胱収縮時も尿の尿管への逆流は防止される．

c. 膀　胱

　膀胱は，平滑筋を主体とする袋で，粘膜は容積の変化に対応できる**移行上皮細胞**からなる．膀胱体部は排尿時に強く収縮し，排尿筋とよばれる．排尿筋収縮時も左右の尿管口と内尿道口を結んだ**膀胱三角部**は収縮せず，尿を尿道に導く漏斗の働きをし，膀胱内の尿をすべて排出する．

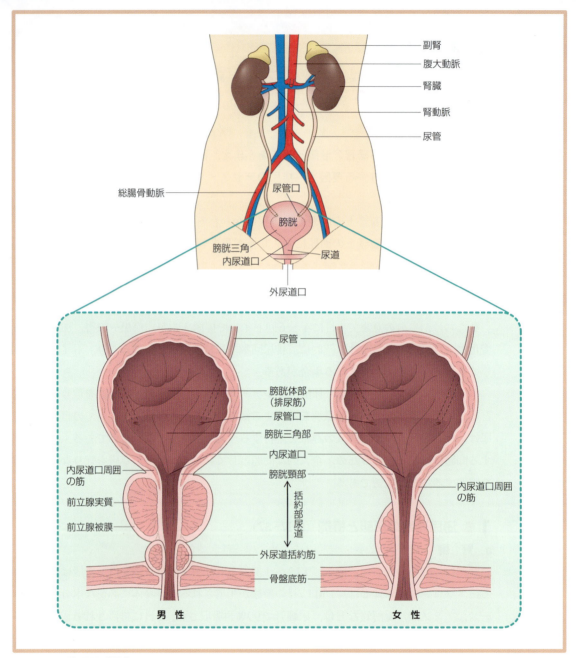

図IV-37 泌尿器系器官

d. 尿道

　尿道は，内尿道口から外尿道口に続く平滑筋の管（男性18〜20 cm，女性3〜4 cm）で，骨盤底筋の高さで横紋筋である外尿道括約筋が取り囲む．

2 ● 蓄尿・排尿のメカニズム

　蓄尿時，膀胱は弛緩して容積を増し，内尿道口は収縮する．反対に排尿時，膀胱は収縮し，内尿道口は弛緩する．蓄尿・排尿時の膀胱容量と膀胱内圧の関係を図IV-38に示す．

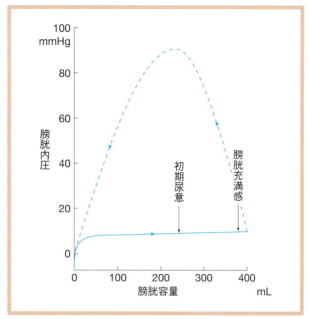

図Ⅳ-38 膀胱の容量と内圧の関係
実線は蓄尿期，点線は排尿期を示す．容量が400 mLのところで排尿が起こり，内圧は90 mmHgに達している．排尿後は，容量は0 mLになり，残尿が生じなかったことを示す．
[小幡邦彦，外山敬介，高田明和ほか：新生理学，第4版，p.493，文光堂，2003より引用]

蓄尿・排尿のメカニズムは，神経性の調節によって行われる．

a．蓄尿のメカニズム
1）蓄尿開始時
尿がたまってきた刺激は，膀胱壁の伸展受容器で感知され，骨盤神経（副交感神経）を介して，仙髄（S2～4）の膀胱反射中枢に伝わる．すると反射的に腰髄（L1～3）から出る下腹神経（交感神経性）が興奮し，さらなる蓄尿のために膀胱を弛緩させ，内尿道口周囲の筋を収縮する（**図Ⅳ-39①**）．

2）蓄尿時
尿がたまるにつれて膀胱が弛緩するため，膀胱内圧の上昇はゆるやかで，すぐには尿意を感じず，おおよそ150～200 mL以上の蓄尿で尿意を感じ始める．尿意を感じても，大脳からの排尿抑制指令が陰部神経（体性神経）を介して随意筋である外尿道括約筋を強く収縮させ，尿がもれることはない（**図Ⅳ-39②**）．

b．排尿のメカニズム
最大尿量（400～500 mL）に近づくと膀胱内圧は急激に上昇し，骨盤神経（副交感神経）が興奮し，大脳皮質感覚野で強い尿意を引き起こす．さらに脳幹の**排尿中枢**からの排尿の指令が骨盤神経（副交感神経）の遠心性神経を興奮させ，膀胱の収縮と内尿道口周囲の筋の弛緩を起こす．しかし実際の排尿は，排泄の準備が整い，陰部神経を介して意識的に外尿道括約筋を弛緩させるまで抑制される（**図Ⅳ-39③**）．

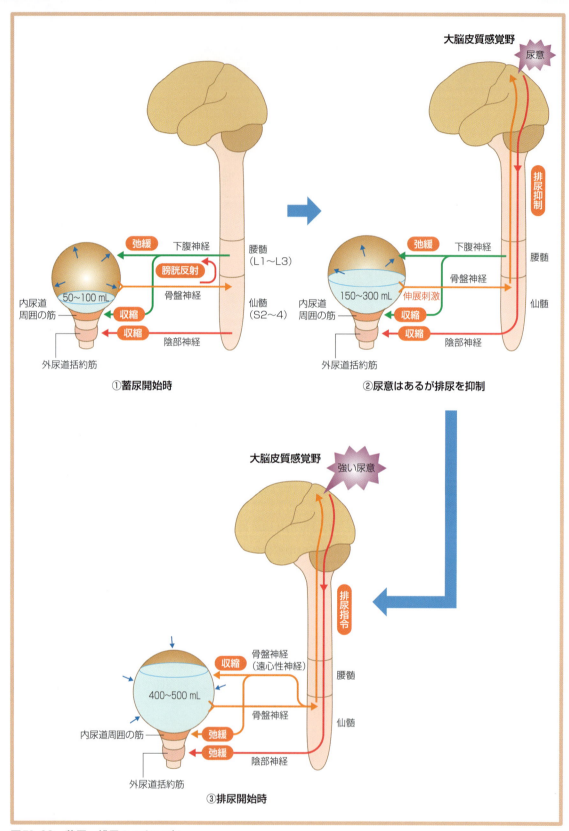

図Ⅳ-39 蓄尿・排尿のメカニズム

3 ● 排尿に影響する要因

a. 発達要因

　随意的な排尿抑制は，3～4歳ごろから可能になる．高齢期は，**糸球体濾過機能**や尿細管再吸収機能の低下，抗利尿ホルモンの分泌低下により排尿回数が増えたり，骨盤底筋の脆弱化や外尿道括約筋の収縮力の低下，前立腺肥大などにより，尿もれが起こりやすくなる．

b. 生活要因

①**水分摂取**：多量の水分摂取は，尿量を増加させる．また，カフェイン，アルコールも血管を拡張させ尿量の増加をきたす．反対に脱水傾向では，尿量は減少する．

②**運動**：運動による骨格筋への血流増加は，腎血流量を低下させるといわれる．また，交感神経活動の亢進は，排尿に必要な副交感神経活動を抑制すると考えられる．

③**ストレス負荷**：不安や緊張により頻尿傾向となったり，反対に排尿しにくくなったりする．

④**出産後の骨盤底筋群の筋力低下など**：腹圧性尿失禁を引き起こしやすく，妊娠や腹部の腫瘤，ひどい便秘により膀胱が圧迫され，頻尿をきたすことがある．

c. 環境要因

①**気温・室温**：寒冷な環境では，皮膚血管が収縮し，代償的に腎血流量が増加するため尿量が増える．高温下では，発汗による細胞外液の減少により，尿の再吸収が促進し尿量は減少する．

②**時間帯**：夜間は，抗利尿ホルモン分泌が亢進し尿量は減少する．また，夜間に膀胱が充満したと中枢が感じる容量は，日中に比べて30～50％大きいことがわかっている．

③**トイレの環境**：トイレまでの障壁や不慣れなまたは不衛生なトイレなどは，排泄をがまんさせる．

d. 病態・治療関連要因

①**膀胱疾患**：膀胱炎では，膀胱の過敏状態を引き起こし頻尿となる．また，膀胱腫瘍による膀胱容量の減少は，蓄尿障害を引き起こす．

②**前立腺疾患・子宮疾患**：前立腺肥大や子宮筋腫による尿管や膀胱の圧迫などは排尿障害や蓄尿障害の原因となる．

③**治療**：前立腺摘出，骨盤内広範切除などの手術後や脊椎麻酔後，また薬物により，排尿は影響を受ける．

　なお，脳脊髄障害やアルツハイマー病などの進行性認知症でも，尿意の喪失や尿意を認知する能力が障害される．

4 ● 排尿機能における異常

①**回数異常**：排尿回数が1日10回以上に増加する場合を**頻尿**，夜間の回数が2～3回以上の場合を**夜間頻尿**という．回数の極端に少ない場合を**希尿**という．

②**尿量異常**：1日2,500 mL以上の尿量を**多尿**，尿量が400 mL以下を**乏尿**，100 mL以下を**無尿**という．代謝産物の排泄には，1日400 mL以上の尿量を必要とする．

③排尿困難：残尿や排尿に努力を要する場合を排尿困難という．開始までに時間がかかる場合を**遷延性排尿**，終了までの時間がかかる場合を**苒延性排尿**という．

④残尿感：排尿直後も膀胱内に尿が残っている感覚を残尿感といい，膀胱が空でも残った感じがする場合と，実際に膀胱内に相当量の尿が残っている場合がある．

⑤尿　閉：膀胱内の尿を排泄できない状態．まったく排尿できない**完全尿閉**と，少量排尿がある**不完全尿閉**がある．強い苦痛をもたらし，緊急に導尿などの処置が必要となる．

⑥尿失禁：国際尿禁制学会では尿が不随意にもれる状態を**遺尿**とし，遺尿が社会ないし衛生的に問題があり，それを他覚的に認めうる状態を**尿失禁**と定義している．尿失禁の分類を次に示す．

尿失禁の分類

1. 機能性尿失禁

排尿を自制できる人が，日常生活動作の低下により，間に合うようにトイレに行ったり，排泄にかかわる行動をとることができないために失禁したり，認知症によりトイレ以外の場所で失禁してしまう状況．

2. 溢流性尿失禁

尿閉のときにみられる．残尿量の増大により膀胱内圧が高まり，ついに尿がもれ出てきてしまう状況．

3. 切迫性尿失禁

突然の強い尿意の直後に，不随意の尿排出がある状況．大脳の排尿中枢障害により排尿抑制ができない場合や，膀胱の異常収縮が原因となる．

4. 腹圧性尿失禁

努責（怒責）や労作時，咳嗽やくしゃみをしたときなど腹圧がかかったさいに不随意に生じる尿の排出．中高齢の女性に多く，骨盤底筋の脆弱化により，膀胱頸部や尿道の緊張が低下することによる．

5. 反射性尿失禁

尿意や膀胱充満感を感じることなく，一定の膀胱容量に達したときに反射的に不随意に起こる尿の排出．脊髄損傷や脳腫瘍，脊髄腫瘍などで起こる．

6. 完全尿失禁

尿道の機能不全があり膀胱に尿がたまらないまま，持続的に予測できない尿の排出がある状況．

B. 看護実践の展開

1 ● アセスメント（表Ⅳ-38）

a. 問　診

排尿パターンや影響要因の有無などを問診し，正常から逸脱している場合は，蓄尿と排尿のどちらに問題があるかを予測しながらアセスメントする．さらに排尿にかかわる行動がどの程度自立しているかについてもたずねる．

b. フィジカルアセスメント

1）触　診

①膀胱内に多量に尿がたまった状態では，膀胱底が恥骨上縁より上方に位置し，膨らみ

表Ⅳ-38　排尿に関するアセスメント項目

	主な観察項目		アセスメント内容
	客観的情報	主観的情報	
排尿パターンおよび排尿障害の有無	・1日の尿量，1回尿量・回数 ・尿の性状（色，混濁，においの他，一般尿検査の結果や尿成分の分析・定量，細菌検査の結果） ・尿意の有無と発現の仕方 ・尿線，尿の勢い・きれ ・排尿までの時間，排尿にかかる時間	・残尿感 ・排尿時痛 ・尿もれ等の訴え ・普段の排泄習慣	・回数異常（頻尿，夜間頻尿，希尿） ・尿量異常（多尿，乏尿，無尿） ・排尿困難感（残尿感，排尿時痛，遷延性排尿，再延性排尿） ・泌尿器系疾患・尿路感染症の有無 ・尿失禁の有無と分類
排尿に影響する要因	・発達要因（年齢） ・生活要因（水分摂取量，ストレスの負荷等） ・環境要因（気温・湿度，トイレ環境等） ・病態・治療関連因子（膀胱，前立腺，子宮等の疾患や手術・薬物療法の影響，進行性認知症等）	・ストレスの程度 ・トイレ環境や排泄に対する考え・訴え等	・排尿行動や排尿に影響を与える要因の有無と程度 ・排泄行動に対する認知機能
全身状態およびセルフケア状況	・排泄行動前後のバイタルサインズの変化や表情・顔色，意識レベル等 ・トイレまでの移動・排泄に関わる行動のセルフケア能力 ・治療上の行動・体位制限	・疲労感，呼吸苦や胸痛等の有無 ・普段の排泄行動 ・排泄行動に対する意識 ・体動時の関節の動かしにくさや疼痛の訴え	・呼吸・循環器系への負荷 ・排泄に関わるセルフケア能力 ・トイレでの排尿や自立した排尿行動への意欲

が認められ，やや硬く触知される．膀胱が充満すると，打診音は低く鈍い音となる．

②腎臓の触診は，臥床した患者の第12肋骨真下を背中側と腹部側から両手ではさむようにし，患者に深呼吸をさせると同時に，背中に入れた手を押し上げ，上腹部に当てた手を深く差し込む．通常腎臓は触知されず，水腎症や腎臓の悪性腫瘍などの場合に触知される．

③女性の尿道口は，周囲の粘膜と同色で分泌物はない．男性の尿道口は，亀頭の中心やや下で分泌物はない．

④前立腺は，肛門より示指を入れる直腸診で，直腸前壁を介して，クルミ大の前立腺の後面を正常成人男性でも触れることができる．前立腺肥大症では，表面が平滑で弾性のある丸みをおびた腫大した前立腺に触れ，前立腺癌が進行した場合には，表面が固く不整な腫瘤を触知する．

c. 検査データ

　一般尿検査（性状，比重，pH，潜血，蛋白，糖，沈渣），尿成分の分析・定量，細菌検査などの結果をアセスメントする．看護師は，肉眼的な性状観察や，試験紙・測定用具を用いた検査を行う．検体として**24時間尿**[*]を用いる場合は，開始時間の尿は捨て，終了時間の尿を蓄尿する．尿検査に関する基準値を**表Ⅳ-39**に示す．

---

[*] 24時間尿：1日に排尿した尿の全量を蓄尿したものを24時間尿という．正確な1日の排尿量を知るため，また尿中に含まれる電解質やホルモン，クレアチニンなどの窒素排泄物の1日の総量を定量的に測定することを目的に蓄尿される．

表Ⅳ-39　尿検査

項　目	基準値	項　目	基準値
尿比重	1.010 ～ 1.025	細　菌	陰性（－）
潜　血	陰性（－）	pH	5 ～ 7
尿　糖	定性：陰性（－） 定量：1 g/日以下	ケトン体	陰性（－）
		尿蛋白	定性：陰性（－） 定量：100 ～ 150 mg/日以下
尿沈渣	赤血球：1視野5個以内 白血球：1視野5個以内 円柱細胞：陰性（－） 上皮細胞：1視野少数 結晶成分：1視野少量	細胞診	class Ⅰ：異型細胞が認められない場合 または class Ⅱ：異型細胞を認めるが，悪性の疑いがない場合
ビリルビン	定性：陰性（－） 定量：0.05 mg/dL以下	ウロビリノーゲン	弱陽性（±）

2 ● 看護診断（看護上の問題・ニーズ）

排尿に障害が生じた状態として，以下の看護診断があげられる．

①**尿を排泄する機能が障害される状態（排尿障害）**：排尿困難，頻回の排尿，遅延性排尿，尿失禁など．

②**自立して排泄を行うことができない状態**：排泄セルフケア不足．

3 ● 計画立案・実施

目標/成果

目標は個別の問題に対して立案される．ここでは一般的な目標例を挙げる．

①**排尿障害の症状が軽減もしくは消失する．**

②**自立度に応じて，排泄セルフケア能力が増す．**

実　施

羞恥心（しゅうちしん）への配慮を欠かさず，できるだけリラックスできるよう環境調整する．尿失禁がある場合は，長時間放置すると尿臭が強くなり，皮膚・粘膜の汚染は尿路感染の危険性を高めるため，頻回に下着・オムツを交換し，陰部の清潔に努める．

a．排泄のセルフケア不足に対する看護

排尿介助　☞ p.414 の Skill (55) 参照

排尿介助は，排泄に関するセルフケア能力が低下している患者，たとえば床上安静が必要な患者や意識障害のある患者，あるいは排尿障害のある患者や排泄行動に障害のある患者などに対して，尿器（**図Ⅳ-40**）や便器，装着型（コンドーム型）集尿器，オムツ，ポータブルトイレを用いて尿を排出させるための技術である．オムツ使用は排泄に関する自立度を低下させる要因ともなるため，使用の判断は慎重に行う．

b．尿失禁に対する看護

トイレ介助と排尿誘導

トイレ介助では，排尿に伴う一連の行為の不足部分を補う．またトイレ誘導が必要な

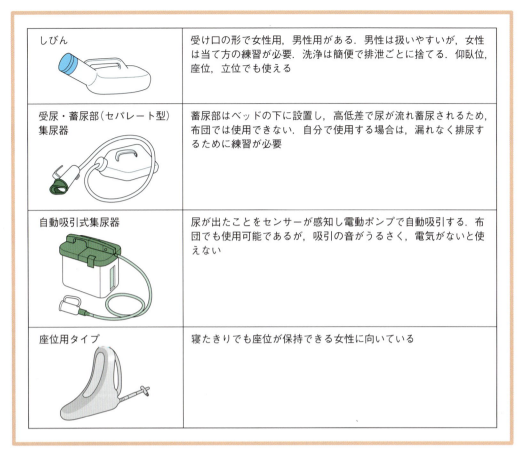

しびん	受け口の形で女性用，男性用がある．男性は扱いやすいが，女性は当て方の練習が必要．洗浄は簡便で排泄ごとに捨てる．仰臥位，座位，立位でも使える
受尿・蓄尿部（セパレート型）集尿器	蓄尿部はベッドの下に設置し，高低差で尿が流れ蓄尿されるため，布団では使用できない．自分で使用する場合は，漏れなく排尿するために練習が必要
自動吸引式集尿器	尿が出たことをセンサーが感知し電動ポンプで自動吸引する．布団でも使用可能であるが，吸引の音がうるさく，電気がないと使えない
座位用タイプ	寝たきりでも座位が保持できる女性に向いている

図Ⅳ-40 尿器の種類と特徴

場合は，排尿記録をつけて排尿パターンを把握して行うか，4〜6時間ごとにトイレへ誘導する（4〜6時間ごとの排尿は，たとえ膀胱内に細菌が侵入しても，膀胱内の細菌は尿とともに排泄され，感染の可能性は低い）．失禁を恐れてオムツを着用する患者があるが，尿とりパッドやポータブルトイレを利用して排泄の自立を促す．トイレ介助・誘導では，以下のような点に留意する．

1. 車椅子・歩行器使用など，患者に合った移動方法の選択．
2. 移動時間を考え，尿意を感じたら早めにナースコールをしてもらう．
3. 着脱しやすい衣服を着用し，セルフケア能力の向上を目指す．

 コラム **尿検体の採取方法**

外尿道口周囲の細菌や白血球の混入を避けるため最初に排尿した尿は捨て，中間尿を採取する．細菌検査を目的とする場合は導尿で採取するか，外陰部を消毒綿で清拭したあと中間尿を採取する（女性の場合は陰唇を開いて排尿する）．新鮮尿も時間がたつと蒸発，酸化，細菌や粉塵の混入などにより性状が変化するため，できるだけ早く検査室へ提出する．

4. 環境内の障壁を取り除き，安全策を講じる．1人で移動することがないよう説明する．患者を1人にする場合は，ナースコールの使い方を説明し，頻回に様子をみにいく．

オムツの使用　☞ p.415 の　Skill 56 参照

オムツの使用は，患者の自尊心や自立度を低下させる可能性に加え，蒸れ・かゆみなどの不快感の誘発，陰部・殿部のよごれや皮膚のただれ・褥瘡，尿路感染などを引き起こす危険性があるため慎重に判断し，使用する場合は患者・家族に説明を行う．少量の尿もれには高吸収パッドの使用や失禁パンツの利用を考える．

オムツを使用した場合は，排尿からの時間が経過すると患者が不快であるばかりでなく，細菌増殖や尿のpHがアルカリ性に傾くことにより皮膚への刺激が強くなるため，排尿後すみやかにオムツを交換することが必要である．

1）オムツの種類・選択方法

①オムツは病院で一般的に利用されている使い捨て紙オムツ（テープタイプ，パンツタイプ），尿とりパッドのほか，再利用が可能なオムツカバーと布オムツ，オムツカバーと高吸収紙パッドを併用したものがある．また消臭効果の高い紙オムツも開発されている．経済性・活動性・1回尿量などから患者に適したものを選択する．

②紙オムツのサイズ（SS～LL）は，テープタイプは殿部，パンツタイプはウエストの位置で決定する．

③尿もれ防止のためには，テープタイプ・パンツタイプそれぞれにあった尿もれパッドを使用する．

c．残尿や尿閉のある患者の看護

排尿誘発

膀胱収縮が弱く残尿がある患者の場合，恥骨上部を下方に向かって圧迫しながら腹圧をかけて排尿を促す．これを用手圧迫排尿という．自然排尿を促すために，できるだけ普段の排泄姿勢をとらせたり，リラックスした環境を整えるとともに微温湯を陰部にかけたり，水の流れる音を聞かせる方法がある．

導　尿　☞ p.417 ～の　Skill 57 58 参照

導尿とは，自力で排泄することが困難であったり，排尿後も残尿が認められる場合に，尿道口から膀胱内に無菌的にカテーテルを挿入して，膀胱内の尿を排出させることをいう．

導尿のうち，一時的に尿を排出する場合を一時的導尿（清潔間欠導尿，clean intermittent catheterization：CIC）といい，患者が行う場合を清潔間欠自己導尿（clean intermittent self-catheterization：CISC）という．500 mL以上の残尿による膀胱壁の慢性的な過伸展は，粘膜の血流障害を起こし，感染に対して抵抗力を弱めてしまうため，3～4時間ごとの導尿が必要となる．

泌尿器系術後の創部の安静保持のためや厳密な水分出納管理が必要な場合などには，膀胱内にカテーテルを留置し，持続的に尿を排出する持続的導尿（留置カテーテル法）が行

われる.

導尿は医師の指示を受け看護師が実施する．羞恥心を考え，導尿は同性の医師や看護師が行うことが望ましい.

1）導尿に伴う二次的問題と対処

導尿により以下のような二次的問題が起こる危険性がある.

（1）尿路感染

尿路感染の機会は，カテーテル挿入時，持続的導尿においてカテーテルとバッグの接続部を外したとき，バッグの排液口からの侵入などである．カテーテル挿入部より下の残尿は細菌の培地となる．予防のため，滅菌資材を用いた厳重な無菌操作をする.

持続的導尿が1ヵ月を超えると，カテーテルの材質や管理方法にかかわらず100％に尿路感染が認められると報告されている．以前は，尿路感染を防止する目的で，生理食塩水や抗生物質を用いた膀胱洗浄が行われていたが，有効性が明らかでないことから，現在では実施されなくなってきている[1].

尿を酸性に傾ける効果のあるクランベリージュースの飲用が，尿路感染を予防するとの報告もある.

（2）粘膜損傷

カテーテルサイズが不適切だったり，尿道狭窄があるさいの無理な挿入は，尿道粘膜の損傷をきたす．出血があればカテーテルを抜去し医師に連絡する.

（3）膀胱結石

長期臥床患者が持続的導尿を行っている場合，尿中浮遊物がカテーテル周囲に結晶化し，膀胱結石が生じることがある．また，尿路感染がある場合，尿がアルカリ化することで結石ができやすくなる．予防として，1日2,500 mL以上の水分摂取や，尿中浮遊物がつきにくいシリコンコーティングのカテーテルを用いる.

（4）膀胱の萎縮

長期の持続的導尿は膀胱自体が萎縮してしまうことがある．したがって，持続的導尿の期間はできるだけ短期間にすることが望ましい.

膀胱洗浄 ☞ p.422 の **Skill 59** 参照

留置カテーテル中であるにもかかわらず尿意切迫や膀胱充満感がある場合，また尿量の低下がありカテーテルの閉塞が考えられる場合は，カテーテルをしごいてみる（ミルキング）.

改善しない場合には，医師の指示で膀胱内の異物や血塊を除去することを目的に生理食塩水を用いて膀胱内を洗浄する場合がある．閉塞の危険性が高い泌尿器科系の手術後は，3 wayカテーテルを用いた持続膀胱洗浄が行われる.

d．腹圧性尿失禁に対する看護

腹圧性尿失禁は，骨盤底筋群や外尿道括約筋の脆弱化に伴って起きるため，横紋筋であるこれらの筋を随意的に収縮させて筋肉を強化する骨盤底筋群体操（骨盤底筋訓練法）が症状を改善させるとして推奨されている．骨盤底筋群強化の訓練は，正しい方法を習得することと，毎日続けることが重要である．完治率は高くはないが，50～90％に効果があ

るといわれており，訓練を継続できるよう患者を動機づけ，達成しやすい目標を設定し，効果を確認しながら支えていく．

4 ● 評　価

　排尿の援助については，目標に照らし合わせて，どの程度達成できているか評価することが大切である．評価の視点としては，①正常な排尿の状態に戻る，もしくは近づいているか，②新たな排尿行動を獲得し，安全・安楽な方法で排泄に関するセルフケア能力が増しているか，③排尿障害を軽減・改善するために必要な行動がとれているか，④尿路感染症を起こしていないか，⑤排尿の不安や悩みが軽減し，満足感や自己価値が増し，その人らしく社会のなかで生活できているかなどである．

コラム　基礎看護技術から発展した臨床現場の実際③
──カテーテル，蓄尿バッグの種類・材質

1. カテーテル

　導尿カテーテルには，一時的導尿に用いるネラトンカテーテル英式6〜8 Fr[*]と持続的導尿に用いるフォーリーカテーテル（バルーンカテーテル）14〜22 Frなどがあり，小児は6〜10 Fr，成人は12 Fr以上を使用する．サイズを選択する場合は，粘膜損傷と尿路感染を防止するため，できるだけ細いものを選ぶ．長期間使用の材質としては，ラテックスゴムの表面に親水性素材をコーティングしたものが刺激が少なく適している．シリコンコーティングのカテーテルは，内腔が広いため閉塞や結石の形成が少ないが，尿道粘膜への刺激が強いという欠点がある．［*Fr（フレンチ）：フランス式で太さを表す単位．1 Fr = 1/3 mm］

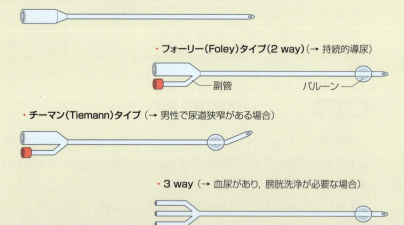

・ネラトンタイプ（→ 一時的導尿）

・フォーリー(Foley)タイプ(2 way)（→ 持続的導尿）
　副管　　　バルーン

・チーマン(Tiemann)タイプ（→ 男性で尿道狭窄がある場合）

・3 way（→ 血尿があり，膀胱洗浄が必要な場合）

● フォーリーカテーテルのバルーンの膨らみ

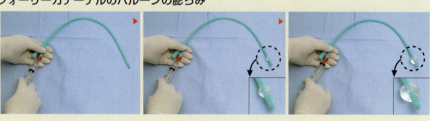

2. 蓄尿バッグ

閉鎖式蓄尿には，尿量，身体機能，服装，日常生活に応じ，下肢に固定できるレッグバッグや腰に固定できるウエストポーチ型のバッグなどがある．

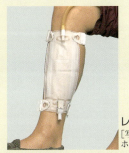
レッグバッグ
[写真提供：ホリスター]

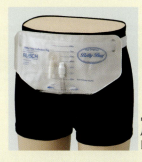
ウエストポーチ型バッグ
[写真提供：アムコ]

感染防止のため，蓄尿バッグとフォーリーカテーテルがあらかじめ連結され，導尿セットを含めて包装されている完全閉鎖式尿道カテーテルを使用することが推奨されている．導尿実施時の感染経路を遮断し，手技も簡略化される．

動画 08

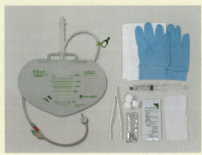
完全閉鎖式尿道カテーテル
[写真提供：メディコン]

C. 実践におけるクリティカル・シンキング

演習 11　残尿のある鈴木さんへのケア

大腿骨骨折術後1日目の鈴木さん（76歳，女性）は，痛み止めを使用しているが，体を動かす際に痛みを訴えることがある．術中に挿入した持続的導尿のカテーテルは午前中に抜けた．午後になりカテーテル抜去後初めて尿意を訴えるナースコールがあり，尿器を当てたがなかなか排尿がみられず，「尿を出したいのに，出なくて…」と不安そうに話した．

Q1. 床上安静が支持されている鈴木さんには，どのような排尿の援助が適切だろうか．
Q2. 尿意があるにも関わらず，なぜ排尿に時間がかかってしまうのだろうか．
Q3. 自然排尿を促すために，どのようなケアが考えられるだろうか．

[解答への視点☞ p.503]

Skill (55) ベッド上での排尿介助

目的 ▶ 排泄に関するセルフケア能力が低下している患者に対し，尿器などを用いて，ベッド上で排尿させる．

●必要物品

①尿器（便器）②トイレットペーパー　③防水布　④綿毛布　⑤交換用の下着（オムツ）⑥蒸しタオル
⑦尿器（便器）カバー，⑧手袋

アセスメント	根拠/ポイント/注意
❶ベッド上で可能な体位や排泄にかかわる動作（着脱・清潔動作）の自立度. ❷プライバシーが守られた環境か. ❸ベッド上排泄に対する患者の反応.	

実　施	根拠/ポイント/注意
❶ベッド上で尿器（便器）を用いて排尿すること，およびその方法を説明し了解を得る.	根拠 ベッド上での排尿に対する不安や精神的負担を少なくする.
❷尿器あるいは温めた便器をカバーでおおい，病室に運び椅子の上に置く.	根拠 冷たい便器の使用は最高血圧を上昇させる.
❸室温調整し，風が当たらないようにし，カーテンを閉め，個室に近い環境をつくる. ❹上掛けを綿毛布に換え，防水布を敷き，下着を脱がせる.	根拠 不安や緊張は，排尿するために必要な副交感神経活動を抑え，尿意があっても排尿できないことがある.
❺手袋をつけ，尿器・便器を当て，当て心地をたずねる. ❻排尿後は，トイレットペーパーを数秒押し当て，付着した尿を吸いとる.	根拠 痛みなく安心して排尿できるよう尿器（便器）の当たり具合をたずねる．可能であれば，腹圧をかけやすく残尿をなくすため，座位に近い体位をとる．重症者の場合はつき添い，排尿後陰部を清潔にする.

尿器を使用した排泄

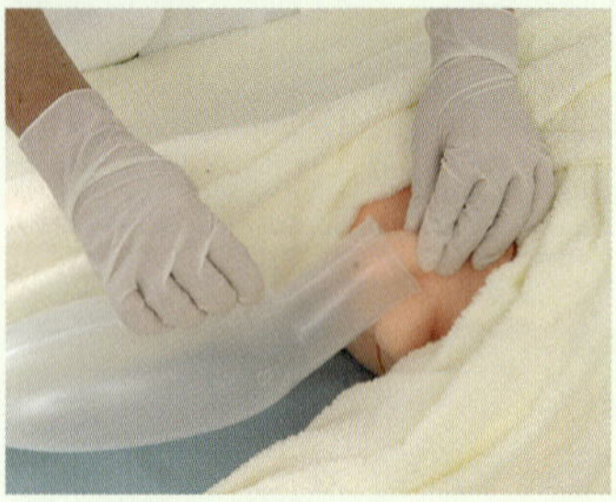

男性の場合：受尿口に陰茎を入れる.

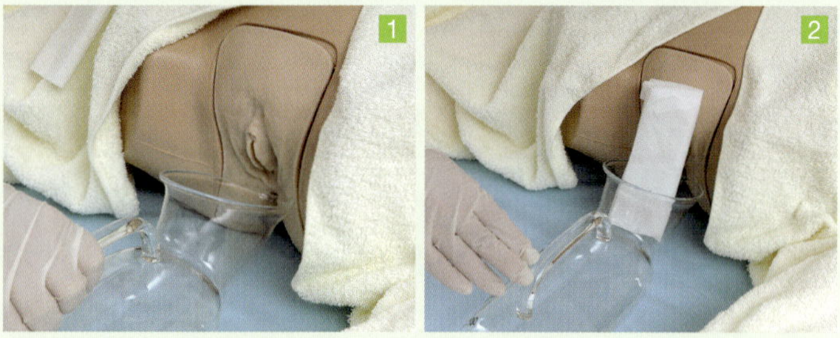

女性の場合：受尿口の下部を会陰下部に密着させて保持することにより安定させ（1），トイレットペーパーを陰部に当てる（2）.

便器を使用した排泄

❶手袋をつけて患者の腰部を持ち上げ，便器を適切な位置まで入れる（肛門部が便器の中央にくるようにする）.（☞p.432，「ベッド上での便器の当て方」）

自力で腰が上げられる場合

a）仰臥位にて，両膝をしっかりと曲げる.
b）足でベッドを押すように力を入れ，腰を上げてもらう.

腰を上げられない場合

a）ベッドを水平にして，看護師側に側臥位をとらせる.
b）看護師は片手で患者の側臥位を援助し，もう一方の手で，便器を肛門が中央にくるように殿部に当てる.
c）便器と殿部が離れないように，そのまま静かに仰臥位に戻す.

❷女性の場合はトイレットペーパーを陰部に当て，便器内に垂らす.
❸手元にナースコール，トイレットペーパーを置き，そばを離れる.

10. 排 尿　**415**

❹終了後，（ベッドを挙上している場合は戻し）便器・尿器を腰殿部を支えながらとり，カバーをかけて椅子の上に置く．

❺必要時，蒸しタオルによる陰部清拭や陰部洗浄を行う．清拭する際は，肛門や腟の汚れを尿道口付近には付着させないよう前から後ろに拭く．

❻下着を着け，防水布をとり，綿毛布を外し，ベッドを整える．

❼尿の性状・量などを観察したのち，ただちに尿（便）器を洗浄・消毒する．

❽後片づけ．
　a）尿は時間とともに細菌が繁殖し異臭を放つため，ただちに処理する．
　b）患者が後始末した場合は，タオルで手を拭くか手浴を行う．
　c）排尿に関する訴えを聞き，なんらかの問題がある場合には改善策を考える．
　d）制限がないかぎり水分摂取をすすめる．看護師への遠慮や羞恥心から尿回数を減らそうと飲水を制限する人もいるため，必要性を説明する．

副作用・合併症と対応

・臥床して排尿すると内尿道口より下に残尿ができ，尿路感染の危険性が高まるため，可能であれば座位に近い体位をとる．

記録・報告

・排尿時間　・量　・性状　・排尿方法　・排尿に対する患者の反応　など

期待される結果

・排尿中の苦痛や不快感がない．
・膀胱緊満感や残尿感がなく爽快感を得る．
・排泄の自立に向けた行動が増す．
・陰部・殿部の皮膚の清潔が保たれる．

Skill㊹ オムツ交換

目的▶ オムツによる排泄が必要な患者の排泄物を除去し，清潔な皮膚を保つ．

●必要物品
①紙オムツ　②尿とりパッド（必要時）　③お尻ふきシート，トイレットペーパーなど　④手袋（2セット）　⑤エプロン　⑥防水シート（必要時）　⑦綿毛布　⑧ビニール袋

アセスメント	根拠/ポイント/注意
❶ベッド上で可能なオムツ交換に関わる動作（膝立て，腰上げ，側臥位など）の自立度． ❷プライバシーが守られた環境か． ❸オムツ交換に対する患者の反応．	

実　施	根拠/ポイント/注意
❶ベッド上でオムツ交換すること，およびその方法を説明し了解を得る． ❷室温調節し，風が当たらないようにし，カーテンを閉める． ❸ビニール袋の口を開き準備しておく． ❹上掛けを足元に扇子折りにし，綿毛布に換える． ❺排泄物が多くシーツなどを汚染する可能性が高い場合は防水シーツを敷く． ❻手袋，エプロンを装着する． ❼新しいオムツ，尿とりパッドを開いて伸ばし，重ねておく． ❽新しいオムツのテープを外し，尿とりパッドとともに内側に折り曲げておく．	 根拠 オムツ横のギャザーが立ち，横漏れしにくくなる． 注意 汚れがパッドだけの場合は，紙オムツは再利用する．

❾寝衣の裾を開き（ズボンを下げ），装着していたオムツのテープを外し，パッドとともに大腿の間に広げる．
❿排尿量，性状（硬さ・色・混入物の有無）などを観察し，陰部をお尻ふきシートで拭く．
⓫オムツ，お尻ふきシートを汚れた部分を巻き込むように内側に丸め，両大腿の間にまとめる（ 1 ）．
⓬患者さんを看護師側に側臥位にし，殿部の汚染部分をお尻ふきシートで拭く（ 2 ）．

注意 排便による陰部の汚れがひどいときは陰部洗浄を行う．

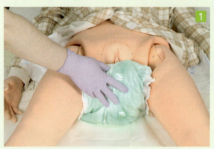
オムツを両大腿の間にまとめる

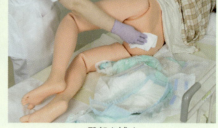
殿部を拭く

⓭汚れたオムツを丸めながら取り除き，ビニール袋に手袋とともに捨てる．
⓮新しい手袋を装着する．
⓯オムツの中心線が背中の中心にくるように当て，オムツの上部はウエストに合わせる．女性の場合は尿とりパッドを殿部までおおうように当て，オムツの残り半分はたたんで患者の下に差し入れる（ 3 ）．
⓰オムツを当てたまま手で押さえ，患者を仰臥位に戻し，オムツの手前部分を引き出し，左右のバランスを調整する（ 4 ）．男性の場合は尿とりパッドを陰茎周囲につける．
⓱新しいオムツのテープをとめ，指で股関節部分のギャザーを外側に出す．

根拠 女性は殿部に尿が広がるため尿とりパッドは側臥位の際に殿部までおおうように当てる．男性は仰臥位になってから尿道口をおおうようにしっかりと陰茎周囲に当てる．

注意 手前部分のオムツを引き出しにくい場合は，腰を上げてもらうか，反対側に側臥位になってもらう．

根拠 尿漏れを防ぐため，左右のバランスをとり，ギャザーを直す．

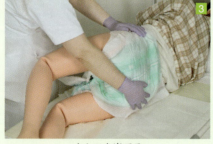
オムツを当てる

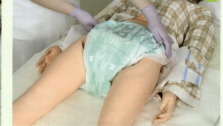
オムツのバランスを調整する

⓲手袋，エプロンを外し，ビニール袋に捨てる．
⓳患者の寝衣を整え，綿毛布を外し上掛けに戻す．
⓴防水シーツを取り除く．

注意 下のテープは股関節の動きを制限しないよう真横にとめ，上のテープは腰骨あたりに腹部を締めつけすぎないようにとめる．

記録・報告

・排尿・排便時間　・量，性状　・陰部やオムツが当たる部分の皮膚の状態
・排泄，オムツ交換に対する患者の反応

Skill (57) 一時的導尿

目的 ▶ 排尿困難のある患者を対象に，尿道からカテーテルを挿入し，膀胱内の尿を一時的に排出させる.

●必要物品

①ネラトンカテーテル（汚染したときのため２本準備するとよい）　②滅菌潤滑剤
③綿球入り消毒セット（綿球・ピンセット入り）　④粘膜消毒薬　⑤膿盆　⑥滅菌手袋
⑦マスク・エプロン　⑧尿器　⑨防水布　⑩バスタオル　⑪綿毛布　必要に応じて，懐中電灯

アセスメント

- 最終排尿もしくは最終導尿時間
- 尿意，膀胱充満感の有無
- 膀胱の緊満の程度
- 必要時超音波による膀胱内尿量測定
- 導尿に対する患者の反応

実　施	根拠/ポイント/注意
❶患者に導尿の目的と方法について説明する.	**根拠** 羞恥心を伴うため，はじめての患者には必要性をわかりやすく説明し了解を得る．また説明，声かけを行い，不安や緊張を軽減するよう努める.
❷病室の環境調整を行う.	▶室温や風に注意し，カーテンを閉め，個室に近い環境をつくる．ベッドの高さを調節し，処置しやすいようにする.
❸流水と石けんで手洗いをしマスク・エプロンを装着し，必要物品をそろえる.	**注意** 使用物品の滅菌期限・破損の有無を確認する.
❹患者のところに行き，綿毛布をかけ，かけ物を足元に扇子折りにたたむ.	
❺下着を脱がせ，防水布を腰の下に敷く.	
❻女性は両膝を立て，足を外側に開く（男性の場合は，足を肩幅程度に軽く広げて伸ばす)．綿毛布で遠い側の足をおおい，手前の足はバスタオルでおおう.	▶不必要な露出を避け，局所が見えるようにし，必要時，懐中電灯を用いる.
❼陰部近くに膿盆を置き，その隣（カテーテルを挿入した状態で届く位置）に尿器を置く.	
❽綿球入り消毒セットを開け，セット内の綿球に粘膜消毒薬を注ぐ．消毒セットの容器の内側は汚染しないようにする.	
❾カテーテルを汚染しないように外装を開け，綿球入り消毒セットの容器に入れる.	▶袋を垂直に持ち，静かにカテーテルを引き上げると，カテーテルの揺れが少なく汚染しにくい.
❿カテーテル先端に滅菌潤滑剤をつける.	**根拠** 男性はカテーテル挿入時に痛みを感じやすいので，潤滑剤は十分つける.
⓫滅菌手袋を装着する（1 2）(☞p.100，Skill③ **無菌操作**).	
⓬綿球入り消毒セット内のピンセットを使い，綿球で尿道口を消毒し，カテーテルを挿入する.	

動画08-①

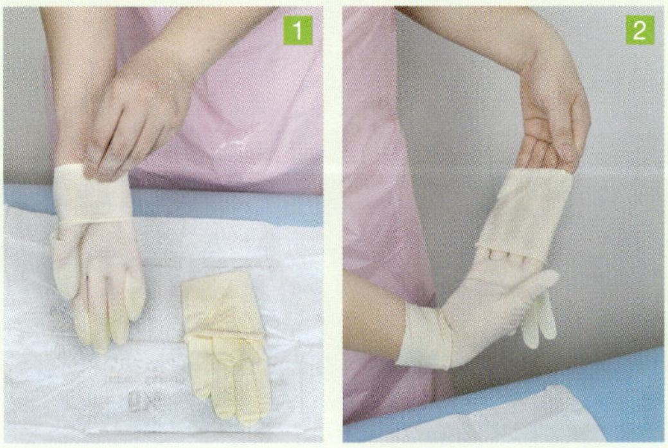

滅菌手袋の装着：折り返し部分を持って，まず一方を装着し（1），もう一方は，折り返し部分に手袋を着けた手を挿入しながら装着する（2).
根拠 滅菌手袋の清潔部分を確保するため.

女性の場合

a) 左示指と母指で小陰唇を開き，小陰唇の左右内側と中央を綿球を用いて消毒する（3）．
- 1拭きに1個の綿球を使い消毒する．
- 利き手ではないほうの手で陰唇を開き，上から下に向かって陰核に触れないように一方向に拭く．
- 消毒後の綿球は膿盆に捨てる．
- 小陰唇はカテーテル挿入まで指で開いておく．

b) カテーテルを挿入する（4 5）．
- 挿入するときは患者に声をかけ，腹圧をかけず，骨盤底筋の緊張をゆるめるため静かに口呼吸をしてもらう．
- カテーテルの先端から7cmの所を，利き手で内腔が閉じるようにつまみ，カテーテルのそれ以外の部分が汚染しないように把持する．
- 先端が汚染しないように気をつけながら，静かに4～6cmカテーテルを挿入し，尿の流出を確認する．

▶患者に消毒することを伝える．
▶陰部が汚れている場合は，粘膜を傷つけないよう微温湯と石けんで洗浄後，消毒する．
▶尿道口が消毒され，その後汚染されないように注意する．

[注意] 誤って腟に挿入することがないよう十分露出し，必要時，懐中電灯で明るくし，陰核と腟の間の尿道口を確認する．

[注意] 女性は，膀胱壁を損傷する危険性があるので10cm以上挿入しない．
[注意] カテーテルの先端が外陰部や腟口に触れた場合は，感染の可能性があるため新しいカテーテルに交換する．

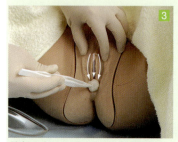

陰部を上から下の方向に消毒する

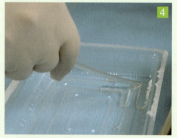

先端に潤滑剤をつけておいたカテーテルをとり（4），尿道口からカテーテルを挿入する（5）

男性の場合

a) 陰茎を利き手ではないほうの手で支え，尿道口を中心に円を描くように，外側に向かって広く綿球をかえながら3回消毒する（6）．
- 消毒後の綿球は膿盆に捨てる．

[注意] 包皮のある場合は，陰茎を中指と薬指で支え，母指と示指で包皮をめくり，尿道口を露出する．ただしカテーテル挿入後は，亀頭部の血流不良を招く可能性があるためもとに戻す．

動画08

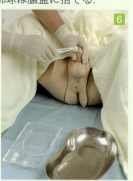

尿道口の周辺を消毒する

b) カテーテルの先端から，およそ6cmのところを利き手で内腔が閉じるようにつまみ，カテーテルの先端が汚染しないように気をつけながら，陰茎を腹壁から45～90度挙上した状態で挿入する（7 8）．先に進みにくい抵抗を感じたら，角度を腹壁から90～

[根拠] 陰茎を45～90度方向に伸展し，引き上げることでS状に屈曲した尿道がまっすぐとなり，挿入しやすい．前立腺尿道部に達し，進みにくい感じがしたら，尿道と膀胱が直線に近い状態になるよう角度を変え，患者には

120度に変え，全体で18〜20 cm挿入する．　　　腹圧をかけないように口呼吸をしてもらいな
c) 尿が流出してきたら陰茎を元に戻す（9）．　　がら挿入する．

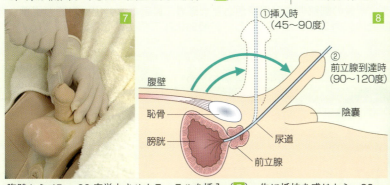
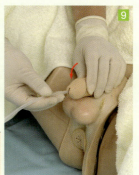

腹壁から45〜90度挙上させカテーテルを挿入（7），先に抵抗を感じたら，90〜　　尿が流出したら，元の角度
120度に変えさらに挿入し，18〜20 cmで膀胱に到達する（8）　　　　　　　　　　に戻す

⑬カテーテルの端が，膀胱より高くならないように注意しな　　**根拠** 上行性感染を予防する．
　がら尿器に触れないように保持し，尿を排出させる（10）．
⑭尿の流出が止まったら，恥骨上部をゆっくり押して残尿
　を出す．
⑮尿が飛び散らないよう，カテーテルを指で閉めながら，　▶カテーテルを抜くときも患者に説明し，終了
　静かに抜く（11）．　　　　　　　　　　　　　　　　　　したことを伝える．

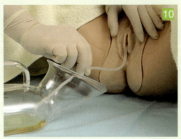
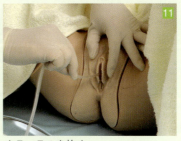

尿を排出させる　　　　　　　　　　　　　　カテーテルを抜く
※カテーテルが押し出される危険性がある
　ため，本来は尿道口近くのカテーテルを
　手で固定するのが望ましい．

⑯尿がこぼれないように尿器を外し，手袋をとる．
⑰防水布を取り除き，衣服，ベッド，その他環境を整える．
⑱患者の反応，尿の性状・量を観察し，使用物品の後始末
　をする．
⑲石けんと流水で手洗いを行う．

副作用・合併症と対応	根拠/ポイント/注意
❶カテーテル挿入による痛み・血尿がある場合：尿道粘膜の損傷の可能性がある． ❷最大尿量以上の大量尿が一度に排泄された場合：迷走神経反射による血圧低下を引き起こす可能性がある（排尿失神）．	**注意** 出血が認められた場合には医師に報告する．

記録・報告
・導尿時刻　・処置名　・尿量・性状　・残尿の有無　・患者の反応　・施行者名

期待される結果
安全・安楽な手技により膀胱内の尿がすべて排出され，患者が爽快感を得る．

Skill ⑱ 持続的導尿

目的 ▶ 排尿困難のある患者，術後の創部の安静保持が必要な患者，厳密な水分出納管理が必要な患者などを対象に，膀胱内にカテーテルを留置し，持続的に尿を排出させる．

●必要物品

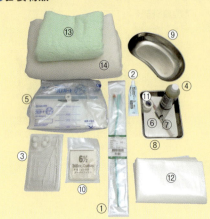

① バルーンカテーテル（汚染したときのため2本準備するとよい）
② 滅菌潤滑剤
③ 綿球入り消毒セット（綿球・ピンセット入り）
④ 粘膜消毒薬
⑤ 閉鎖式蓄尿バッグ
⑥ 滅菌蒸留水（5〜10 mL）
⑦ 10 mL 注射器
⑧ トレイ
⑨ 膿盆
⑩ 滅菌手袋
⑪ テープ
⑫ 防水布
⑬ バスタオル
⑭ 綿毛布
・マスク・エプロン
・必要に応じて，懐中電灯

アセスメント

Skill㊼ 一時的導尿（☞p.417）に同じ

実 施	根拠/ポイント/注意
❶〜❻ Skill㊼ 一時的導尿（☞p.417）に同じ ❼綿球入り消毒セットを開け，セット内の綿球に粘膜消毒剤を注ぐ． ❽蓄尿バッグを袋から取り出し，排液チューブの締め具を閉じる． ❾注射器に指定量の滅菌蒸留水を準備する．	▶導尿セットを用いる場合は，セットを開いた時点で滅菌手袋を装着して❼以降を実施する． 根拠 バルーン容量を確認し，適切な量を準備する．生理食塩水を使用すると，食塩が結晶化し，バルーン内の水が抜けなくなる危険性があるので，必ず蒸留水を使用する．
❿バルーンカテーテルの接続端のほうから袋を開け，カテーテルの接続端が汚染しないよう蓄尿バッグの排液管アダプターと接続する． ⓫フォーリーカテーテルのバルーンの膨らみ状態を，滅菌蒸留水を入れて確認し，もれがなければ滅菌蒸留水を注射器に戻し，キャップをしておく． ⓬フォーリーカテーテルを汚染しないように袋から取り出し，綿球入り消毒セットの容器に入れ，先端に滅菌潤滑剤をつける． ⓭滅菌手袋を装着する． ⓮一時的導尿（☞p.418のSkill㊼）と同じ手順で消毒を行い，尿道口に静かにカテーテルを挿入し，尿の流出を確認する．	▶尿道口にカテーテルを挿入したのちに，カテーテルと蓄尿バッグを接続する方法もある． ▶挿入の長さは，一時的導尿と同じく，女性4〜6 cm，男性18〜20 cmとする．

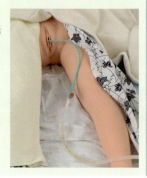

10. 排　尿　**421**

⑮尿の流出を確認したら，バルーンの膨らみを考慮してさらに2cm程度挿入する．滅菌蒸留水を指定量注入し（■1），静かにカテーテルを引いて，膀胱頸部に引っかかっていることを確認する（■2）．

注意 尿の流出を確認せずバルーンを膨らませると，尿道内を損傷する危険がある．必ず膀胱内にカテーテルが到達していることを確認する．

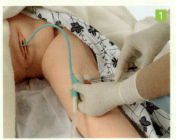
蒸留水を注入する

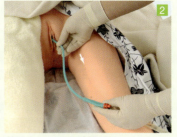
抜けないことを確認する

⑯カテーテルをテープで固定する．女性の場合は，大腿内側に（■3），男性の場合は陰茎を上に向け，下腹部に固定する（■4）．

根拠 体動時の自然抜去防止やカテーテルが引っぱられることによる尿道損傷を予防するため固定する．

根拠 男性でカテーテル留置が長期化すると，尿道内の血行障害により尿道皮膚瘻を陰茎と陰嚢の境界部に形成する危険性があるため，尿道の屈曲に合わせ固定は下腹部に行う．

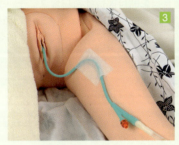

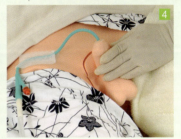

⑰蓄尿バッグが，尿の逆流を予防するために膀胱より低い位置でベッドサイドに固定され，集尿口が床についていないことを確認する（■5）．
⑱患者を安楽にし，ベッドを整える．

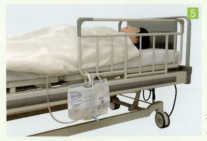
持続的導尿中の患者

⑲使用物品を片づける．
⑳石けんと流水で手洗いをする．
㉑8時間たったらバッグにたまった尿は捨てる．
・尿を捨てるさいは，手洗い後，未滅菌手袋をつけ，排液チューブの締め具を開け，排液口が容器に触れないように尿を捨てる．

根拠 細菌がバッグ内に侵入・増殖し，上行性感染することを予防するため．

㉒カテーテルを抜去する場合には，空のシリンジで注入した量の蒸留水を吸い出してから，静かに抜く．

副作用・合併症と対応	根拠/ポイント/注意
❶カテーテル留置に起因する尿路感染の危険性とその対応. ・消毒薬での尿道口周囲の消毒は必要なく，日常的な洗浄でよい．ただし排便後や汚れ・悪臭が強い場合は，微温湯と泡立てた弱酸性石けんでカテーテル挿入部位を洗浄する． ・尿の流出，カテーテルのねじれ，折れ曲がりがないことを確認する． ・感染を防ぐため，カテーテルと蓄尿バッグの接続部位は極力外さない． ・カテーテル挿入部周囲の浮腫・発赤(ほっせき)の観察，発熱の有無，尿の性状の観察と検査結果を確認し，感染の徴候を早期に発見する． ・水分摂取で尿量を増やし，細菌感染を防ぐとともに内腔の閉塞を予防する（制限がない場合 2,000 mL 以上）．	根拠 粘膜を傷つけると細菌が付着しやすくなるため強くこすらない．また，カテーテルを引っぱらない． ▶持続的な尿の流出のため，患者の移動時にカテーテルやチューブが屈曲しないよう注意する．蓄尿バッグのチューブは，必要時，シーツに安全ピンで固定する． ▶カテーテルの閉塞や強い痛み，尿の混濁や悪臭が強い場合を除いて，カテーテル交換は定期的に行う必要はない．できるだけ早期に抜去することがもっとも大切である．
❷カテーテル挿入による痛み・血尿がある場合，尿道粘膜の損傷の可能性がある．	▶カテーテル挿入中の，尿意や不快感の出現は，カテーテル固定の不備や，バルーン内蒸留水の量が適切でない可能性があるため，報告してもらう．
❸カテーテル固定のテープによる皮膚障害や，男性の場合，長期にわたる不適切な固定により尿道皮膚瘻を形成する危険性がある．	▶貼付部位は毎日変え，テープはていねいにはがす（必要時，除去用剝離剤を使用）．あるいは貼付部位に皮膚被膜剤を用いる．

記録・報告

・処置名　・持続的導尿の開始日時　・流出した尿の量や性状　・カテーテルの種類や号数
・注入した蒸留水の量　・患者の反応　・外尿道口の状態　・施行者名

期待される結果

・持続的な尿の流出により，泌尿器系の手術後に局所の安静が保たれる．
・時間尿測定により，厳密な水分出納管理ができる．

Skill (59) 膀胱洗浄

目的 ▶ 膀胱留置カテーテル下で尿意切迫，膀胱充満感がある患者や，カテーテルの閉塞がある患者を対象に，膀胱内に生理食塩水を注入し，また排出させることで膀胱内の異物や血塊を除去する．

●必要物品

①カテーテルチップ付き 50 mL 注射器　②洗浄液（生理食塩水，その他，医師の指示による）
③洗浄液を入れる滅菌ボウル　④滅菌ガーゼ　⑤消毒用綿球　⑥滅菌手袋　⑦膿盆（大）　⑧洗浄綿
⑨鉗子　⑩防水布　⑪綿毛布　⑫テープ　⑬はさみ　⑭マスク・エプロン

アセスメント	根拠/ポイント/注意
・尿の流出状態　・尿意切迫感や膀胱緊満感の有無 ・尿の性状（血尿や膿尿，沈殿物の有無）	

実　施	根拠/ポイント/注意
❶膀胱洗浄の目的と方法を説明する． ❷石けんと流水で手を洗い，必要物品を準備する． ❸必要物品を病室に運び，環境を整える． ❹防水布を敷き，下着を脱がせる．	

❺患者の膝を立て，露出の必要がない部分は綿毛布でおおい，陰部近くに膿盆を置く．

❻体温程度（37〜38℃）に温めた洗浄液を滅菌ボウルに入れる．

❼滅菌手袋を装着する．

❽カテーテルを鉗子で閉めてから接続部を外し，先端を洗浄綿で消毒する．

❾蓄尿バッグの接続部は汚染しないよう滅菌ガーゼでしっかりと包む．

❿カテーテルの鉗子を外し，注射器に吸い上げた生理食塩水(50 mL)を7〜10秒かけ，ゆっくり静かに注入する．　▶洗浄中は痛みや不快感がないか確認する．

⓫膿盆に自然流出させるか，注入した量を静かに引いて液を膿盆に捨てる．

⓬決められた量が終わるまで，あるいは還流液がきれいになるまで繰り返す．　▶薬液を注入する場合は，洗浄後に行う．

⓭終了後，カテーテルとバッグの接続部を洗浄綿で消毒し，接続する．

⓮還流液の観察，量測定後，使用物品を片づける．

⓯石けんと流水で手を洗う．

副作用・合併症と対応

カテーテルと蓄尿バッグの接続を外すため，接続部の汚染を原因とする感染を起こさないよう十分気をつける．

記録・報告

・処置名　・実施日時　・洗浄液の注入量と排出量　・洗浄液の性状（凝固血液や沈殿物の有無）
・患者の反応　・洗浄後の尿の流出状態　・施行者名

期待される結果

カテーテルの閉塞がなくなり，尿のスムーズな流出がある．

●引用文献
1) 井口正典（編著）：内科医のための排尿障害の診かた，南山堂，2002

学習課題

1. 排尿のメカニズムについて説明してみよう
2. 排尿に影響を与える要因をふまえ，排尿に関するアセスメント内容と方法を説明してみよう
3. アセスメント結果に基づき看護上の問題と排尿にかかわる援助方法を説明してみよう
4. 排尿に関する援助技術を安全・安楽に実施し，行った援助の成果を評価する視点を説明してみよう

424　第Ⅳ章　基本的ニーズ充足に向けた看護技術

11 排　便

この節で学ぶこと

1. 排便の生理学的メカニズムについて，また便の性状，排便行動に影響をもたらす身体的・心理社会的要因や発達段階による要因について理解する
2. 患者の身体的・心理社会的特性や発達段階による特性をふまえ，便の性状，排便行動をアセスメントできる
3. 患者の便の性状，排便行動に関する健康問題，ニーズについて明確化できる
4. 患者の便の性状をコントロールし，排便行動を支援するための方法を理解する

A. 基礎知識

1 ● 排便の生理学的メカニズム

　ヒトが摂取した食物は，消化管を通過しながら消化吸収され，その最終残渣物が便となり，肛門から排出される（排便）．よって，排出された便の色や形状，量，においなどの性状は，その人の食事内容や消化吸収機能の働きを反映している．

　一定量の便が結腸から直腸に移動すると，直腸壁が伸展し，内壁にある感覚受容体を刺激し，大脳皮質に伝達され便意をもよおす．肛門は，内肛門括約筋と外肛門括約筋の2層からなっており，内肛門括約筋は不随意筋で常に締まっているが，外肛門括約筋は大脳からの指令で随意にコントロールできるため，ヒトは意識的に排便をがまんしたり，腹圧をかけ，外肛門括約筋をゆるめることによって排便しやすくすることができる．

　大脳と直腸，肛門をつないでいるのは，脊髄から出ている骨盤神経，陰部神経であり，肛門括約筋や骨盤底筋を収縮あるいは弛緩させる働きがある（図Ⅳ-41）．

2 ● 排便状況・排便行動に影響をもたらす要因

a. 身体的要因

　排便には，①便の硬さと硬さによって生じる症状（肛門部痛，痔核，皮膚トラブルなど），②便を直腸内にためておくことができない（便失禁，頻回な排便），③便が貯留しているにもかかわらず出にくい（便秘），④排泄動作における困難（移動動作ができない，トイレの場所がわからないなど），という代表的な健康上の問題がある．この諸問題の身体的要因については表Ⅳ-40にまとめた．高齢者では，このような排便に関する健康問題が交互に繰り返し出現することがある．

b. 心理社会的要因

　排便のコントロールは，人の意思によって可能であり，自律神経の影響を受けるため，緊張や不安といった心理状態からも影響を受ける．時間のない朝にすっきりと排便できない，また，旅行によって生活のリズムが変化したり，トイレ環境が変わることによって便

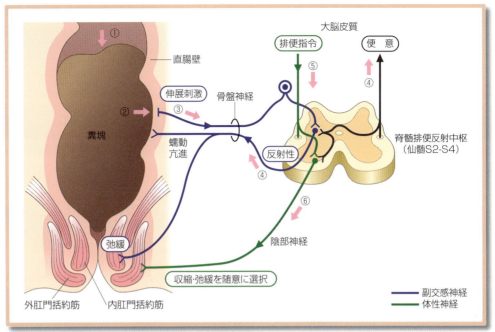

図Ⅳ-41　直腸肛門部（肛門括約筋）の神経支配

[河原克雅，佐々木克典：人体の正常構造と機能Ⅲ 消化管，p.68，日本医事新報社，2000より改変し許諾を得て転載]

表Ⅳ-40　排便に関する健康上の問題と身体的要因

排便に関する健康問題	身体的要因
便の硬さと硬さによって生じる症状（肛門部痛，痔核，皮膚トラブルなど）	便の硬さは食事や水分摂取量に影響を受け，一般的に食事・水分摂取量が少ないと便量は少なく，硬くなる．また，炎症性腸疾患，過敏性腸症候群，感染性胃腸炎，消化吸収不良などによって便はゆるくなり，軟便から水様となる．治療薬によっても便の硬さはゆるくなったり硬くなったりする．硬い便が通過することによって肛門部痛，痔核などが生じることがある
便を直腸にためておくことができない（頻回な排便，便失禁）	直腸切除を受けた場合は便を貯留する機能が失われるため，排便が頻回となる．出産時や手術時に受けた肛門括約筋や骨盤底筋の損傷によって便失禁となることがある．神経疾患（脊髄損傷，多発性硬化症など）によって排便調節を行う神経が障害され便失禁が生じる場合，また，加齢によって肛門括約筋の収縮力が低下したことが要因となるものもある．これらは，便意を感じても間に合わない失禁，便意を感じないで生じる失禁に分けられる．便失禁が続く場合，肛門部痛，肛門周囲の粘膜・皮膚トラブルなどが生じることがある
便が貯留しているにもかかわらず出にくい（便秘）	便塊の量や含有水分量が少ないほど便は排出しにくくなる．ほかにも，神経疾患，脳血管性疾患によって直腸の収縮や肛門括約筋の弛緩が調節できない，腹圧をかけられない，全身の活動量の低下，直腸・肛門部の腫瘤による便の通過障害，治療薬による腸管運動の低下などの要因がある
排便動作における困難（移動動作ができない，トイレの場所がわからないなど）	排便にかかわる消化管機能や神経機能の問題はないが，排便のためのトイレ移動動作が困難なため便失禁となってしまう．また，認知症のためにトイレの場所がわからず，便失禁となることがある

がゆるくなったり出にくくなったりすることなどはしばしば経験される．

c．発達段階による特性

1）小児期

　子どもは，神経疾患や肛門括約筋の問題などがない場合，おおよそ3歳くらいまでにト

イレで排便することを学習する．しかし，心理的な不安があったり，暗くて狭いトイレ空間に対して恐怖感を抱いたり，トイレ環境になじめないために，下着のなかで排便をする子どももみられる．便がゆるいためにトイレに間に合わず，おもらしをすることもあるが，成長発達とともに自立していく．

2）成人期（女性）

成人期の女性では，出産時に肛門括約筋や骨盤底筋の損傷を受けた場合，排ガス時に便がもれるなどの症状が出現することがあり，回復までに時間を要する．

3）老年期

老年期になると，出産経験のある女性のなかには骨盤底筋が弱くなり，便失禁が生じることがある．また，高齢者では腹筋力の低下，運動量の低下による便秘も発生しやすい．

3 ● 排便行動の困難が日常生活に与える影響

排泄行動に関する話題はプライバシーにかかわる問題であり，臭気を発生することもあり，わが国では汚いものというイメージが強い．大勢の前で排泄に関することを話したり，食卓で話題にすることは敬遠される．

よって，他者の手を借りなければ排便ができない状況になったり，便がもれ，衣類が汚れ，それを他者に見られたりすると，その人の自尊心は深く傷つき，外出を控え閉じこもりがちになることもある．排便のコントロールがうまくいかないことが，食欲の減退や不眠をまねいたり，人づき合いを避けるようになるなど，心理社会的側面を含めたその人のさまざまな生活行動と密接にかかわり，影響を与えることになる．

B. 看護実践の展開

1 ● アセスメント

インタビューや観察時にはプライバシーを守り，他者が周囲にいないことを確認するなどの配慮が重要である．インタビュー時には，直接的な表現をしないことを好む高齢者もいるため，便を"お通じ"と表すなど，表現方法にも配慮が必要である．

a. 問 診

以下の点につきインタビューを行う．

①現在の排便コントロール状況

排便回数，便の性状・量，すっきり感，膨満感，痛み，下着の汚れ，オムツの使用など．

②排便のコントロールについて困っていること

何に困っているのか，いつからか，どのくらい続いているのか，これまでの対処方法．

③排便コントロールに影響する要因

- 身体的要因：食事・水分摂取状況，運動・活動状況，消化管疾患の罹患・治療・手術歴，神経疾患，他既往歴，治療薬および下剤の内服，便意の有無．
- 心理社会的要因：排便コントロールに関する問題についての受け止め方，ストレス，生活スタイルの変化，その他の心配事など．
- 発達段階：子どもの遺尿，出産後の便失禁，高齢による便失禁．

表Ⅳ-41　排便に関するフィジカルアセスメント項目

	主な観察項目		アセスメント内容
	客観的情報	主観的情報	
腹部，肛門周囲，便の状態	・腹部の状態（緊満・腫瘤，便塊の触知，排ガスの貯留状況（打診時の鼓音），腸蠕動音の亢進・減少，嘔吐 ・便の性状（色，硬さ，量，形状，臭気），排便回数，最終排便日 ・食事，水分摂取量，食事内容 ・肛門周囲の皮膚粘膜，痔核	・腹部膨満感，残便感，嘔気 ・便意，腹圧のかけやすさ ・腹痛，肛門部痛 ・食欲不振	・腹部の状態，消化吸収機能の働き ・便の状態 ・食事・水分摂取状況 ・肛門周囲の皮膚粘膜，褥瘡（じょくそう）の有無
運動・活動状況	・姿勢・体位保持の状態 ・筋力，関節可動域 ・肛門括約筋・骨盤底筋の損傷 ・出産経験	・疲労，不眠 ・しびれ感 ・関節の疼痛，動かしにくさなどの訴え	・脳血管・脊髄障害 ・上肢・下肢の機能障害 ・転倒・転落のリスク
セルフケア状況	・トイレ歩行 ・衣類の着脱，オムツの使用 ・下着の汚れ，排便後の拭きとり ・普段の排泄習慣，生活スタイル，トイレ環境の変化	・不安，緊張，ストレス，心配事 ・排便コントロールに関する問題の受け止め方 ・清潔ケアの意識 ・問いかけなどに対する返答	・発達段階 ・セルフケア能力 ・排泄行動，排泄に関する意欲 ・理解度，認識度 ・ストレスによる自律神経の乱れの有無
全身状態	・バイタルサインズ，顔色，表情，呼吸状態，意識レベルなど	・呼吸苦，気分不快	・消化管・神経疾患・呼吸器疾患・循環器疾患の有無 ・治療，検査

表Ⅳ-42　便の性状の観察

健康な便の目安	便の異常とその要因
・茶黄色（食事内容によって多少変化する） ・1～2回／日，200ｇ程度 ・バナナ・ソーセージ状の有形 ・軽く腹圧をかけるとすっと出て，すっきり感がある	**色** ・黒色タール色：上部消化管（食道・十二指腸・胃などからの出血） ・暗赤色：下部消化管（大腸・直腸からの出血） ・鮮紅色：結腸，肛門，痔核からの出血 **硬さ・形状** ・水様：感染，炎症性腸疾患，抗菌薬・下剤の使用など ・兎糞状（とふんじょう）：腸管運動の低下など ・不消化物の混在：消化吸収機能低下など **量** ・便の量は食事摂取量，便の硬さ・性状により変化する **臭気**

b．フィジカルアセスメント

　排便に関するフィジカルアセスメントの主な項目を**表Ⅳ-41**に示す．なお，便の性状（色，硬さ，量，形状，臭気）の観察のポイントは，**表Ⅳ-42**のとおりである．

c．検査データ

　必要時，以下の検査を行う．

・便検査：潜血反応，細菌培養．
・腹部X線撮影：腹部ガスの貯留状況，イレウスの徴候など．

2 ● 看護診断（看護上の問題・ニーズ）

　アセスメントによって患者の便の性状・排便行動に関する情報を検討し，援助を必要と

するニーズを明確化する．排便に関するニーズには，便の色の異常など便の性状の観察によって発見される健康問題に関するニーズもあるが，ここでは排便コントロールに関するニーズを以下に示す．

①便が出ない状態（便秘）：排便回数・量が少ない状態，含有水分量が少なく固い便の排出や，排便が困難な状態である．原因として，加齢による腹圧の低下，腫瘍・癒着などで生じる腸管の狭窄による通過障害，食物繊維の摂取不足や脊髄損傷による排便反射の低下・消失，自律神経の乱れや薬剤性による腸の蠕動運動の低下などがある．

②便がゆるい状態（下痢）：含有水分量の多い液状の無形便を，頻回に排泄する状態である．原因として，細菌感染による腸粘膜の刺激，自律神経の乱れや薬剤性による腸の蠕動運動の亢進などがある．

③便がもれる状態（失禁）：排便反射の障害により便意に気づかない，外肛門括約筋の弛緩により排便を我慢できないなど，不随意的に便を排泄する状態である．原因として，手術による外肛門括約筋の損傷，脊髄損傷・脳血管障害による便意の消失などがある．

④排便行動・動作が困難な状態：認知症がありトイレまでの場所がわからない，麻痺があり歩行ができないなど，排便のためのトイレ移動動作ができない状態である．

以上4つのニーズと，それらを明確にするための判断基準を**表Ⅳ-43**に示した．

これらのニーズは，①患者自身が自覚していて援助を求めているニーズか，②患者自身は気づいていないが援助を要するニーズか，③今後起こりうる潜在的なニーズか，という観点からも検討し，ニーズの優先順位の明確化と計画立案に生かしていく．これらの排便に関するニーズが，その人の生活全般において，他の生活行動の諸側面とどのように影響し合っているのかという視点をもちながら，全体的にとらえることが重要である．

3 ● 計画立案・実施

排便の援助は，患者が自らの健康レベルに応じて排便をコントロールし，排便行動を自立して行えることを目標として行う．

目標/成果

①便秘の改善およびそれに伴う症状（腹部膨満感，食欲不振，痔核など）が軽減される：含有水分量が多い有形便が排出される，2日に1回排便がある，軽く腹圧をかけると抵抗なく排泄できるなど．

②下痢の改善およびそれに伴う症状（腹痛，嘔気，めまいなど）が軽減される：半固形便が排出される，脱水症状がみられないなど．

③失禁の改善およびそれに伴う症状（不安，不眠，肛門周囲の皮膚損傷など）が軽減される：便意の有無に限らず規則的な排便習慣をつけることができる，肛門括約筋の収縮力の強化により失禁回数が減少する・失禁がなくなる，肛門周囲の皮膚粘膜の損傷がみられないなど．

④排便行動の困難さにより日常生活に及ぼしていた影響が緩和される：誘導・介助によりトイレの場所へスムーズに移動できる，介助により排泄時に衣類の着脱ができるなど．

実施

排便コントロール，排便行動の援助に関する看護技術には，①自然な排便を促し，整え

表Ⅳ-43　排便コントロール・排便行動に関するニーズ

排便コントロール・排便行動に関するニーズ	判断の基準となる徴候
❶便が出ない（便秘）	・排便の頻度がその人の通常のパターンよりも少ない ・腹圧をかけても便が出にくい ・腹部の痛みがある ・1回の排便量が少なく，残便感がある ・腹部膨満感があり，腹部に便塊を触れる ・腹部にガスが貯留している（打診時の鼓音，腹部X線画像にガス像がみられる） ・腸蠕動音が減弱している ・直腸診によって便塊を触れる
❷便がゆるい（下痢）	・便が泥状から水様で，便の輪郭がなく1日に頻回出る ・腹部の痛みがある ・残便感がある ・腹部膨満感がある ・腹部にガスが貯留している（打診時の鼓音，腹部X線画像） ・腸蠕動音が亢進している
❸便がもれる（失禁）	・便がゆるく，腹圧をかけたとき（排ガス・排尿時など）に便がもれる ・気づかないうちに便が肛門周囲に付着している ・便秘にもかかわらず，水様便がもれる ・便秘のために下剤を使用している
❹排便行動・動作が困難	・トイレまでの歩行が困難 ・立位・座位姿勢の保持が困難 ・衣類の着脱，排便後の陰部の拭きとりが困難 ・トイレの場所がわからない ・便意を伝えられない

る技術，②排泄行動の自立度に応じた技術，③便の排出困難時の技術がある．いずれの技術の実施時にも患者のプライバシーを守り，羞恥心に配慮すること，安全に配慮して実施することが重要である．

a．自然な排便を促し，整える技術

1）排便習慣の獲得・維持

　一般的に排便は，朝食後の胃結腸反射によって腸の蠕動運動が活発となり，もたらされることが多い．しかし，食事内容や水分摂取状況，生活のリズム，ストレスなどによって排便（便意）がスムーズに起こらないことも多い．排便コントロールのためには，適度な水分，食物繊維（イモ，根菜，海藻，きのこ類など）の摂取，運動といった規則正しい生活習慣が重要である．便秘の場合は，便意を感じたらがまんせずに，タイミングよくトイレに行くことが大切である．一方，大腸の手術後などは排便回数が増加し，元の排便回数に回復するまでに時間を要することもある．

2）腰背部温罨法，腹部マッサージ

　排ガス排便を促す腰背部温罨法（腰部温罨法☞p.352）を行うことによって，腸蠕動が活発化し，排ガスがみられることが示されており[1]，経験的にも腹部や腰背部を温めることによって，排ガス・排便を促す効果があるようである．また，下腹部を結腸の走行に沿ってマッサージすることによって排便を促す方法もある．

3）下剤の使用

　便が出ない場合，安易に下剤を使用するのではなく，まずは食事・水分の摂取，運動，便意に合わせてタイミングよくトイレに行くなどの対処方法を検討，実施したうえで，下剤の使用を検討することが重要である．ただし，治療薬の副作用による腸管麻痺が原因となって起こる便秘や，腹圧をかけることが危険な状態の場合は，下剤が第一選択となることもある．

（1）種　類

　下剤にはいくつかの種類がある．1つは，酸化マグネシウムに代表される機械的下剤である．機械的下剤には，薬剤の作用によって腸管内に水分を貯留させ，便を軟化させる作用がある．もう1つは刺激性下剤で，大腸粘膜に直接的に作用し，蠕動運動を活発にさせることによって貯留した便を排出させるタイプである．

（2）効　果

　下剤の効果については，個人差が大きい．便秘のために下剤を使用したところ，下痢・便失禁となってしまい，その後またしばらく排便がないなど，コントロールがうまくいかないことがある．下剤の乱用は避け，排便状況を十分にアセスメントしたうえで使用することが重要である．直腸刺激性の坐薬は，肛門部まで便が下りている状態で，便が硬く排泄困難な場合に有効である．

b．排便行動の自立度に応じた技術

1）排便動作が1人でできない場合

（1）排便行動の介助

　トイレまでの歩行や立位・座位姿勢の保持が困難な場合，衣類の着脱，排便後の陰部の拭きとりが1人でできない場合には，その動作を促し介助することによって，トイレで排便を行うことが可能となる．1人で動けないために臥床期間の長い人は，便意を感じ，肛門付近まで便塊が下りてきていても，臥床したままでは腹圧をうまくかけられず，排便困難となることがある．このような場合，ベッドサイドにポータブルトイレを準備し，座位姿勢を保つ援助を行うことによって，すっきりと排便することができる．なお，ポータブルトイレには，手すりや背もたれが設置されたもの，便座の高さ調節が可能なものもある（図Ⅳ-42）．排便時の姿勢を安定させるための設備や用具の工夫，着脱しやすい衣類の着用によって，患者が自立して排便行動を行うことができるようになる．

　トイレの場所がわからないために，廊下や部屋のなかで排便を行うなど，認知的側面への援助が必要な場合は，タイミングよく患者の便意を把握し，トイレに誘導するとよい．

（2）ベッド上での排便の援助

　どうしてもベッド上でしか排泄できない場合には，床上便器を用いた援助を行う．床上便器には，和式便器，洋式便器，和洋折衷便器，ゴム便器がある．便器の種類により，容量，挿入のしやすさ，素材，厚み，殿部に接触する面積，安定性などが異なる．患者の体格，排泄量，腰殿部を上げられるかなどを考慮して，適したものを選択する（図Ⅳ-42）．

　患者が腰殿部を上げることができる場合には，看護師が患者の腰部を持ち上げ便器を挿入する．痛みや下肢の安静のために腰殿部を持ち上げられない患者の場合は，側臥位になってもらい便器を殿部に当て，仰臥位になると同時に便器を挿入する（図Ⅳ-43）．

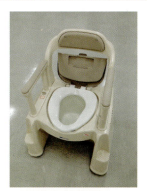

ポータブルトイレ
- 手すり・肘かけの有無，背もたれの有無などさまざまなタイプがある
- 家具調のトイレ，暖房便座付きのタイプもある

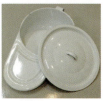 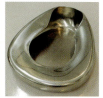 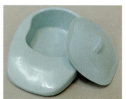 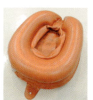

和式便器
- 容量は小さい
- 差し込み部分が狭く，安定しにくい
- 小柄で，殿部挙上が困難な人に適している

洋式便器
- 容量は大きい
- 差し込み部分が広く，安定しやすい
- 体格がよく，殿部挙上が可能な人に適している

和洋折衷便器
- 和式と洋式の両方の利点をもつ
- 容量はある程度あり，適度に安定している

ゴム便器
- 容量はやや小さい
- 空気を入れて使用するため，やわらかいが，安定しにくい
- 殿部の圧迫による痛みが少ない

図Ⅳ-42　便器の種類

　ベッド上での排便は，腹圧がかかりにくいためにすっきりと出にくく，また，寝衣を汚すのではないか，周囲に臭気がもれるのではないかなどと羞恥心を強くもつため，安心して楽な気持ちで排泄できるように，患者のプライバシーを守る心づかいが求められる．

2）便失禁を生じている場合

（1）便失禁の原因

　便失禁の発生原因には，①神経疾患（脊髄損傷など）によって排便調節を行う神経が麻痺し，肛門括約筋が不随意に収縮・弛緩するために排便コントロールが困難となり便がもれるもの，②加齢により肛門括約筋の収縮力が低下したために便失禁が生じるもの，③出産時や肛門部の手術による肛門括約筋の損傷によるものがある．いずれのタイプも，その人にとっては自尊心が非常に傷つくできごとであり，他者に便失禁を知られた場合のショックは大きく，外出や人との付き合いを避けたりするようになることもある．

（2）対応方法

　便失禁の原因によって対応方法はさまざまであるが，神経障害による便失禁の場合は，浣腸などによって定期的に排便を行い，コントロールしていくことが多い．浣腸や坐薬などを利用して排便した直後には，下痢を起こしやすく失禁することも多いため，あらかじめオムツを使用し対処する，外出を控えるなどの工夫を行う．
　加齢による肛門括約筋の収縮力の低下のために便失禁が生じる場合には，骨盤底筋のト

患者が自力で腰を上げられる場合

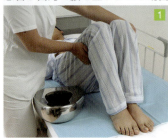

患者を仰臥位にし，両膝をしっかり曲げる

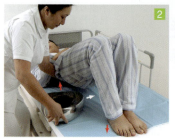

患者に足でベッドをけるように力を入れ腰を上げてもらい，看護師も手で腰部を支える

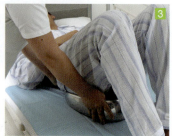

便器を挿入し，腰を下ろしてもらう

患者が腰を上げられない場合

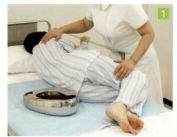

患者を側臥位にする

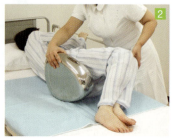

肛門が便器の中央にくるように，便器を殿部に当てる

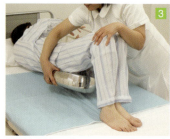

便器を殿部に当てたまま，静かに仰臥位に戻す

図Ⅳ-43　ベッド上での便器の当て方

コラム　腹圧をかけやすい姿勢とは？

　排便時に腹圧をかけいきむことを怒責（努責）というが，どのような姿勢だと排便しやすいだろうか．怒責のかけやすさに関して，仰臥位と座位姿勢での違いを比較した研究では，主観だけでなく生理的にも，座位姿勢の方が怒責をかけやすく排便しやすいと示唆している[i]．それでは，ベッド上での排泄時に腹圧をかけやすくするには，どのくらい座位姿勢に近づけるとよいだろうか．

　ベッド上半身の角度の変化時（0～75度）の自覚的な腹圧のかけやすさと腹圧のかかり方についての研究では，腹圧のかかりやすい挙上角度は特定されず，個別的である可能性を示している[ii]．したがって，これらの研究結果から，個々の患者にとって腹圧をかけやすい姿勢を探り，見つけ出す看護師の"わざ"が期待される．

【参考文献】
i）今井美香，平井真理，桑原裕子ほか：怒責圧と直腸内圧および怒責のかけやすさからみた排便しやすい体位の検討．日本看護技術学会誌 **10**(1)：93-102, 2011
ii）青木紀子：便器を挿入し上半身挙上角度を変化させたときの自覚的な腹圧のかけやすさと腹圧のかかり方．日本看護技術学会 **12**(3)：50-57, 2014

レーニングを行い，肛門括約筋の収縮力を強化したり，肛門部にパウチを装着して対応するなどの方法がとられる．

3) ストーマを造設している場合

結腸や直腸の腫瘍，炎症性腸疾患によってストーマを造設した場合，自分の意思とは関係なく不定期に排便・排ガスされ，そのペースをつかむまでには時間を要する．食事・水分摂取などに配慮し，便の性状や臭気の少ない食品を選ぶなど，便の性状をコントロールすることと，ストーマに排出された便をトイレに排出する方法やストーマの装着方法を習得することが求められる．ストーマをもつ人々に対する専門的知識と技術をもつ皮膚・排泄ケア認定看護師とともに，患者が排便コントロール方法について学び，習得できるように援助していく．

c. 便の排出困難時の技術

グリセリン浣腸 ☞ p.437 の **Skill ⑩** 参照

1) 目 的

浣腸とは，肛門から浣腸液を注入し，排便や排ガス，腸内の洗浄をはかることを目的とする技術である．便秘の症状があり，自然排便を促す援助を行っても排便がみられないときは，肛門からグリセリン浣腸液を注入し，便の排出を促進するグリセリン浣腸が用いられる．

グリセリンは無色透明・粘性の液体で，日本では50％グリセリン浣腸液として日本薬局方に掲載され，使用されている．グリセリンは直腸壁から水分を吸収し，腸壁を刺激して腸蠕動運動を促進させるほか，直腸壁面と便との間の潤滑液として作用し，直腸・S状結腸に貯留した便の排出を促す．一般的に1回の浣腸につき，10 ～ 150 mLのグリセリン浣腸液が使用され，患者の年齢などによって増減される．現在，肛門に挿入するカテーテル部分と浣腸液が一体型となった逆流防止弁付きのディスポーザブルグリセリン浣腸器が普及している（**図Ⅳ-44**）．

2) 実施上の留意点

グリセリン浣腸の実施において，もっとも注意しなければならないのがカテーテル挿入時の直腸内壁の損傷・穿孔である．直腸穿孔を起こすと，グリセリン浣腸液が後腹膜に停留し，感染性の炎症や肛門周囲の腫脹，肛門痛，肛門出血，発熱，嘔吐などの症状をきたし，穿孔部分の切除，人工肛門造設が必要となることもある．また，粘膜損傷を生じた部分からグリセリン浣腸液が血管内に移行することによって，重度の溶血や血尿を生じた場合には，腎不全をきたし，透析治療によって対処しなければならない事態も生じている[2]．

図Ⅳ-45に示すように，肛門から直腸にかけての解剖的特性をみてみると，肛門縁から肛門直腸接合部までの部分（肛門管）までは，物理的刺激に対して強い組織構造となっているが，直腸内部は物理的刺激に対して非常に弱い構造となっている[3]．よって，カテーテル挿入時に容易に直腸粘膜を損傷してしまうため，肛門管（4 ～ 5 cm程度）の長さを大幅に越えて直腸までカテーテルを挿入しないように注意する．

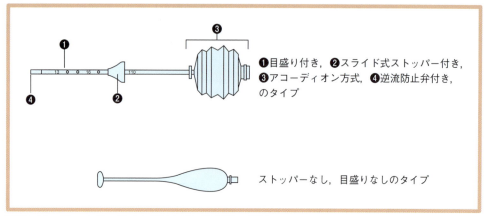

図Ⅳ-44　ディスポーザブルグリセリン浣腸器の種類

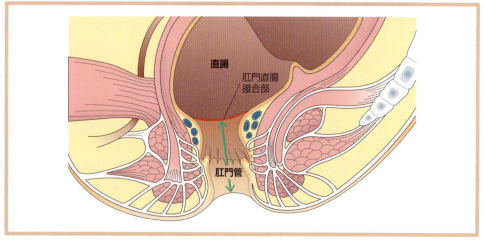

図Ⅳ-45　直腸肛門断面図（男性）

3）禁忌事項

（1）中腰・立位姿勢でのカテーテル挿入

　直腸膀胱窩（男性）あるいは直腸子宮窩（女性）へのカテーテルの穿孔を予防するため，立位や前かがみの中腰姿勢で，浣腸を実施してはならない（図Ⅳ-46）．しかし長年，臨床現場では，歩行可能な患者に対し，トイレでは前かがみの中腰姿勢での浣腸が実施されてきている．浣腸直後に便意をもよおした場合にトイレにいるほうが移動の時間がかからず便利であることや，患者自身が便失禁や臭気を気にしてトイレで実施することを希望するために，このような習慣になったと考えられる．しかし，安全性の点から考えると決して行ってはならない方法である．

　2006年2月に日本看護協会も緊急安全情報として，立位による浣腸実施の事故報告を行い，立位でのグリセリン浣腸実施の見直しをよびかけている．

（2）特定の症状があるときの使用

　グリセリン浣腸は直腸内に浣腸液を注入するため，炎症性腸疾患や消化管手術後の患者に実施してはならない．また，浣腸液の流入によって腹圧が上昇し循環動態の変動が生じ

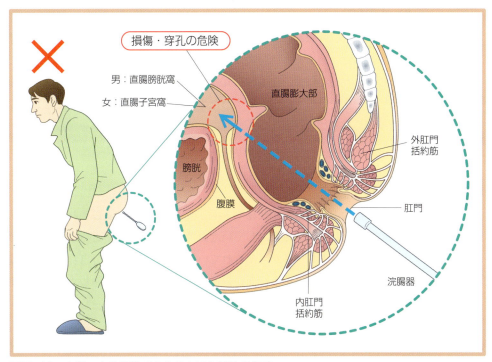

図Ⅳ-46 中腰・立位姿勢でのカテーテル挿入の危険
立位のまま浣腸を実施すると，カテーテルが直腸膀胱窩（直腸子宮窩）に当たり，損傷する危険性が高い．また，肛門括約筋も収縮しており，挿入が困難である．

るため，血圧変動の激しいときや心疾患，頭蓋内圧亢進が疑われる場合には実施してはならない．痔核のある患者は，カテーテル挿入時に痔核を損傷しやすく，損傷部から血管内にグリセリン浣腸液が入り込むため注意が必要である．

摘　便　☞ p.440 の **Skill 61** 参照

1）目　的

　摘便とは，肛門に貯留している便を指で取り出すことをいう．脊髄損傷などによって便意がなく排便ができない場合や，高齢者などで腹筋力が低下し肛門まで下りている便が硬くふたのように肛門部に詰まっている場合などに用いられる方法である．

　英国看護協会では，摘便は，とくに患者への説明と同意に基づく倫理的配慮を十分に尽くしたうえで実施する必要性が強調され，他の手段がないときの最終的な方法として選択するべきであるとされている．また，ガイドラインにより，直腸・肛門部の解剖学的知識や便秘のメカニズムとアセスメントの視点を学習し，安全な手技を習得している看護師にしか実施が許されていないなど，明確な倫理的・法的枠組みがつくられている．日本でも実施にあたって再考が検討される技術である．

2）実施上の留意点

　指を挿入することによって直腸粘膜を損傷する可能性があるため，潤滑油を使用し，痛みなどの苦痛の訴えに留意し，無理に行ってはならない．苦痛や循環動態の変化により心停止となった事例も報告されている．

3) 禁忌事項

グリセリン浣腸実施時の禁忌事項と同様に，炎症性腸疾患や消化管手術後の患者に実施してはならない．また，摘便時には腹圧が上昇し循環動態の変動が生じるため，血圧変動の激しいときや心疾患，頭蓋内圧亢進が疑われる場合には実施してはならない．痔核のある患者は，指で痔核を損傷しやすいため注意が必要である．グリセリン浣腸の実施前後に摘便が行われることがあるが，摘便によって直腸粘膜に損傷を生じた場合，損傷部からグリセリン浣腸液が入り込むため危険である．

4 ● 評　価

排便の援助の評価は，①便秘や下痢，便失禁の改善およびそれに伴う症状の軽減，排便行動の困難が日常生活に及ぼしていた影響が緩和されたかどうか，②患者の健康レベルに応じて排便コントロールがはかられているか，③患者が自分自身で排便行動・動作ができるようになったか，という側面から行う．また，摘便を実施した場合は，患者が摘便という行為によって受けた心身の苦痛にも配慮し，インタビューしていくことが重要である．

C. 実践におけるクリティカル・シンキング

演習 12　杉田さんへの排泄援助

　85歳女性の杉田さんは，肺炎の治療のため多床室に入院している．今回が初めての入院である．入院当初は発熱による疲労が強く，ほとんどベッド上で生活していたが，本日の朝から車椅子でトイレへ行けるようになった．下剤は内服しているものの，なかなか排便がみられず，今日で丸3日が経過した．杉田さんから「お通じがないので，浣腸をしてもらえませんか．お腹が張っていて，食欲もあまりありません」とナースコールがあった．

Q1. 杉田さんのナースコールを受け，グリセリン浣腸が必要かどうかを，どのような点をアセスメントして判断すればよいか．

Q2. グリセリン浣腸を実施する場合，どのような点に注意すべきか．杉田さんの個別性をふまえて考えてみよう．

Q3. 今後，どのようにして杉田さんの排便コントロールをしていけばよいか．

[解答への視点☞ p.504]

11. 排便　437

Skill ⑥⓪ グリセリン浣腸

目的 ▶ 肛門から浣腸液を注入し，排便，排ガスや腸内の洗浄をはかる．

●必要物品

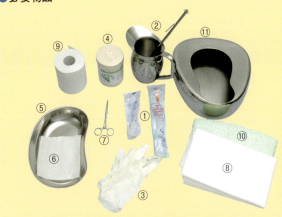

① ディスポーザブルグリセリン浣腸器（浣腸液 50 ～ 120 mL 入りのもので，40℃程度に温めておく）
② 湯（ピッチャーに用意）
③ 手袋
④ 潤滑油
⑤ 膿盆
⑥ ガーゼ
⑦ 無鉤鉗子（逆流防止弁付きディスポーザブルグリセリン浣腸器の場合は不要）
⑧ 防水布（または処置用シーツ）
⑨ トイレットペーパー
⑩ バスタオル（または綿毛布）
⑪ 便器またはオムツ，ポータブルトイレ（患者がトイレ移動できない場合）

アセスメント	根拠/ポイント/注意
・便の貯留状況，最終排便日時・量 ・腹部の状態（腹満感，腹痛，便塊の触知，ガスの貯留状況，腸蠕動音） ・薬剤（下剤）の内服状況 ・循環動態（血圧，脈拍，呼吸，体温） ・便意　・浣腸の禁忌事項のチェック	▶便が出ないからといって安易に浣腸を実施するのではなく，排便コントロールの状況を十分アセスメントすることが重要である．

実　施	根拠/ポイント/注意
❶患者にグリセリン浣腸を行うことを説明し，排尿を済ませてもらう． ❷必要物品を準備し，ベッドサイドに行く． ❸手袋を着用しディスポーザブルグリセリン浣腸器を準備する． 　a) 容器の栓を開け，カテーテル部分の空気を排出する． 　b) 無鉤鉗子でクランプする（**1**）． 　c) 浣腸液の温度が適温になっていることを，上腕内側に当てて確認する（**2**）． ❹カテーテルの先端 5 cm 程度に潤滑油を塗布し，膿盆の上に置く（**3**）．	**注意** 浣腸液が43℃以上の場合，腸粘膜の熱傷を起こす危険がある． ▶潤滑油を使用することでスムーズに挿入することができる．

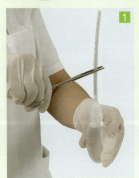
カテーテル部をクランプする

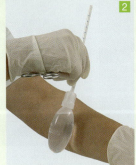
上腕内側に当てて適温であることを確かめる
＊腸内に空気が入らないよう，容器内の空気も排出させておくことが望ましい

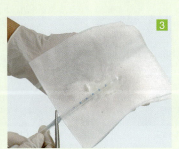
先端 5 cm 程度に潤滑油を塗布する

❺カーテンを閉める.
❻患者にベッドに左側臥位になってもらい（❹），下着を下ろし，肛門部が見えるようにする．このときに不必要に性器が露出しないように，タオルや綿毛布でおおう.
❼殿部に処置用シーツを敷く．必要に応じて，近くに便器を用意，あるいはオムツを開いて用意する．また，トイレットペーパーを使用する分だけ切っておく（❺）.

▶プライバシーを保護する.
根拠 左側臥位をとることによって，浣腸液がスムーズに直腸内に流入するといわれている.

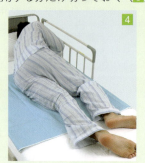
浣腸に適した体位：左側臥位

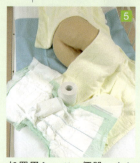
処置用シーツ，便器，オムツ，トイレットペーパーをセットする

❽患者にお腹の力を抜き，口で息を吐くように説明する.

▶肛門は括約筋によって硬く締まっているため，腹圧をゆるめ挿入しやすくすることが大切である.
注意 カテーテル挿入の長さは，肛門管の長さまでとし，直腸粘膜損傷を回避する．カテーテルは無理に挿入せず，抵抗を感じたらそれ以上は挿入しない.

❾ゆっくりとカテーテルを挿入する（❻）.
❿カテーテルを肛門から5cm程度挿入したら位置を固定し，クランプを外す（❼）.
⓫浣腸液をゆっくりと注入する（❽）.
⓬浣腸液を注入している間は患者の痛みの訴えや苦痛表情を十分に観察する.
⓭注入が終了したらカテーテルをゆっくり抜き，トイレットペーパーで肛門部を軽く圧迫する（❾）.
⓮患者にはすぐに排便せずに，しばらくがまんしてもらい，その後排便するように説明する.
⓯患者が1人でトイレまで歩行できない場合には，車椅子などでトイレ移動を援助したり，ベッド上で便器を使用できるよう手助けする.
⓰病室で排便が行われた場合には換気を行う.

根拠 急激に浣腸液を注入すると，直腸内圧が一気に高まり，便意をもよおすことがあるためゆっくり注入する.

根拠 浣腸液を注入したあとすぐに排便すると，浣腸液のみが排出され，十分な排便効果が得られないことがある.

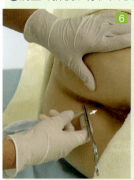
カテーテル挿入

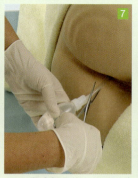
5cm程度挿入後，クランプを外す

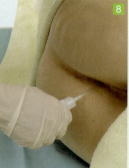
浣腸液を注入

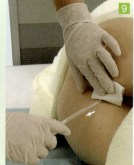
カテーテルを抜き，トイレットペーパーで押さえる

副作用・合併症と対応	根拠/ポイント/注意
❶患者の訴えや以下の症状の出現に留意し，出現した場合はただちに医師に連絡し，経過を観察する． ・血尿（血色素尿）　・肛門部からの出血 ・気分不快，顔色不良 ・肛門周囲・会陰部の痛み　・腹痛・腰痛 ・肛門・会陰部周囲，殿部の腫脹　・発熱　・嘔気・嘔吐 ❷大量に排便した場合，急激な循環動態の変動が起こり，虚脱状態となってトイレで転倒することがあるため，注意深く観察し，声かけを行う．	根拠 左記の観察事項は，グリセリン浣腸実施後，カテーテルによって直腸粘膜の損傷などが生じた事例に認められた変化である[3]．

評価・記録・報告・後片づけ

- 便の性状や残便感の有無，腹部症状の観察を行う．
- 使用した物品は医療廃棄物として処理し，手洗いを行う．
- 看護記録には，浣腸の実施時間，注入した浣腸液の量，実施前後の観察事項，便の性状について記録する．

グリセリン浣腸と溶血の関連性

　グリセリン浣腸実施による直腸粘膜損傷後に血管内で溶血が生じ，血尿や腎機能低下が認められたという症例報告がなされているが，その原因がグリセリンであるという実証データはなく，経験的な推測の域を出ていない．そのようななか，武田は，グリセリンによる溶血現象をラットを使って実証し，ヒトに換算すると，約1.0 mLのグリセリン浣腸液が血中に入り込んだ場合，LDH（乳酸脱水素酵素）の上昇や溶血が発生することを示した．この研究結果により，グリセリン浣腸実施前・中・後の観察が，異常の早期発見と適切な対応へとつなげられることが期待される．

【参考文献】
武田利明：グリセリン浣腸による溶血誘発に関する実験動物を用いた実証的研究．日本看護技術学会誌5(1)：45-50, 2006

Skill 61 摘 便

目的 ▶ 脊髄損傷などによって便意がなく排便ができない患者や便が硬く肛門部に停留している患者を対象に，肛門に指を挿入し，便を取り出す．

●必要物品

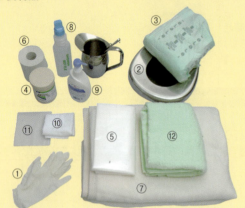

①手袋
②便器
③オムツ
④潤滑油
⑤防水布（または処置用シーツ）
⑥トイレットペーパー
⑦綿毛布
⑧湯（ピッチャーやシャワーボトルに用意）
⑨石けん
⑩ウォッシュクロス
⑪ガーゼ
⑫タオル

アセスメント	根拠/ポイント/注意
・便の貯留状況，最終排便日時・量 ・腹部の観察（腹満感，腹痛，便塊の触知，ガスの貯留状況，腸蠕動音） ・薬剤（下剤）の内服状況 ・循環動態（血圧，脈拍，呼吸，体温） ・便意 ・摘便の禁忌事項のチェック	注意 摘便は，患者の身体的，心理社会的な苦痛も大きいため，安易に実施されるべきではない． ▶自然な排便を促すためのアプローチを行っても排便がみられず，肛門部に便塊が停留している場合の最終手段として実施する．

実 施	根拠/ポイント/注意
❶患者に摘便を行うことを説明し，排尿をすませてもらう． ❷必要物品を準備し，ベッドサイドに行く． ❸カーテンを閉める． ❹患者にベッドに左側臥位になってもらい，下着を下ろし，肛門部が見えるようにする．このときに不必要に性器が露出しないように綿毛布でおおう． ❺殿部に処置用シーツを敷き，近くにはオムツを開いて用意する．また，トイレットペーパーを使用する分だけ切っておく． ❻手袋を着用する． ❼看護師の利き手，示指に潤滑油を十分につける（ 1 ）． ❽患者にお腹の力を抜き，口で息を吐くように説明する． ❾潤滑油のついた指で，肛門周囲をマッサージする（ 2 ）． ❿肛門にゆっくりと指を挿入する（ 3 ）． ⓫肛門部に近い位置にある便塊に指を引っかけて（ 4 ），そっとかき出す（ 5 ）． 　・便塊は一度にかき出そうとせず，指で小さく分割して徐々に取り出す． ⓬患者に腹圧をかけるよう声かけし，排便を促す． ⓭便塊がなくなったら終了する． ⓮陰部洗浄を行い，寝具衣類を元に戻す． ⓯カーテンを開け，換気を行う．	根拠 最初に強い痛みが生じると肛門括約筋が収縮してしまい，指を挿入しにくくなる． ▶指は便と直腸壁の間に，肛門から3～4cm挿入する． 根拠 肛門に近い位置の便塊が排出されることによって，直腸側にある便塊が移動し，その後スムーズに排便されることがある． 注意 大きな便塊を一度に取り出そうとすると，直腸壁を傷つける危険がある． ▶痛みの訴えや苦痛表情が現れていないかを十分に観察する．

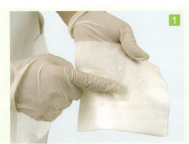
示指に潤滑油をつける

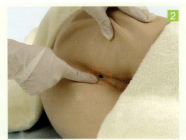
肛門周囲をマッサージする

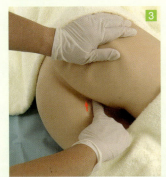
肛門にゆっくり挿入する

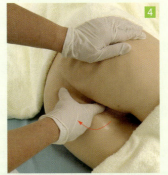
便塊に指をひっかける

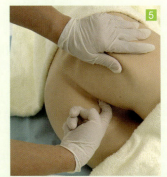
そっとかき出す

副作用・合併症と対応	根拠/ポイント/注意
❶大量に排便した場合，急激な循環動態の変動が起こり虚脱状態となることがあるため，注意深く観察し，声かけを行う． ❷摘便後，泥状から水様の便が排便されることがあるため，その後の排便状況を観察する必要がある．	根拠 肛門出口をふさいでいた便塊が取り除かれることによって，下剤などの影響を受けた便が継続的に排出されることがある．また，肛門括約筋が弛緩している人の場合，栓となっていた便塊が除去され，摘便後に便失禁を生じることがある．

評価・記録・報告・後片づけ

- 便の性状や残便感の有無，腹部症状の観察を行う．
- 使用した物品は医療廃棄物として処理し，手洗いを行う．
- 看護記録には，摘便の実施時間，実施前後の観察事項，便の性状について記録する．

コラム 基礎看護技術から発展した臨床現場の実際④
——排便困難時以外のグリセリン浣腸の用途

臨床現場でのグリセリン浣腸の実施状況をみてみると，排便困難時以外にも，下部消化管の内視鏡検査，消化管手術前の前処置として実施されていることが多い．検査・手術前日に大量の液体状の経口腸管洗浄剤を内服し，水様便が出るまで排便をしてもらい，さらにグリセリン浣腸を実施している施設も多い．このような場合，患者は，頻回な排便によって体力を消耗し，脱水症状をきたしていることもある．トイレ移動時の転倒のリスクも高く，とくに高齢者にとっては苦痛の大きい処置である．患者の排便状況や全身状態を確認しつつ，検査・手術前の浣腸の必要性について，医師との協議が必要である．

●引用文献

1) 菱沼典子，平松則子，春日美香子ほか：熱布による腰背部温罨法が腸音に及ぼす影響．日本看護科学学会誌 **17**(1)：32-39, 1997
2) 武田利明，小板橋喜久代，香春知永ほか：グリセリン浣腸による有害事象の現状と今後の課題．日本看護技術学会誌 **5**(2)：4-11, 2006
3) 下髙原理恵，島田和幸，柴田興彦ほか：肛門管の粘膜上皮の形態．形態・機能 **5**(1)：17-21, 2006

学習課題

1. 排便の生理学的メカニズム，便の性状・排便行動に影響をもたらす身体的・心理社会的要因，発達段階による要因を挙げてみよう
2. 患者の身体的・心理社会的特性，発達段階による特性をふまえ，便の性状，排便行動をアセスメントしてみよう
3. アセスメント結果をふまえ，患者の排便状態についてどのようなニーズがあるか記述してみよう
4. 患者のニーズに応じた排便を促すための援助方法について計画しよう
5. 援助を実施し，その結果を振り返り，改善点・継続的にケアが必要な点などについて検討しよう

第Ⅴ章

特殊なニーズ充足に向けた看護技術

学習目標

1. 皮膚・粘膜の障害に関する基礎的知識と基本的な援助方法について学ぶ
2. 生命の危機状態に関する基礎的知識と基本的な援助方法について学ぶ
3. 悲嘆に関する基本的知識とグリーフケアならびに死亡時のケアについて学ぶ

1 皮膚・粘膜の障害

> **この節で学ぶこと**
> 1. 皮膚の解剖・生理や機能について理解する
> 2. 皮膚・粘膜の障害（創傷・褥瘡）治癒を遅延させる要因について理解する
> 3. 創傷・褥瘡の予防的ケアについて理解する
> 4. 創傷・褥瘡の治療的ケアについて理解する
> 5. 創傷や褥瘡のある患者の抱える問題について，身体面，精神面，社会面から理解する

A. 基礎知識

1 ● 皮膚の構造と機能

a. 正常皮膚の構造

皮膚は，表面から**表皮**（epidermis），**真皮**（dermis），**皮下組織**（subcutaneous tissue）の3つの成分からなっている[1]（☞ p.265，図Ⅳ-6）．

1）表 皮

表皮は被覆表皮（surface epidermis）と付属器表皮（appendage epidermis）に分けられる．被覆表皮の間には汗腺などの付属器が存在し，真皮内から皮下組織にかけて嵌入している．表皮は，その大部分が**角化細胞**からなり，少数の色素細胞（メラノサイト）やランゲルハンス細胞が混在している．表皮の大部分を占める角化細胞は，**角層**（角質細胞層），**顆粒層**（顆粒細胞層），**有棘層**（有棘細胞層），**基底層**（基底細胞層）からなっている．

- **角層**：表皮の最上層で厚さは部位により大きく異なる．
- **顆粒層**：有棘層と角層の間の1〜数層で，皮膚の水分保持機能に重要な役割をもち，皮膚のバリア機能を維持する．
- **有棘層**：表皮のうちでもっとも厚い層で，下方にあるものは多角形だが，表面に近づくほど扁平化する．
- **基底層**：表皮の最下層で真皮と接している1層で，基底細胞とよばれる．

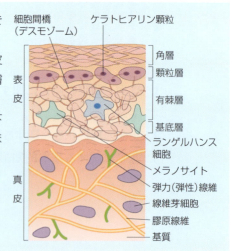

2）真　皮

真皮には，膠原線維，弾性線維などの線維成分の間に，血管，リンパ管，神経，肥満細胞が分布している．表皮は，機械的にきわめて脆弱な組織であるが，真皮は皮膚の機械的強度を保つ役割を果たしている．また，表皮への酸素，栄養補給はすべて真皮から還流する組織間液によって行われている．

3）皮下組織

脂肪細胞からなり，線維性隔壁で脂肪小葉に区切られている．

b．皮膚の機能

生体を外界から区分・保護し，さまざまな外的刺激から生体を守ること（バリア機能）が皮膚の最大の役割である[1,2]．皮膚は，主に機械的刺激から生体を守り，水分を保持し，病原体の侵入を防ぎ，紫外線などからも生体を守ってくれている．

1）機械的強度の保持

表皮全体としては，外力にきわめて脆弱である．皮膚の機械的強度は，真皮の膠原線維に負うところが大きい．また，皮膚の弾力性は膠原線維間にはりめぐらされた弾性線維の張力により維持されている[1]．

2）水分保持

皮膚が長時間水分にさらされ角層が膨潤しても，体内に水分が移行することはなく，対外からの水分は容易に角層を通過することはできない．一方，体内の水分も発汗や不感蒸泄以外に喪失することはなく，水分を保持している[1]．

3）病原体の侵入・繁殖からの防御

角層表面は，皮脂膜により pH 4.5 ～ 6.0 の弱酸性に保たれており，細菌や真菌の繁殖を防いでいる．

4）紫外線などの光線からの防御

紫外線は皮膚に対して DNA 損傷や活性酸素の発生という機序で強力な傷害作用をもたらすが，皮膚の表皮内の基底層に多く存在するメラニン色素がその防御機能の最大の役割をになっている．

創傷は，上記にあるようなさまざまな皮膚の機能が破壊された状態であるため，機械的刺激からの脆弱，水分保持機能の喪失，微生物の侵入や恒常性維持の破綻というリスクを発生させる[2]．

2 ● 創傷に関する基礎知識

a．定　義

創傷とは，組織の細胞学的あるいは解剖学的な連続性の断裂のことをいうが，必ずしも皮膚が開放あるいは欠損しているとはかぎらず，傷口が開いているものを「創」，傷口が開いていないもの（打撲傷など）を「傷」と区別する[3]．

b．種　類

創傷には，その原因，汚染の程度，創の深さ，治癒の経過などを基準とした多くの分類がある[4]．表V-1に代表的な創傷の種類と原因について示す．

446 第Ⅴ章 特殊なニーズ充足に向けた看護技術

表Ⅴ-1 代表的な創傷の原因と種類

原　因	種　類
機械的刺激	事故などが原因で生じる外傷（挫傷，擦過傷，切創，剝離創，裂傷，割創，咬傷，銃創など）
化学的刺激	強い酸・アルカリ性薬剤，抗がん剤や消毒薬などの薬剤による創傷
温冷熱的刺激	高温による熱傷，低温による凍傷
電気的刺激	体内に高電流が流れることによって生じる電撃傷，落雷による雷撃傷，電気メスによる手術創など
放射線	放射線熱傷創（早期の反応性の変化以外に，数年後にも潰瘍を引き起こすことがある）
基礎疾患	糖尿病性下腿潰瘍や動脈硬化症が原因で生じる難治性潰瘍，廃用症候群の一つである褥瘡など

◉創の深さによる分類

1）部分層創傷と全層創傷

　熱傷や褥瘡など，それぞれの創によって深度分類が異なるが，部分層創傷と全層創傷という概念は，どの創傷においても共通する解剖学的な深さを示し，治癒過程を予測し，ドレッシング方法を選択（あるいは創の処置方法を計画）するのに重要である（**図Ⅴ-1**）．

2）褥瘡の深度分類

　創傷の深さと創部の状態に応じたケアを実施するために，国際的には，米国褥瘡諮問委員会（The National Pressure Ulcer Advisory Panel：NPUAP）とヨーロッパ褥瘡諮問委員会（European Pressure Ulcer Advisory Panel：EPUAP）がPan Pacific Pressure Injury Alliance（PPPIA）と並んで作成した最新の褥瘡ガイドラインが用いられている（**表Ⅴ-2**）．国内では後述する日本褥瘡学会のDESIGN-R（2008年）が用いられており，このスケールは初期アセスメントのみならず，治癒経過の判断も行うことができる（☞p.451，**図Ⅴ-2**）．

3 ● 創傷治癒過程

a．再生と修復

　創傷に関するケアを科学的根拠に基づき実施するためには，創傷治癒のメカニズムを理解しておくことが必要である．欠損が生じた皮膚組織が治癒していくメカニズムには再生（regeneration）と修復（repair）の2とおりの治り方がある．「再生」とは，皮膚が再び復元されることをいい，皮膚の構造物が元どおりに再生され，皮膚の損傷を受ける前と同じ状態に戻るような治り方をいう．「修復」とは，皮膚の欠損部が新生組織で埋められ最終的に皮膚でおおわれるようになっても，皮膚の構造物である毛囊や皮脂腺，汗腺などの構造物の再生が行われずに治癒する治り方をいう[5]．「再生」と「修復」のどちらの治癒過程を経るかは，皮膚損傷の深さに関係する．

b．修復による創傷治癒過程

　「再生」する創傷は一気に治っていくが，「修復」する深い創傷は，止血期，炎症期，増殖期，成熟期という連続的な治癒過程を経過して治癒する[4-6]．この創傷治癒過程を理解することは，ケアの正しい判断を行うために必要なことである．各段階は，臨床的（肉眼的）および細胞的（顕微鏡的レベル）に解説される[4, 5]（**表Ⅴ-3**）．

1. 皮膚・粘膜の障害　447

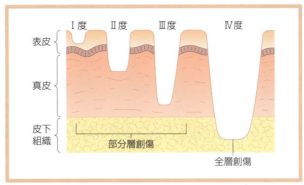

図Ⅴ-1　部分層創傷と全層創傷

表Ⅴ-2　EPUAP-NPUAP-PPPIA による褥瘡の重症度（深達度）分類

カテゴリー/ ステージⅠ： 持続する発赤		通常は，骨突出部に限局した領域に消退しない発赤を伴い，表皮欠損はない．皮膚の変色・熱感・浮腫・硬結，または疼痛が認められる場合もある．色素の濃い皮膚には明白な消退がおこらないが，周囲の皮膚と色が異なることがある． 周囲の組織と比較して，疼痛を伴い，かたい，やわらかい，熱感や冷感などがみられることがある．カテゴリー/ステージⅠは皮膚の色素が濃い患者では判定が困難な場合がある．「リスクのある患者」とみなされる可能性がある．
カテゴリー/ ステージⅡ： 真皮までの 損傷		スラフ（黄色壊死組織）を伴わず，創面が薄い赤色の浅い潰瘍としてあらわれた部分層欠損の創傷である．皮蓋は破れていない，もしくは開放または破裂した，血清または漿液で満たされた水疱が存在することもある．
カテゴリー/ ステージⅢ： 皮下組織まで の損傷		全層にわたる組織欠損である．皮下脂肪は確認できるが，骨・腱・筋肉は露出していない．組織欠損の深度がわからなくなるほどではないが，スラフが付着している場合がある．ポケットや瘻孔が存在する場合もある．
カテゴリー/ ステージⅣ： 皮下組織をこ える損傷		骨・腱・筋肉の露出を伴う全層にわたる組織欠損である．スラフまたはエスカー（黒色壊死組織）が付着していることがある．ポケットや瘻孔を伴うことが多い．
判定不能： 深さ不明		創面にスラフ（黄色，黄褐色，灰色または茶色）やエスカー（黄褐色，茶色，または黒色）が付着し，潰瘍の実際の深さが不明の組織欠損である． スラフやエスカーを十分に除去して創底を露出させない限り，正確な深達度は判定できない．踵部に付着した，安定した（発赤や波動がなく，乾燥し，固着し，損傷のない）エスカーは，「天然の（生体の）創保護」の役割を果たすため，除去すべきではない．
DTI疑い： 深さ不明 （DTI：深部組 織損傷 deep tissue injury）		圧力および/または剪断応力によって生じる皮下の軟部組織の損傷に起因するもので，限局性の紫または栗色の皮膚変色，または血疱を伴うことがある． 疼痛，硬結，脆弱，浸潤性，熱感または冷感などの所見が，隣接する組織より先に認められる場合がある．深部組織損傷は，皮膚の色素が濃い患者では発見が困難なことがある．

（EPUAP-NPUAP-PPPIA International Pressure Ulcer Guidelines. http://www.epuap.org/wp-content/uploads/2010/10/Quick-Reference-Guide-DIGITAL-NPUAP-EPUAP-PPPIA-16Oct2014.pdf　2017年12月19日検索
徳永恵子，永野みどり：系統看護学講座 成人看護学12 皮膚（渡辺晋一ほか編），第14版，p.262，医学書院，2016 より引用）

表V-3　修復による創傷治癒過程

	各期の反応と概要	
止血期（出血凝固期）	損傷によって起きた出血が，凝血を形成して止まる生理学的な過程．血小板が接触した膠原線維や結合組織に付着し，血管の栓となる．付着した血小板は，指令因子を放出し，血小板の援軍を損傷した部分によぶ．それらは，炎症反応の遊走因子をも放出する	
炎症期	炎症期は，受傷直後から5日目ごろの創の状態を指す．この時期は障害組織に対する吸収と修復，および異物に対する免疫反応が進行し創傷治癒過程が整う時期である．臨床的には，創局所の発赤，腫脹，疼痛，熱感が特徴的である．炎症反応は，組織の崩壊や壊死，出血を契機として起こり，血小板の活性凝集によって血液凝固・止血が起こり，フィブリン凝集塊による創の一時閉鎖を認める．生体内では，セロトニン，ヒスタミンという血管透化性亢進因子やグロースファクター（GF，サイトカイン）などのさまざまな物質が放出されるが，白血球（WBC）やマクロファージの放出によって創内の細菌の清浄化も起こる．炎症期は，部分層創傷でも，全層創傷でも一般的にみられる治癒過程である．炎症期が遷延する主な原因として，壊死組織の存在，感染，低酸素状態や血流障害・栄養状態の悪化などがある[6]	
増殖期	増殖期は，炎症期の後半から3週目ごろまでの状態を指す．創面は血流が豊富であるが，脆弱な結合組織からなる肉芽細胞でおおわれ，上皮化にいたる時期である．臨床的には，創表面は赤色顆粒状の外観を呈して外的刺激によって容易に出血し，細菌感染に強いという特徴をもつ[6]	
成熟期	成熟期は，受傷後1ヵ月〜1年くらいの状態を指す．増殖期に形成された肉芽組織は瘢痕組織となってより組織的に強固となるが，この過程で結合組織や毛細血管は分解吸収され再構築される．臨床的には，発赤はしだいに消退し約1年でほとんど目立たない瘢痕となり，組織の機械的強度も正常皮膚レベルに近づく[6]．この成熟期は全層創傷に特徴的である．なお，増殖期から成熟期にスムーズに移行しない例として，肥厚性瘢痕やケロイド形成などがある	

［徳永恵子，永野みどり：訪問看護管理マニュアル（川村佐和子，島内　節監），p.197，日本看護協会出版会，2002より改変し許諾を得て転載］

　　創傷治癒過程は，創内の自浄作用によって細菌を処理し，グロースファクター*によって治癒過程を促進する重要な炎症期に始まる．全治癒過程を通してさまざまなグロースファクターが関与している．人間のもっているこの自然な治癒過程を理解し，活用することで，効果的なケアを選択することが可能となる．

---

* グロースファクター：創傷治癒の過程において，細胞の増殖を促進する作用をもつもの．各種のグロースファクターがそれぞれ特別の役割をになっている．細胞発育因子ともいう．

1. 皮膚・粘膜の障害　**449**

創の治癒過程（創の閉鎖）

　開放創の治癒（閉鎖）は，「一次治癒（一次閉鎖）」，「二次治癒（二次閉鎖）」，「三次治癒（遅延一次治癒，三次閉鎖）」の3つに分けられ，その管理方法も異なる．

a. 一次治癒（一次閉鎖）とその管理方法

　手術創や切創などを，糸やステイプラーなどで縫合することで一時的に閉鎖させ，互いに合わせられた皮膚が直線または曲線の接合部となって閉鎖する，このような治り方を一次治癒という．一次治癒では，縫合する創内に異物や壊死組織がなく，創面が汚染されていないことが必要である．

●創傷管理の方法

　縫合した創をドレッシング材で被覆し，その上から出血・滲出液の性状・量や，痛みの訴えの有無を確認し，異常の早期発見・対応につとめる．また，創部を閉鎖し，安静にする（外力を加えないなど）ことで，創傷治癒を促すほか，痛み刺激が少なくなるため患者の安楽を保つことができる．手術創に関しては，米国疾病予防管理センター（Centers for Disease Control and Prevention：CDC）のガイドラインでは，縫合閉鎖された創の場合，術後24～48時間は，創が完全に閉鎖されていないことから滅菌材料で被覆保護することが勧められている．48時間以降は創が閉鎖することから，感染予防を目的とした創の被覆は不要となり，開放でもよいといわれている．

b. 二次治癒（二次閉鎖）とその管理方法

　熱傷，褥瘡など，複雑な外傷などで皮膚欠損が大きく，また創傷の汚染が著しく植皮などができないような創で，そのまま縫合することができず，開放創のまま治癒を進めるのが二次治癒である．創の収縮と周囲皮膚基底層からの表皮化によって創が閉鎖する．

●創傷管理の方法

　湿潤環境を維持し，創治癒の促進をはかるため，ドレッシング材やワセリン基材の軟膏などを用いて常に湿潤を保つことが大切である．ガーゼドレッシングは，ガーゼ繊維の創面への付着とガーゼ交換時の剥離により，創傷治癒過程を遅延させることがわかっていることから，ドレッシング材やガーゼの選択や管理は十分なアセスメントを元に実施することが必要である．

c. 三次治癒（遅延一次治癒，三次閉鎖）とその管理方法

　三次治癒とは，一次治癒を予定していた縫合後の創が発赤，腫脹，疼痛，排膿などの炎症や感染徴候を示したときや，明らかに感染した場合などに，いったん開放創処置（抜糸など）を行うことにより，創面の創傷治癒環境を整え，創が清浄化した時点で，再び縫合し閉鎖することで治癒させることである．縫合前に感染などのリスクをともなう創に対しては，縫合を行わずに生理食塩水ガーゼを充填して創の清浄化をはかり，再び縫合する．

●創傷管理の方法

　創が感染した場合，開放創処置（抜糸など）を行い，二次治癒もしくは三次治癒に進める．基本管理は創の洗浄と状況に応じたドレッシング材の適応となる．異物や壊死組織がある場合，きわめて少ない細菌数であっても感染が起こることが報告されていることから，壊死組織や挫滅組織を外科的切除（デブリドマン）により除去し，創の清浄をはかることが必要である．消毒剤については，創面の組織に蛋白変性などの化学的損傷を与え，消毒剤の

450 第Ⅴ章　特殊なニーズ充足に向けた看護技術

表Ⅴ-4　創傷治癒を遅延させる要因

環境因子		温度，大気中酸素濃度
全身的因子	基礎疾患	遠隔感染創，糖尿病，免疫低下，腎不全
	薬　剤	副腎皮質ホルモン，抗がん剤，抗凝固薬，免疫抑制薬，抗炎症薬
	生活ほか	年齢，ストレス，低栄養，喫煙
局所的因子	部　位	周囲皮膚の可動性，骨突起，血行状態，皮膚の厚さ，放射線照射
	出　血	出血の少ない熱傷，凍傷，圧迫創．血行障害などでは血小板の活性化が欠如して，治癒が遅延する．多ければ体液の喪失，貧血を起こす
	創の状況	乾燥，細菌感染，異物，壊死組織，薬剤，浮腫

［柵瀬信太郎：創傷治癒を遅延させる要因．救急・集中治療における褥瘡・創傷ケア，Emergency Nursing 夏季増刊：52-62, 2001 より引用］

細胞毒性が創傷治癒を遅延させる場合があることが報告されていることから，漫然と使用することは推奨されていない．創が清浄化されれば，一次治癒を期待して縫合が行われる．

創傷治癒を遅延させる要因

　創傷には，早く治癒するものと治癒に長くかかるものとがある．急性創傷が理想的かつ正常な治癒過程に沿うものとすれば，慢性創傷はその過程が遷延した状態といえる．創傷治癒を遅延させる要因には，**表Ⅴ-4**のようなものがある．

創傷治癒過程の評価

　創の治癒過程を評価するさいには，炎症期，増殖期，成熟期，感染のアセスメントが重要となる（**表Ⅴ-3**）．これらの創治癒過程の特徴を正しく評価することで，適切な創傷ケアに結びつけることができる．

褥瘡状態の判定

　褥瘡状態判定スケールの一つとしてDESIGN-Rツールがある（日本褥瘡学会開発）[6]．褥瘡の重症度を分類するとともに，治癒過程を数量化することができる．その項目は，深さ（depth），滲出液（exudate），大きさ（size），炎症・感染（inflammation/infection），肉芽組織（granulation），壊死組織（necrotic tissue）の6項目で構成されており，それぞれの頭文字をとってDESIGNと表記している．合計0～28点とし，得点が高いほど重症度が高いことを示している．褥瘡が治癒に向かっているのか，悪化しているのかを判定するツールとして臨床で使用されている（**図Ⅴ-2**）．

湿潤環境下の創傷治癒（Moist Wound Healing）

　古い創傷治癒法では，創を乾燥させることを目的としていたが，1957年ギンベル（Gimbel），1962年以降のウィンター（Winter），フォレイジ（Forage），ヒンマン（Hinman）らの研究，1980年代のめざましい創傷ケア用医療材料，製品開発により，湿潤環境下の創傷治癒理論の実践が，創傷ケアに質的な向上をもたらした．

　創傷が治癒していくためには，湿潤環境は必須要件である[5]．また，その湿潤環境をもたらすためには閉鎖性ドレッシング法がもっとも効果的である．創傷が治っていくということは，創内で肉芽組織ができ上がり，表皮でおおわれるということである．すなわち，創傷が治るためには，創内で細胞が増殖する（創内で細胞培養が行われる）必要があるということはもっとも基本的な要件である．実験に用いる細胞培養と同様，創傷治癒に適切な環境も，湿潤した環境が必須である．

カルテ番号( )
患者氏名 ( )　　　　　　　　　　　　　　　　　　　　月日 | / | / | / | / | / | / |

Depth　深さ　創内の一番深い部分で評価し，改善に伴い創底が浅くなった場合，これと相応の深さとして評価する									
d	0	皮膚損傷・発赤なし	D	3	皮下組織までの損傷				
	1	持続する発赤		4	皮下組織を越える損傷				
				5	関節腔，体腔に至る損傷				
	2	真皮までの損傷		U	深さ判定が不能の場合				

Exudate　滲出液									
e	0	なし	E	6	多量：1日2回以上のドレッシング交換を要する				
	1	少量：毎日のドレッシング交換を要しない							
	2	中等量：1日1回のドレッシング交換を要する							

Size　大きさ　皮膚損傷範囲を測定：[長径(cm)×長径と直交する最大径(cm)][*3]									
s	0	皮膚損傷なし	S	15	100 以上				
	3	4 未満							
	6	4 以上　　16 未満							
	8	16 以上　　36 未満							
	9	36 以上　　64 未満							
	12	64 以上　100 未満							

Inflammation／Infection　炎症／感染									
i	0	局所の炎症徴候なし	I	3	局所の明らかな感染徴候あり（炎症徴候，膿，悪臭など）				
	1	局所の炎症徴候あり（創周囲の発赤，腫脹，熱感，疼痛）		9	全身的影響あり（発熱など）				

Granulation　肉芽組織									
g	0	治療あるいは創が浅いため肉芽形成の評価ができない	G	4	良性肉芽が創面の 10%以上 50%未満を占める				
	1	良性肉芽が創面の 90%以上を占める		5	良性肉芽が創面の 10%未満を占める				
	3	良性肉芽が創面の 50%以上 90%未満を占める		6	良性肉芽が全く形成されていない				

Necrotic tissue　壊死組織　混在している場合は全体的に多い病態をもって評価する									
n	0	壊死組織なし	N	3	柔らかい壊死組織あり				
				6	硬く厚い密着した壊死組織あり				

Pocket　ポケット　毎回同じ体位で，ポケット全周(潰瘍面も含め)[直径(cm)×短径[*1](cm)]から潰瘍の大きさを差し引いたもの									
p	0	ポケットなし	P	6	4 未満				
				9	4 以上 16 未満				
				12	4 以上 36 未満				
				24	36 以上				

部位[仙骨部，坐骨部，大転子部，踵骨部，その他( )]　　　　　合計[*2] | | | | | |

*1 "短径"とは"長径と直交する最大径"である
*2 深さ(Depth：d. D)の得点は合計点には加えない
*3 持続する発赤の場合も皮膚損傷に準じて評価する

図Ⅴ-2　DESIGN-R 褥瘡経過評価用スケール

［日本褥瘡学会 2013.　http://www.jspu.org/jpn/info/design.html#（2018 年 1 月 12 日検索）より許諾を得て転載］

　　　創を乾燥させる治癒法では，創の表面に痂皮が形成される．痂皮は上皮細胞の移動を妨げ，創の治癒を遅延させる[5]．さらに，痂皮は細菌を遮へいするバリアにはならないため，感染のリスクを伴い治癒の妨げになる．

B. 看護実践の展開

　　　皮膚の健康を保つためには，皮膚が本来もっている機能を十分発揮できるように皮膚を清潔に保ち，保護することが皮膚・粘膜の障害を予防するうえで大切である．基本的なスキンケア，すなわち予防的なスキンケアの実際を中心に，損傷した皮膚の保護・治癒の技術についても学習する．

表Ⅴ-5 皮膚に関するフィジカルアセスメント項目

	主な観察項目		アセスメント内容
	客観的情報	主観的情報	
皮膚・粘膜の状態	・皮膚・粘膜（色，つや，乾燥） ・乾燥・湿潤（汗・皮脂や分泌物，落屑，悪臭） ・排泄物の付着 ・臭気 ・失禁状態，下痢，オムツやパッドなどの使用状況 ・褥瘡	・瘙痒 ・痛み ・その他異常知覚 ・分泌物 ・悪臭	・年齢 ・症状に対する原因・誘発因子 ・皮膚の清潔とセルフケア状況 ・外用薬や内服薬の効果や症状緩和の評価 ・感染予防状況（療養環境整備，清潔保持，医療材料の交換） ・衣類の調整 ・ボディイメージの変化
栄養状態	・体重 ・BMI ・総蛋白（TP） ・アルブミン（Alb） ・総摂取カロリー（kcal） ・栄養バランス ・誤嚥性肺炎の既往 ・誤嚥リスク ・食事内容	・食欲 ・疲労 ・栄養摂取量やバランスの知識や認識	・アレルゲン（食物アレルギーには適切な食事制限） ・瘙痒を増強する食品摂取の制限 ・アルコール飲料，香辛料など刺激物の摂取状況 ・栄養摂取量の過不足 ・栄養バランス ・体重変化 ・栄養に関する食習慣やセルフケア状況 ・摂食嚥下状況とレベル ・言語的コミュニケーションのレベル
可動性，活動性	・ジャパン・コーマ・スケール ・拘縮，部位 ・関節可動域 ・筋力 ・麻痺の有無，部位，範囲，程度 ・自力での寝返りができるかどうか ・座位保持能力 ・ADL（ADL評価表，FIM等の評価） ・歩行能力，歩行距離を含む移動・移乗	・問いかけへの返答，症状を訴えられるか ・疲労 ・ADLの習慣 ・本人の希望や目標	・年齢 ・障害の有無・程度 ・ADLのセルフケア能力（清潔，更衣，排泄，食事，移乗移動の自立度） ・活動負荷と呼吸状態，疲労感の関連 ・補助具の活用状況 ・マットレスの種類 ・ベッド臥床持続時間や変化 ・転倒転落のリスクや既往 ・サポート支援体制 ・在宅や施設の療養環境（マットレスの種類，ベッド，クッション，椅子などの環境）

1 ● アセスメント

　皮膚の観察は，人間をとりまく療養環境状況と，治療状況の両面を念頭において行う（**表Ⅴ-5**）．予防的なスキンケアにおいて，フィジカルアセスメントの基本は第一に皮膚の観察である．皮膚・粘膜障害，とりわけ褥瘡などのリスクのある患者には，最低1日1回必ず全身の皮膚を観察し，とくにリスクの高い部位（**図Ⅴ-3**）の皮膚を頻回に観察する必要がある．観察した皮膚の状況については記録を残し，スキンケア実施計画の情報に活用することができる．

2 ● 看護診断（看護上の問題・ニーズ）

　皮膚・粘膜に関連する看護診断には，一般的に以下の診断が考えられる．

　①**皮膚健康維持を阻害するリスク状態**：湿潤，体動不能，骨突出，栄養状態のアンバランスなどに関連して，皮膚のバリア機能に変調をきたす危険がある状態．

　②-1 **浅在性の皮膚障害の発生**：湿潤，機械的因子，体動不能，骨突出，栄養状態のアン

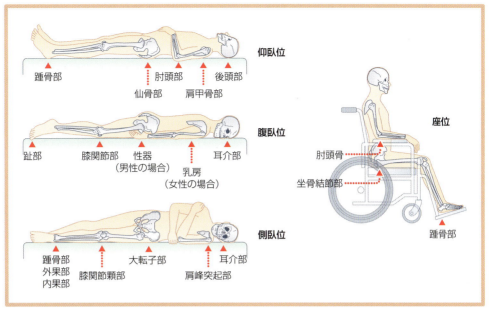

図 V-3　体位の違いによる圧迫部位
［貝谷敏子：リスクのアセスメント．褥瘡予防・ケアのベストプラクティス—寝たきりにしないトータルケア（徳永恵子監），ナーシング・トゥディ臨時増刊号 **22**(6)：21, 2007 より引用］

バランスなどに関連して，表皮，そして/または真皮の変調をきたした状態．

②-2 **深部組織障害の発生**：循環の変調，体液量の変調，身体可動性障害，機械的因子，栄養状態のアンバランスなどに関連して，粘膜，皮膚，皮下組織などの組織の損傷がある状態．

③ **必要な栄養摂取と消費に関する異常**：一日推奨摂取量より少ない不十分な食事摂取，理想体重より20％以上少ない体重などに関連して，代謝上必要とする量を満たすには不十分な栄養摂取．

④ **排泄管理に関するセルフケアのニーズ**：可動性障害のある身体，筋力低下，知覚障害，認知障害などに関連して，自分自身のための排泄行動を遂行する，または完遂する能力の障害がある状態．

⑤ **身体活動耐容能の低下**：衰弱，床上安静，体動不能など，必要な日常活動または望ましい日常活動を行うことや，あるいはそれに耐えるには十分ではない生理的または心理的エネルギーの状態．

3　計画立案・実施

目標/成果

目標は各看護上の問題に対して個別に立案される．ここでは一般的な目標例をあげる．

① **皮膚本来の健康的な機能を維持する**：皮膚の機能的強度の保持，皮膚の水分保持機能の維持，皮膚から化学的物質を除去し，表皮を弱酸性に保つ，など．

②-1 **皮膚障害のリスク状態や皮膚障害の悪化因子をつくらない**：皮膚の機能的因子（例：圧力，せん断応力，摩擦力）をつくらない体位変換，移動・移送の介助を行う，寝衣や寝具，マットレスなどの療養環境が整備される，など．

②-2 **創傷治癒過程の促進**：疼痛を起こさず，生理食塩水による開放創の洗浄をし，適切な創傷アセスメントに基づくドレッシング材の選択がなされる，など．

③一日推奨摂取量が摂取できるよう食事バランスや量，嗜好，嚥下などを考慮した食事内容の改善を行い，血清総蛋白やアルブミン値の改善が認められる，など．

④排泄物が長時間皮膚に付着することのないよう，定期的な保清がなされ，皮膚のバリア機能が維持される，など．

⑤定期的な体位変換を行い，褥瘡をはじめとする廃用症候群の発生を予防する，など．

実 施

a. 皮膚障害を予防する技術

皮膚障害を予防する基本的な**スキンケア**においては，いくつかの看護上の基本的なスキルを応用する．

1）皮膚の清潔

皮膚は自浄作用をもっているため，基本的には皮膚に付着した汚れを除くことで清潔を保ち，必要以上の洗浄や消毒は行わない．過度の清潔は，逆に皮膚本来の自浄能を損なうことになる．

皮脂成分，汗成分，古くなった角質，それらがほこりやちりと混ざり合ってできる垢などは，油性成分が多く含まれることから，通常は石けんで乳化し清潔をはかる．しかし，石けんを使用するさいにも，皮膚面を保護する皮脂膜をも同時に除去してしまうことに注意が必要である．洗浄成分は，選択的に汚れのみを除去することが難しい．過度な石けんの使用により皮膚保護作用そのものを破壊する場合もあるため気をつける．

また，皮膚のバリア機能をになう角質を垢すりなどで積極的に除去することは，皮膚を清潔にすることと必ずしもイコールではない．どのような場合でも，基本的には汚れの除去を進めつつ，同時に，皮膚の乾燥を防ぎ，皮脂を過度に除去しないことによって，皮膚本来のpHである弱酸性を保持し，また，皮膚の弾力性と柔軟性を維持し，皮膚本来の機能を損なわないケアを行うことができる．とくに，脆弱な皮膚については以下の点を考慮する．

> **脆弱な皮膚に対する清潔ケアの留意点**
> 1. 泡状清拭剤（スキナクレン），あるいは泡ネットなどでつくった泡のみを使用し，皮膚面に泡を広げるように洗う．皮膚に余分な刺激や摩擦，圧迫を加えず，皮膚面をなでるように行う．
> 2. 微温湯を噴射ボトルに入れ，洗浄剤の成分を洗い流す．そのさい，強い水圧を加えないように気をつけ，静かに洗い流すようにする．
> 3. 水分は，乾いたガーゼなどを皮膚面にやさしく置くようにしてとる．
> 4. 予防的な皮膚保護が必要な場合は，皮膚保護剤を使用する．
> 5. その他，弱酸性洗浄剤（セキューラ CL）などを洗浄部位に直接スプレーして汚れを手早く洗浄し，愛護的にガーゼなどで拭きとる方法もある．

2）保 湿

皮膚の乾燥は，角質水分量の減少を意味しており，実際に皮膚はひび割れた状態になる．皮膚は，身体から乾燥した外界への水分喪失を保護しており，とくに角質層は，水

分の体外への喪失を防ぐバリア機能をもち，外界の刺激や異物の侵入も防御している．すなわち，皮膚の乾燥は，これらの機能を損なうことを意味しており，皮膚障害を起こしやすくなることを意味している．よって，身体にとって皮膚の保湿は重要なニーズといえる．皮膚の乾燥は，洗浄剤の種類や使用方法，お湯の温度，清拭の方法によって助長されるため，保湿を考慮したスキンケアが必要となる．具体的な方法を以下に示す．

具体的な保湿ケア

1. 乾燥環境に気をつける．空調システムなどによる低湿度の室内環境に気をつけ，自宅や病院，施設においても湿度計で確認し，対策を講じる．
2. 皮膚の清潔においても，学習したように過度の角質の除去に気をつけ，皮脂成分は適度に保持することが大切である．高齢者は，加齢によりとくに皮脂成分の喪失がみられるため，熱い湯に入浴することや洗浄力の強い洗浄剤の使用，あるいは頻回で過度な清潔ケアは，乾燥を助長するため控える．
3. 乾燥予防，あるいは乾燥した皮膚の保湿回復のためには，必要な成分を補う必要がある．たとえば乳液やクリームに配合されるセラミドは，角質細胞間を埋める役割がある．また，ワセリン，オリーブ油などは皮脂の代わりの役割を果たす．その他，尿素（ウレパール，ケラチナミンなど）やヘパリン様物質（ヒルドイド）は，角質に水分を供給する働きがあり，積極的な保湿回復の役割を果たす．全身皮膚の乾燥予防のためには，保湿効果のある入浴剤（ロモコート，クアタイム，バスキーナなど）を使用することも一つの有効な方法である．

3）皮膚の浸軟の予防

皮膚の浸軟は，皮膚のバリア機能のみならず外界からの物理的，化学的な刺激に対する皮膚の強度を脆弱化する．健康な皮膚には適度な保湿が必要であるが，過度な保湿はかえって皮膚障害を助長することになる．皮膚が湿潤にさらされることによって生じる皮膚の浸軟，すなわち皮膚のふやけ状態は，発汗，失禁による排泄物の接触が主な原因となる．

4）褥瘡の予防

褥瘡リスクのある対象の発生リスクを評価するツールには，ノートンスケール（Norton scale）とゴスネルスケール（Gosnell scale）をもとに開発されたブレーデンスケール（Braden scale）があり，日本では褥瘡発生予測スケール（日本語版ブレーデンスケール）として使用されている（**図V-4**）．

褥瘡発生予測スケール（日本語版ブレーデンスケール）の使用上の評価方法と注意点は以下のとおりである．

評価方法

- 各項目ごとに1点から4点までの評価をそれぞれ行う．各項目の評価点を加算し，スコアの合計を算出する．採点幅は6点から23点となる．
- スコアの合計点で危険点数を算出することができ，病院は14点以下，施設は17点前後を目安とし，褥瘡発生リスクを判断する．

注意点

- 在宅療養者は高得点でもリスクがある場合があるほか，病状やケアによるリスク変動も考慮しなくてはならない．スケールを活用して予防につとめることが必要である．

456 第Ⅴ章　特殊なニーズ充足に向けた看護技術

患者氏名：		評価者氏名：		評価年月日：	
知覚の認知 圧迫による不快感に対して適切に対応できる能力	**1. まったく知覚なし** 痛みに対する反応（うめく，避ける，つかむなど）なし．この反応は，意識レベルの低下や鎮痛による．あるいはからだのおおよそ全体にわたり痛覚の障害がある．	**2. 重度の障害あり** 痛みにのみ反応する．不快感を伝えるときには，うめくことや身の置き場なく動くことしかできない．あるいは，知覚障害があり，からだの1/2以上にわたり痛みや不快感の感じ方が完全ではない．	**3. 軽度の障害あり** 呼びかけに反応する．しかし，不快感や体位変換のニードを伝えることが，いつもできるとは限らない．あるいは，いくぶん知覚障害があり，四肢の1，2本において痛みや不快感の感じ方が完全ではない部位がある．	**4. 障害なし** 呼びかけに反応する．知覚欠損はなく，痛みや不快感を訴えることができる．	
湿潤 皮膚が湿潤にさらされる程度	**1. つねに湿っている** 皮膚は汗や尿などのために，ほとんどいつも湿っている．患者を移動したり，体位変換するごとに湿気がみとめられる．	**2. たいてい湿っている** 皮膚はいつもではないが，しばしば湿っている．各勤務時間中に少なくとも1回は寝衣寝具を交換しなければならない．	**3. ときどき湿っている** 皮膚はときどき湿っている．定期的な交換以外に，1日1回程度，寝衣寝具を追加して交換する必要がある．	**4. めったに湿っていない** 皮膚は通常乾燥している．定期的に寝衣寝具を交換すればよい．	
活動性 行動の範囲	**1. 臥床** 寝たきりの状態である．	**2. 座位可能** ほとんど，またはまったく歩けない．自力で体重を支えられなかったり，椅子や車椅子に座るときは，介助が必要であったりする．	**3. ときどき歩行可能** 介助の有無にかかわらず，日中ときどき歩くが，非常に短い距離に限られる．各勤務時間中にほとんどの時間を床上で過ごす．	**4. 歩行可能** 起きている間は少なくとも1日2回は部屋の外を歩く．そして少なくとも2時間に1回は室内を歩く．	
可動性 体位をかえたり整えたりできる能力	**1. まったく体動なし** 介助なしでは，体幹または四肢を少しも動かさない．	**2. 非常に限られる** ときどき体幹または四肢を少し動かす．しかし，しばしば自力で動かしたり，または有効な（圧迫を除去するような）体動はしない．	**3. やや限られる** 少しの動きではあるが，しばしば自力で体幹または四肢を動かす．	**4. 自由に体動する** 介助なしで頻回にかつ適切な（体位をかえるような）体動をする．	
栄養状態 ふだんの食事摂取状況	**1. 不良** けっして全量摂取しない．めったに出された食事の1/3以上を食べない．タンパク質・乳製品は1日2皿（カップ）分の摂取である．水分摂取が不足している．消化態栄養剤（半消化態，経腸栄養剤）の補充はない．あるいは，絶食であったり，透明な流動食（お茶，ジュースなど）なら摂取したりする．または，末梢点滴を5日間以上続けている．	**2. やや不良** めったに全量摂取しない．ふだんは出された食事の約1/2しか食べない．タンパク質・乳製品は1日3皿（カップ）分の摂取である．ときどき消化態栄養剤（半消化態，経腸栄養剤）を摂取することもある．あるいは，流動食や経管栄養を受けているが，その量は，1日必要摂取量以下である．	**3. 良好** たいていは1日3回以上食事をし，1食につき半分以上は食べる．タンパク質・乳製品を1日4皿（カップ）分摂取する．ときどき食事を拒否することもあるが，すすめれば通常補食する．あるいは，栄養的におおよそ整った経管栄養や高カロリー輸液を受けている．	**4. 非常に良好** 毎食おおよそ食べる．通常はタンパク質・乳製品は1日4皿（カップ）分以上摂取する．ときどき間食（おやつ）を食べる．補食する必要はない．	
摩擦とズレ	**1. 問題あり** 移動のためには，中等度から最大限の介助を要する．シーツでこすれずにからだを移動することは不可能である．しばしば床上や椅子の上でずり落ち，全面介助で何度ももとの位置に戻すことが必要となる．けいれん（痙攣），拘縮，振戦は持続的に摩擦を引きおこす．	**2. 潜在的に問題あり** 弱々しく動く．または最小限の介助が必要である．移動時皮膚は，ある程度シーツや椅子，抑制帯，補助具などにこすれている可能性がある．たいがいの時間は，椅子や床上で比較的よい体位を保つことができる．	**3. 問題なし** 自力で椅子や床上を動き，移動中十分にからだを支える筋力を備えている．いつでも，椅子や床上でよい体位を保つことができる．		
				Total	

Copyright: Braden and Bergstrom, 1988　訳：真田弘美（東京大学大学院医学系研究科）/大岡みち子（North West Community Hospital, IL. U.S.A.）

図Ⅴ-4　褥瘡発生予測スケール（日本語版ブレーデンスケール）

［真田弘美，金川克子，稲垣美智子ほか：日本語版 Braden Scale（褥瘡発生予測尺度）の信頼性と妥当性の検討．金沢大学医療技術短期大学部紀要 **15**：102，1991 より許諾を得て転載］

- 1点から2点評価となった項目は，優先度が高い項目となる．褥瘡発生を予防するために優先して対策をとる必要がある．
- 同一患者や療養者をアセスメントする場合は，複数評価者の評価点がすべての項目で一致する必要がある．評価を行う医療者のアセスメント・トレーニングが必要不可欠である．

以下の点に留意して褥瘡予防のケアを行う．

(1) 皮膚の湿潤環境の早期発見・早期対処

原因となる，便，尿，汗，消化液や瘻孔からの排液によって過度に皮膚が湿潤環境におかれていないかモニタリングし，早期発見，早期対処していくことが大切である．

とくに下痢や失禁（便，尿）については，排泄物が皮膚に接触する時間をできるだけ少なくすることが大切である．そのためには，皮膚に直接塗布する皮膚保護剤（サニーナ，キャビロン）を予防的に使用するとよい．

(2) オムツの交換

オムツの交換の頻度は，排泄物が皮膚に接触する時間を考慮して個別的に計画する．オムツ交換時には，皮膚の状態に配慮したスキンケアを行う．

(3) 皮膚湿潤時の「ずれ」への配慮

発汗による皮膚障害は，汗によって生じる湿潤がきっかけとなり発生することが多い．皮膚湿潤は，皮膚に生じる摩擦係数を5倍も高くするといわれているため，移動・移送時に，皮膚に接触する寝具素材とのずれを生じないような動きになるよう介助する必要がある．

その他，皮膚障害の予防に関しては，患者のセルフケア能力，すなわち意識状態，栄養状態，活動性，安全・安楽な環境，既往歴などにも注意する．

b. 創傷管理の技術

皮膚障害を起こした皮膚の清潔には，洗浄剤は直接使用しない（洗浄剤は，消毒剤と同様に創傷面には細胞毒であり，創傷治癒を遅延させる）．表皮剥離などの開放創は，通常痛みがあるため，生体の浸透圧を考慮して生理食塩水を使用して洗浄することが推奨される．

1) ドレッシング法

損傷した皮膚・粘膜を保護する方法に，ドレッシング法がある．創を被覆する処置を意味する言葉がドレッシング（dressing）である．ドレッシング法とは，①包帯，包帯剤（防護，吸収，廃液などの目的で，傷に用いるもの，またその適用），もしくは，②なんらかの原因により皮膚が損傷した場合に創全体を何かでおおう処置を意味し，また，おおう材料をドレッシング材という．

今日では，ドレッシング法は，包帯使用の目的である創の保護，滲出液吸収のために使用するガーゼの固定などの機能的な目的から，創治癒環境を積極的に形成し創傷の治癒を促進させる目的に変化し，「創を直接おおう治療材料による処置法」と定義されるようになった．

(1) 湿潤環境理論

近年の創傷治癒のメカニズム解明に伴う閉鎖性の環境における湿潤環境理論（moist wound healing 理論）の確立は，ドレッシング材の役割が単に創を保護する目的にとどまらず，創の治癒に向けてより積極的な影響をもたらす局所的要因であることを明らかにした．

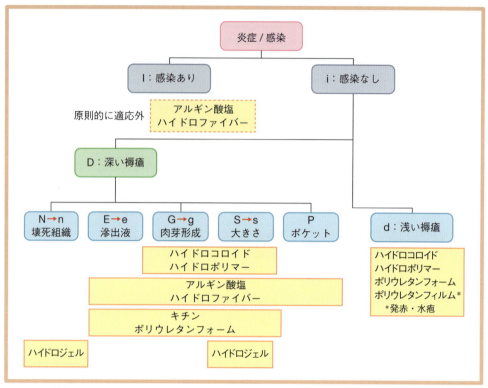

図Ⅴ-5　創傷アセスメントとドレッシング材の選択

　現在創管理に使用されるドレッシング材のうち，moist wound healing理論に基づき開発されたドレッシング材は近代ドレッシングと総称され，創傷治癒環境整備に積極的に働く特徴に注目してアクティブドレッシングともいわれている．ドレッシング材は単に傷をおおうだけの目的から，現在では創の治癒やQOL（quality of life，生活の質）向上など創傷治癒環境整備のために直接的，積極的に関与する治療材料として進化を続けている．

(2) 近代ドレッシング材の種類

　moist wound healing理論に基づき開発された近代ドレッシング材は，合成材料からなる5種類，生物由来材料からなる2種類と，特定医療材料として保険適用にはならないが，皮膚保護や二次ドレッシングとして使用するポリウレタンフィルムとを合わせた計8種類を創傷治癒環境整備に使用することができる．ドレッシング材には，それぞれ湿潤環境を創面に形成する機能に特徴がある．近代ドレッシングにおけるドレッシング材の選択は，感染の有無，滲出液の量により選択し使用する（**図Ⅴ-5**，**表Ⅴ-6**）．

(3) 近代ドレッシング材と包帯法

　近代ドレッシング材は特定治療材料として保険適用があり，これまでのガーゼと包帯による処置と比較して，創傷の治癒に向けてQOL向上や創傷処置において数々の利点があるが，依然として傷を消毒し，ガーゼ処置，包帯による処置を選択せざるをえない状況もある．従来の包帯法について**表Ⅴ-7**に示す．

2）損傷した皮膚の局所ケア

　皮膚障害に対する局所ケアとしては，湿潤環境理論に基づく局所ケアを展開することがもっとも重要となる．

表 V-6 カテゴリー別褥瘡管理

深さ	カテゴリー I	カテゴリー II (部分層創傷)	カテゴリー III・IV (全層創傷)	
創部の状態	・境界が明瞭な発赤	・水疱・びらん ・部分層創傷 ・壊死組織（±）	炎症期： ・壊死組織（＋） ・感染（±） ・滲出液（中等量〜多量）	炎症期→肉芽増殖期： ・壊死組織（±〜ー） ・感染（ー） ・滲出液（中等量〜少量） ・創底部に肉芽組織（＋）
創傷ケア	・発赤部位の保護 ・マッサージ禁忌	・水疱はつぶさない ・創面は生理食塩水で洗浄する ・創部に限局的な圧迫がかかるドレッシング法は避ける	・創部周囲皮膚：清拭剤を用いて愛護的に清拭する ・創部の洗浄：生理食塩水で創面を十分に洗浄する ・壊死組織（＋）の創部は創面に圧をかけて洗浄する ・消毒剤・強酸性水は開放創部に使用しない ・創部に限局的な圧迫がかかるドレッシング法は避ける	
創傷ケア	発赤部位 ・PUF ・HCD	水疱のみ ・水疱の保護と観察 ・PUF ・HCD びらん・浅い潰瘍 ・創面に湿潤環境を保持する ・HCD ・ハイドロポリマー ・ハイドロジェル 壊死組織を伴う ・デブリドマン ・HCD ・ハイドロジェル	壊死組織（＋）・感染（＋）・滲出液（多量） ・外科的デブリドマンおよび創部ドレナージ ・感染のコントロール ・滲出液のコントロール ・殺菌剤軟膏 ・高分子ポリマー 壊死組織（＋）・感染（ー）・滲出液（多量〜中等量） ・外科的デブリドマン ・滲出液のコントロール ・アルギン酸塩 ・ハイドロファイバー ・ポリウレタンフォーム 壊死組織（＋）・感染（ー）・滲出液（中等量） ・創面に湿潤環境を保持する（滲出液のコントロール） ・アルギン酸塩 ・HCD ・ポリウレタンフォーム ・ハイドロポリマー 壊死組織（＋）・感染（ー）・滲出液（少量） ・創面に湿潤環境を保持する ・HCD ・ハイドロポリマー	

PUF：ポリウレタンフィルムドレッシング，HCD：ハイドロコロイドドレッシング

[徳永惠子：褥瘡ができてしまった時の管理・看護．褥瘡のすべて（宮地良樹・真田弘美編著），p.162，永井書店，2001 より改変し許諾を得て転載]

3）褥瘡のケア

褥瘡のケアの実施は，以下の治療計画の下に実施していく．褥瘡のケアは，ステージによってそのアプローチが異なる．ここでは，基本的なケアの原則について説明する．

（1）除 圧

・適切な**除圧**を行う．適切なマットレスを選択し，患者の動きの能力を査定したうえで患者の能力を尊重しながら体位変換，モビリゼーション[1]を行う．

・車椅子を使用する場合は，患者の能力を尊重しながらプッシュアップ[2]の必要性を指導し，積極的な除圧が実施できるように支援する．

---

[1] モビリゼーション：患者や療養者の動きの能力を最大限に活用して生理的システムを活性化し，日常生活動作を行うために必要な動きの能力を促進すること．すなわち，自分で動かせる所は最大限活用し，自然な動きを再現できるように不足する動きを支援すること．

[2] プッシュアップ：腕の力で身体をもち上げる動作のことをいう．長時間の車椅子使用時には，殿部の除圧のためプッシュアップを行う．

表V-7　代表的な包帯法

巻軸帯による包帯法

1. 環行帯

同じ部位を環状に重ねて巻く方法．多くの包帯法の巻き始めと巻き終わりに使われる

動画13

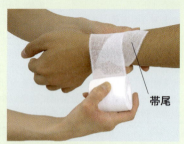
❶巻き始めのさい，帯尾を中枢側に出す

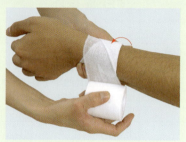
❷帯尾を折り返し，その上を重ねて巻く

2. らせん帯

包帯の一部を重ねながららせん状に巻く方法．被覆，支持，固定を目的とする

3. 蛇行帯

包帯を重ねずにらせん状に巻く方法．ガーゼの固定などを目的とする

動画13

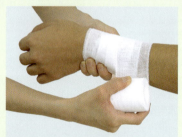
環行帯で巻き始め，前の包帯の半分ずつを重ねながららせん状に巻く

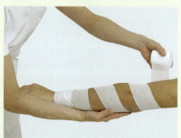
環行帯で巻き始め，前の包帯と間隔を空けながららせん状に巻く

4. 折転帯（せってん）

折り返してななめに重ねながら巻く方法．太さの変化に影響されない利点があり，前腕，下腿などに使用される

動画13-D

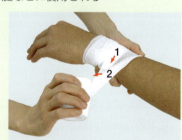
❶環行帯で巻き始め，中枢に向かってななめの方向に進めたのち，末梢に向かってななめの方向に折り返す

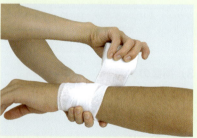
❷再び中枢に向かってななめの方向に巻き上げる

1. 皮膚・粘膜の障害

表V-7 代表的な包帯法（つづき）

5. 麦穂帯(ばくすい)

交互に角度を変えて交差させながら巻く方法．関節部を被覆・固定する場合に適応となる

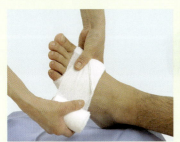
❶環行帯で巻き始める

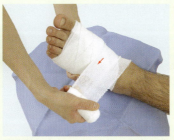
❷末梢に向かってななめの方向に進める

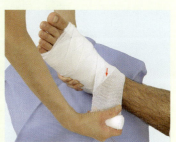
❸1巻きして，前の包帯と交差させながら中枢に向かってななめの方向に進める．❷❸を繰り返す

6. 亀甲帯(きっこう)

屈側で交差させて巻く方法．主に肘・膝関節を被覆・固定する場合に適応となる

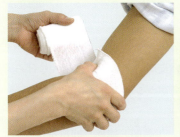
❶関節部より環行帯で巻き始める

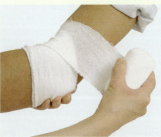
❷前の包帯に屈側で重ねながら外側に向かって巻く

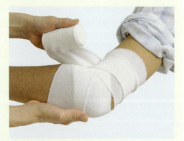
❸関節部を起点に中枢側，末梢側を交互に外側に向かって巻いていく

三角巾による包帯法

1. 通常の方法

後頸部にて三角巾の両端を結び，前腕を固定する方法

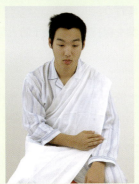
❶健側の肩に三角巾の一端をかけ，下に垂らし，その上に患側の腕を置く

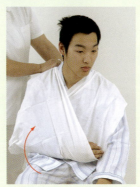
❷下に垂らした三角巾を上に折り返し，首の後ろで結ぶ

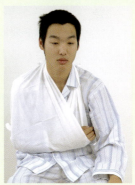
❸患側の肘のあたりに余った三角巾を結んでまとめ，できあがり

表V-7 代表的な包帯法（つづき）

2．健側の脇を通す方法

三角巾の一端を健側の脇に通して背部で両端を結び，前腕を固定する方法
骨折患者など，より安静・固定を要する場合に適応となる

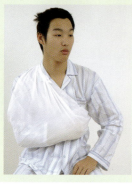
前からみた様子

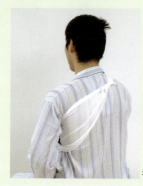
後ろからみた様子

包帯法は，部位の被覆，支持，圧迫，牽引，矯正を目的に行う．包帯法実施のさいには，①清潔に実施し感染を防止し，②循環障害，神経麻痺とならないように（末梢から中枢に向かって平均した圧で巻く．指先など末梢部はできるだけ露出させ，皮膚蒼白，冷感，チアノーゼ，感覚麻痺がないかどうか観察する），また，③運動障害とならないように（必要以上の範囲を巻かない．関節部は機能的肢位を保持する）注意することが必要である．

- ギャッチアップ時，体位変換直後は背抜き[*1]を行い皮膚のずれを除去し，しばらく安楽に体位を保持できるようクッションなどを用いてポジショニングに配慮する．

(2) 栄養状態の維持

正常な栄養状態を維持する．低栄養の場合は，医師，栄養師と連携し回復をはかる．

(3) 局所処置

- 主治医および，必要に応じて皮膚・排泄ケア看護認定看護師[*2]と連携し，アセスメントにより選択された軟膏やドレッシング材（**図V-5**）が適切に使用されるようにモニターし処置を行う．
- 創のアセスメントと局所ケアの評価を主治医とともに行う．
- 創周囲は必要に応じて石けんなど洗浄剤を用いて清潔を保持し，感染予防と創傷治癒が促進されるように局所的な治療環境を整備する．

(4) スキンケア

- 皮膚の浸軟を予防し，便や尿で汚染されたら速やかに除去し，保清する．発汗がある場合は，寝衣や寝具の交換を行う．
- 皮膚の乾燥に気をつけ，健康的な皮膚の保湿に努める．

(5) 感染対策

- 失禁がある場合には，創が排泄物に汚染されないようなドレッシング方法を選択する．
- 排泄物による創の汚染が避けられずに感染の危険がある場合には，創部と創周囲の確実な洗浄をただちに行う．

[*1] 背抜き：背中への圧迫，ずれを除去すること．電動ベッドによる頭部挙上後，上体を前方に少し倒し，ベッドと身体の隙間に手を差し込み，衣服のしわを伸ばすように当てることで，背部から殿部にかけてのずれを取り除く．
[*2] 皮膚・排泄ケア看護認定看護師：日本看護協会が認定する看護師の上級資格である認定看護師のうち，ストーマケア，創傷ケア，失禁ケアについて，熟練した看護技術と知識を有することを認められた看護師のこと．

- 創感染に対しては，創に対する感染処置とともに抗菌薬の全身投与を医師の指示の下に行う．

(6) 教育・指導
- 活動性・可動性の低下によりもたらされる弊害について教育し，体位変換や座位時のプッシュアップを定期的に行うなど，除圧方法について指導する．
- 創状態と創傷処置に関するインフォームド・コンセントを行い，ケア方法の選択や患者の自己決定を支援する．

4 ● 評　価

皮膚・粘膜の評価は，各看護目標に対して以下の視点で総合的に評価する．

①皮膚本来の健康な機能が維持されているか：
- 予防的なスキンケアによりドライスキン，皮膚の浸軟などがなく，健康な皮膚状態を認める．

②皮膚障害のリスク状態の改善が認められるか：
- 活動性・可動性の維持あるいは向上
- 栄養状態の維持あるいは改善（貧血の改善，体重増加など）

コラム　基礎看護技術から発展した臨床現場の実際⑤　——包帯法

　固定を確実にし，また圧迫を加えすぎないよう平均した圧で巻くためには，最後の留めの工程まで一定の技術を要する．また退院後に包帯法が必要とされる患者がいた場合に，患者教育のなかで一定の技術を患者・家族に習得させる必要がある．とくに手足指や関節など動きのある部位に対する包帯法は，熟練した看護師でも技術を要する．

　近年，包帯材料の開発によって巻きつけるだけで包帯止めが不要な自着性包帯（コーバン）が出ている．巻きつける技術に熟練していなくとも，包帯法を簡易に活用することができるようになってきている．自着性包帯は，不織布と弾性素材でできているために伸縮性にすぐれ，手足指や関節などの動きのある部位に対する創保護にも適している．また，巻きつける先から粘着するため，すばやいバンテージが必要な緊急時や，医療処置中にじっとしていることの難しい患児などへの対処の場合に，有効な包帯法の選択肢の一つになる．

　また，包帯法は，創をおおうことで創保護の役割を果たすが，その下にある創状態の観察が直接できないことから，異常の早期発見に留意しなければならない．これは言うまでもなく看護師の重要な役割である．白い包帯であれば創の滲出液や血液などのにじみから異常の早期発見につながる利点があるが，自着性包帯は，商品によってはカラフルな色彩バンテージもあり，にじみがわかりにくい場合がある．その使用法においては包帯下の創アセスメントを適切に実施し，適応の有無を検討し使用する必要がある．

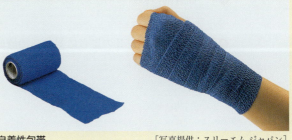

自着性包帯　　　　　　　　　［写真提供：スリーエム ジャパン］

464 第Ⅴ章　特殊なニーズ充足に向けた看護技術

- 体圧分散・寝具環境の改善
- ずれや摩擦の改善
- ケア用品の工夫
- 放射線療法などの治療による影響の減少

③**皮膚障害を認めないか：**

- 上記①および②により皮膚障害そのものを認めない状態が維持されている，あるいは新たな皮膚障害を認めない．

　びらん，創傷などすでに皮膚障害を認める箇所については，以下について評価するとともに，上記①〜③についても全身の皮膚・粘膜で評価する．

④**創傷治癒過程の促進が認められるか：**

- 治療的スキンケアはステージごとにケアを実践し，その結果について，それぞれの創傷治癒過程の評価基準に基づき評価する．

C. 実践におけるクリティカル・シンキング

演習 13　実施していた処置が褥瘡の治癒を妨げていた例

　72歳男性の高田さんは，肺炎により，脱水，意識状態の低下で入院し，仙骨部に褥瘡が認められた．仙骨部褥瘡は，水疱が破れた状態で表皮剥離がみられた．創は，イソジン消毒とガーゼドレッシングの使用で経過をみることとなった．午前中の処置で被覆した滅菌ガーゼ5枚は，午後には滲出液が染み出していたため交換した．褥瘡の創周囲に硬結や熱感はなかったが，ガーゼドレッシング貼付範囲に一致して発赤が認められた．

　その後1日2〜3回ガーゼ交換を実施し，交換のたびに消毒を行い処置を継続した．褥瘡は乾燥し，黒色の壊死組織におおわれ，創がベッドに触れると痛みを訴えた．創周囲にはわずかに発赤を認めるが，腫脹はない．

　入院3日後には，幸い肺炎は軽快し，以後入院7日目で食事も普通に摂取できるまでになり，活動性や可動性もまったく問題はない状態にまで回復していた．

　肺炎に関しては退院してもよい状態であったが，褥瘡の治療のために退院が延期されていた．

Q1. 仙骨部の褥瘡の治癒過程が遅延する要因として，どのような点をアセスメントし判断するか．

Q2. 褥瘡ステージⅡの患者に対する治療的ケアの基本について記述してみよう．

[解答への視点☞ p.504]

●引用文献

1) 上出良一：皮膚の解剖・生理．ドレッシング―新しい創傷管理，改訂版（穴沢貞夫監），19–22頁，へるす出版，2005
2) 市岡　滋：実践 創傷治癒―慢性創傷・難治性潰瘍へのアプローチ，1頁，金芳堂，2006
3) 塩谷信幸（監）：創傷治癒，ブレーン出版，2005
4) 徳永恵子，永野みどり：訪問看護管理マニュアル（川村佐和子，島内　節監），196–206頁，日本看護協会出版会，2002
5) 塚田邦夫：処置法による要因．閉鎖性ドレッシング法による褥創ケア（徳永恵子，塚田邦夫著），11–34頁，南江堂，2003
6) 日本褥瘡学会：褥瘡対策の指針，21頁，照林社，2002

学習課題

1. 皮膚の解剖・生理や機能について図示して説明できるようにしよう
2. 皮膚・粘膜の障害（創傷・褥瘡）治癒を遅延させる要因についてあげてみよう
3. 創傷・褥瘡の予防的ケアについて記述してみよう
4. 創傷・褥瘡の治療的ケアについて記述してみよう
5. 創傷や褥瘡をもつ患者の抱える問題について，身体面，精神面，社会面からアセスメントし，看護計画を立案しよう

第Ⅴ章　特殊なニーズ充足に向けた看護技術

2　生命の危機状態

この節で学ぶこと

1. 呼吸器・循環器・意識の生理機能を理解する
2. 生命の危機状態のアセスメントについて理解する
3. 生命の危機状態に応じた救命救急処置方法を理解する
4. 生命の危機状態にある患者・家族の心理を理解する
5. 的確な救命救急処置の技術を習得する

A．基礎知識

1 ● 呼吸器・循環器・脳神経の生理機能

a．呼吸器

1）呼吸器の構造

　呼吸には，体内への酸素の供給と，体内で不要となった**二酸化炭素を体外に排出する機**能がある．胸郭は，12個の胸椎と12対の肋骨，胸骨，横隔膜からなり，2枚の胸膜におおわれるようにして肺が存在し，**胸腔を陰圧に保っている**．空気の通る道は，口腔あるいは鼻腔から始まり，気管で左右に分岐し，右葉と左葉に分かれた肺へと続く．右葉は3つ（上葉，中葉，下葉）に，左葉は2つ（上葉，下葉）に分かれている．鼻腔から喉頭までを上気道，気管から気管支，細気管支，肺にかけてを下気道とよぶ．

2）呼吸のしくみ

　呼吸は，自律的にコントロールされており，**横隔膜と外肋間筋**が動員されて呼吸運動が行われる．吸気時には，下方に横隔膜が引き下げられ，同時に外肋間筋が収縮する．胸腔内圧は陰圧であるため，これらの筋肉運動に伴って肺内圧が低下し，大気が流入してくる．流入してきた大気は，気道（気管，気管支，細気管支，終末気管支），呼吸細気管支，肺胞管，肺胞囊を介して肺胞にたどりつく．肺胞の中では，流入した大気が毛細血管壁を介して，循環する血液と触れ合う．

　呼吸は，無意識に行われる行為であり，延髄にある中枢化学受容体と，頸動脈ならびに大動脈弓に存在する末梢化学受容体に存在する化学受容体が，コントロールしている．末梢化学受容体に血液中の酸素分圧の低下や水素イオン濃度の上昇が感知される，あるいは血液中の二酸化炭素分圧の上昇が感知されると換気が亢進する．

b．循環器

1）心臓の構造

　血液循環は，心臓の拍出によって生じる．心臓は，左右の肺にはさまれた**縦隔**のなかにあり，前面は胸骨に接し，後面は食道，大動脈，下部は横隔膜に接している．心臓の1/3は正中から右寄りに，2/3は左寄りに位置している．心臓は握りこぶし大で，心房と心室

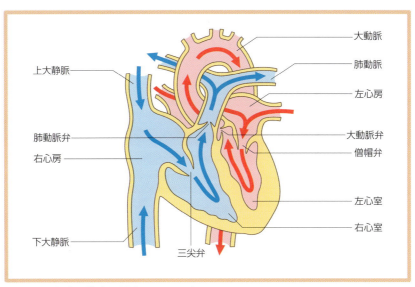

図Ⅴ-6 心臓の構造と働き

に分かれ，さらにそれが左右に分かれている．

2) 心臓・血管の働き

　肺で酸素化された血液は，肺静脈から**左心房**に入り，**僧帽弁**を通過して，**左心室**に入る．左心室の収縮により，左心室から**大動脈弁**を通過して**大動脈**を介し，全身の動脈系に送り出される．また，毛細血管まで循環すると，静脈系へと移行し，**上・下大静脈**に集まり，**右心房**へ入る．右心房から，**三尖弁**を通過して**右心室**へと移り，**肺動脈弁**を介して，**肺動脈**から肺へと送り出され，血液は酸素化される（**図Ⅴ-6**）．

　心臓の拍出は，洞結節から始まる電気的興奮[*1]が，心室中隔の基部にある房室結節に伝わり，そこからヒス束を通り，左右の脚に分かれ，プルキンエ線維を介して，左右の心室へと伝えられていく．

　全身の血管は，動脈系と静脈系に分かれ，肺動脈を除くすべての動脈は酸素化された血液が流れ，脈拍として触知される[*2]．

c．脳神経

1) 脳の構造（図Ⅴ-7）

　脳は，非常に軟らかい組織であり，**頭蓋骨**におおわれて保護されている．白質と灰白質からなり，**大脳**，**脳幹**（中脳，橋，延髄），および小脳から構成される．生命の維持にかかわる役割は，大脳と脳幹にある．神経には，脳と脊髄で構成される**中枢神経**と，感覚神経，運動神経，自律神経からなる末梢神経があり，自律神経は，**交感神経**と**副交感神経**に分けられる．

[*1] 心筋の動きに関する電気的刺激を体表から把握するのが，心電図である．
[*2] 脈拍：心臓が，自律神経に支配され，一定のリズムで収縮と弛緩を繰り返すことによって拍出された波動が，中枢から末梢へ伝播されることによって生じる動脈壁の拍動が脈拍である．内頸動脈，外頸動脈，橈骨動脈，上腕動脈，大腿動脈，膝窩動脈，足背動脈，後頸骨動脈は，表在性のため，脈拍測定に用いられる．

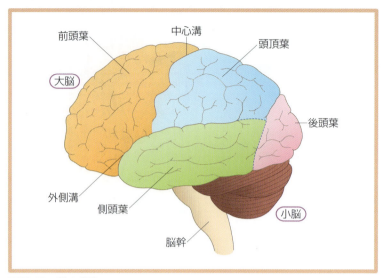

図V-7 脳の構造

2) 脳の機能の特徴

 脳の特徴は，機能が細分化されていることにあり，全身の観察で発見される障害の部位や状況から，原因となっている脳の部位が推測できる．また，脳と脳幹から出ている12対の脳神経が，それぞれに割り当てられた機能にかかわる刺激の通り道となるので，その点からも，神経系の障害をきたした原因を推測することができる．

 一方，脳自体に問題はなくとも，これまで述べてきたような呼吸や，循環の障害によって，脳への血液の供給，つまり血液中の酸素や二酸化炭素，糖，**電解質**の過不足の影響で，意識が低下することもある．

2 ● 生命の危機状態に影響する要因

 生命の危機状態にいたる要因として，大きくは①患者側の要因と，②環境要因に分けて考えることができる．

a. 患者側の要因

 患者側の要因には，①疾患による要因と，②加齢による要因がある．

 疾患による要因を緊急事態のなかで把握することは難しいが，呼吸や循環にかかわる既往歴，さらには内部臓器障害の有無などは，生命の危機状態に影響する大きな要因であり，できるだけ把握することが望ましい．たとえば，狭心症や心筋梗塞の既往がある患者が再び狭心発作や心筋梗塞を起こした場合，過去の発作で受けた心筋障害に加えて新たな障害が加わるということになるため，非常に重篤な状況に陥りやすい．

 また，加齢が生命の危機状態に与える影響は大きい．加齢に伴って身体機能の予備力は低下していくため，自覚症状が乏しいままに呼吸・循環機能が低下し，緊急を要する事態に陥ることがある．

 生命の危機状態に大きな影響をもつ環境要因には，救急医療体制とその後の医療体制が含まれる．救命の連鎖ともいわれ，①心停止の予防，②心停止の早期認識と通報，③一次

表 V-8 生命の危機状態に対するアセスメント（心肺停止状態）

	主な観察項目		アセスメント内容
	客観的情報	主観的情報	
意識状態	・刺激に対する反応（呼名に対して開眼するか） ・指示に対する反応（手を握る等） ・疼痛刺激への反応（痛み刺激から逃れようとするか） ・瞳孔（大きさ，形，位置，対光反射）	・問いかけや指示に対する言語的な応答 ・自発的な発言	・意識障害の有無と程度
循環状態	・皮膚，爪（皮膚温・湿潤，顔色，爪の色など） ・脈拍（脈拍数，表在する動脈の脈の触知） ・心拍（心拍数，リズム），心電図 ・血圧 ・出血	・胸痛，胸部不快感，動悸，倦怠感など	・皮膚の温度と湿潤の程度 ・顔色や爪の色（チアノーゼの有無） ・循環の回復・維持の程度（血圧，脈拍の触知と左右差の有無） ・循環血液量の維持（出血の有無と程度，水分出納バランス）
呼吸状態	・呼吸（呼吸数，パターン，呼吸音，胸郭運動） ・皮膚，爪（顔色，爪の色） ・胸部 X 線写真 ・血清一般検査（血清ヘモグロビン[Hb]値） ・動脈血ガス分析（PaO_2, $PaCO_2$） ・経皮的動脈血酸素飽和度	・呼吸困難感，胸痛，息が詰まるような感覚 ・眠気，しびれ等	・換気障害の有無と程度 ・ガス交換障害の有無と程度（低酸素血症や高二酸化炭素血症）
酸塩基平衡	・動脈血ガス分析(pH, $PaCO_2$, HCO_3^-) ・呼吸状態 ・下痢，嘔吐	・嘔気の有無 ・頭痛，痙攣，意識消失 ・混乱，不安等 ・末梢や口周囲の違和感等	・血液中の酸と塩基のバランス（アシドーシスかアルカローシスか，呼吸性か代謝性か）

救命処置，④二次救命処置といわれ，①〜③については，市民がもっとも重要な役割を担っている[1]．わが国の大規模調査によると，2005年と2009年の比較では，神経学的予後のよい症例が増加しており，その要因としてAEDの使用，現場での心肺蘇生の実施，救急隊の接触が早いことがあげられている[2]．この調査結果は，心肺停止からの回復に要した時間が生命予後に直結するものであり，生命の危機状態にある人のそばにいた市民が大きく貢献していることを示している．

B. 看護実践の展開

1 ● アセスメント（表 V-8）

生命の危機状態にある患者のアセスメントにおいては，ただちに何を行うべきかを判断することがもっとも重要である．生命維持の援助を行いながら，その後に必要とされる治療や看護を予測し，次の段階へ向けた準備が必要となるからである．

a. 意識状態のアセスメント

意識は，脳神経系の障害を表す生命に直結した非常に重要なアセスメントの指標である．緊急時だけでなく，その後も定期的にアセスメントする．

意識障害の程度を客観的に把握する方法として，ジャパン・コーマ・スケール（Japan Coma Scale：JCS）とグラスゴー・コーマ・スケール（Glasgow Coma Scale：GCS）（☞

p.134）が用いられる．疼痛刺激を与えて確認するときは，意識障害があっても苦痛を最小限にとどめるように配慮する．

b．循環状態のアセスメント

全身への血液循環の障害の有無を確認する．とくに重要なのは脳循環であるため，脈拍の触知の優先度は頸動脈が高い．不整脈のなかには致死的なものがあるため，心拍や脈拍については，数だけでなく不整の有無が重要である．ごくわずかな変化も致死的な障害に移行するサインであることがあるので，注意深く観察する．

c．呼吸状態のアセスメント

はじめに自発呼吸の有無を確認し，確認できなければ，ただちに呼吸回復のための技術を実施する．自発呼吸が認められる場合は，短時間で呼吸状態を観察し，呼吸障害の原因や程度をアセスメントする．いびき様の喘鳴が聞かれるときは，舌根沈下による気道閉塞のサインとなるので注意する．

d．酸塩基平衡のアセスメント

心肺停止になると，酸素が不足して嫌気性代謝になる（酸素を必要としない代謝のため，乳酸が大量に作られる）．そのため，体液が酸性に傾く代謝性アシドーシスの状態になるので，動脈血ガス分析の結果に留意する必要がある．

2 ● 看護診断（看護上の問題・ニーズ）

生命の危機状態にある人の看護診断には，呼吸・循環機能が停止することになった原因と，呼吸・循環機能停止によって引き起こされる看護診断が考えられる．呼吸と循環機能に関連した診断が生命維持に直結していて，看護と医学が共同した視点をもって，生命の維持にあたるという特徴があるため，一般的には以下のような看護診断が考えられる．

①**心拍出量の減少によって脳細胞の代謝に必要な酸素が得られない状態**：脳組織の循環障害．

②**生命維持に必要な自力呼吸ができない状態，自力呼吸が回復しても十分な酸素が得られない，あるいは二酸化炭素が排泄されない状態**：自発換気障害，ガス交換の障害．

③**低酸素状態の持続によって組織代謝に異常が起こって血清電解質が変化している状態**：電解質平衡異常（代謝性アシドーシス）．

3 ● 計画立案・実施

第一に患者が蘇生することを目指した援助を迅速に実施し，蘇生した後は，呼吸・循環の状態が安定するよう，観察と援助を行う．

（目標/成果）

①**生命維持に必要な中枢神経系が正常に機能する**：心肺停止状態では心拍動の再開，心拍が再開した後は循環動態が安定し（心拍数，血圧が薬物治療などにより基準値に近づいて安定する），意識障害が回復する．

②**生命維持に必要な酸素が供給される**：心肺停止状態では自発呼吸の再開，自発呼吸再開後は，呼吸状態が安定し血液中の酸素と二酸化炭素の濃度が基準値に近づいて安定する，十分な換気が行われる（呼吸数や呼吸リズムが正常に戻る，呼吸音が清浄である）．

③電解質の平衡が保たれる：血清中の電解質とpHが基準値に近付いて安定する.

実　施

　生命の危機状態に対しては，心肺蘇生法を含む**一次救命処置**（basic life support：BLS）と，その後に病院で行われる**二次救命処置**（advanced cardiovascular life support：**ACLS**）がある．一次救命処置に含まれる心肺蘇生と，**自動体外式除細動器（AED）**は医療者でなくとも実施してよい.

　生命の危機状態は，心肺停止状態をはじめとして，きわめて緊急性が高い．したがって，すべての援助を行うさいに，迅速さと的確さが重要である．そのためには，①患者のおかれた状況を素早く，かつ綿密に観察し，高い予測性をもってアセスメントすること，②患者に必要な行為をもっとも短時間に確実に行うための人的・物的資源確保の判断，③確実な援助技術が求められている.

　さらに高度な能力として求められるのは，こうした緊急事態においても，**患者・家族の尊厳**や気持ちに配慮した行動をとることである．意識のない患者であっても，生命の危機に瀕していても，守られねばならないプライバシーや権利がある．また，家族は予想しえない患者の危機に動転している場合が多く，慣れない環境で疎外感を感じやすい．このようなときには，家族に声をかけ，生きるために努力する患者のそばで家族としての役割が果たせるように配慮する.

a. 呼吸・循環を回復する技術　☞ p.476の Skill ⑫ 参照

　心肺停止状態は，一刻を争う状況であるため，アセスメントと同時に心肺蘇生を行う.

1）気道を確保する技術

　気道の確保と換気の再開を目的として行う．気道が閉塞された状態では，空気や酸素を送り込んでも有効な換気が得られないため，まずはじめに気道を確保する．窒息すると，吸気時に「ヒーヒー」という喘鳴が聴かれることがある．完全に窒息すると音は静かになる．自分の喉を親指と人差し指でつかむような動作（チョークサイン）を示すことがある．気道を閉塞させている異物がないかを目視で確認し，除去する．意識のある状態で発見された場合は，背部叩打法，腹部つきあげ法により，異物を除去する（妊婦や肥満がある場合は胸部つきあげ法）（**図Ⅴ-8**）．意識が障害されると，舌根が沈下して気道を閉塞することがあるので，頭部を後屈させる．必要に応じて，経口エアウェイ，ラリンゲアルマスク・エアウェイなどを使用する.

2）人工呼吸の技術

　気道が確保されてなお自発呼吸が戻らない場合は，体外から空気を人工的に送り込んで換気（**人工呼吸**）を行うことになる．物品がそろっている状況では，ポケットマスク，バッグバルブマスクを用いる．物品がなければ，感染予防に配慮しながら，口対口で行う場合もある．人工呼吸でも自発呼吸が再開しなければ，気管内挿管を行う.

3）循環を回復する技術　☞p.482の Skill ⑬ 参照

　循環を回復するためには，心臓拍出の回復と，送り出される循環血液量を確保する2つの技術がある．心臓拍出の回復には，まず**胸骨圧迫**を行い，心拍が回復しなければ**除細動**を行う．循環血液量の確保のための方法は，血液量が不足した原因によって異なる．出血であれば**止血**を行い，出血量に応じた輸血や補液を行う．水分や電解質などの喪失があれ

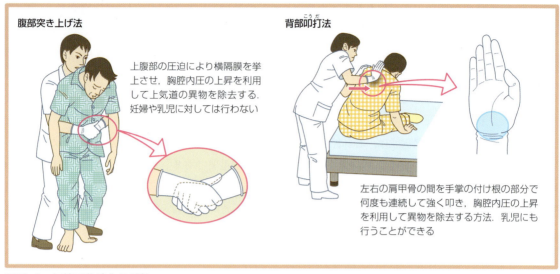

図V-8 気管異物除去の手技

ば，補液により電解質の補充を行う．ショック状態に対しては，一時的な対応ではあるが，下肢を15～30 cm程度挙上する（ショック体位）．ただし頭部外傷や骨折がある場合，心原性ショックの場合は，水平の仰臥位とする．

b. 有害な物質の吸収を防ぐ技術

生命の危機にいたる理由の1つに，有害物質を体内に摂取・吸収することがある．患者の意図によらず，有害な物質が体内に取り入れられた場合は，その摂取経路と摂取した物質に合わせ，さらなる摂取や吸収を防ぐ措置が必要となる．経路としては，経口摂取のみならず，呼吸とともに吸入する経気道的摂取，皮膚を介して吸収する経皮的摂取がある．どの経路から吸収されても，粘膜から毛細血管を経て，血液に吸収される．経皮的摂取の場合は，皮膚自体が障害を受ける物質もある．

1) 隔 離

有害物質から離れる（**隔離**）．経気道的摂取の場合は，有害なガスなどのある場所から汚染されていない場所に移す．

2) 洗 浄

経皮的摂取の場合は，衣類を除去し，付着している物質の性質に合わせて皮膚に付着したものを洗浄する．ただし，衣類を除去するさいに，皮膚障害を悪化させるリスクがないか注意する．

3) 胃洗浄　☞p.483の Skill 64 参照

最近の研究において，**胃洗浄**の効果に関する十分なエビデンスがなく，実施については意見が分かれる．緊急事態のなかで，有害な物質を摂取してしまった，あるいは薬物などを過剰に摂取したような場合，患者が意識消失している場合も多く，協力が得られないことがある．胃洗浄は，胃管挿入のときと，洗浄用の溶液が大量に胃内に入れられるときに嘔吐の危険性があり，意識がない場合は誤嚥のリスクがある．このため，そのリスクを重視し，実施効果に関するエビデンスが確認されていない胃洗浄は行わないとする方針と，有害物質の性質や摂取量，摂取から発見までの時間経過によってさらなる吸収を防ぐこと

を優先させて，胃洗浄を行うとする方針の双方が存在している．どちらの方針においても，誤嚥のリスクを想定し，摂取した有害物質による反応の観察，対応が重要である．

c．呼吸・循環・体温管理

心肺停止状態から回復したら，状態が安定するように全身状態をモニタリングし，的確かつ迅速に対応する．モニタリングには，非観血的モニターと観血的モニターがある．

1）体温管理

体温は，腋窩（えきか）または直腸で測定する．循環器系の重篤な疾患の場合は，肺動脈まで挿入するスワンガンツカテーテルによって，循環する血液の温度から測定して，モニターすることがある．

（1）温罨法・冷罨法

低体温時には，電気毛布や温罨法（あんぽう）で保温を行い，高熱を発しているときには，表在する動脈の周囲を，冷罨法で冷却して解熱をはかる（☞p.322，第Ⅳ章5「体温調節」）．

（2）解熱薬投与

発熱による消耗を防ぐため，早期に解熱をはかるには，解熱薬を用いる．とくに坐薬の消炎鎮痛薬は即効性がある．解熱薬によって解熱した場合は，原因が解決されたわけではないので，再び発熱してくる危険性が高い．

2）呼吸管理

呼吸数，呼吸音，胸郭の動きなどを定期的に観察して，モニターしていく．心電図モニターを装着した場合は，胸郭の動きから呼吸数が測定できることもある．

自発呼吸が戻っていれば，確実な酸素療法を行う．自発呼吸が戻らない，あるいは自発呼吸が弱い場合は，気管内挿管を行い，人工呼吸器を装着することもある．効果的な呼吸を促し，肺合併症予防のために，肺理学療法を実施する．

3）循環管理

脈拍数，心拍数，血圧は，非観血的に定期的に測定してモニターする．血圧に関しては動脈ラインを留置し，観血的に持続測定する場合もある．また，心電図モニターは，ほとんどの患者が装着する．24時間のモニター装着で，不整脈の有無をみるとともに，致死性の重篤な不整脈の早期発見に努める．

生命の危機状態にいたった患者の場合は，循環管理において水分出納は重要な問題となる．指標としては，輸液などのインテイク（in take），尿量などのアウトプット（out put），中心静脈圧などを測定する．水分が過剰になると，呼吸音にラ音が聞かれたり，四肢に浮腫が生じたりする．

援助としては，異常の早期発見がもっとも重要であるが，循環状態を維持するために処方されている輸液や薬剤を確実に投与することも重要である．わずかな変化も見逃さず，医師に情報提供し，状況に合わせた対応を調整する．

d．家族の不安の軽減

患者が死に直面しているという状況は，家族にとって多大なストレスとなる．とくに，事故などの予期せぬできごとによる場合は，家族が心理的な危機状態になることも多い．患者の安否を気遣い，不慣れな環境で行われていく医療処置を受け入れるための援助が必要となる．

1) 安全の確保

生理的反応により昏倒する場合もあるので，落ち着ける場所，安楽な椅子をすすめる．治療の場は，家族にとって不慣れな環境で，医療器具も多いため，周囲の環境整備を行う．

2) 情報提供

患者に行われていることについて，家族に理解できるように適宜説明を行う．心理的に落ち着いていない状況では，限られた情報しか理解あるいは記憶できない．必要に応じて，少しずつ，繰り返し情報を提供する．

3) 家族が役割を果たせるようにする

患者ならびに家族の状態に応じて，家族ができるだけ患者のそばにいられるように配慮する．家族の動揺が激しい場合などは，患者・家族双方の安全を優先するため，別室での待機とする場合もある．

4) 専門医診察の調整

不安が強度で，パニック状態に陥るなどの対応困難があれば，専門医の診療が受けられるよう調整する．

4 ● 評　価

a. 患者に対する評価

生命の危機状態にある患者に対する救急蘇生の評価は，呼吸状態と循環状態の改善で評価する．①呼吸状態としては，**自発呼吸の有無，呼吸回数，呼吸パターン，血液ガス分圧，末梢血酸素飽和度**などが正常に近づくこと，②循環状態としては，**心拍，脈拍，血圧**などが正常に近づくことが期待される．いずれも，集中治療下であれば，**医療機器や薬剤の補助の程度**も評価の指標となる．呼吸と循環が改善されると，脳障害が起こっていなければ，意識状態も改善していく．

b. 家族に対する評価

家族に対する援助の評価は，精神状態でみていく．不安は消失することはないので，軽減あるいは生活に支障が起こるような過剰な反応が生じないことが重要である．①不安によって生じる生理学的な反応が正常範囲内に落ち着いていることの指標として，**脈拍や血圧などが日常の値に落ち着くこと**，②不安による情緒的心理的反応の評価としては，**睡眠状態，目的にかなった行動がとれるかどうか，必要な役割調整がなされている**かなどが視点となる．

C. 実践におけるクリティカル・シンキング

演習 14　意識を失って倒れていた田中さんの心肺蘇生法

　田中さんは55歳の女性で，家族で買い物に出かけていた．トイレにいくといって戻らないので娘が探しにいくと，トイレの前で意識を失った状態で倒れていた．偶然近くを通りかかった看護師が，助けを求められた．全身を見たところ出血はなく，「田中さん，わかりますか」と声をかけながら肩をたたいても反応はなかった．近くにいた人に119番通報と，AEDをもってくるように依頼した．

Q1. 田中さんに心肺蘇生が必要かどうかを判断するために，はじめに何を確認するか．

Q2. 田中さんに心肺蘇生を開始することにした．胸骨を圧迫する深さとテンポはどのくらいか．

[解答への視点☞ p.505]

Skill 62 心肺蘇生法（ガイドライン2015に基づく）

目的 ▶ 呼吸停止，心停止などの患者の救命を目的とする．呼吸と循環をサポートし，脳への酸素供給を維持する．

●必要物品
①手袋　②各種エアウェイ（経口，経鼻，ラリンゲアルマスク，食道閉鎖式エアウェイなど．エアウェイがあると効果的）　③バッグバルブマスク　④背板　⑤電気的除細動器（またはAED）

アセスメント	根拠/ポイント/注意
❶意識レベルを確認する． a）「大丈夫ですか」「わかりますか」などと声をかける（**1**）． b）ジャパン・コーマ・スケール，グラスゴー・コーマ・スケールで意識状態を確認する． c）痛み刺激を与えても，払いのけようとするなどの目的にかなった行動（例：指への痛み刺激に対して四肢を引っ込める）が認められない場合は，ただちに応援を呼ぶ（**2**）．	▶訓練を受けていない救助者は119番通報して指示をあおぐ． **注意** 手袋，マスクなどを着用し，スタンダード・プリコーションに準ずる． ▶感染症の有無など，患者情報が不足した状態でも，迅速に心肺蘇生救急処置は行わなければならない．処置中に，嘔吐物などの体液，有害物質が混入した排泄物などへの接触機会があり，施行者には感染のリスクがある． ▶刺激に対する目的にかなった行動がみられない場合は，心肺停止にいたっていなかったとしても重症である． ▶反応はあるが，異物による気道閉塞がある場合は気道異物の除去を試みる． **注意** 熟練者でない場合は，呼吸が確認できなければ胸骨圧迫を開始する．

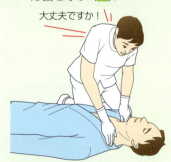
1 声をかけながら肩を軽くたたく

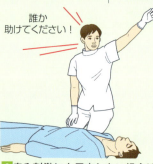
2 痛み刺激にも反応しない場合は応援を呼ぶ

❷呼吸を確認する． ・胸郭の上下運動を視診する．患者の口元で空気の流れを聴く，手を当てるなどして呼吸（熟練者の場合は脈を含めて）を確認する（**3**）． ❸脈拍を確認する． ・熟練者の場合は呼吸を確認するさいに，頸動脈に触れ，脈拍を確認する（**4**）． ・10秒以内に触知できなければ胸骨圧迫にすすむ．	**注意** きわめて微弱な自発呼吸は，着衣の上から視診するのが難しい．舌根沈下のため気道閉塞が認められる場合の自発呼吸は，呼気が狭くなった気道を通過するため，いびき様呼吸となる． **根拠** 頸動脈は心臓に近く，心拍動があって脳血流が保たれていれば，触知できる．

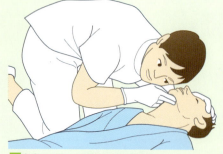
3 患者の口元で空気の流れを聴く

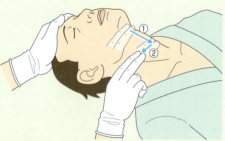
4 頭部を後屈しあご先を挙上した状態から，示指と中指を甲状軟骨付近に移動させる（①）咽頭隆起に当てた中指を手前にずらし，頸動脈を触知する（②）

実　施	根拠/ポイント/注意
胸骨圧迫 ❶胸部を叩打する． 　a）心臓前部の胸壁を握拳で1回，強く叩打する． 　b）心拍の再開が認められなければ胸骨圧迫を開始する． ❷心停止状態であれば胸骨圧迫を行う． 　a）背板を挿入する． 　b）胸骨圧迫を始める． **圧迫部位の確認** ・胸骨の下半分とする．剣状突起上は腹部臓器を損傷するリスクがあるので禁忌である． **胸骨の圧迫** ・確認した圧迫部位に，片方の手掌基部を当て，その上にもう一方の手を重ねる．このとき，下になった手の手指は浮かせるようにする． ・体重が垂直に加えられるように，両肘をまっすぐ伸ばし，肩は圧迫部位の真上になるように体重をのせる． ・患者の胸が少なくとも5cm沈む程度の圧迫を繰り返す． ・圧迫と圧迫の間は，胸が元の高さに戻るまで圧迫を解除する． ●圧迫の深さ　5〜6cm ●圧迫のテンポ　1分間あたり100〜120回／分 ●圧迫後は胸壁が完全に元の位置に戻るように圧を解除 ●圧迫の中断を最小限に ●両肘をしっかり伸ばす 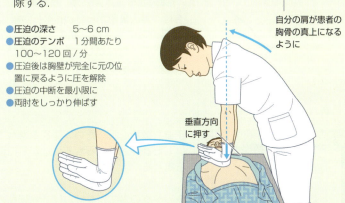 胸骨圧迫実施者の姿勢 ・圧迫は，手を離さず規則正しく行う． **人工呼吸と胸骨圧迫を並行して行う場合** ・胸骨圧迫30回ののち，人工呼吸2回実施の組み合わせを続ける． ・ほかに手伝ってくれる人がいる場合は2分間（5サイクル）を目安に，人工呼吸と胸骨圧迫の役割を交代する．	根拠胸骨圧迫が，心臓のポンプ機能を代行するメカニズムは2説ある．心臓ポンプ説は，胸骨の圧迫で胸骨と脊柱との間にはさまれた心臓が間接的に圧迫されると考える．もう1つは胸郭ポンプ説で，胸骨の圧迫で胸腔内圧が変化し，体内に血流が生じると考える．米国心臓協会（AHA）のガイドラインにおいては，短時間の胸骨圧迫は心臓ポンプの役割，長時間の圧迫は胸郭ポンプの役割と説明している． 注意下側の手指を浮かせることで，圧迫による肋骨骨折の2次障害を予防する． ▶正しい姿勢で圧迫を加えれば，正常の拍出量の1/3〜1/4が確保されるといわれている． ▶圧迫をしっかり解除することによって，心臓内に血液が流入し，次の圧迫に十分な拍出量をもたらす． 根拠最初に確認した部位から手を離さずに行うことにより圧迫部位のずれを防ぐことができ，規則正しく圧迫することができる． 注意人工呼吸と胸骨圧迫を並行して行うのは，フェイスシールドなどの感染防御の手段があり，実施者が必要な訓練を受けている場合で，通常は胸骨圧迫を優先して行う．
電気的除細動の補助と使用	
胸骨圧迫を行っても心拍が回復しない場合に電気的除細動が適応となる．電気的除細動は医師が行う技術であり，看護師はその補助を行う．	

❶充電されていることを確認した除細動器をベッドサイドに持っていく．そのさい，ペースト，ゴム手袋，心電図モニター，救急カート内の気管内挿管セットや薬品がすべてそろっていることを確認する．
❷患者の周囲に，電気伝導物がないことを確認する．
❸電流の接続とアースの確認，設定の確認を行う．
❹医師にゴム手袋をわたす．
❺患者の胸部を乾いたタオルで拭く．
❻電極にペーストを塗る．もしくは電極が当たる部位に生理食塩水を浸したガーゼを当てる（電極の位置は，一方を第2肋間胸骨右縁，もう一方は心尖部）．
❼充電ボタンを押し，充電完了を確認する．
❽通電中はベッドや患者に手を触れない．
❾心電図を確認する．

▶物品の確認は，日ごろから行っておく．

▶200 J からはじめ，300 J，360 J と3回までは電流量を増やしていく．

AED（自動体外式除細動器）の使用

AED の操作・実施は看護師が単独で行うことができる．
a) 自分側の傷病者の耳横に AED を置く．
b) 電源のスイッチを入れる（❺）．
c) 電極パッドを絵のとおりに貼る（❻）．
d) 電極パッドのコネクターを本体に接続する．

▶AED は2004年7月から一般人でも使用できるようになった．電極には，装着部位が図示されており，音声やディスプレイで手順が指示される．
<mark>注意</mark> 成人と小児では，通電量が異なるため使用するパッドが違う．小児用パッドがない場合に成人用パッドを使用することは容認されているが，成人に小児用パッドを使用することは容認されていない．
<mark>注意</mark> 体内式ペースメーカーが挿入されている場合は，挿入箇所から3cmくらい離して貼る．体毛の多い場合は，剃毛するか，貼付したパッドを一度はがし，除毛された部位に新しいパッドを貼る．

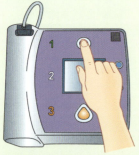
❺電源を入れる

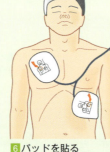
❻パッドを貼る

e) 「解析中です」という音声とともに心電図の波形の解析が始まる．
f) 解析の結果，除細動が必要と判断されたら「ショックが必要なので充電します」との音声とともに充電が開始される．
g) 除細動実施の指示音声を確認したのち，まわりの人たちに「離れてください」と大きな声で確認する．
h) 周囲を見回して誰も傷病者に触れていないことを確認してからショックボタンを押す．

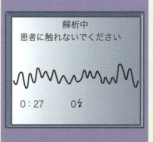
波形の解析

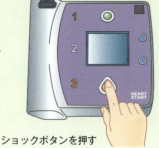
ショックボタンを押す

▶正確な解析を行うため「皆さん離れてください」と音声が発せられる．ただちに傷病者から離れる．

▶ショックの適応がなければ「除細動の適応はありません」と音声が流れる．

▶「患者から離れてボタンを押してください」と音声が発せられる．

▶ショック後も蘇生しなければ再び人工呼吸と胸骨圧迫を開始する．

2. 生命の危機状態　479

気道の確保

❶ スタンダード・プリコーション（標準予防策）を行う
（☞p.96）
・マスク，ガウン，手袋を着用する．
❷ 開口し，口腔内の異物の有無を確認する．
❸ 異物や痰が目視できたら，顔を側方に向けて，布などを巻いた示指でかき出す．
❹ 用手的に気道を確保する．

> 注意 異物が口腔内にある状態で，気道確保のために用いる器具（エアウェイなど）を挿入すると，異物をさらに深く押し込むことになり，窒息の危険がある．
> ▶気道閉塞が生じた直後であれば，異物を除去し，気道確保しただけで，自発呼吸が再開される場合もある．

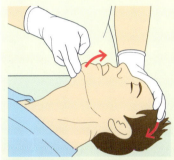
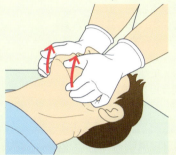

頭部後屈あご先挙上法：患者の頭部側の手を前額部から前頭部に当て，他方の手を頤部に当て下顎を持ち上げる．

下顎挙上法：患者の頭部側に立ち，両手指で患者のあごを包み込むように持ち，下顎歯列が上顎歯列より前に突出するまでを目安に，下顎を引き上げる．

> 注意 頸椎損傷が疑われる場合には，頭部後屈が重大な障害へつながるおそれがあり，下顎挙上法が適応となる．

❺ 用手的方法で気道確保が困難な場合は，エアウェイを用いて行う．

経口エアウェイの挿入

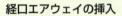

経鼻エアウェイの挿入

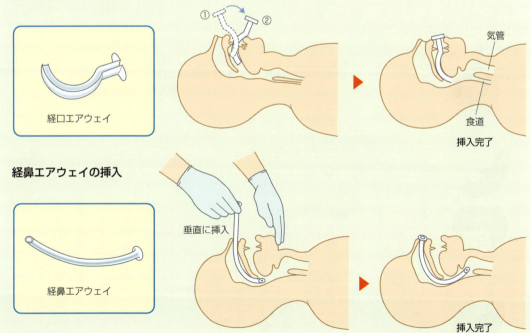

ラリンゲアルマスク・エアウェイの挿入

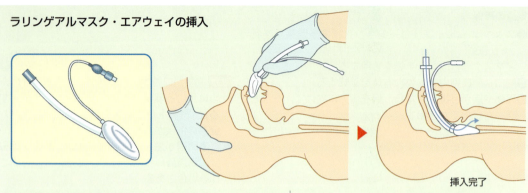

挿入完了

❻自発呼吸の有無と脈拍の触知を確認する.
- 2人で実施する場合は,気道確保をした看護師が自発呼吸の有無を確認し,もう1人が脈拍の触知を確認する.
- 2人で実施する場合は,以後の人工呼吸と胸骨圧迫においても,引き続き,この役割分担を継続し,声をかけ合って行う.

人工呼吸

気道の確保をしても呼吸が確認できない場合は,人工呼吸を行う.

口対口人工呼吸法の場合

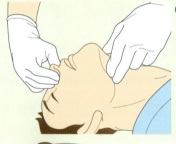

❶気道を確保した体位を保つ.患者の鼻腔からの空気もれを防ぐために,母指と示指で患者の鼻をつまむ.

▶口対口の人工呼吸は,看護師の呼気を吹き込むことになるので,効率よく酸素を供給することができない.また,看護師に感染のリスクもあるので直接的な接触を避けるフェイスシールドなどを用いる.医療機関内での急変時においてはより効率のよい方法が選択されるので,口対口人工呼吸法が用いられることは少ない.

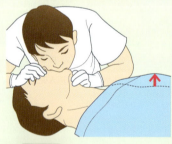

❷大きく息を吸い込んだのち,患者の口よりも大きく口を開けて密着させ,静かに約1秒かけて息を吹き込む.

▶吹き込むと同時に,患者の胸部の動きを観察し,軽く膨らむことを確認する.

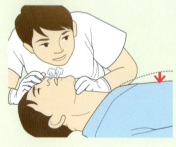

❸密着させた口とつまんでいた鼻腔を離し,胸郭が沈み,吹き込んだ息が呼出されることを確認する.

はじめに❶~❸を5秒に1回のペースで2回繰り返して行う.

バッグバルブマスクを用いる場合

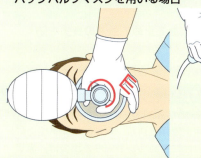 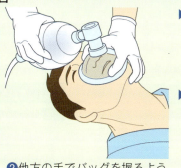

❶患者の頭側に立ち，気道確保した状態を保持しながら，片手の指でマスクを患者の顔に密着させる．
注意 母指と示指でCの形をつくり，残りの中指，薬指，小指でEの形をつくり下顎を挙上するとマスクが密着する（EC法）．

❷他方の手でバッグを握るようにしてゆっくり約1秒かけて加圧し，顔面とマスクとの密着面から空気のもれがないことを確認する．
注意 加圧するときに抵抗があれば気道，気管などの閉塞が疑われる．2人で実施する場合は，1人がマスクを固定し，1人が加圧する．

▶バッグバルブマスクは，弁の働きにより，患者の呼気を大気中に排出するようになっている．酸素をつなぐと酸素化した空気を送り込むこともできる．
▶はじめに，5秒に1回のペースで2回吹き込む．約600 mLが送り込めるので，胸部が5 cmぐらい上昇する．

家族への配慮

- これらの過程は，家族にとって恐怖と不安を伴う体験である．家族の表情や言動を観察しながら情報提供し，理解を確認する．
- 家族の希望があれば心肺蘇生の現場に立ち会ってもらい，家族も患者とともにあることが実感できるように配慮する．

副作用・合併症と対応

❶長時間にわたって人工呼吸を要する場合は，気管内挿管を行う．気管内挿管時は，食道挿管のないように留意する．人工呼吸時に呼吸音を聴取するか，胸郭の上下動を視診することで確認できる．
❷胸骨圧迫の場合は，肋骨骨折のリスクがある．気胸にもつながりかねないので注意が必要である．
❸電気的除細動を行う場合は，電極を装着する部位に熱傷を起こす可能性がある．1回の通電で回復しないと，繰り返し行うため，熱傷のリスクが高い．まずは冷却し，Ⅰ度の熱傷であればステロイド薬入りの軟膏塗布，Ⅲ度であれば，形成された水疱を皮膚保護剤で保護する．

記録・報告	根拠/ポイント/注意
体温，脈拍，血圧，意識レベル，心電図などの状況，心肺蘇生に要した時間，電気的除細動器で使用した電流や回数，使用した薬剤の量と使用した時刻などを経時的に記録する．	▶実施とともに記録を残すことで，短時間の変化を確実に把握し，医療事故を予防することにつながる．

Skill 63 止血法

目的 ▶ 出血により生命の危機状態にある患者の救命を目的に，出血を止めて血液の喪失を防ぐ．

●必要物品
①手袋　②三角巾などの幅が広く清潔な布　③マスク　④ガウン

アセスメント	根拠/ポイント/注意
❶出血状態を確認する． ・部位　・出血量　・拍動性の出血か　・止血したか ❷血圧，脈拍の測定． ❸顔色，末梢の皮膚色，爪色などを観察し，チアノーゼの有無を確認する．	根拠 動脈性の出血は，心拍に一致して拍動性に鮮紅色血液が出血し，短時間に大量出血にいたる可能性がある．静脈性の出血は，赤黒い血液が湧き出るように持続的に出血する． 根拠 ショック状態では，重要臓器への血流が低下している危険性がある．

実　施	根拠/ポイント/注意
❶スタンダード・プリコーションを行い，マスク，ガウン，手袋を着用する． ❷止血を行う．	▶感染症の有無などの基礎情報がわからないままに，処置を行わなければならない．スタンダード・プリコーションに準ずる（☞p.96）． 注意 長時間の止血は，循環障害による悪影響を受ける可能性があるため，止血時間を表示しておく．

直接圧迫止血法
a) 出血部位の上から，清潔なガーゼや布でおおう．
b) 片手あるいは両手で押さえ圧迫する．
・出血部位に手掌を重ねて体重をかけて圧迫することもある．

間接圧迫止血法
・出血部位と心臓とをつなぐ動脈の出血部位より中枢側を圧迫する．

止血包帯法
・手足の出血の場合，出血部位より中枢側に止血帯となる布を巻き，きつく締める．
動脈性の出血では5分以上の圧迫を要する．

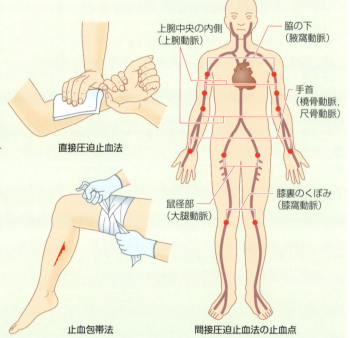

直接圧迫止血法

止血包帯法

間接圧迫止血法の止血点

副作用・合併症と対応
❶止血が長時間にわたる場合は，30分に1回程度は，1～2分止血をゆるめる．
❷止血部位によっては神経が圧迫されて神経障害を起こす危険性がある．

記録・報告
❶止血状況を確認して記録に残す．
❷止血部位の末梢側に，循環障害や神経障害が生じていないか記録する．
❸十分な止血が得られず，止血法を継続する場合は，止血時間と解除時間を記録・報告する．

2. 生命の危機状態　**483**

Skill⑭ 胃洗浄

目的 ▶ 毒物を経口摂取した患者を対象に，胃の中の未吸収の毒物を除去するために，胃内容物を吸引し，洗浄する．

●必要物品
①胃管（成人では32 Fr程度の太いもの）　②塩酸リドカインゼリー　③聴診器　④洗浄液（微温湯か生理食塩水など．活性炭や中和剤などを用いることもある）　⑤注入器　⑥カテーテルチップ　⑦固定用絆創膏　⑧排液用バッグかバケツ　⑨イリゲーター　⑩Y字コネクター

アセスメント	根拠/ポイント/注意
❶意識レベル 　意識がない場合は気管内挿管下で行う． ❷胃洗浄を要することになった状況 　服用したと思われる有害物質の内容と量，服用時刻など． ❸胃管挿入による合併症のリスクとなる既往歴 　食道静脈瘤などの食道疾患，上部消化管の手術，鼻出血や髄液漏，てんかんなど．	根拠 意識のない状態で胃管を挿入し，胃洗浄を行うと誤嚥のリスクがある． ▶服用したのが，石油製品，有機溶剤の場合は化学性肺炎のリスクがあり，腐食性毒物の場合は胃穿孔のリスクがあるため胃洗浄は禁忌． ▶胃管の挿入自体が二次障害や合併症につながる場合は，リスクを検討する．鼻出血や髄液漏がある場合は，経口的に挿入する．

実　施	根拠/ポイント/注意
❶患者の協力を得て，鼻孔から胃管を挿入する． 　a) 前鼻道に沿って挿入する． 　b) 上鼻甲介に先端が当たったところで，耳介端を向くようにゆっくり進める． 　c) 患者の嚥下反射に合わせて，ゆっくり進める． ❷門歯列から50 cm程度挿入すると，胃に到達する． ❸絆創膏で固定し，排液があることを確認する． ❹はじめに胃内容物をできるかぎり吸引する． ❺左側臥位にして洗浄を行う． 　a) 洗浄液を38℃程度に温める． 　b) イリゲーターを用いて行う場合，イリゲーターに洗浄液を入れる． 　・注入器を用いて，注入と吸引を繰り返し洗浄する場合は，洗浄液をピッチャーなどに入れて注入できるように準備する． イリゲーター Y字コネクター 胃内へ注入 排液 **胃洗浄のしくみ** 　c) 頭部を低くした左側臥位で，イリゲーターと胃管，排液のバケツをつなぐ． 　d) 患者の胃の高さから50 cmの高さにイリゲーターを吊るす．	▶意識のない患者の場合は，抵抗があれば無理に入れない． 注意 排液が確認できない場合は，注入器で空気を注入し，その音を胃部に聴診器を当てて確認する． 根拠 胃内容には，有害物質がまだ吸収されずに残っている可能性があるので，胃の内容物を吸引し，それ以上の吸収を避ける． ▶消化管出血時には，止血目的で，冷却した洗浄液を用いることもある． ▶十二指腸以降への流入を防ぐために，頭部を低くして臥床させる．

484 第Ⅴ章 特殊なニーズ充足に向けた看護技術

e) 1回の開放で200〜300 mLとし，クランプと開
放を繰り返す．
❻排液がきれいになるまで繰り返す．

副作用と合併症

❶洗浄液の注入と，有害物質の影響により，嘔吐が誘発される．嘔吐を起こしてしまうと，誤嚥，誤嚥性
肺炎へと移行する危険性がある．
❷鼻出血などの胃管挿入時の傷害．

記録・報告

・胃管から排液されたものの性状（色，におい，残渣物など），排液量
・嘔吐の有無　・使用した洗浄液や薬剤

●引用文献

1) 島本大也：救命の方法①ＡＥＤを用いた救命処置の流れ．カンタン救命蘇生，改訂版（小林正直，石
見拓監），14頁，Gakken，2016
2) Kitamura T, Iwami T, Kawamura T et al：Nationwide improvements in survival from out-of—hospital
cardiac arrest in Japan. Circulation **126**：2834-2843, 2012

学習課題

1. 呼吸・循環の生理機能について説明してみよう

2. 生命の危機状態のアセスメントに関する内容と方法を説明してみよう

3. 生命の危機状態に応じた救命救急方法を説明してみよう

4. 救命救急処置の的確な実施・介助方法を説明してみよう

5. 生命の危機状態にある患者・家族の心理に配慮する方法を考えてみよう

3 悲嘆（グリーフ）

> **この節で学ぶこと**
> 1. 悲嘆と悲嘆のプロセスについて理解する
> 2. グリーフケアについて理解し，死亡時のケア技術を習得する

A. 基礎知識

1 ● 悲嘆とは

悲嘆（グリーフ，grief）とは，人が自分にとって大切なもの，愛するものを失うこと（対象喪失）によって嘆き悲しむことをいう．これはだれにでも起こりうる人間の自然な反応である．

●悲嘆のプロセス

悲嘆のプロセスは，人が喪失を認知，もしくは将来起こりうる喪失を認知することから始まる．次にショックや悲しみ，怒り，罪責感，無力感などの感情を体験する．そして，それらのつらい感情を何とかしようと認知的・行動的に取り組みながら，少しずつ喪失の事実を認め，新たな人生を再構築していく．この一連の過程で回復に向けて行われるさまざまな取り組みを**悲嘆作業**（グリーフワーク，grief work）という．とくに予測される重大な喪失によって悲嘆が生じている状態を**予期的悲嘆**といい，喪失が起こる前に十分に嘆き悲しむことで，実際の喪失による衝撃を和らげることもあるが，一概にはいえない．

> **悲嘆のプロセスに関する研究**
>
> 多くの研究者によって自分自身の死や愛する人との死別に関する悲嘆のプロセスが紹介されている．エリザベス・キューブラ・ロス（Elisabeth Kübler-Ross）の5段階，アルフォンス・デーケン（Alfons Deeken）の12段階，コリン・マレイ・パークス（Colin Murray Parkes）の4つの位相がよく知られている．それらに共通するのは，①喪失を知ってまず生じるショックの段階，②悲しみや怒り，抑うつや無力感などのさまざまな感情・苦悩を体験する段階，そして，最終的にいたる③その人なりの悲しみへの適応の段階である．これらのプロセスはさまざまな要因によって影響を受けるため，すべての人が一連の過程を同じようにたどるものではない．

2 ● 悲嘆に影響する要因

その人にとって大切なものであれば，すべて悲嘆を生じさせる対象となりうるが，人生や自己の価値観を大きく揺るがし，再構築を必要とする喪失には，自分自身の死をはじめ，愛する人との死別，離別，仕事や財産の喪失，身体の一部の喪失，身体の機能の喪失などがある．ここではとくに死別に伴う家族，遺族の悲嘆について説明する．

悲嘆に影響する要因として，①個人的要因（幼少期の重要他者との関係，過去に体験し

た喪失体験，性別，年齢，パーソナリティ，最近体験したストレス，重大な病気の有無など），②喪失に関連した要因（死別した人との関係，死亡の原因，死亡の場所，死別が予測されてから死亡までの期間，故人の死亡前の状況など），③環境的要因（他の家族との関係，支援体制の有無，死や死別後の生活にかかわる社会・文化的な状況など）があげられる．

3 ● 複雑化した悲嘆

通常，悲嘆のプロセスは半年～1年の経過を経て，特殊な介入を必要とすることなく適応へと向かうものであるといわれている．しかし，喪失に対する反応はきわめて個別的なものであり，前述したような要因によって影響を受けるため，そのプロセスも人それぞれ異なる．

死別前から追跡された遺族の研究[1]において，いくつかの悲嘆のパターンがあることが明らかにされている．一般的な悲嘆は死別後6ヵ月間は苦悩の度合いが大きくなるが，18ヵ月後には元に戻っている．しかし，6ヵ月を過ぎても苦悩が改善せず，18ヵ月後にも引き続き悲嘆による苦悩が続いている場合や，死別前より苦悩を抱えており，死別後も抑うつ状態が長引いている場合がある．

このように悲嘆が複雑化するリスクのある遺族として，故人と依存的な関係にあり愛着が強い人，予測できない急な死を体験した人，死別前に重大なストレスや別の喪失体験をしている人，情緒的にも社会経済的にもサポートを得られない人，精神的な健康障害の既往のある人，夫と死別した幼い子どものいる若い女性などが指摘されている．

複雑化した悲嘆においては，身体的な疾患に罹患（りかん）するリスクや死亡率の増加，治療を必要とする精神的な健康障害の増加，さらには自殺のリスクも高くなることが報告されている．

B. 看護実践の展開

グリーフケアは，本来，死別の可能性が予測されるような診断当初から死別後にわたる継続的なかかわりが重要であるが，ここではとくに患者の死が現実のものとなった死亡時の遺族に対するケアについて述べる．

1 ● アセスメント（表V-9）

a. 死別前のアセスメント

死別に先だち悲嘆に影響する要因について情報収集し，悲嘆が複雑化するリスクを評価する．家族が，患者の病状や死亡の可能性をどのように理解しているかを把握する．

b. 死別時のアセスメント

看取りの状況，家族の悲嘆の状況を観察する．死別時に冷静にみえても，遅延してあとから強い悲嘆反応がみられる場合もある．一時点で判断せず，複数の場面で家族の様子を観察する．

2 ● 看護診断（看護上の問題・ニーズ）

①愛する人との死別に関連した悲嘆の診断は，喪失後に生じた悲嘆反応に対して悲嘆作

表Ⅴ-9　家族のグリーフケアに関するアセスメント項目

	主な観察項目		アセスメント内容
	客観的情報	主観的情報	
家族の個人的要因	性別, 年齢, 性格, 心身の状態（表情）, うつなどの精神疾患の既往など	病状の理解度, 死亡の可能性の理解度, 予期的悲嘆の状況（言動）, 別の喪失体験の影響やストレス・心身の疲労の訴えなど	・死別以外に心身の負担となる状況の有無
喪失に関連した要因	死亡時の状況, 患者の年齢, 患者との関係, 死亡の原因, 死亡の場所, 死が予測されてから死亡までの期間など	死別による悲嘆の状況（言動）, 患者への愛着の度合い, 死の受け止めに対する訴えなど	・悲嘆に影響する死亡時の状況（故人との関係性の強さ, 臨終時の苦痛症状の有無, 臨終に立ち合えたか等）の把握 ・死別時の悲嘆反応（泣く, 悲しむ, 否認, 怒り, 絶望, 罪責感, 無力感, 不安感等）の有無
環境的要因	他の家族との関係, サポート体制, 職業, 社会的役割, 経済状態, 宗教, 国籍など	周囲との関係や社会経済的な悩みに関する訴え, 宗教的なニーズに関する言動など	・悲嘆〜適応までのプロセスを支えるサポート体制や日々の生活の基盤にかかわる要因の把握

業を行うことで, 半年〜1年の間に適応にいたると考えられる場合である.

　②愛する人との死別に関連した複雑化した悲嘆のリスクの診断は, 悲嘆作業がうまくいかず, 1年を超えて悲嘆反応が長期化したり, 抑うつ状態や身体的な問題が生じるなど, 不適応状態にいたるリスクがあるとみなされる場合である.

3 ● 計画立案・実施

目標/成果

　死亡時の家族のケアは以下のような成果を目指して援助を行う.

①**家族が悲嘆を表出できる**：悲しみの感情を言葉にすることができるなど.

②**家族が患者の死を現実のものと認識し, 十分にお別れをすることができる**：患者に別れの言葉をかける, 患者のそばで見守ることができる, 死に水をとる, 死別に伴う感情を他者と共有するなど.

実　施

a. 臨終前

　臨終前は, 家族が患者を見送るために心の準備ができるよう援助する. 患者の死が近くなったと判断されたら, 死の徴候[*1]（**表Ⅴ-10**）である臨終間近の患者の身体的変化についてわかりやすく**デスエデュケーション**[*2]を行い, 死別に対する家族の不安を軽減する. 臨死期にある患者に対して尊厳ある態度で接し, 身のまわりを整え, 家族が静かな環境でそばについていられるように配慮する. いよいよ死が近づいたら家族にその旨を伝え, 最期の時を一緒に過ごせるようにする.

[*1] 死の3徴候とは①心臓拍動停止, ②自発呼吸停止, ③瞳孔散大（対光反射消失）を指し, 脳死以外の従来の死の判定に用いられる.

[*2] デスエデュケーション：通常は, 広く死の準備教育を指すが, ここではとくに家族が落ち着いて患者の死を看取るために, 死にいたる過程で起こりうる心身の変化やそれらへの対応についてあらかじめ説明し, 心の準備を促すことを指す. 家族に向けた看取りのパンフレット（緩和ケア普及のための地域プロジェクト http://gankanwa. umin.jp/pdf/mitori01.pdf）も作られている.

488 第Ⅴ章　特殊なニーズ充足に向けた看護技術

表Ⅴ-10　死の徴候

呼吸	深大性の呼吸から不規則となり無呼吸がみられるようになる（チェーンストークス呼吸）．努力呼吸，下顎呼吸へと変化．嚥下困難，痰喀出困難，死前喘鳴の出現
循環	・脈拍は微弱，結代の出現，しだいに橈骨動脈では触知が困難となる ・血圧は低下し，聴診では測定不可能となる ・爪色や口唇色，皮膚色はチアノーゼを呈する
体温	体温は低下．四肢末梢の冷感が生じる
意識状態，反射	徐々に意識レベルの低下がみられる．刺激に対する反射や反応の減退，消失がみられる
その他	尿量減少，尿や便の失禁，筋肉の弛緩，身体各部の機能の低下・停止状態

b. 臨終時

　患者の臨終が確認されたら，家族が悲嘆を表出し，患者との別れの時間が十分にとれるように配慮する．また，患者の宗教や家族の希望する慣習・儀礼などに従って，死に水をとるなどのお別れの儀式を行う．死後の儀礼は，昔からの慣習・慣例としてとりこまれているものが多いが，いずれも死を厳粛に受け止め，死者へのさまざまな思いを込めたお別れの儀式ともいえる．また，非日常的なことを行うことによって不幸が重ならないようにという文化的な意味をもっているので，故人や家族の希望に合わせて行うことが望ましい．

　　＜死亡時のケア＞　☞p.490の **Skill⑥⑤** 参照

　死亡時のケアでは，家族の心理状態を判断し，可能であればともに患者の身体を清め，その人らしい最期の姿を整える．家族の希望に沿って，ともにケアを行うことは，家族にとって患者の死を現実のものとして認識し，新たな旅路へと送り出す心の準備につながる．しかし，患者の死を受け入れられず動揺が強い場合には，患者の死が事実として迫ってくるつらい体験となりうるので，ともに行うかどうかは検討が必要である．顔を清拭してもらう，着衣に手を貸してもらう，最期に口紅をさしてもらうなど，部分的に手伝ってもらうのもよいだろう．

　施設によってさまざまなケアの方法があるが，ここでは一般的な方法を示す．

c. 移送時

　病棟から霊安室に移送する場合，霊安室から出棺される場合には，なるべく多くのスタッフで見送り，家族にねぎらいの言葉や慰めの言葉をかける．さらに「何か必要なことがあればいつでも寄ってください」と伝えるとよい．遺された者は，亡き人の思い出を胸に抱きながら新たな生活に適応していかなければならない．すべての家族に対してなんらかのグリーフケアが必要であるが，とくに予期的悲嘆の状況と臨終時の家族の反応から通常の悲嘆過程を歩むか，複雑化するおそれがあるのかを見極め，予測的にかかわっていくことが必要とされる．

4 ● 評　価

　患者の死を現実に体験した家族がその悲しみを乗り越えて，新たな生活を歩み始めるには時間が必要である．**遺族ケア**の重要性が認められ，訪問看護ステーションや緩和ケア病棟では患者の死後も遺族訪問や遺族会の開催などグリーフケアが実施されている．しかし，現実的には一般病棟における看護師のかかわりの多くは，臨終前後から死別の後退院

までに限られている．①短期間の間に家族が患者の死を現実のものとしてとらえることができたのか，②患者を悔いなく看取ることができたのか，③悲しみを表現することができたのか，④次の生活を始めるための支援を得られたのかを評価し，継続的なかかわりが必要だと判断した場合には，支援を受けられる場所や窓口を伝えることが必要である．

C．実践におけるクリティカル・シンキング

演習 15　妻の死を告げられた鈴木さんへのケア

60歳代の男性鈴木さん．会社を定年退職し，これから妻の春代さんと一緒に第二の人生を楽しもうとしていた矢先，妻が末期の膵臓がんと診断された．1ヵ月も経たないうちに妻の病状は進行して危篤状態となり，海外留学中の一人娘美香さんが本日帰国し，病院に向かっている途中で亡くなった．妻の死が告げられた鈴木さんは，涙を流すこともなく呆然とした表情で，「お世話になりました…これからもっといろいろとしてあげようと思っていたのに…」といい，こぶしを握りしめている．

Q1．鈴木さんが亡くなったあと，どのようなことに配慮して死亡時のケアを行うか．また，それはなぜか．

[解答への視点☞p.505]

コラム　グリーフケアとしてのエンゼルメイクの取り組み

看護師は患者の死後も遺体をひとりの尊厳ある存在として，これまで生きてきた人生に敬意を払いながらケアを行う．日本では従来なされてきたことだが，その背景には，日本の文化において遺体に人間性をもたせるという欧米とは異なる特徴があるようだ．

近年，エンゼルメイク研究会を中心に，死亡後のケアについて検討が行われている．従来，エンゼルは病院内における患者の死の隠語として用いられ，エンゼルケアは，患者の死後に行われる身体的な処置を指し，過去に伝染性疾患による死亡が多かった時代には，主として感染予防の観点から処置が行われていた．しかし，現在は，エンゼルメイクといって，亡くなった患者の身体に残る医療的な侵襲や病気による容貌の変容をできるかぎり生前の面影に近づけるような目的で行う「ケアの一環としての死化粧」が施されるようになり，エンゼルケアは処置ではなく，遺族に対するグリーフケアの意義を併せもつ死後のケアと考えられている．エンゼルメイクは，死化粧だけでなく，患者の身体の保清，整容をも含むため，エンゼルケアと同義で用いられることもある．

死後の整容については，遺体がどのように変化していくかといった死体現象の観点を取り入れて従来の方法を見直し，適切なケア方法を提案しており，その試みは徐々に広がりつつある．家族にとって，患者が死後，苦痛から解放された安らかな表情であり，生前に近い姿であることは慰めとなる．エンゼルメイクを行い，死別の悲しみを和らげることに役立ったという事例も報告されている．安らかな死への援助は死後も行われているのである．

【参考文献】
小林光恵，エンゼルメイク研究会（編著）：ケアとしての死化粧―エンゼルメイクから見えてくる最期のケア，改訂版，日本看護協会出版会，2007

Skill 65 死亡時のケア

目的▶ 死者の尊厳を保持し，死別を体験した家族が死を事実として受け止め，別れの悲しみが少しでも和らぐように，亡くなった患者の身体を清潔にし，病気や治療，死によって生じる外観の変化をできるだけ目立たないように，生前のその人らしい姿に整える．

●必要物品
①挿入されているラインやカテーテルを取り除くために必要な物品　②吸引に必要な物品　③膿盆　④マウスケアに必要な物品　⑤清拭に必要な物品　⑥T字帯（家族が用意した下着でもよい）　⑦ガーゼ　⑧綿（脱脂綿，青梅綿）　⑨割りばしもしくは鑷子　⑩顔にかける白い布　⑪化粧品　⑫ヘアブラシ　⑬シーツ　⑭便器　⑮尿器　⑯オムツ　⑰ゴミ用ビニール袋　⑱予防衣　⑲手袋　⑳マスク（必要に応じて着用）
⑥〜⑩は病院によってはエンゼルセットなどの名称でセットになって用意されたものがある（1 2）．

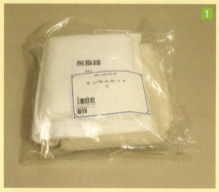

エンゼルセット例

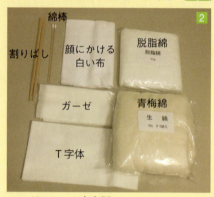

エンゼルセット内容例

アセスメント	根拠/ポイント/注意
❶死亡時の家族の悲嘆状況を把握する（p.487，アセスメント項目）．	▶グリーフケアの一環として可能なかぎり家族とともに死亡後の患者のケアを行うことが望ましいが，死亡時に混乱や否認が強い場合は避ける．
❷死亡時の患者の身体状況を把握する．	▶死因や死亡前の身体状況によってケアの方法が変わるため，把握しておく必要がある．

実　施	根拠/ポイント/注意
❶医師が死亡を確認したら，家族に声をかけ，酸素やモニターなど使用していた機械や器具があれば除去する．患者の目と口を閉じ，外観を整え，枕を外していた場合は枕を入れる．	▶死亡確認後，開口を防ぐためなるべく早い時期に高めの枕を入れる．
❷家族が患者と別れの時間をもてるように一礼して退室する．このとき，未到着の家族の有無を確認し，ケアを始める時間を調整する．また，患者の信仰の有無と，もし信仰している場合は，宗教上の儀式やしきたりの有無を確認しておく．	根拠 死後硬直が現れる死後1時間半〜2時間以内にケアを終えるようにする．
❸十分にお別れの時間がとれたころを見計らって必要物品を準備して入室し，家族に清拭や着替えなどケアを行うことを説明する．一緒にケアを行うかどうか家族の意思を確認する．	
❹患者が最後に着る衣服を家族に用意してもらう．	▶このときに着用する衣服については，生前の患者が好きだったものなど自由な発想でその人らしさを表現できるものを選択してよいことを事前に家族に説明しておくとよい．

❺死亡後の患者の身体を清潔にし整える．　▶家族が一緒に実施する場合には患者への声かけを忘れずに行い，家族とともに患者の思い出話をしながら実施する．家族の悲嘆へのケアも同時に行う．

a) 予防衣・手袋を着用し，患者に挿入されているチューブ類を取り除く．
　注意 チューブ類の除去や詰め物をするさいには家族に一声かけて退室してもらうなど悲嘆が強くならないように配慮する．

b) 腹部を心窩部に向かって圧迫し，膿盆を口元に当て胃内容物を排出する．
　根拠 体腔からの体液排出を促し，あとから衣服を汚したりすることのないように行う．長期間経口摂取していなかった患者は消化管内容物がほとんどないので，省略してもよい．

c) 口腔・鼻腔内を吸引する．
　・口腔内，鼻腔内はガーゼ，綿棒などでよく汚れをとり，水分を拭きとっておく．
　▶口腔・鼻腔内の汚染や水分があとで悪臭の原因になる．

d) 腹部を恥骨に向かって圧迫し，膀胱直腸内容物を排出する．必要時摘便を行う．

e) 全身をお湯と石けんで清拭する．
　注意 シャワー浴やシャンプーを行う場合もあるが，腐敗を促進しないようぬるめのお湯で行う．

f) 状況に応じて口，鼻，耳，尿道口，肛門（人工肛門），腟に綿を詰める．このとき先に体腔からの排出液を吸収させるよう脱脂綿，次に青梅綿の順に詰める．
　・口が開かない場合にはむりやり義歯を挿入せず，綿を入れて整える．
　・口腔・鼻腔に綿を詰めるときは外から見えないように注意する．万が一見えてもよいよう最後に少量の脱脂綿を詰める．
　▶出血傾向がある場合，消化管からの出血がある場合，脳内出血などによる突然の死によって体液の排出や出血が予測される場合のみ，綿を詰める施設もある．また，高吸収性ポリマーによる体液漏出防止剤（3）を使用する施設も増えつつある．

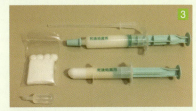
体液漏出防止剤の注入セット例

注意 腐敗が早い敗血症，播種性血管内凝固症候群による死亡，高温での死亡の場合，十分な吸引と早期冷却が重要となる．

g) T字帯または下着（必要時，オムツ）を着け，衣服を着せる．
　▶着物の場合は，左前・縦結びとするのが慣習である．

❻シーツを新しいものと交換する．

❼男性の場合はひげをそる．顔に患者手持ちのクリームなどを用いてクレンジングマッサージを行い，蒸しタオルを当ててクリームを拭きとり，生前の表情に近づくよう化粧を施す．
　▶化粧を施す前にクレンジングマッサージと蒸しタオルでケアを行うと肌色の改善やチューブ跡の改善が可能であり，化粧のりもよくなる．
　根拠 死亡後，表皮は乾燥する一方なので，油分を補う．

❽枕を高くし，顎の下にタオルを入れるなどして開口を防ぐ．
　▶どうしても開口してしまう場合には家族の了承を得て顎を押し上げ口を閉じるよう開発された器具で押さえることもある．

❾家族の希望を聞き，手を胸の前で組ませるか合掌させ，顔に白い布をかける．

記録・報告

❶看護記録には，死亡時刻，死亡時のケアの時間，家族の様子，退院時刻などを記録する．
❷使用した物品は医療廃棄物として処理し，手洗いを行う．

第Ⅴ章　特殊なニーズ充足に向けた看護技術

●引用文献

1) Bonanno GA, Wortman CB, Nesse RM：Prospective patterns of resilience and maladjustment during widowhood. Psychology and Aging **19**：260-271, 2004

学習課題

1. 悲嘆と悲嘆のプロセスについて説明してみよう
2. 死亡時のグリーフケアに関する看護計画を立案してみよう
3. グリーフケアの一環として死亡時のケア技術を実施してみよう

付　録

付録1　主な体位一覧

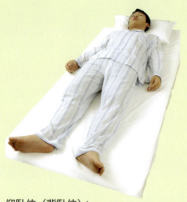

仰臥位（背臥位）：
背部を下にして下肢を伸展させた，もっとも基底面積が広く安定した体位．全身の筋肉に無理な緊張を与えないが，長時間になると腰背部痛が出現しやすい

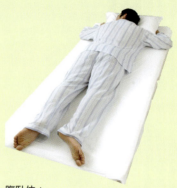

腹臥位：
顔を一方に向けて腹ばいにした体位．基底面が広く安定しているが，上下肢のいずれかを屈曲させないとリラックスしにくい

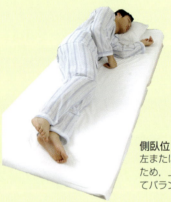

側臥位：
左または右横向きの体位．重心が高く不安定であるため，上下肢の屈曲や枕などを用いて基底面を広げてバランスをとる

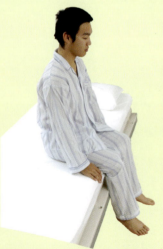

端座位：
ベッドの横に下肢をおろして膝関節を屈曲させて座った体位．足底を床につけて体重を負荷するとより安定する

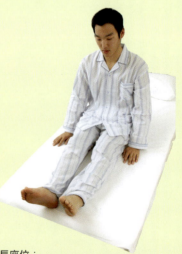

長座位：
ベッド上に下肢を伸ばしたまま，または軽く屈曲させて座った体位．股関節の柔軟性が低下すると不安定になり，背もたれがないと疲労しやすい

付録1 主な体位一覧 495

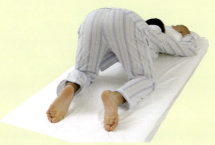

膝胸位：
立ち膝の状態で，顔と胸を床につけ，両膝を軽く開き，殿部を高く上げた体位．肛門部の診察で用いられる

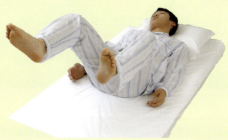

砕石位（截石位）：
仰臥位で大腿を開脚挙上し，膝を屈曲した体位．泌尿器や内性器，直腸・肛門の診察や手術時に用いられる

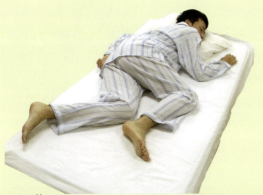

シムス位：
左または右横向きにして，上になったほうの膝関節を屈曲させて前傾させた体位．腹壁を弛緩させやすく，内性器，直腸・肛門の診察や手術時に用いられる

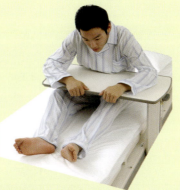

起座位：
座って，机などに半ば前傾して上半身を支えた体位．呼吸困難時に適している

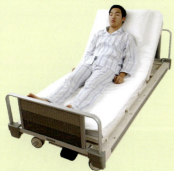

半座位：
バックレストやギャッチベッドで，頭部と上半身を約45度起こした体位．ファウラー位と同一に用いられることが多い．横隔膜が下がり呼吸が楽になるが，下方にずれやすく殿部に圧力が加わりやすい

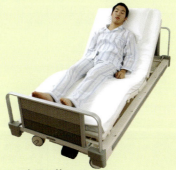

ファウラー位：
バックレストやギャッチベッドで，頭部と上半身を約45度起こし，膝関節を軽く屈曲させた体位．横隔膜が下がり呼吸が楽になるが，殿部に圧力が加わりやすい

付録 2　身体の関節運動と可動域

1. 上肢

部位名	運動方向・参考可動域角度(度)	基本軸	移動軸	測定肢位および注意点	参考図
肩甲帯	屈曲 20 伸展 20	両側の肩峰を結ぶ線	頭頂と肩峰を結ぶ線		
	挙上 20 引き下げ（下制）10	両側の肩峰を結ぶ線	肩峰と胸骨上縁を結ぶ線	背面から測定する	
肩 (肩甲帯の動きを含む)	屈曲（前方挙上）180 伸展（後方挙上）50	肩峰を通る床への垂直線（立位または座位）	上腕骨	前腕は中間位とする 体幹が動かないように固定する脊柱が前後屈しないように注意する	
	外転（側方挙上）180 内転 0	肩峰を通る床への垂直線（立位または座位）	上腕骨	体幹の側屈が起こらないように 90 度以上になったら前腕を回外することを原則とする →「5. その他」参照	
	外旋 60 内旋 80	肘を通る前額面への垂直線	尺骨	上腕を体幹に接して，肘関節を前方 90 度に屈曲した肢位で行う 前腕は中間位とする →「5. その他」参照	
	水平屈曲 135 水平伸展 30	肩峰を通る矢状面への垂直線	上腕骨	肩関節を 90 度外転位とする	
肘	屈曲 145 伸展 5	上腕骨	橈骨	前腕は回外位とする	
前腕	回内 90 回外 90	床への垂直線	手指を伸展した手掌面	肩の回旋が入らないように肘を 90 度に屈曲する	

付録2　身体の関節運動と可動域　**497**

1. 上肢（つづき）

部位名	運動方向・参考可動域角度（度）	基本軸	移動軸	測定肢位および注意点	参考図
手	屈曲（掌屈）90 伸展（背屈）70	橈骨	第2中手骨	前腕は中間位とする	
	橈屈 25 尺屈 55	前腕の中央線	第3中手骨	前腕を回内位で行う	

2. 手指

部位名	運動方向・参考可動域角度（度）	基本軸	移動軸	測定肢位および注意点	参考図
母指	橈側外転 60 尺側内転　0	示指 （橈骨の延長上）	母指	以下の手指の運動は，原則として手指の背側に角度計を当てる運動は手掌面とする	
	掌側外転 90 掌側内転　0			運動は手掌面に直角な面とする	
	屈曲（MCP）60 伸転（MCP）10	第1中手骨	第1基節骨		
	屈曲（IP）80 伸転（IP）10	第1基節骨	第1末節骨		
指	屈曲（MCP）90 伸展（MCP）45	第2〜5中手骨	第2〜5基節骨		
	屈曲（PIP）100 伸展（PIP）　0	第2〜5基節骨	第2〜5中節骨		

2. 手指（つづき）

部位名	運動方向・参考可動域角度(度)	基本軸	移動軸	測定肢位および注意点	参考図
指	屈曲（DIP）80 伸展（DIP）　0	第2～5中節骨	第2～5末節骨	DIPは10度の過伸展をとりうる	
	外転 内転	第3中手骨延長線	第2, 4, 5指軸	中指の運動は橈側外転, 尺側外転とする	

3. 下肢

部位名	運動方向・参考可動域角度(度)	基本軸	移動軸	測定肢位および注意点	参考図
股	屈曲 125 伸展　15	体幹と平行線	大腿骨 （大転子と大腿骨外顆の中心を結ぶ線）	骨盤と脊柱を十分に固定する 屈曲は背臥位, 膝屈曲位で行う 伸展は腹臥位, 膝伸展位で行う	
	外転 45 内転 20	両側の上前腸骨棘を結ぶ線の垂直線	大腿中央線 （上前腸骨棘より膝蓋骨中心を結ぶ線）	背臥位で骨盤を固定する 下肢は外旋しないようにする 内転の場合は, 反対側の下肢を屈曲挙上してその下を通して内転させる	
	外旋 45 内旋 45	膝蓋骨より下ろした垂直線	下腿中央線 （膝蓋骨中心より足関節内外果中央を結ぶ線）	背臥位で, 股関節と膝関節を90度屈曲位にして行う 骨盤の代償を少なくする	
膝	屈曲 130 伸展　0	大腿骨	腓骨 （腓骨頭と外果を結ぶ線）	股関節を屈曲位で行う	
足	屈曲（底屈）45 伸展（背屈）20	腓骨への垂直線	第5中足骨	膝関節を屈曲位で行う	

付録2　身体の関節運動と可動域　**499**

3. 下肢（つづき）

部位名	運動方向・参考可動域角度（度）	基本軸	移動軸	測定肢位および注意点	参考図
足部	外がえし 20 内がえし 30	下腿軸への垂直線	足底面	足関節を屈曲位で行う	
	外転 10 内転 20	第1，第2中足骨の間の中央線	同左	足底で足の外縁または内縁で行うこともある	
母指(趾)	屈曲（MTP）35 伸展（MTP）60	第1中足骨	第1基節骨		
	屈曲（IP）60 伸展（IP）　0	第1基節骨	第1末節骨		
足指	屈曲（MTP）35 伸展（MTP）40	第2～5中足骨	第2～5基節骨		
	屈曲（PIP）35 伸展（PIP）　0	第2～5基節骨	第2～5中節骨		
	屈曲（DIP）50 伸展（DIP）　0	第2～5中節骨	第2～5末節骨		

4. 体幹

部位名	運動方向・参考可動域角度（度）	基本軸	移動軸	測定肢位および注意点	参考図
頸部	屈曲（前屈）60 伸展（後屈）50	肩峰を通る床への垂直線	耳孔と頭頂を結ぶ線	頭部体幹の側面で行う 原則として腰かけ座位とする	
	左回旋 60 右回旋 60	両側の肩峰を結ぶ線への垂直線	鼻梁と後頭結節を結ぶ線	腰かけ座位で行う	

4. 体幹（つづき）

部位名	運動方向・参考可動域角度(度)	基本軸	移動軸	測定肢位および注意点	参考図
頸部	左側屈 50 右側屈 50	第7頸椎棘突起と第1仙椎の棘突起を結ぶ線	頭頂と第7頸椎棘突起を結ぶ線	体幹の背面で行う 腰かけ座位とする	
胸腰部	屈曲（前屈）45 伸展（後屈）30	仙骨後面	第1胸椎棘突起と第5腰椎棘突起を結ぶ線	体幹側面より行う 立位，腰かけ座位または側臥位で行う 股関節の運動が入らないように行う	
	左回旋 40 右回旋 40	両側の後上腸骨棘を結ぶ線	両側の肩峰を結ぶ線	座位で骨盤を固定して行う	
	左側屈 50 右側屈 50	ジャコビー線の中点に立てた垂直線	第1胸椎棘突起と第5腰椎棘突起を結ぶ線	体幹の背面で行う 腰かけ座位または立位で行う	

5. その他

部位名	運動方向・参考可動域角度(度)	基本軸	移動軸	測定肢位および注意点	参考図
肩 （肩甲骨の動きを含む）	外旋 90 内旋 70	肘を通る前額面への垂直線	尺骨	前腕は中間位とする 肩関節は90度外転し，かつ肘関節は90度屈曲した肢位で行う	
	内転 75	肩峰を通る床への垂直線	上腕骨	20度または45度肩関節屈曲位で行う 立位で行う	

［日本整形外科学会・日本リハビリテーション医学会関節可動域合同委員会：関節可動域表示ならびに測定法，1995 より引用］

演習問題　解答への視点　**501**

演習問題　解答への視点

第 Ⅳ 章　基本的ニーズ充足に向けた看護技術

Ⅳ-1　環境・衛生

演習1

Q1への視点

　環境整備の一般的なアセスメント（☞223，**表Ⅳ-3**）に加えて，三田さんが現在訴えている症状により生じている看護上の問題を考える必要がある．吐き気と倦怠感は，三田さんの生活にどのように影響しているのか考えよう．また，どのような環境整備を行えば，三田さんの生活が快適になるのか考えよう．さらに，夜間ふらつきがあるため，転倒予防に関するアセスメントをしてみよう．

Q2への視点

　臥床しがちな三田さんのシーツ交換を行うさいに，臥床したまま行うべきか，室外に移動してもらってシーツ交換を行うのか，三田さんの状態を判断するための情報収集（観察）を行って考えよう．吐き気と倦怠感があるため，臥床したまま行う場合も，室外に移動してもらう場合も症状を悪化させないための配慮が必要となる．たとえば，吐き気が強い時間帯に行わない，移動してもらう場合はゆっくり動いてもらう，移動距離や時間を短くするなど，三田さんの状態に合わせて計画する必要がある．

Ⅳ-2　活動・運動

演習2

Q1への視点

　廃用症候群および関節拘縮が発生する機序について振り返ろう．また，鈴木さんにはすでに関節他動運動が開始されているが，今後，行動拡大に伴って健側の筋力アップを考える必要はないだろうか．もしそうならば，麻痺および痛みの程度，筋力の度合い，本人の意識，訓練の方法や実施時期・回数について考える必要がある．

Q2への視点

　鈴木さんが車椅子に移乗するためには，起き上がる，ベッド上で端座位になる，立ち上がる，向きを変えて座る，という動作が必要になる．この動作に伴って健側と麻痺側をどのように動かし，また保護したらよいだろうか．全介助，部分介助のどちらがよいか．移動補助用具の使用は必要ないか．全身状態，痛みの有無などの観察も必要になる．

Q3への視点

　鈴木さんの現在の関節可動域や自分でできる動作は何か．動作に伴って痛みやしびれは増強するか．動作時に麻痺側は保護されて安全な状態だろうか．この点からすると実施後の観察も重要である．また，身体を急に動かすと血圧が変動することがある．それに伴って脳梗塞の再発や合併症が生じることがあるとすると，何を観察すべきか．

Ⅳ-3　清潔

演習3

Q1への視点

　加藤さんの状態に合わせた清潔援助が行われているか考えていく必要がある．加藤さんは身体の清拭，口腔の清潔を自分で行っているが，**表Ⅳ-6**「清潔に関するフィジカルアセスメント項目」（☞p.267）を参考にして清潔援助の成果を評価し，足りない部分は看護師が援助する必要がある．また，加藤さんは清拭時に呼吸困難感を訴えており，さらに，関節リウマチの既往をもっている．これらのことも清潔の援助方法を考えるうえで重要な点である．

Q2への視点

　加藤さんは肺炎で痰が貯留し，空気の取り込みがうまくできていない．そのため，とくに動作時に呼吸困難感の訴えがある．このことが加藤さんのセルフケアに大きく影響していることがわかる．清潔援助時だけでなく，その前後にも呼吸状態の観察をすることが重要である．最初は自分で清拭が行えていても，途中で呼吸状態が悪化する可能性がある．加藤さんの訴えとともに，呼吸に関するアセスメント項目（呼吸数，努力呼吸の有無，SpO_2の値など）も観察し，呼吸状態悪化時には看護師が清拭を行うように計画することも必要である．

Q3への視点

　加藤さんは肺炎で入院しているが，その治療が進めば呼吸状態も安定してくることが予想でき

る．加藤さんは入浴することを希望しているので，どのような状態であれば入浴できるのか考えてみよう．また，呼吸状態が安定せず入浴ができない状態であっても，入浴に近い満足感を得られる清潔援助を考えてみよう．

IV-4 呼　吸

演習4

Q1への視点

　呼吸困難がある患者の排泄援助の方法は，まずニーズ，解決を要する問題を判別するためのアセスメント，援助方法を判断するためのアセスメントの視点で考える．

1. ニーズ，援助の必要な問題を判別するためにはどのような視点で情報を集めて分析するとよいか
　①山崎さんのニーズは何か
　②看護援助を行ううえで必要な情報は何か．また，どう情報を解釈し，どう判断するか
2. 援助方法を判断するためにはどのような視点で情報を集めて分析するとよいか
　①何を目的とした排泄の援助とするか
　②実施するときに注意しなければならないことは何か

Q2への視点

　山崎さんの呼吸はどのように変化すると考えられるか．看護師として観察すべき内容について検討してみよう．

IV-5　体温調節

演習5

Q1への視点

1. ニーズ，援助の必要な問題を判別するためにはどのような視点で情報を集めて分析するとよいか
　①福山さんのニーズは何か
　②看護援助を行ううえで必要な情報は何か．どう情報を解釈・判断するか
　発熱に関連する福山さんの訴え，視診，問診，触診から情報を得て，発熱によって生じている看護上の問題を考えよう．そこから福山さんのニーズ，発熱による苦痛に対して解決を要する問題は何だと考えるか（☞p.317「体温に影響する因子」，p.319「アセスメント」）．

2. 援助方法を判断するためにはどのような視点で情報を集めて分析するとよいか
　①何を目的とした援助とするか
　②実施するときに注意すべきことは何か
　福山さんに援助を行う理由は何か．実施する援助についてどのような説明をするか．援助によってもたらされる効果は何か．実施中に看護者が観察すべき事項も併せて考えよう．

IV-6　睡　眠

演習6

Q1への視点

　米田さんは，就床環境の変化を経験している．また，睡眠を阻害する症状である胃の痛みや，疾病の予後や症状に対する不安があると予測される．睡眠薬について拒否的であり，また，夜勤を行っていたということで，就床時刻や起床時刻が日常生活と違っているようである．実際に睡眠日誌をつけてみて，夜間の睡眠時間がどの程度確保されているのか，中途覚醒がないか，日中の昼寝はどうなのかを確認して，睡眠のタイミングやとり方に問題があるのか，症状のコントロールはうまくいっているのか，どの程度の不安があるのかを確認する．また，睡眠薬に対する認識などについてアセスメントする必要がある．

Q2への視点

　無理に早い時間に休まなくてもよいことを説明し，周囲が眠ってしまったあと，どのように過ごすとよいかをアドバイスできるように計画する．ADLは自立しているので，リラクセーションについては，指導することで自立して行える可能性がある．しかし，緊張感が強いときは，看護師が支援を行ったほうが効果的な場合もある．

Q3への視点

　米田さん以外の患者が高齢であることから，米田さんと同室者の睡眠パターンが違っている可能性が考えられる．この点を説明して，無理に早い時間に眠らなくても大丈夫であると説明することが必要である．眠ることに気持ちが集中している理由が，疾患への不安から生じているのであれば，訴えを十分に聞いて，わからないところは説明することで軽減する可能性もある．吐き気や疼痛についての認識，薬剤についての認識も十分に話し合う必要がある．

IV-7 安　楽

演習7

Q1への視点

①患者の痛み体験を理解するうえで，最初にどのような声かけが必要か．また，痛みの程度，頻度，強さ，場所，生活行動への影響，鎮痛薬との関連などについてどのようにインタビューをするとよいか．痛みは主観的な体験であるが，客観的評価としてどのような測定用具を用いるとよいか．

②痛みの非言語的表現にはどのようなものがあるか．痛みの生活動作や生活行動における表現にはどのようなことがあるか．

Q2への視点

・医学的治療に関する看護師の役割は何か
・ケアリングとしてどのようなケアが考えられるか
・ホリスティックケアとしてどのようなケアが考えられるか
・患者を擁護するケアとしてどのようなケアが考えられるか
・身体ケア・生活ケアとしてどのようなケアが考えられるか

Q3への視点

痛みを軽減することで倉田さんのどこに変化が現れると考えられるか．生活，精神状態，他者とのつながり，自尊心などはどのように変化すると考えられるか．

IV-8　食事・栄養

演習8

Q1, Q2, Q3への視点

食欲不振を起こす要因としては，入院による生活リズムの変化，疾患に由来する疼痛，消化器症状，運動機能障害に伴う食行動の制限，味覚の変化，食環境，精神的な不安や気がねなどが考えられる．このような要因をアセスメントし，食欲不振の原因を除去することや，状況の改善が必要である．また，リハビリ中の患者にとって生活への意欲を高め，食行動のどの部分を援助したらよいのか，自分でできること，介助が必要なことは何かを整理し，食の満足感を得るためにはどのような方法があるかを考えてみよう．

IV-9　体液バランス

演習9

Q1への視点

化学療法で使用される抗がん剤は血管刺激性が強く，血管外に漏出したさいにも重篤な皮膚傷害をきたすことが知られている．また，抗がん剤投与による副作用の発現は，遅延型もあることが特徴である．この場合，血管への作用を軽減するためにどのような方法があるだろうか．同様に，抗がん剤が血管外に漏出するのを防ぐためにできる処置にはどのようなことがあるか考えてみよう．

Q2への視点

現在，自宅から外来に通院しながら化学療法，すなわち抗がん剤の投与を受ける患者が増えている．看護師には，化学療法施行中，副作用の発現防止のために十分な注意を払う責任がある．輸液療法に伴う副作用のなかで，日常生活に支障をきたし，今後の治療の継続を断念せざるをえないような状況となるものにはどのようなことがあるだろうか．

演習10

Q1への視点

輸液療法実施の場合と共通する部分と，輸血療法特有のチェック機構がある．また，以前から継続して輸血療法を行っている場合でも，これらのチェック機構を省略せず，同じくインフォームド・コンセントも1回ごとに行う．そのつど，患者の心理的状況に配慮し，安全・安楽が守られた状況で輸血療法を実施することが大切である．

Q2への視点

現在，個々の医療施設で，血液センターと同等の検査や血液製剤管理は困難な状況にある．また，輸血のさいの副作用としてどのようなものがあったか復習してみよう．同時に，患者に対する家族の思いについても配慮できるとよいだろう．

IV-10　排　尿

演習11

Q1への視点

尿器・便器の種類と特徴を参考に，鈴木さんがベッド上で可能な体位や排泄に関わる動作の自立度から，適切な尿器を選択しよう．

504 演習問題 解答への視点

Q2への視点

排尿のメカニズムは，自律神経の交感神経・副交感神経のどちらが支配しているだろうか．また入院生活という新しい環境で，ベッド上で排尿するという経験は排尿のメカニズムにどのような影響をもたらすだろうか．

Q3への視点

鈴木さんのベッド上排泄に対する不安はどのようなものだろうか．恥ずかしさやシーツを汚してしまわないか，あるいは周りの人に音が聞こえるのではないか等，鈴木さんの不安を予測し，実際に訴えを聞き，対応する必要がある．

また普段の排尿姿勢に少しでも近づけるため，ベッドを医師の指示の範囲内で挙上したり，プライバシーが守られる環境を作ることも大切である．微温湯を外陰部にかけたり，水の流れる音を聞かせることも，排尿のきっかけになる場合がある．

Ⅳ-11 排 便

演習12

Q1への視点

p.426の「アセスメント」を参考に，3日間排便がないという杉田さんの訴え（腹部が張っている，食欲がない，浣腸をしてもらいたい）と腹部症状を中心にアセスメントする．すぐに浣腸を実施するのではなく，腹部温罨法の実施や水分摂取などを促し，再度アセスメントを行ったうえで判断するとよい．

Q2への視点

今回，杉田さんは入院して初めての実施であるため，目的・方法・所要時間を十分に説明する必要がある．生活リズムや面会時間なども考慮して実施のタイミングを決めるとよい．また，トイレへの移動時間を短縮し排泄をスムーズに行うために，ベッドサイドにポータブルトイレを設置するといった相談もしておくとよい．多床室であるため，とくにプライバシーや臭気・音への配慮も大切である．

また，杉田さんは高齢であり，肺炎による発熱，倦怠感，食欲の減退がみられていたことから，体力が低下し脱水傾向にあると思われる．浣腸のカテーテルが直腸に挿入されること，排便が強制的に促されることで，迷走神経反射が起き虚脱状態になる可能性がある．循環動態の変動により転倒

するリスクもあることから，実施後は注意深く観察・声かけを行い，排便後にバイタルサインズ測定を行うなど全身状態の観察が重要である．

Q3への視点

杉田さんの便秘は，発熱による食事・水分摂取不足，環境の変化によるストレス，高齢による腹筋力の低下や運動量の低下が要因として考えられる．①下剤の内服量を再検討し，便が硬くならないようにすること，②食事・水分摂取量の再評価，③定期的な温罨法の実施，④ベッド上でできる腹筋を強化するような運動の検討など，杉田さんの健康レベルに応じて実施可能な排便コントロールのための援助を計画するとよい．

第 Ⅴ 章 特殊なニーズ充足に向けた看護技術

Ⅴ-1 皮膚・粘膜の障害

演習13

Q1への視点

仙骨部の褥瘡の状態は，午前中に交換した滅菌ガーゼ5枚が午後には交換が必要なほど滲出液が多く，1日2〜3回ガーゼ交換を実施している状態である．創周囲に硬結や熱感はなく，発赤を認めるが，ガーゼドレッシング貼布範囲に一致した発赤であることから，この発赤は感染によるものではなく，ガーゼの圧迫によるものと考えられる．このことにより，仙骨部の褥瘡は，使用しているガーゼドレッシングによる限局的な圧迫創面の一部に黄色〜黒色の壊死組織が認められたことによって，さらに悪化したと考えられる．壊死組織のために創は炎症期にとどまっていると判断された．

治癒に向かわせるためには治癒を妨げている主な局所的要因として，どのようなことが考えられるか記述してみよう．

［ヒント］
・消毒剤
・創面をおおう黒色の壊死組織
・創の乾燥
・褥瘡への限局的な圧迫

Q2への視点

創傷の治癒環境を整えることを基本概念として治療的ケアの基本について記述してみよう．

[ヒント]
・創の洗浄
・壊死組織
・湿潤環境を創に維持するドレッシングの使用

V-2　生命の危機状態

演習14

Q1への視点

　生命の危機状態への援助である心肺蘇生は，基本的ニーズの充足に向けた看護技術に比べて緊急性が高く，短時間で援助の必要性を確実に判断しなければならない．そのためには，どのような視点で情報を集めて，アセスメントするとよいか考えてみよう．

①意識はあるか

②呼吸はあるか，どのような呼吸か（普段通りの呼吸がない，判断に迷う場合は胸骨圧迫を開始する）

③脈拍はあるか（訓練を受けた医療者等でない場合は，脈拍は未確認でも呼吸状態に応じて胸骨圧迫を開始する．訓練を受けた医療者の場合は10秒以内に脈拍が確認できなければ開始する）

Q2への視点

　胸骨圧迫の深さとテンポは，正しく一定に行う．早すぎても遅すぎても，十分な循環を得ることができない．正しい値を思い出してみよう．

V-3　悲嘆（グリーフ）

演習15

Q1への視点

　援助方法を判断するためには，どのような情報が必要か考えてみよう．

①鈴木さんは，妻の死をどのように受け止めているか

②鈴木さんは，妻に対してどのような思いをもっていただろうか

③鈴木さんは，普段妻の世話をどの程度していたか

④美香さんは，いつ病院に到着する予定か．母の病態についてどのように受け止めているだろうか

索引

和文索引

あ

アイス刺激　375
アキレス腱反射　144
アシドーシス　386
足浴　276
圧覚　344
圧力計　299
アドヒアランス　62,166
アネロイド血圧計　111,121
アルカローシス　386
安全管理　87
安定した体位　245
アンドラゴジー　66
アンプル　171,173
罨法　321
　温——　324,351
　冷——　326,351
安楽　339
　——ケア　339
　——モデル　339

い

胃管カテーテル　382
「息をする」という生活行動からみる
　フィジカルアセスメント　148
意識状態　469
維持輸液　389
異常呼吸　291
胃洗浄　472,483
痛みの測定用具　345
位置覚　145
一次救命処置　471
一時的気道吸引　301
一時的導尿　417
1回拍出量　109
一般食　367
胃内固定板　369
医療安全　76
医療事故予防対策　87
医療法施行規則　218
胃瘻　369
インシデントレポート　87
咽頭期　362
咽頭反射　143
インフォームド・コンセント　6
陰部ケア　270,274

う

ウェーバーテスト　161,162
ウェルニッケ失語　162
「動く」という生活行動からみるフィ
　ジカルアセスメント　156

う歯　151
運動麻痺　239

え

衛生　218
　——学的の手洗い　90
栄養　361
　——機能食品　366
　——摂取　367
腋窩温　107
エビデンス（根拠）に基づいた看護
　6
嚥下　362
　——障害　374
延髄　114
エンゼルメイク　489

お

横隔膜　149
オープン・エンド・クエスチョン
　127
オムツ交換　415
温罨法　324,351
温覚　344
音叉　161
温点　316
温度覚　145
温度受容器　315

か

外殻温　104,314
外眼筋　142
　——の運動　160
外呼吸　113,114
外耳道　161
咳嗽　292
改訂長谷川式簡易知能評価スケール
　134
外転神経　142,160
外発的動機づけ　59
カウンセラー　46
ガウンテクニック　102
下顎呼吸　115,292
科学的な問題解決法　12
核医学検査　207
学習　59
　——者中心　59
　——目標　59
　——レディネス　61
核心温　104,314
喀痰検査　201
拡張期血圧　118
角膜反射　142
隔離　91
　——ケア　102

過呼吸　115
下腿三頭筋　159
下腿伸筋群　159
滑車神経　142,160
活動・運動　236
活動技法　49
カテーテル関連血流感染　390
簡易血糖測定　204
感音性難聴　162
環境　218
環境整備　226
環境調整　218
観血的測定法　120
間欠熱　106
看護記録　27
看護計画　22,30
看護診断　20
患者教育　57
　——における倫理　68
患者誤認予防　84
患者識別バンド　84
患者を擁護するケア　342
乾性罨法　321
関節可動域　156,238,244
　——訓練　249
関節拘縮　239
感染経路別予防策　90
感染予防　89
眼底検査　141
陥没呼吸　115
顔面筋　143
顔面神経　143,163

き

気管（支）呼吸音　117,150
気管支肺胞呼吸音　117,150
危険因子　21
起座呼吸　292
基礎情報　16,30
期待される成果　23
気道の確保　479
機能性表示食品　366
基本的日常生活活動　236
逆隔離　91
客観的な情報　18
吸引　311
　——カテーテル　301
吸収　364
嗅神経　141
休息　238
吸入　301
橋　114
共感的理解　47,48
胸腔ドレーン　302
胸腔内圧　289

索引

胸式呼吸　115
胸水　202
胸腹式呼吸　115
胸膜摩擦音　150
起立性低血圧　240
筋肉内注射　174,186

空気感染予防策　90
空気伝導　162
クスマウル呼吸　115,292
グラスゴー・コーマ・スケール　134
グリセリン浣腸　433,437,441
　　──と溶血　439
クリティカル・シンキング　10
クリニカルパス　31
グリーフ　485
　　──ケア　486
クローズドシステム　391
クロスマッチテスト　394
クローヌス反射　145

け

経過記録　25,30
経管栄養法　367,369,370,376,377
経口的与薬　169,176
脛踵試験　147
経静脈栄養法　367,370
携帯用酸素ボンベ　298
軽打法　304
傾聴　126
　　──技法　48
経鼻経管栄養法　369,381
経皮的動脈血酸素飽和度　295
経皮内視鏡的胃瘻造設術　369
頸部筋　143
稽留熱　106
経瘻経管栄養法　369
劇薬　166
下剤　430
血圧　117
　　──触診法　122
　　──聴診法　121
血液ガス検査　204
血液循環　466
血液製剤　393
結果回避義務　167
結果予見義務　167
血管造影　206
「(血管/リンパ管が) 栄養を届ける機構」からみるフィジカルアセスメント　138
下痢　428
眩暈　143
健康教育　57
　　──ニーズ　58
減呼吸　115
言語的 (バーバル)
　　コミュニケーション　41
顕性誤嚥　372

検体検査　194

こ

構音障害　53
高カロリー輸液　371
交感神経　120
咬筋　142
口腔温　107,108
口腔期　362
口腔ケア　270,282
口腔内与薬　169,177
高血圧　118
交互脈　110
交差適合試験　394
高次脳機能障害　54
甲状腺　147
叩打診　154
叩打法　131
後頭下穿刺　202
喉頭挙上検査　372
行動性調節　316
硬脈　110
誤嚥　372,373,374,380
　　──性肺炎　377
股関節　158
呼吸　113,288,466
　　──機能検査　204,294
　　──筋　289
　　──中枢　114,289
　　──調節　114
　　──法　356
個人情報　27
骨髄検査　203
骨伝導　162
鼓膜　161
　　──温　107,109
コミュニケーション　37
「コミュニケーションをとる」という
　　生活行動からみるフィジカルアセ
　　スメント　160
誤薬　82
固有感覚　145
コロトコフ音　118
コンコーダンス　62
コンサルテーション　69
　　──・プロセス　72

さ

採血　208
在宅中心静脈栄養　371
サイフォニング現象　398
細胞診 (生検)　203
サーカディアンリズム　329,361
鎖骨下静脈　371
サーミスタ式体温計　107
坐薬　170
酸塩基　385
三角筋　157
三叉神経　142,163
酸素残量　299

酸素ボンベ　298
酸素療法　298,300,306
残尿感　406

弛緩方法　337
耳鏡　161
止血法　482
自己一致　46
自己開示　44
自己効力感　61
自己呈示　44
事故報告書　87
耳式体温計　107
自助具　374
視診　129
視神経　141,160
持続的導尿　420
弛張熱　106
膝蓋腱反射　144
シーツ交換　225
失語症　53
湿潤環境理論　457
湿性罨法　321
質問技法　49
自動体外式除細動器　471
死亡時のケア　488,490
視野　141
ジャパン・コーマ・スケール　134
シャワー浴　268
周期熱　106
収縮期血圧　118
主観的情報　18
手指衛生　90,98
手指消毒　90
手術時手洗い　91
手段的日常生活活動　236
守秘義務　27
手浴　270,278
循環器　466
消化　364
少呼吸　115
常食　367
小殿筋　158
消毒　91
蒸発　316
小脈　110
静脈内注射　175,188,387
上腕三頭筋　157
　　──反射　144
上腕動脈　121
上腕二頭筋　157
　　──反射　144
書画感覚　146
食塊　362
食後薬　169
食事　361
　　──介助　374,379
　　──摂取基準　365
触診　132

和文索引　**509**

食前薬　169
褥瘡　240,446
　　──の重症度（深達度）分類　447
　　──発生予測スケール　456
食道期　362
徐呼吸　115,291
触覚　145,344
食間薬　169
徐脈　109
自律性調節　316
視力　141
　　──検査　206
寝衣交換　225,227
心因性疼痛　343
心音　139
侵害受容性疼痛　343
神経因性疼痛　343
人工呼吸　471
心尖拍動　139
腎臓　401
身体活動レベル　366
身体拘束　85
心電図検査　205
振動覚　145
心肺蘇生法　471,476
深部腱反射　144
深部（体）温　314,332
診療記録　27
診療情報　27
診療録　27

す

随意運動　236
髄液検査　213
水銀式体温計　107
推定エネルギー必要量　366
水泡音　150
睡眠　329
　　──日誌　334
　　──パターンの混乱　332
　　──不足　332
スキンケア　454
スクイージング　304
スタンダード・プリコーション　89,
　94,96
スパイロメーター　204
スポルディングの分類　91
スリル　139

せ

清潔　264
清拭　269,272
正常呼吸　291
生食ロック　391
生体検査　194
整脈　109
生命維持の徴候　104
生命の危機状態　468
世界保健機関　124
脊柱　159

舌咽神経　143,163
舌下錠　169
舌下神経　143,163
摂取基準　364
摂食・嚥下運動　361
接触感染予防策　90
セットポイント　105
セルフケア行動　373
セルフケア不足　372
セルフヘルプ　65
苒延性排尿　406
漸進的筋弛緩法　357
全人的な痛み　340
全層創傷　446
浅促呼吸　115
洗髪　270,279
喘鳴音　150

そ

創傷　445
　　──ケア　459
　　──治癒過程　446,449
僧帽筋　143,157
足底筋　159
側頭筋　142
速脈　110
足浴　270,276
組織診　203
咀嚼　362

た

第Ⅰ神経　141
第Ⅱ神経　141,160
第Ⅲ神経　142,160
第Ⅳ神経　142,160
第Ⅴ神経　142,163
第Ⅵ神経　142,160
第Ⅶ神経　143
第Ⅷ神経　143,161,163
第Ⅸ神経　143,163
第Ⅹ神経　143,163
第Ⅺ神経　143
第Ⅻ神経　143,163
体位ドレナージ　303
体位の違いによる圧迫部位　453
体位の保持　244,250
体位変換法　245,250
退院時要約　35
体液バランス　384
体温　104,314
　　──調節　314
　　──調節中枢　105
体外固定板　369
体格　365
対光反射　142,160
代謝　105
大腿四頭筋　158,159
大腿二頭筋　159
体内時計　329
体熱の放散と産生　314

大脈　110
対流　316
打腱器　144
多呼吸　115,291
打診　130
脱水　322,384
多尿　405
ダブルチェック　87
「食べる」という生活行動からみる
　フィジカルアセスメント　151
痰　292

ち

チアノーゼ　293
チェーン・ストークス呼吸　115,292
蓄尿　403
遅脈　110
注射器　172
注射針　170
注射部位の選定　184
中心静脈栄養法　370
中殿筋　158
超音波検査　206
聴診　129
腸蠕動音　151,155
腸内音　151
貼付（薬）　170,180
腸腰筋　158
　　──検査　153
聴力　143
　　──検査　161,205
　　──障害　52
腸瘻　369
直腸　434
　　──温　107,108
　　──診　155
　　──内壁の損傷・穿孔　433
　　──内与薬　170,181

つ

痛覚　145

て

手洗い　90,98
ディスコミュニケーション　37
低体温　318
笛声音　150
摘便　435,440
てこの原理　238
デモンストレーション　62
伝音性難聴　162
電解質　384,385
点眼（薬）　170,179
点耳　170,179
電子式体温計　107
点滴静脈内注射　175,190
伝導　316
転倒・転落事故　81
転倒リスクアセスメントツール　81
点鼻　170,178

索引

と

トイレ介助　408
「トイレに行く」という生活行動から
　みるフィジカルアセスメント　154
動眼神経　142,160
動機づけ面接法　61
瞳孔　142
　──・対光反射　160
橈骨腱反射　144
橈骨動脈　111,121
同情的理解　48
疼痛　343
導尿　410
　──カテーテル　412
動脈血ガス分析　295
動脈血酸素飽和度　295
特定保健用食品　366
特別食　368
毒薬　166
徒手筋力テスト　156
閉じられた質問法　49
怒責（努責）　432
トータルペイン　340
努力呼吸　292
ドレッシング法　457
トローチ　169

な

内呼吸　113,114
内視鏡検査　207
内耳神経　143,161
内転筋群　158
内発的動機づけ　59
軟膏塗布　180
軟膏薬　170
軟食　367
軟脈　110

に

II型糖尿病　57
二次救命処置　471
日常生活活動　236
日常的手洗い　90
日内変動　105
日中の覚醒困難　332
2点識別覚　146
日本人の食事摂取基準　365
入浴　268
尿管　401
尿器　409
尿検査　199
尿失禁　406
尿道　402
尿のスティック検査　204
尿閉　406
尿路感染　411

ね

熱産生　105
熱放散　105
ネブライザーによる吸入　309
捻髪音　150
粘膜　264,444

の

脳室穿刺　202
脳神経　467
脳脊髄液（髄液）　202
脳波検査　205
ノンレム睡眠　329

は

バイアル　171,173
バイタルサインズ　104,133
排尿　401,403
　──介助　408
　──困難　406
背部叩打法　472
排便　424
　──行動の介助　430
　──コントロール　429
　──習慣の獲得　429
肺胞呼吸音　117,150
廃用症候群　239
パーカッション　304
波状熱　106
パーソナル・コミュニケーション
　43
ばち状指　293
バッカル錠　169
発熱　105,318
バビンスキー反射　145
パルスオキシメーター　204,296
反動痛　153
バンパー埋没症候群　376

ひ

ビオー呼吸　115,292
皮下注射　174,183
非観血的測定法　120
鼻腔　148
　──鏡　148
非言語的（ノンバーバル）コミュニ
　ケーション　42,127
悲嘆　485
皮内注射　174,185
皮膚　264,444
　──温　104
腓腹筋　159
飛沫感染予防策　90
ヒュー・ジョーンズの呼吸困難重症
　度分類　292
ヒューマンエラー　76
非溶血性副作用　395
表在性反射　145
表在知覚　145

標準

標準12誘導心電図検査　205
標準予防策　89
病床環境　218
氷枕　321
氷囊　321
表面的理解　48
鼻翼呼吸　115,292
開かれた質問法　49
ヒラメ筋　159
疲労　238
頻呼吸　115,291
頻尿　405
頻脈　109

ふ

フィジカルアセスメント　243
フォーカスチャーティング　31
腹圧性尿失禁　411
副交感神経　120
腹式呼吸　115
副神経　143
腹水　153,203
腹部突き上げ法　472
腹部の触診　152
腹部の打診　152
腹部膨満　151
腹壁反射　145
腹膜炎　153
不顕性誤嚥　372
浮腫　387
不整脈　109
部分層創傷　446
部分的な清潔援助　270
フリーフロー　398
ブローカ失語　163
プロセスレコード　51

へ

平均血圧　118
平衡感覚　143
閉鎖孔筋検査　153
閉鎖式吸引システム　302
閉塞性換気障害　295
ペインスケール　345
ペダゴジー　66
ベッド上での便器の当て方　432
ベッドメーキング　225,230
ヘパリンロック　391
ヘルスアセスメント　124,125
ヘルス・リテラシー　63
ヘルス・ローカス・オブ・コントロー
　ル　62
ベルヌーイの定理　118
便器　431
便検査　200
便失禁　424
便の性状　427
便秘　424,428

欧文索引 **511**

ほ

膀胱　401
　──温　107
　──三角部　401
放射　316
放射線防護の3原則　78
包帯法　460,463
乏尿　405
保健機能食品　366
保健食品制度　366
歩行の介助　256
保湿ケア　455
補正輸液　389
ボディメカニクス　240
ホリスティックケア　342
「(ホルモン/神経が) 恒常性を保つ機構」からみるフィジカルアセスメント　141

ま

マイノリティ・インフルエンス　41
マス・コミュニケーション　43
マッサージ　353
末梢経静脈栄養法　370
末梢血管抵抗　120
麻痺　239
麻薬　166

み

味覚　143
ミキサー加工食　370
水飲みテスト　372
身だしなみの整容援助　285
脈圧　118
脈拍　109

む

無菌操作　91,100
無呼吸　115
無尿　405

め

迷走神経　143,163
滅菌　91

も

モチベーション　59
問題解決過程　12
問題志向型記録　32
問題志向型システム　24,32

や

夜間頻尿　405
薬液量の計算　171
薬物相互作用　166
薬物動態　165
薬物の吸収速度　165

ゆ

輸液　387
　──管理　397
　──療法　389
輸血管理　399
輸血後移植片対宿主病　394
輸血療法　386
湯たんぽ　321
指さし呼称　87

よ

用手圧迫排尿　410
腰椎穿刺　202,213
腰背部温罨法　429
与薬　165

ら

ラポール形成　127

り

リスクマネジメント　167,196
リターン・デモンストレーション　62
立体認知　146
流動食　367,370
リラクセーション　337
リンネテスト　161
リンパ節　140

る

ルート　387
ルール違反　76

れ

冷罨法　326,351
冷覚　344
冷点　316
レム睡眠　330

ろ

瘻孔　376
6R　78,87,168

欧文索引

A

advanced cardiovascular life support：ACLS　471
AED　471,478

B

basic life support：BLS　471
body mass index：BMI　134,365

C

catheter related blood stream infection：CRBSI　390
closed question　49
CT　206

D

DESIGN-R　451
dietary reference intakes　364

E

evidence-based nursing：EBN　6

H

Head to Toe アプローチ　125
home parenteral nutrition：HPN　371

M

manual muscle test：MMT　156
MRC 息切れスケール　292
MRI　207

N

nutrition support team：NST　368

O

open-ended question　49

P

P-mSHELL モデル　80
percutaneous endoscopic gastrostomy：PEG　369
PET　207
point of maximum impulse：PMI　139
problem oriented record：POR　32
problem oriented system：POS　24,32

S

SMCR モデル　38
SOAP　30

T

transfusion associated graft versus host disease：TA-GVHD　394
tube feeding　369

W

World Health Organization：WHO　124

X

X線造影　206
X線単純　206

Y

Y字型拘束帯　86

看護学テキスト NiCE

基礎看護技術（改訂第3版）[Web動画付]　　看護過程のなかで技術を理解する

2009 年 2 月 15 日	第1版第1刷発行	編集者	香春知永，齋藤やよい
2013 年 1 月 25 日	第1版第6刷発行	発行者	小立健太
2014 年 3 月 30 日	第2版第1刷発行	発行所	株式会社 南 江 堂
2016 年 5 月 10 日	第2版第4刷発行		☎113-8410 東京都文京区本郷三丁目 42 番 6 号
2018 年 3 月 20 日	第3版第1刷発行		☎(出版) 03-3811-7189 (営業) 03-3811-7239
2024 年 2 月 10 日	第3版第5刷発行		ホームページ https://www.nankodo.co.jp/

印刷・製本　小宮山印刷工業

Ⓒ Nankodo Co., Ltd., 2018

定価は表紙に表示してあります．
落丁・乱丁の場合はお取り替えいたします．
ご意見・お問い合わせはホームページまでお寄せください．

Printed and Bound in Japan
ISBN 978-4-524-25608-2

本書の無断複製を禁じます．

[JCOPY] 〈出版者著作権管理機構 委託出版物〉

本書の無断複製は，著作権法上での例外を除き禁じられています．複製される場合は，そのつど事前
に，出版者著作権管理機構（電話 03-5244-5088，FAX 03-5244-5089，e-mail: info@jcopy.or.jp）の許諾
を得てください．

本書の複製（複写，スキャン，デジタルデータ化等）を無許諾で行う行為は，著作権法上での限られた
例外（「私的使用のための複製」等）を除き禁じられています．大学，病院，企業等の内部において，業
務上使用する目的で上記の行為を行うことは私的使用には該当せず違法です．また私的使用であっても，
代行業者等の第三者に依頼して上記の行為を行うことは違法です．